U0959085

高等医学院校系列教材

医用电子学

主　　编　张延芳

副主编　张秀梅　陈艳霞

编　　者　(以姓氏笔画为序)

王克难(辽宁医学院)

付　利(佛山科学技术学院)

刘　蔚(广州中医药大学)

张秀梅(广州医科大学)

张延芳(广东医学院)

陈艳霞(大连医科大学)

林　勤(广东医学院)

顾焕国(广州中医药大学)

彭　微(湖北科技学院)

科学出版社

北　京

内 容 简 介

本教材注重电子技术的基本概念、基本理论和分析方法,力求简明扼要,通俗易懂,图形符号采用新国标. 全书共分十二章,分别为电路基础、半导体器件、基本放大电路、生物医学常用放大电路、振荡电路、直流稳压电源、数字逻辑电路基础、组合逻辑电路、时序逻辑电路、D/A 和 A/D 转换电路、医学信息检测和医学仪器安全使用.

本书可供全国高等医学院校的检验、麻醉、影像、药学等本科专业学生使用,也可作为广大教师和工作人员的学习参考书.

图书在版编目(CIP)数据

医用电子学 / 张延芳主编. —北京:科学出版社,2014. 4

ISBN 978-7-03-040389-6

Ⅰ.①医… Ⅱ.①张… Ⅲ.①医用电子学-医学院校-教材 Ⅳ.①R312

中国版本图书馆 CIP 数据核字(2014)第 070583 号

责任编辑:胡治国 / 责任校对:胡小洁

责任印制:赵 博 / 封面设计:范璧合

科学出版社出版

北京东黄城根北街 16 号

邮政编码:100717

http://www.sciencep.com

北京建宏印刷有限公司印刷

科学出版社发行 各地新华书店经销

*

2014 年 4 月第 一 版 开本:787×1092 1/16

2025 年 1 月第九次印刷 印张:16

字数:376 000

定价: 66.00 元

(如有印装质量问题,我社负责调换)

前　言

《医用电子学》是高等医药院校的一门重要的必修专业基础课．学生通过学习这门课程，掌握电子技术的基本概念、基本理论和常用分析方法，为后续课程的学习和培养高级医药卫生人才奠定坚实的电子技术基础．

编写中注意深入浅出、循序渐进，简化理论推导过程，侧重电子技术的基本概念、基本理论和常用分析方法，强调电子技术的思想性、科学性、先进性、系统性和启发性．全书共分十二章，分别为电路基础、半导体器件、基本放大电路、生物医学常用放大电路、振荡电路、直流稳压电源、数字逻辑电路基础、组合逻辑电路、时序逻辑电路、D/A 和 A/D 转换电路、医学信息检测和医学仪器安全使用．

本书中的符号，代表物理量、变量的字母用斜体；即可代表名称又可代表物理量的字符，用斜体，如电阻 R、电容 C；仅代表名称的字母用正体，如二极管 D、三极管 T.

本教材由长期工作在教学第一线的骨干教师编写，广东医学院张延芳担任主编，广州医科大学张秀梅和大连医科大学陈艳霞担任副主编，第一章由付利老师编写，第二章由张秀梅老师编写，第三、四章由张延芳编写，第五章由彭微老师编写，第六章由王克难老师编写，第七、九章由张延芳和林勤老师编写，第八、十章由陈艳霞老师编写，第十一章由顾焕国老师编写，第十二章由刘蔚老师编写．

由于编者水平有限，书中难免有错误和不妥之处，请广大师生、同行和读者批评指正．

张延芳

2013 年 10 月于广东医学院

目　　录

第一章　电路基础

通常使用的电源有直流电源和交流电源两种,对应的接入电路也有两种,直流电路和交流电路,它们各有其特殊性．本章主要讨论两种电路的基本规律和基本分析方法．

1.1　电路的基本概念

1.1.1　电源电动势

导体两端只要存在电势差,就能产生电流．要维持导体内连续不断的电流,就必须在导体两端保持一定的电势差．为此,就需要电源(source)．例如,假设把两个电势不等的导体用导线连接起来,在静电力的作用下,正电荷由电势高的一端向电势低的一端做定向移动,导线中就产生了短暂的电流(current)．要形成持续电流:第一,要有可以自由移动的电荷;第二,始终要有能使电荷做定向移动的电场,即要保持一定的电势差．对一段电路而言,在静电力的作用下,原电势高的一端,正电荷不断减少,原电势低的一端,正电荷不断增多．因此,仅有静电力的作用是不能形成持续电流的,必须依靠某种非静电力。正电荷在静电力的作用下,从电势高的一端向电势低的一端移动的同时,非静电力将等量正电荷从电势低的一端,由另外一条通路移送到电势高的一端,使导体两端的电势差保持不变,从而形成持续电流．能够提供非静电力的装置称为电源．非静电力只在电源内部起作用,而且,非静电力在移送电荷的时候,就要克服电场力做功,做功必消耗能量,而做功的结果增加了电荷的电势能,这就意味着,电荷的电能来自其他形式的能量．所以,电源是一种把其他形式的能量转换为电能的装置．

不同的电源,把其他形式的能量转换成电能的能力不同,即电源的非静电力在电源内部把相同数量的正电荷由负极移送到正极所做的功不相同．也就是不同的电源的非静电力做功的能力不同．为了衡量电源的这一能力,引入一个物理量—电动势(electromotive force)．

如果一个电源的非静电力在电源内部移送 q 库仑电量作了 A 焦耳的功,那么这个电源的电动势是:

$$E=\frac{A}{q} \tag{1-1}$$

电动势是标量,单位为伏特(V)．

1.1.2　电压源、电流源

电源设备的种类很多,按其特点可分为电压源(voltage source)和电流源(current source);独立电源和受控电源;理想电源和实际电源;直流电源和交流电源等．电源是任何电路中都不可缺少的重要组成部分,它是电路中电能的来源．发电机、电池、信号源等都是实际电源,在电路分析中,常用等效电路来替代实际元件．电源的等效电路有两种形式表示,一种是电压源,另一种是电流源．电压源和电流源是从实际电源抽象得到的电路模型．本节着重讨论理想和实际的直流独立电压源及电流源的符号表示、特点及应用．

1. 电压源 实际工程上的电源,如电池、发电机等都接近电压源．人们对电压源比较熟悉,在电源内部有外力(电池中是化学力,发电机中是电磁力),使正负电荷分别向两端积累,在内部形成电场．当外力和电场力平衡时,电荷不再增加,建立起一定的电动势和端电压,具有恒定端电压的电源就叫直流电压源．按电动势的变化规律将电压源分为直流电压源与交流电压源两种．从能量观点考虑,理想电压源(ideal voltage source)纯粹是一个供能元件,供给外电路的耗能元件的能量,是一个很大的功率源．将这个概念推广到更一般的情况,电压源是指一个二端元件,元件的电压与通过它的电流无关,电压总保持为某给定的时间函数．

任何一个电源,都含有电动势 E 和小内阻 R_0. 电压源的表示符号如图 1-1 的虚线框所示,U_S 为电压源的恒值电压(也称空载电压,简称恒电压),与电动势 E 的大小相等,极性相反．图中 U 为电源的路端电压,当接上负载电阻 R_L 形成回路后,电路中将有电流 I 流过．则电源的端电压为:

$$U=E-IR_0 \tag{1-2}$$

式(1-2)中,E 和 R_0 值为常数．U 和 I 的关系称为电源的外特性,如图 1-2 所示．

当 $I=0$,即电压源开路时,$U=U_S=E$,开路电压等于电源的电动势．当 $U=0$,即电压源短路时,$I=I_S$,I_S 称为短路电流(也称恒电流).

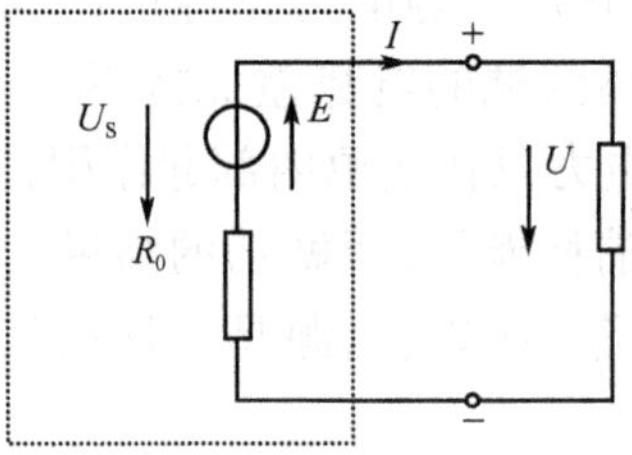

图 1-1 电压源的表示符号

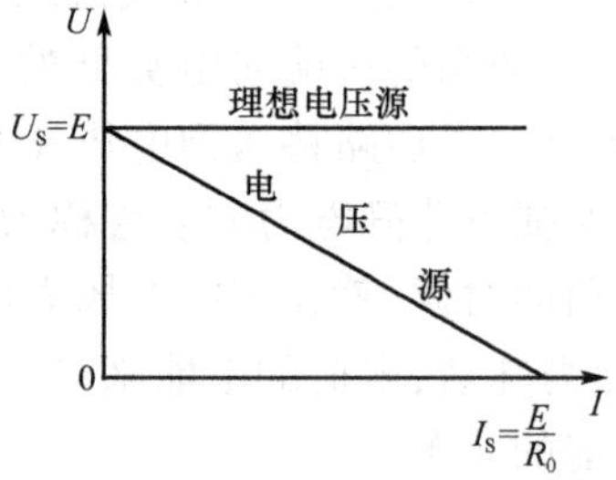

图 1-2 电压源和理想电压源的外特性曲线

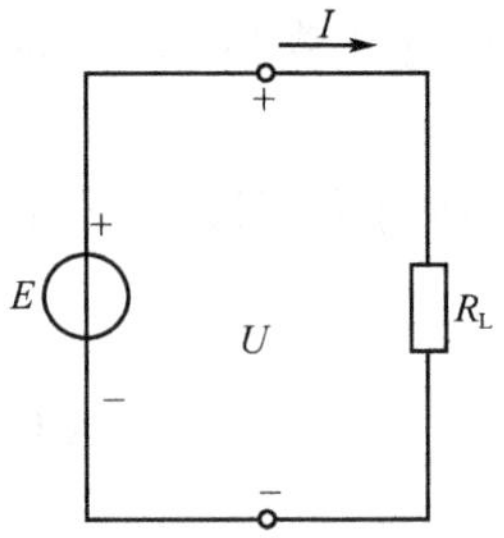

图 1-3 理想电压源

当 $R_0=0$ 时,路端电压 U 恒等于电动势 E,是一定值,而其中的电流 I 则是任意值,由负载电阻 R_L 及电压 U 本身确定,即工作电流则随负载的变化而变化．这样的电压源称为理想电压源或恒压源(constant voltage source),恒压源的外特性为一条与横轴平行的直线,如图 1-2 所示．理想电压源电路如图 1-3 所示．

理想电压源实际上是不存在的,但在电源内阻 R_0 远小于负载电阻 R_L,内阻上的压降 IR_0 将远小于 U,则可认为 $U\approx E$,基本上恒定,这时可将此电压源看成是理想电压源．通常用的稳压电源可认为是一个理想电压源．

2. 电流源 电源除用电动势 E 和内阻 R_0 串联的电路模型表示外,还可以用另一种电路并联模型来表示．如将式(1-2)两端除以 R_0,得

$$\frac{U}{R_0}=\frac{E}{R_0}-I=I_S-I$$

$$I_S = \frac{U}{R_0} + I \tag{1-3}$$

这样,我们就可以用一个电流源 I_S 和一个大内阻 R_0 并联的电路模型去表示一个电源,此即电流源．电流源模型的表示符号如图 1-4 所示及其外特性如图 1-5 所示．

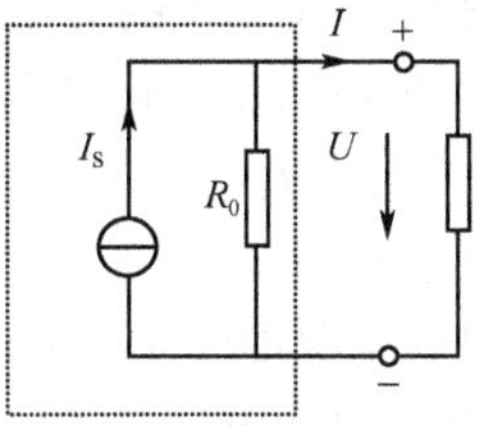

图 1-4　电流源电路

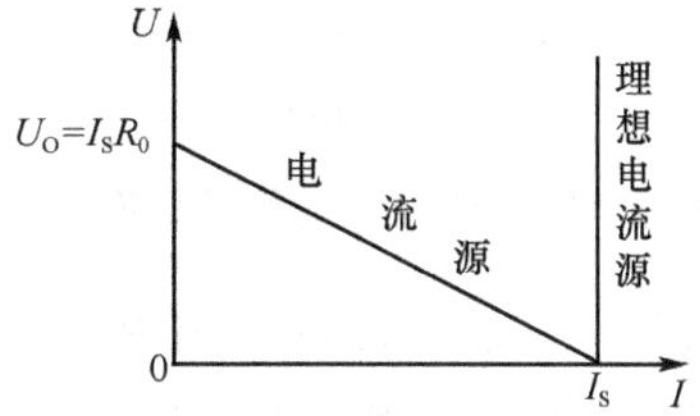

图 1-5　电流源和理想电流源的外特性

当电流源开路时,$I=0$,$U=U_0=I_S R_0$;当其短路时,$U=0$,$I=I_S$. 内阻 R_0 越大,则直线越陡,R_0 支路对 I_S 的影响就越小．当 $R_0=\infty$(相当于 R_0 支路断开)时,电流 I 将恒等于 I_S,是一定值,而其两端的电压 U 则是任意值,它不是由电流源本身就能确定的,是由负载电阻 R_L 及电流 I_S 本身确定的．这样的电源称为理想电流源(ideal current source)或恒流源(constant current source)．理想电流源如图 1-6 所示．

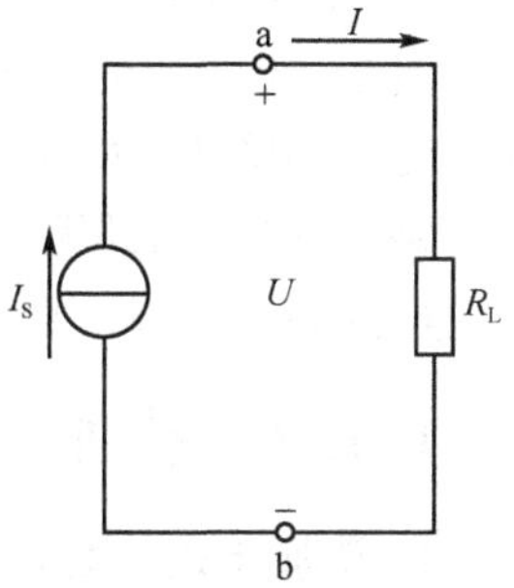

图 1-6　理想电流源

理想电流源是不存在的,但是在电源内阻 R_0 远大于负载电阻 R_L,即 $R_0 \gg R_L$ 时,R_L 支路的分流作用很小,则可认为 $I=I_S$ 基本恒定,这时可将此电流源看成是理想电流源．

3. 电压源与恒压源、电流源与恒流源的区别和联系　电压源和电流源代表实际电源,而恒压源和恒流源则分别为它们的理想情况,恒压源与阻抗串联即可组成电压源,恒流源与阻抗并联就能组成电流源．若电压源的内阻比负载阻抗小得多,随着负载的变化,路端电压的变化却很小,此时即可把电压源当作恒压源;若电流源的内阻比负载阻抗大得多,路端电压随负载而变化,但电流的变化却很小,此时即可把电流源当作恒流源．但是,电压源和电流源可以进行等效互换,而恒压源和恒流源则不能互换．并且,恒压源不允许短路,恒流源不允许开路,而电压源和电流源却允许短路或开路．

理想电流源与理想电压源只是从电路中抽象出来的一种理想元件,实际上并不存在,但是从电路理论分析的观点上看,引入这两个理想元件是有用的．例如,晶体管放大电路中的三极管,其集电极电流基本上只受基极电流的控制而和加在集电极上的电压几乎无关．在一定的基极电流下,集电极电流几乎是恒定值,对于这样的电流可以用一个受基极电流控制的电流源来表示．

4. 电压源和电流源的等效变换　在实际电源中,其特性与电压源模型接近得较多,而在原理上与电流源模型完全一致的物理器件还不曾被提出,但像光电池及晶体管的特性比较接近电流源模型．应当明确指出,电源的这两种模型是为了便于分析问题而提出的,它们是对同一事物外部特性的两种不同描述．事实上任何电源都可以用这两种模型来描述其特性．因此;电压源模型与电流源模型是可以等效的．其条件是具有相同的外特性．

如果一个电压源与一个电流源对同一个负载能够提供等值的电压、电流和功率,则这两个电源对此负载是等效的．换言之,即如果两个电源的外特性相同,则对任何外电路它们都是

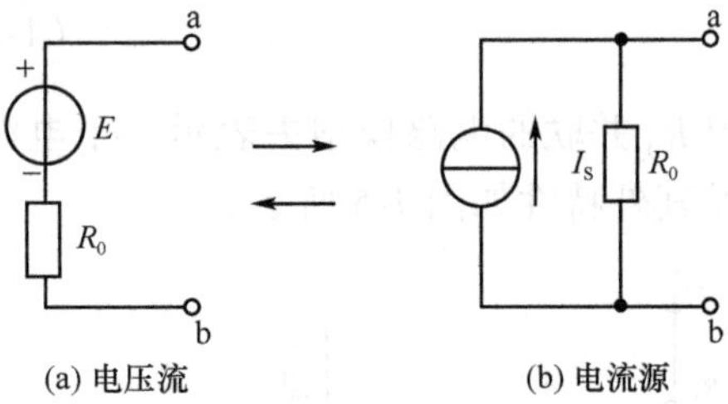

图 1-7　电压源(a)与电流源(b)的等效变换

等效的．具有等效条件的电源互为等效电源．在电路中用等效电源互相置换后，不影响外电路的工作状态．含内阻的电压源与电流源等效变换如图 1-7 所示．

两者之间进行等效变化的方法如下：

(1) 如图 1-7(a)所示的电压源等效变化为电流源时，电流源的电流 $I_S = U_S/R_0$，即电压源的短路电流．I_S 流出的方向与 E 的正极相对应，与 I_S 并联的内阻 R_0 就等于与 E 串联的内阻 R_0，等效变换所得的电流源如图 1-7(b)所示．

(2) 图 1-7(b)所示的电流源等效变换为电压源时，电压源的电动势 $E = I_S R_0$，即电流源的开路电压，E 的正极与 I_S 流出的方向相对应；与 E 串联的内阻 R_0 就等于与 I_S 并联的内阻 R_0，等效变换所得的电压源如图 1-7(a)所示．

但是，要注意的是电压源和电流源的等效关系只是对外电路而言的，对电源内部是不等效的．如图 1-7 所示，当电流源开路时，电源内部有损耗，I_S 流过 R_0 产生损耗，而当电流源短路时，电源内部无损耗，R_0 无电流流过．而对于电压源，当电压源开路时，R_0 无电流通过，电源内部无损耗，而当电压源短路时，R_0 中有电流 I_S 流过，在电源内部产生损耗．

1.1.3　叠加原理

1. 叠加定理　叠加原理(superposition theorem)是分析线性电路的最基本方法之一，是线性电路普遍适用的一个基本定理，它是线性电路"齐次性"和"可加性"的体现．其内容为：任一线性电路中任一支路的电流或电压等于电路中各个独立电源单独作用时在这个支路所产生的电流或电压的代数和．所谓线性电路，是指由非时变线性无源元件、线性受控源和独立电源组成的电路．线性电路有许多电路定理可由它导出，利用它还可以把多电源作用的复杂电路的计算问题，转化为单电源作用的简单电路的计算问题．

该定理一般用在分析计算含有两个或两个以上电源的线性直流电路时，只需求解一条支路的电压或电流的情况．先分析线性直流电路，对电路每个电源的作用，再分别应用基尔霍夫定律进行求解，而后叠加．

在应用叠加原理时，要注意以下几点：

(1) 分别作出一个电源单独作用的分图，当某一个电源单独作用时，其余电源则"不作用"．对"不作用"的其余电源，凡是电压源，应令其电动势 E 为零，将电压源短路；凡是电流源，应令其 I_S 为零，将电流源开路，但是其余电源要保留其内阻．

(2) 按电阻串、并联的计算方法，分别计算出分图中每一支路中电流或电压分量的大小和方向．注意，如原电路中各支路电流的参考方向确定后，在求各分电流的代数和时，各支路中分电流的参考方向与原电路中对应支路电流的参考方向一致者，取正值；相反者，取负值．

(3) 求出各电动势在每个支路中产生电流或电压的代数和．

(4) 叠加原理只适用线性电路，而不能用于分析非线性电路．

【例 1-1】　如图 1-8(a)所示，试求电流 I.

解：由叠加定理将图 1-8(a)中的电流等效为如图 1-8(b)、图 1-8(c)两图中电流的叠加．

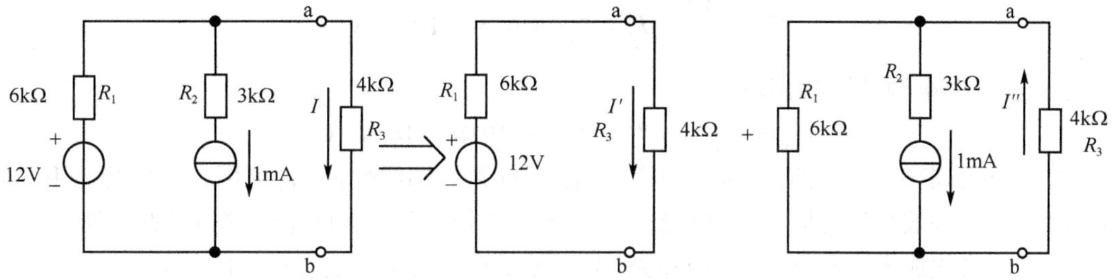

(a) 原电路　　(b) 等效电路1　　(c) 等效电路2

图 1-8　例 1-1

图 1-8(b)中,由闭合电路的欧姆定律:

$$I' = \frac{U_S}{R_1 + R_3} = \frac{12}{6 + 4} = 1.2(\text{mA})$$

电流方向由 a 指向 b.

图 1-8(c)中,由并联电流分配的性质:

$$I'' = \frac{R_1}{R_1 + R_3} I_S = \frac{6}{6 + 4} \times 1 = 0.6(\text{mA})$$

电流方向由 b 指向 a.

故所求电流:

$$I = I' + I'' = 1.2 - 0.6 = 0.6(\text{mA})$$

叠加时注意点:根据电流的参考方向,确定各分量的正、负号.

【例 1-2】　用叠加原理求图 1-9(a)中的 U_{ab}.

解:先把图 1-9(a)分解成图 1-9(b)和图 1-9(c)所示的电源单独作用的电路,然后按下列步骤计算.

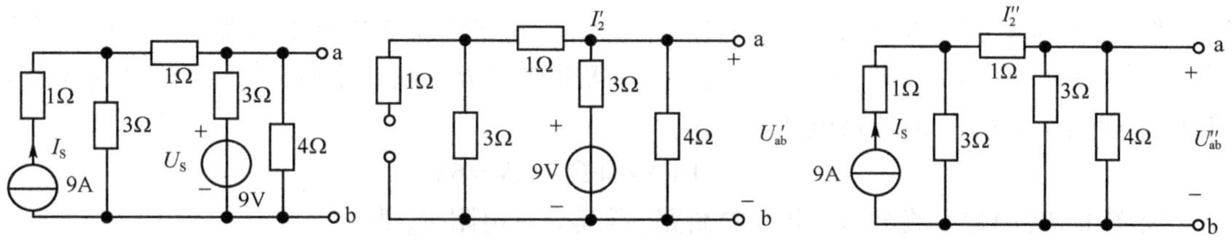

(a) 原电路　　(b) 分解为电压源单独作用的电路　　(c) 分解为电流源单独作用的电路

图 1-9　例 1-2

1) 如图 1-9(b)所示,当电压源单独作用时:

$$U'_{ab} = \frac{\dfrac{(1+3)\times 4}{1+3+4}}{\dfrac{(1+3)\times 4}{1+3+4}+3} \times 9 = 3.6(\text{V})$$

2) 如图 1-9(c)所示,当电流源单独作用时:

$$I''_2 = \frac{3}{\dfrac{3\times 4}{3+4} + 1 + 3} \times I_S = 0.525 \times 9 = 4.725(\text{A})$$

$$U''_{ab}=\frac{3\times4}{3+4}I''_2=\frac{12}{7}\times6.3=10.8(\text{V})$$

3）当两个电源共同作用时：

$$U_{ab}=U'_{ab}+U''_{ab}=3.6+10.8=14.4(\text{V})$$

2. 戴维南定理 戴维南定理的内容为，任何有源二端线性网络，可用一个电压源和电阻的串联组合来等效替代，其中等效电源的电动势 E 就是有源二端网络的端口开路电压，电阻 R 等于二端网络化成无源网络（电压源短路，电流源断开）后，从两端看进去的等效电阻．

戴维南定理所要解决的基本问题，是求解有源二端网络输出的全电路电流 I，这是应用基尔霍夫两个定律就能解决的问题，而运用戴维南定理求解这个问题则为新方法，是先将有源二端网络等效变换为电压源或电流源，然后求解，本质是将一个实际问题化解为两个较简单的问题，然后循序求解．具体步骤为：

（1）断开待求支路，电路剩余部分为线性有源二端网络．

（2）计算开路电压 U_{oc}.

（3）计算等效电阻 R_o.

（4）画出戴维南等效电路，接入待求支路求解．

【例 1-3】 如图 1-10(a)所示，试用戴维南定理求 ab 支路电流 I.

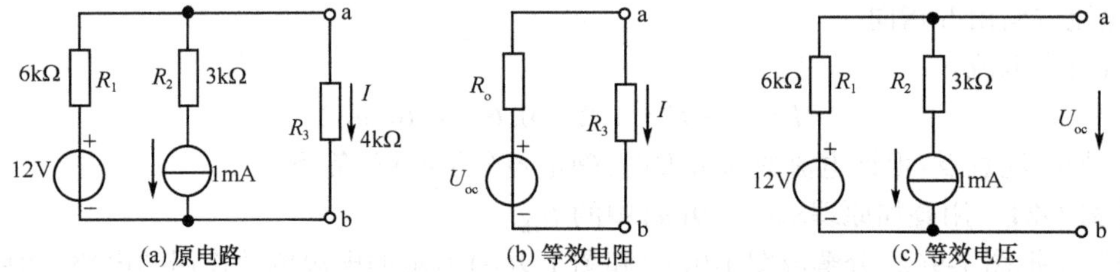

图 1-10 例 1-3 戴维南等效电路

解：用戴维南定理求解 ab 支路电流时，首先将 ab 支路以外的电路用戴维南定理等效代替，如图 1-10(b)，然后计算其等效电压 U_{OC} 和等效电阻 R_0. 断开求解 ab 支路计算其等效电压 U_{OC}，如图 1-10(c)，即开路电压 U_{OC} 为：

$$U_{OC}=-1\text{mA}\times6\text{k}\Omega+12\text{V}=6\text{V}$$

将图 1-10(c)电压源短路、电流源断路，得其等效电阻 R_0 为：

$$R_0=6\text{k}\Omega$$

由闭合电路的欧姆定律：

$$I=\frac{U_{OC}}{R_0+R_3}=\frac{6}{6+4}=0.6(\text{mA})$$

3. 诺顿定理 诺顿定理：任何一个线性有源二端网络，如图 1-11(a)所示，都可以用一个电流为 I_{SC} 的电流源、内阻为 R_0 的电阻并联组成的电源电路来等效代替，如图 1-11(b)所示．等效电源的电流 I_{SC} 就是线性有源二端网络的短路电流，即 a、b 两端短路后其中的电流，等效电源的内阻 R_0 等于这个二端网络去除负载和电源（将理想电压源短路，使其电动势为零，将理想电流源开路，使其电流为零）后 a、b 两端之间的等效电阻，如图 1-11(c)、(d)所示，在图中 I_{SC} 为短路电流，R_0 为诺顿等效电阻，N 为含独立电源的端口电路，N_0 为 N 去掉独立源之后所得到的电路．

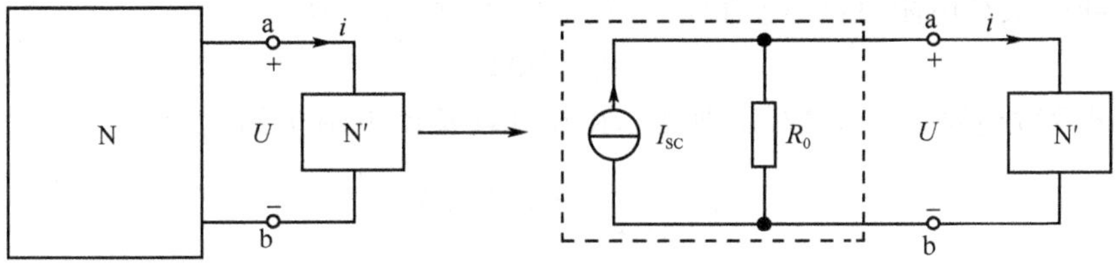

(a) 线性有源二端网络 (b) 等效电流源

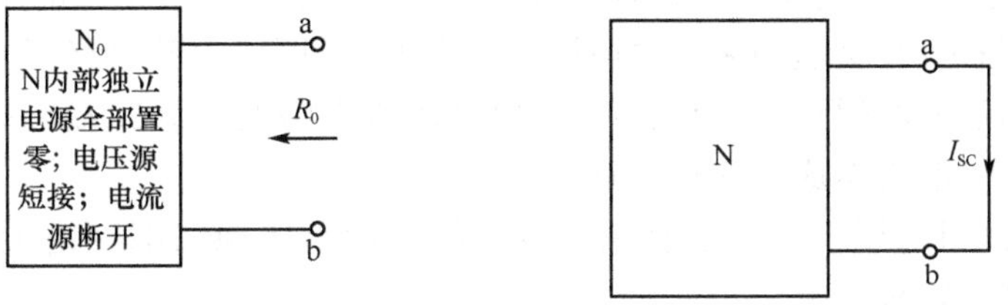

(c) 等效电源的内阻 (d) 等效电源的电源

图 1-11 诺顿定理示意图

诺顿定理是将一个有源二端网络(电路)等效为电流源的定理．如果需要将一个有源二端网络等效为一个电流源,可先应用戴维南定理将其等效为电压源,然后应用电源的等效变换方法,将电压源变换为电流源即可．

这里的“等效”是指把二端网络变换为电流源后,不论是数值还是方向对外电路而言都应与变换之前相同．

要计算出等效电路,需:①在 ab 两端短路(亦即负载电阻为零)的状况下计算输出电流 I_{SC}. ②在 ab 两端开路(在没有任何往外电流输出,亦即当 ab 点之间的阻抗无限大)的状况下计算输出电压 U,此时 R_0 等于 U 除以 I_{SC}. 也可以将原始电路系统中的独立电压源以短路取代、独立电流源以开路取代;或若电路系统中没有非独立电源,则 R_0 为移走所有独立电源后的电阻．

用诺顿等效电路求解时,其中的等效电阻 R_0 的求解方法与用戴维南定理的相同．亦可以先求出戴维南等效电路,然后根据电压源与电阻串联组合与电流源和电阻的并联组合等效互换,求得诺顿等效电路．

【例 1-4】 电路如图 1-12(a)所示,用诺顿定理求 I.

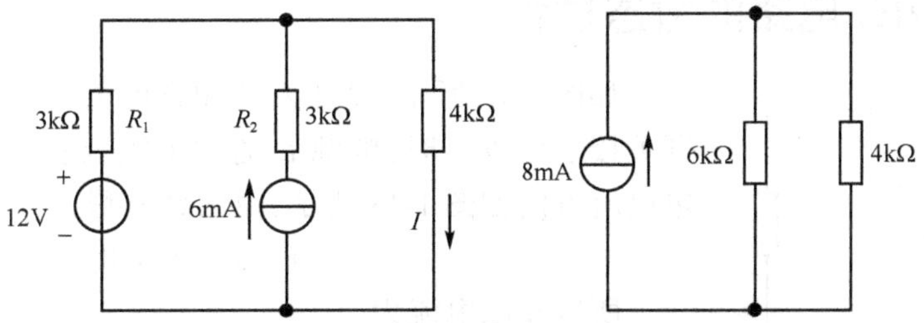

(a) 原电路 (b) 等效电路

图 1-12 例 1-4 诺顿等效电路

解:1) 将 4kΩ 负载电阻短路,求 I_{SC}

$$I_{SC}=\frac{12}{6}+6=8(\text{mA})$$

2）将 4kΩ 负载电阻开路、电流源开路、电压源短路，求 R_0

$$R_0 = 6\text{k}\Omega$$

3）画出等效电路如图 1-17(b)所示，求出 4kΩ 负载电阻中的电流．

$$I=\frac{6}{6+4}\times 8 = 4.8(\text{mA})$$

注意：

(1) 诺顿定理只对外电路等效，对内电路不等效．也就是说，不可应用该定理求出等效电源电动势和内阻之后，又返回来求原电路（即有源二端网络内部电路）的电流和功率．

(2) 应用诺顿定理进行分析和计算时，如果待求支路的有源二端网络仍为复杂电路，可再次运用诺顿定理，直至成为简单电路．

(3) 诺顿定理只适用于线性的有源二端网络．如果有源二端网络中含有非线性元件时，则不能应用诺顿定理求解．

戴维南定理和诺顿定理广泛应用于如下情况：

1）只需求解网络中某一支路（或某一元件）的电压或电流．

2）讨论某一支路元件参数变化对本支路电压电流的影响．

3）负载从网络 N 获得最大功率问题．

4）将一个复杂网络进行局部化简等问题．

要注意，有时戴维南定理不能代替诺顿定理，尽管对于一些含源一端口网络来说应用戴维南定理和诺顿定理都可以求解，但是在有的一端口求解问题中，戴维南定理不能代替诺顿定理，同样诺顿定理也不能代替戴维南定理．如有的一端口只存在诺顿等效电路不存在戴维南等效电路，有的一端口只存在戴维南等效电路不存在诺顿等效电路，在此，不再赘述．

1.2 电路的暂态过程

前面讨论的是含电阻元件的电路在稳定状态（简称稳态）时的分析计算方法，而实际电路中还包含电容元件和电感元件，含有电容或电感元件的电路从一种稳态过渡到另一种稳态时，电路中的电压、电流必然有一个渐变的过程，这就是电路的暂态过程，也称为过渡过程．

1.2.1 RC 电路的暂态过程

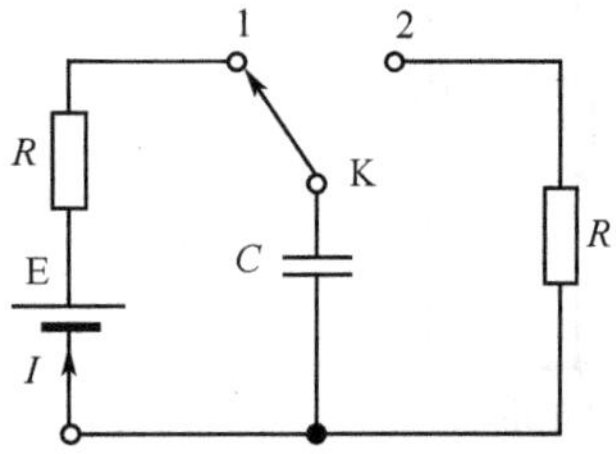

图 1-13 RC 电路充放电

如图 1-13 所示，设开关 K 闭合前电容器上电压 $U_C=0$，当开关接通位置 1 时，电源 E 通过电阻 R 向电容器 C 充电，充电电流方向如图 1-13 所示，由回路方程，得

$$IR + U_C - E = 0 \tag{1-4}$$

所以充电电流为

$$I = \frac{E - U_C}{R} \tag{1-5}$$

在充电时间 $t=0$ 的瞬间，因为 $U_C=0$，所以，此时 $I=E/R$ 为最大，电容开始充电．随着时间的推移，电容上的电荷逐渐积累，U_C 相应上升，使$(E-U_C)/R$ 随 U_C 的上升而减小，直至 U_C 上升到与电源电动势 E 相等，I 降至零，充电过程结束．

可以证明,U_C 和 I 的变化规律均可用指数曲线表示,即:

$$I=\frac{E}{R}e^{-t/RC} \tag{1-6}$$

$$U_R=IR=Ee^{-t/RC} \tag{1-7}$$

$$U_C=E-U_R=E(1-e^{-t/RC}) \tag{1-8}$$

式(1-6)、式(1-7)、式(1-8)中 $e=2.7182$,t 表示充电的时间．由此可见,充电过程中的 U_C 和 I 都是随时间变化的．

当 $t=RC$ 时,由式(1-6)和式(1-8)分别得

$$I=\frac{E}{R}e^{-1}=0.37\frac{E}{R}$$

$$U_C=E(1-e^{-1})=0.63E$$

即充电电流降为最大值的37%,电容器两端电压增长到最大值的63 %．把 RC 的乘积称为电路的时间常数(time constant),以 τ 表示,即

$$\tau=RC \tag{1-9}$$

式 (1-9)中 R 的单位为欧姆(Ω),C 的单位是法拉(F),则 τ 的单位为秒．电容器充电的快慢可以用时间常数 τ 来衡量,τ 越大充电越慢,如图 1-14 所示,当 $t=3RC$ 时,$U_C=E(1-e^{-3})=0.95E$.

图 1-15 表示充电电流随时间变化的关系．如图可知,当 $t=(3\sim4)RC$ 时,充电过程基本结束．

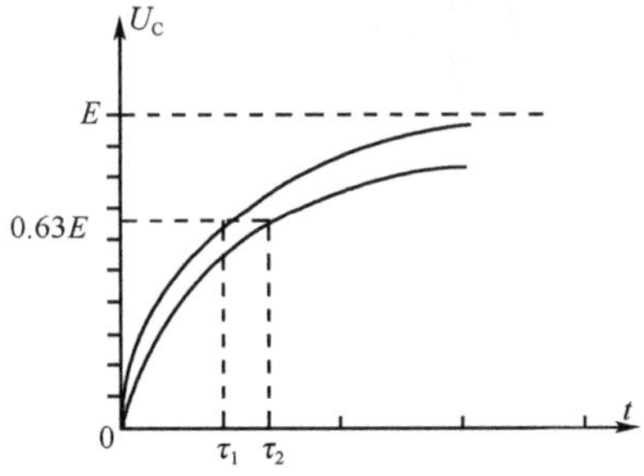

图 1-14　*RC* 充电时电压变化曲线

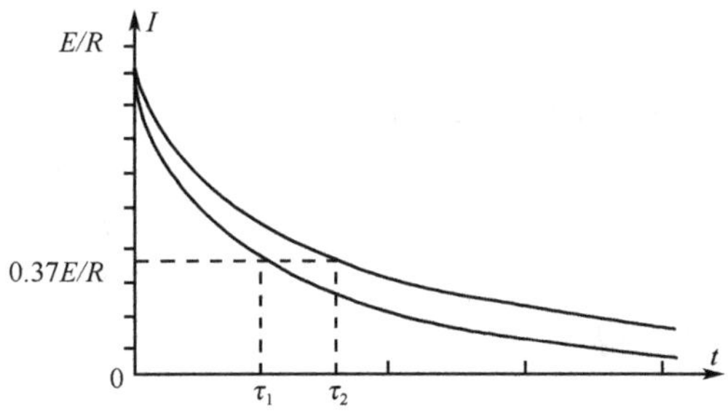

图 1-15　*RC* 电路充电时充电电流变化曲线

如图 1-13 所示,电容器充电结束后,它的电势差达到最大值．此时若把开关由位置 1 扳到位置 2,电容器将通过电阻放电,放电时的回路方程为 $U_C-IR=0$,则

$$U_C=IR,I=U_C/R$$

由此可见,RC 电路放电过程中的 U_C、I 和 U_R 变化规律完全相同．当开关接通位置 2 的瞬间,即 $t=0$ 时,电容器极板上电荷刚开始释放,所以 $U_C=E$,放电电流 $I=U_C/R=E/R$,可见,这瞬间的 U_C、I 都为最大值．随着时间的推移,电容放电,使 U_C 逐渐下降．因而放电电流 I 也逐渐减小,直到 U_C 下降到零,放电电流降至零,放电过程结束．

RC 电路放电过程中的 U_C 和 I 的变化规律,可由下面的两个式子表示:

$$U_C=Ee^{-t/RC} \tag{1-10}$$

$$I=\frac{E}{R}e^{-t/RC} \tag{1-11}$$

由式(1-10)、式(1-11)可知,在 RC 放电过程中,U_C 和 I 都从它们各自的最大值按指数规律衰减至零,如图 1-16,图 1-17 所示,衰减的快慢决定于放电回路的时间常数 $\tau=RC$.

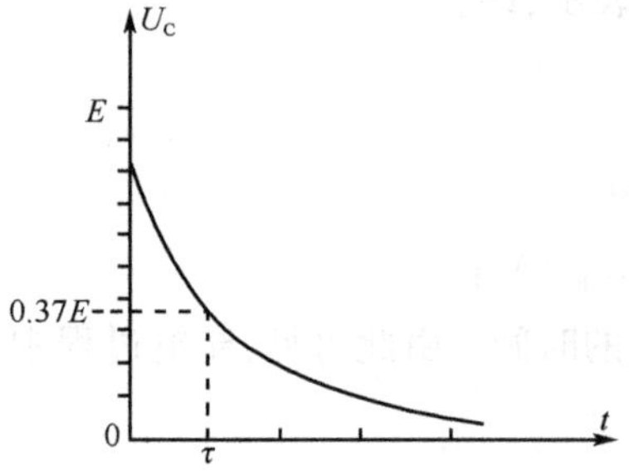

图 1-16　*RC* 放电电压变化曲线

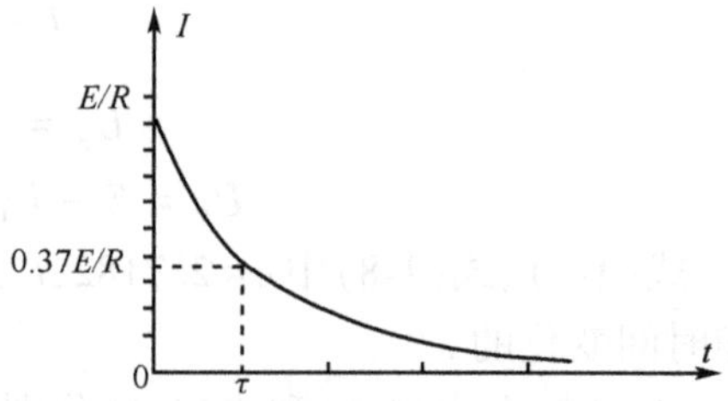

图 1-17　*RC* 放电电流变化曲线

1.2.2　*RL* 电路的暂态过程

电感 L 与电阻 R 组成的 RL 电路，在零突变到恒定值 U；或恒定值 U 突变到零的阶跃电压作用下，电路中的电流从开始发生变化起逐渐趋于稳定．这种在阶跃电压作用下，电流从开始发生变化起逐渐趋于稳定的过程叫暂态过程．

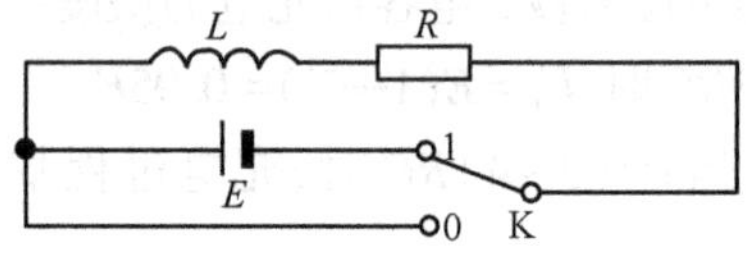

图 1-18　*RL* 电路

如图 1-18 所示为 RL 电路．其中 E 为电源电动势，自感系数 L 很大的线圈与电阻 R 串联，当单刀双掷开关 K 扳向 1 时，电路接通，闭合回路有电流通过．设电流强度为 I，根据基尔霍夫定律得微分方程：

$$E - L\frac{\mathrm{d}I}{\mathrm{d}t} = IR$$

解微分方程，分离变量后

$$\frac{\mathrm{d}I}{\frac{E}{R} - I} = \frac{R}{L}\mathrm{d}t$$

两边积分得

$$\ln\left(\frac{E}{R} - I\right) = -\frac{R}{L}t + C$$

式中，C 为积分常数．当 K 刚闭合瞬间，$t=0$，$I=0$，得 $C=\ln(E/R)$，代入上式得

$$I = \frac{E}{R}\left(1 - e^{-\frac{R}{L}t}\right) \tag{1-12}$$

可见，由于自感现象，电路中的电流不能立刻由零突变到恒定值，其电流的增长规律为式(1-12)所示．在式(1-12)中，当 $t\to\infty$ 时，$I\to E/R=I_0$，即最后电流达到稳定值．这同回路中无自感时电源所供给电流相同．并且，电流增长的快慢由 R 和 L 的数值决定，RL 电路的时间常数 $\tau=\dfrac{L}{R}$，也称弛豫时间．当 $t=\tau$ 时，电流 I 将增长到最大值的 63.2%，将 $t=5\tau$ 代入式(1-12)，得 $I=0.994\ I_0$，这意味着经过 5τ 的时间暂态过程已基本结束．RL 电路中电流增长的规律如图 1-19 所示．

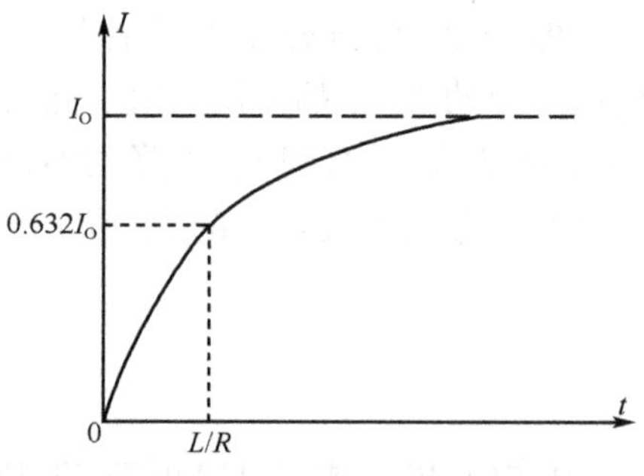

图 1-19　自感电路中电流的增长

当电流达到稳定值 $I_0=E/R$ 后,将开关 K 扳向 0,由基尔霍夫定律可得

$$-L\frac{dI}{dt}=IR$$

即

$$\frac{dI}{I}=-\frac{R}{L}dt$$

两边积分后得

$$\ln I=-\frac{R}{L}dt+C$$

由物理条件 $t=0$ 时,$I=E/R$,得 $C=\ln(E/R)$,代入上式整理后

$$I=\frac{E}{R}e^{-\frac{R}{L}t} \tag{1-13}$$

从式(1-13)可知,外电源撤掉后,由于电感线圈中自感电动势的作用总是阻碍原来电流的变化,电流不能立刻衰减到零,而是逐渐地慢慢地减小到零,衰减的快慢由 R 和 L 的数值决定.当 $t=\tau$ 时,电流衰减到最大值的 $1/e$ 倍,即为最大值的 36.8%. RL 电路中电流衰减的规律如图 1-20 所示.

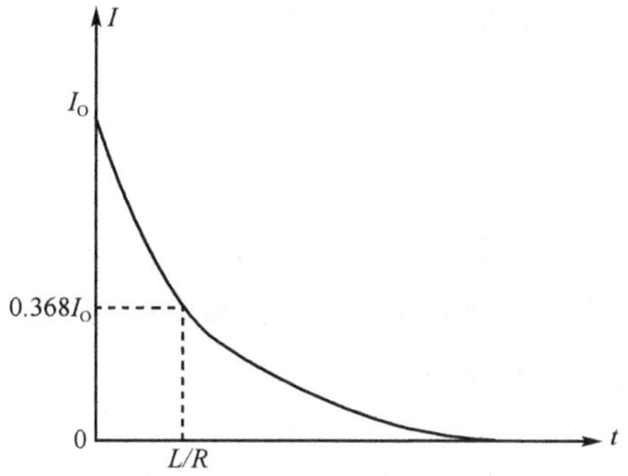

图 1-20　自感电路中电流的衰减

注意:含有储能元件的电路,当从一种稳定状态变为另一种稳定状态时,由于能量不能跃变,必然经历一个暂态过程.在换路瞬间($t=0$),电感元件中的电流和电容元件两端电压不能跃变;暂态过程中电压、电流变化的快慢由时间常数来表征. τ 越小,暂态过程进行得越快.工程上认为,当 $t=(4\sim5)\ \tau$ 时,暂态过程结束.

在实际供电线路中,在切断自感系数很大,电流很强的电路的瞬间,产生很高的自感电动势,形成电弧,电弧不仅能够烧坏电器,也会引起火灾,在这类电路中应采用特制的开关;精密电阻可采用双绕并绕来消除自感现象.

1.3　正弦交流电路

目前,电力系统中所用的电压、电流几乎都采用正弦函数形式表示,其中大多数问题都可以按正弦电流电路来分析.与直流电相比,正弦交流电在生产、输送和应用上有不少优点,而且正弦交流电变化平滑,不易产生高次谐波,这有利于保护电器设备的绝缘性能和减少电器设备运行中的能量损耗.另外,各种非正弦交流电都可由不同频率的正弦交流电叠加而成,因此正弦交流电在工业中得到广泛的应用.

正弦交流电是指电路中的电源随时间按正弦规律作周期性变化,由它引起的电路中的电压与电流也都随时间按正弦规律作周期性变化.在工农业生产上以及人们日常生活中所用的电大多数都是正弦交流电.正弦交流电的应用极为广泛.下面介绍常见的正弦交流电的一些基本知识.

1.3.1 正弦交流电的表达

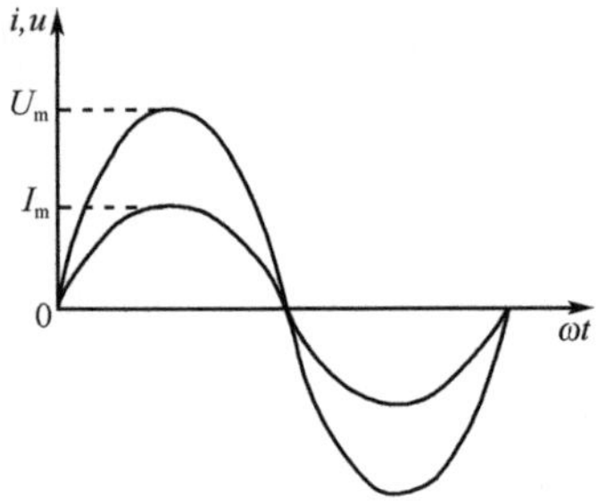

图 1-21 正弦交流电压和电流的波形图

按正弦规律随时间变化的电压或电流，称为正弦电压或正弦电流，也称为正弦量，如图 1-21 所示，正弦量在任一时刻的值称为瞬时值．正弦量的数学表示式为

$$x = X_m \sin(\omega t + \varphi_x) \tag{1-14}$$

正弦量的振幅、角频率和初相称为正弦量的三要素．正弦交流电的特征表现在其变化的大小、快慢和初始值三个方面，用以描述上述三方面特征的是正弦交流电的三要素，即振幅、角频率和初相三要素是比较和区分不同正弦量的依据．

正弦交流电的电动势、电压、电流在任一时刻的瞬时值，分别用小写字母 e、u、i 表示，对应的正弦量的表达式为

$$e = E_m \sin(\omega t + \varphi_e) \tag{1-15}$$

$$u = U_m \sin(\omega t + \varphi_u) \tag{1-16}$$

$$i = I_m \sin(\omega t + \varphi_i) \tag{1-17}$$

正弦交流电的大小和方向随时间周期性地变化．在变化过程中，每隔一段时间瞬时值就达到一个最大值．正弦量瞬时值的最大绝对值称为正弦量的最大值，也称幅值、振幅，用 E_m、U_m、I_m 表示．

由于正弦量瞬时值随时间变化，它不能直接反映正弦交流电在电路中产生的各种效应的情况．为此，需要在计算和测量时引入一个物理量，即有效值．它是用电流的热效应来定义的，它是这样规定的：如果一个交流电流在流过某一电阻时，在一个周期时间内产生的热量和某一直流电流流过同一电阻，在相同时间内所产生的热量相同，那么这个直流电流的量值就称为该交流电流的有效值，即交流电流的有效值就是与它具有相同热效应的直流电流的数值．交流电的有效值用大写英文字母 E、U、I 表示．

理论证明，正弦交流电的有效值与最大值之间的关系如下

$$E = \frac{E_m}{\sqrt{2}} = 0.707E_m \tag{1-18}$$

$$U = \frac{U_m}{\sqrt{2}} = 0.707U_m \tag{1-19}$$

$$I = \frac{I_m}{\sqrt{2}} = 0.707I_m \tag{1-20}$$

注意，在电工技术中，如果没有特殊说明，一般所讲的电压或电流大小都是指有效值．例如，交流电压 220V，就是说该正弦交流电压的有效值为 220V，其最大值为 310V．一般电压表和电流表的读数，是指被测电量的有效值．

正弦量变化的快慢用周期、频率或角频率表示．

1. 周期　正弦量完整变化一周所需要的时间称为一个周期，用符号 T 来表示，其单位是秒(s)．

2. 频率　正弦量每秒钟变化的周期数称为频率，用符号 f 来表示，其单位是赫兹(Hz)．

周期与频率成倒数关系,即

$$f = \frac{1}{T} \tag{1-21}$$

3. 角频率　正弦量每秒钟变化的电角度称为角频率,用符号 ω 来表示,其单位是弧度每秒($rad \cdot s^{-1}$). 角频率与周期及频率的关系是

$$\omega = \frac{2\pi}{T} = 2\pi f \tag{1-22}$$

在正弦电流 $i = I_m \sin(\omega t + \varphi_i)$ 的表达式中,$\omega t + \varphi_i$ 是随时间而变化的电角度,称为正弦量的相位,单位为弧度(rad). φ_i 是正弦量在 $t=0$ 时刻的相位角,称初相位(图 1-22),即

$$(\omega t+\varphi_u)\big|_{t=0} = \varphi_u$$

$$(\omega t+\varphi_i)\big|_{t=0} = \varphi_i$$

同理,正弦电压的初相位通常在$[-\pi, \pi]$的主值范围内取值.

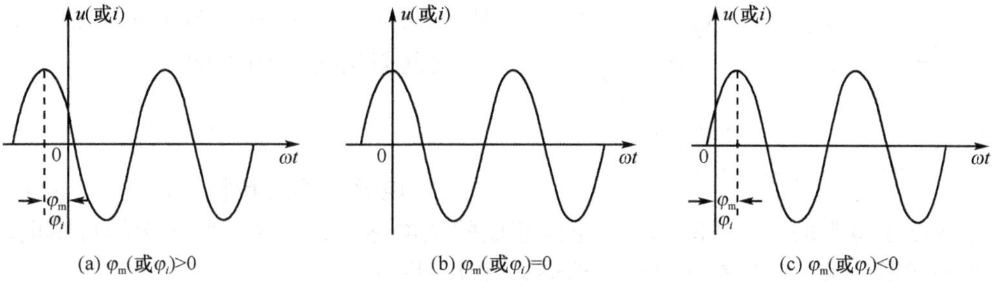

图 1-22　初相位

任意两个同频率正弦量的相位角之差称为相位差,它是区别同频率正弦量的重要标志之一. 例如,设相同频率的电压和电流为

$$i = I_m \sin(\omega t + \varphi_i)$$

$$u = U_m \sin(\omega t + \varphi_u)$$

它们的相位差为

$$\varphi = (\omega t + \varphi_u) - (\omega t + \varphi_i) = \varphi_u - \varphi_i \tag{1-23}$$

可见,对于两个同频率的正弦量来说,其相位差在任何瞬时都是常数,并等于初相位之差,而与时间 t 无关. 相位差 φ 的单位为弧度或度.

如果 $\varphi=\varphi_u-\varphi_i=0$,则 u 和 i 同相;如果 $\varphi=\varphi_u-\varphi_i>0$,则 u 比 i 超前 φ 角,或 i 比 u 滞后 φ 角,若 $\varphi=\varphi_u-\varphi_i=\pm\pi/2$,称电压 u 与电流 i 正交;如果 $\varphi=\varphi_u-\varphi_i=\pm\pi$,则 u 和 i 反相,如图 1-23 所示.

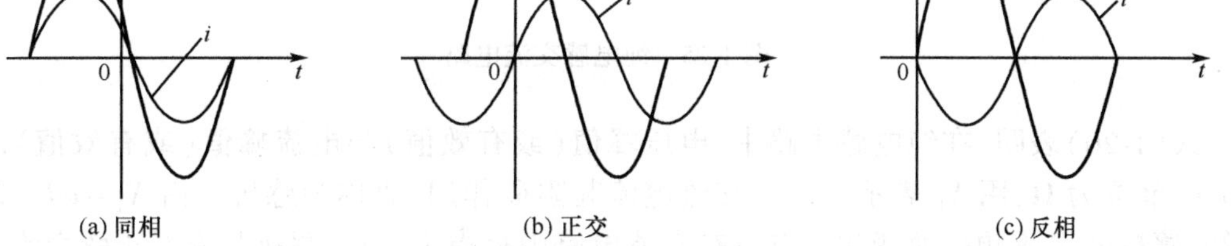

图 1-23　同相、正交、反相

1.3.2 电阻、电感、电容在交流电路中的特性

电阻、电感和电容是组成电路模型的三种理想电路元件．在直流电路中，当电源电压和电路参数不变时，电路中的功率、电场和磁场中储存的能量不再变化，但在交流电路中，电路中的功率、电场和磁场中储存的能量是随时间变化的，显然，三种基本元件在交直流电路中因电路参数不同，其性质就不一样．

1. 电阻元件的特性 图 1-24(a)是纯电阻交流电路，且电阻元件是线性元件．在交流电压 $u=U_m\sin\omega t$ 的作用下，电阻 R 有交流电流 i 通过．根据欧姆定律得

$$i=\frac{u}{R}=\frac{U_m}{R}\sin\omega t=I_m\sin\omega t \tag{1-24}$$

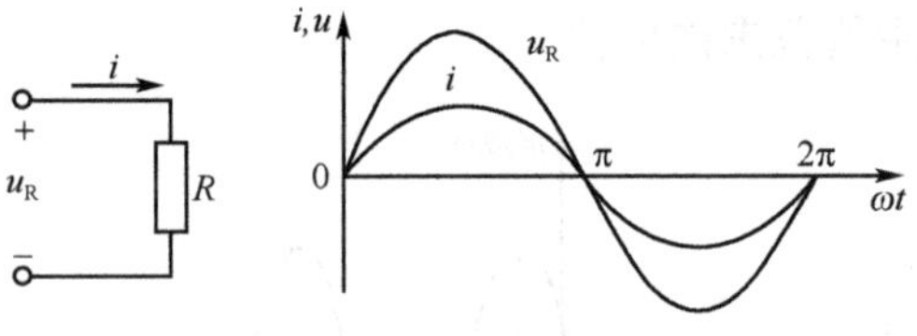

(a) 电路　　(b) 波形图

图 1-24　纯电阻交流电路

可见，在纯电阻交流电路中，电阻上的电压与电流均为同频率的正弦量，而且相位相同，如图 1-24(b)．电压和电流的最大值(或有效值)之间服从欧姆定律，即

$$I_m=\frac{U_m}{R}\text{ 或 }I=\frac{U}{R} \tag{1-25}$$

2. 电感元件的特性 图 1-25(a)所示的是一个忽略了电阻的空心线圈和交流电源组成的纯电感电路．为克服线圈的自感电动势，每一瞬间线圈两端的电压都与自感电动势 ε_L 相反，即 $u=-\varepsilon_L$

$$\varepsilon_L=-L\frac{di}{dt}\qquad 所以\qquad u=L\frac{di}{dt}$$

设电路中的电流 $i=I_m\sin\omega t$ 为参考正弦量，则电感两端的电压为

$$u=L\frac{d}{dt}(I_m\sin\omega t)=\omega LI_m\cos\omega t=\omega LI_m\sin\left(\omega t+\frac{\pi}{2}\right)=U_m\sin\left(\omega t+\frac{\pi}{2}\right)$$

可见，电压与电流是同频率的正弦量，但 u 比 i 超前 $\pi/2$，如图 1-25(b)所示．

$$由上式可知，\qquad U_m=I_m\omega L\quad 或\quad \frac{U_m}{I_m}=\frac{U}{I}=\omega L \tag{1-26}$$

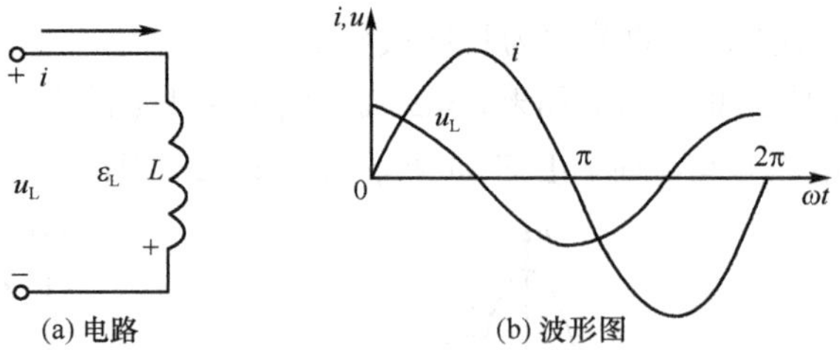

(a) 电路　　(b) 波形图

图 1-25　纯电感交流电路

式(1-26)表明，在纯电感电路中，电压峰值(或有效值)与电流峰值(或有效值)之比为 ωL，单位为 Ω，用 X_L 表示．X_L 对交流电流起阻碍作用，故称为感抗．由 $X_L=\omega L=2\pi fL$ 可知，感抗随电流频率而变化．电感在直流电路中相当于短路，感抗只有对正弦交流电才

有意义．所以电感元件在交流电路中具有“通直流，阻交流”和“通低频，阻高频”的作用．

3．电容元件的特性 如图 1-26(a)是一个由电容器和交流电源组成的纯电容电路．把正弦电压 $u=U_m\sin\omega t$ 加到电容器上，电容器极板上的电量也随着电压发生变化，若电容器上消耗的电能忽略不计，则电路中的电流为

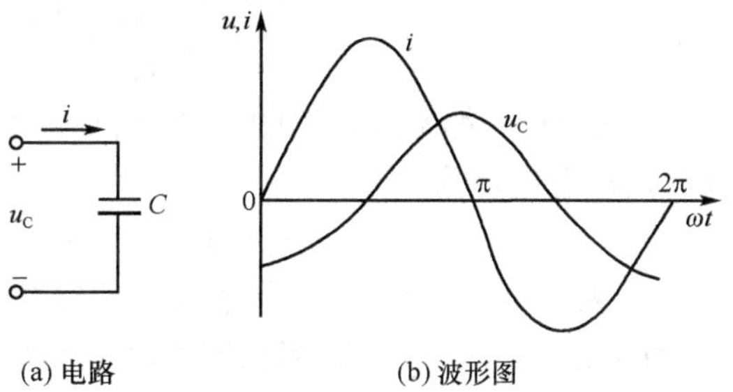

(a) 电路 (b) 波形图

图 1-26 纯电容交流电路

$$i=\frac{\mathrm{d}q}{\mathrm{d}t}=C\frac{\mathrm{d}u}{\mathrm{d}t}=C\frac{\mathrm{d}(U_m\sin\omega t)}{\mathrm{d}t}=U_m\omega C\cos\omega t=I_m\cos\omega t=I_m\sin\left(\omega t+\frac{\pi}{2}\right)$$

可见，电压与电流是同频率的正弦量，电流的相位超前电压相位 π/2，如图 1-26(b)所示．由上式可知

$$I_m=U_m\omega C \qquad 或 \qquad \frac{U_m}{I_m}=\frac{U}{I}=\frac{1}{\omega C}=\frac{1}{2\pi fC} \tag{1-27}$$

式(1-27)表明，在纯电容电路中，电压峰值(或有效值)与电流峰值(或有效值)之比为 $\frac{1}{\omega C}$，单位为 Ω，用 X_C 表示．当电压一定时，X_C 愈大，电流愈小．X_C 对交流电流起阻碍作用，故称为容抗．容抗只对交流电才有意义，电容在电路中有隔断直流的作用，即具有“隔直流，通交流”“阻低频，通高频”的作用．电子电路中常用并联电容来滤除高频电流，而串联电容可使高频电流畅通，并隔离了直流分量．

1.3.3 *RLC* 串联电路

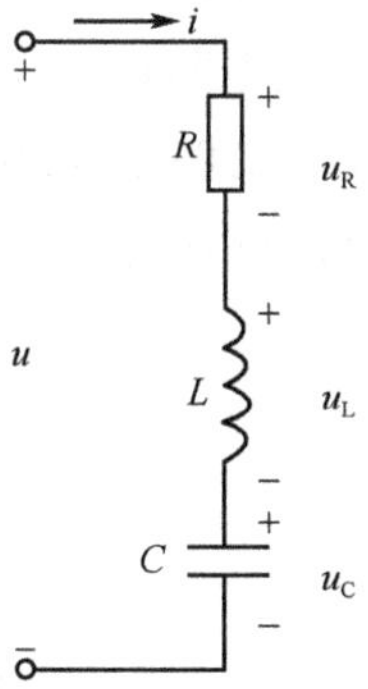

图 1-27 *RLC* 串联电路

实际电路通常是由两个以上参数组成的串联交流电路，如很多电子设备都含有电阻、电感和电容．为了一般化起见，先讨论电阻 R、电感 L 和电容 C 串联的交流电路，如图 1-27 所示．

电路中各元件通过同一电流，电流与各元件电压的参考方向如图中所示．设电流为参考正弦量，即

$$i=I_m\sin\omega t$$

则电阻元件上的电压与电流 I_m 同相，

$$u_R=I_mR\sin\omega t=U_{Rm}\sin\omega t$$

电感元件上的电压的相位比电流的相位超前 90°，

$$u_L=I_m\omega L\sin(\omega t+90°)=U_{Lm}\sin(\omega t+90°)$$

电容元件上的电压的相位比电流的相位滞后 90°，

$$u_C=\frac{I_m}{\omega C}\sin(\omega t-90°)=U_{Cm}\sin(\omega t-90°)$$

在以上各式中

$$\frac{U_{Rm}}{I_m}=\frac{U_R}{I}=R$$

$$\frac{U_{Lm}}{I_m}=\frac{U_L}{I}=\omega L=X_L$$

$$\frac{U_{Cm}}{I_m}=\frac{U_C}{I}=\frac{1}{\omega C}=X_C$$

u_R、u_L 与 u_C 都是同频率的正弦量，相加后仍为同频率的正弦量．据基尔霍夫电压定律列出方程，总电压为

$$u=u_R+u_L+u_C=U_m\sin(\omega t+\varphi)$$

式中 U_m 为总电压的峰值，φ 为总电压 u 与电流 i 的相位差．

由于 u_R、u_L 与 u_C 是频率相同而峰值和相位不同的正弦量．利用矢量图法求 U_m 和 φ.

以电流为参考量，画出矢量图，如图 1-28 所示，由电压矢量 U、U_R 及 (U_L-U_C) 所组成的直角三角形，称为电压三角形，利用它可以求总电压的有效值为

$$U=\sqrt{U_R^2+(U_L-U_C)^2}=I\sqrt{R^2+(X_L-X_C)^2}=IZ \tag{1-28}$$

式(1-28)中

$$Z=\sqrt{R^2+(X_L-X_C)^2}=\sqrt{R^2+\left(\omega L-\frac{1}{\omega C}\right)^2} \tag{1-29}$$

Z 称为电路的阻抗，单位是欧姆(Ω)，X_L 和 X_C 是电感和电容的电抗，用 X 表示，即

$$X=X_L-X_C=\omega L-\frac{1}{\omega C} \tag{1-30}$$

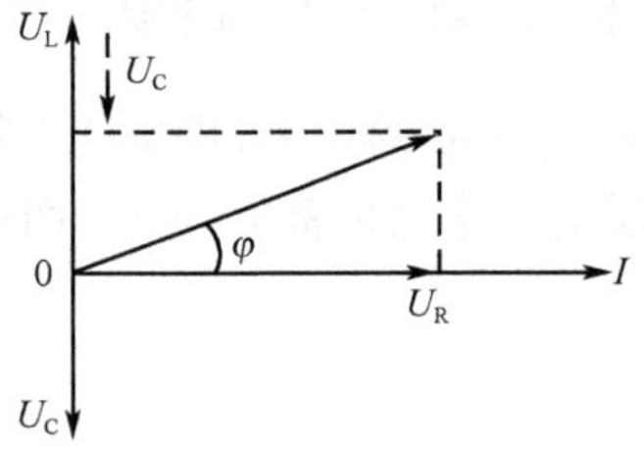

图 1-28　矢量图

阻抗和电抗的大小均与频率有关．

由图 1-28 所示，所求的总电压的有效值和电流的有效值之间的相位差（也称阻抗角）为

$$\varphi=\arctan\frac{U_L-U_C}{U_R}=\arctan\frac{X_L-X_C}{R} \tag{1-31}$$

$X_L>X_C$，$\varphi>0$，u 超前 i，电路呈电感性．

$X_L<X_C$，$\varphi<0$，u 滞后 i，电路呈电容性．

$X_L=X_C$，$\varphi=0$，u 和 i 同相，电路呈电阻性．

【例 1-5】　如图 1-27 所示，已知 $R=20\Omega$，$L=100\text{mH}$，$C=100\mu\text{F}$. $U=220\text{V}$，$f=50\text{Hz}$. 试求：(1)电路总阻抗 Z；(2)各元件上的电压有效值；(3)总电压与电流间的相位差．

解：(1) $X_L=2\pi fL=2\times3.14\times50\times100\times10^{-3}=31(\Omega)$

$$X_C=\frac{1}{2\pi fC}=\frac{1}{2\times3.14\times50\times100\times10^{-6}}=20(\Omega)$$

$$Z=\sqrt{R^2+(X_L-X_C)^2}=\sqrt{20^2+(31-20)^2}=23(\Omega)$$

(2) $I=\dfrac{U}{Z}=\dfrac{220}{23}=9.6(\text{A})$

$U_R=IR=9.6\times20=192(\text{V})$

$U_L=IX_L=9.6\times31=298(\text{V})$

$U_C=IX_C=9.6\times20=192(\text{V})$

(3) $\varphi=\arctan\dfrac{X_L-X_C}{R}=\arctan\dfrac{31-20}{20}=28.8°$

在图 1-27 所示的 RLC 串联电路中，当 $X_L=X_C$ 时，$\varphi=0$，总电压与电流同相，整个电路呈电阻性，对于电路呈电阻性这种情况，从物理现象来分析，电路中的能量交换已不在电源与

电感之间或电源与电容之间，而是在电感与电容之间，也就是电感中的磁场能量与电容中的电场能量相互交换，这种电路状态称之为谐振．由于 R、L、C 在电路中是串联，故称为串联谐振．根据 $X_L = X_C$，发生串联谐振的条件为

$$\omega_0 L = \frac{1}{\omega_0 C} \quad 或 \quad \omega_0 = \frac{1}{\sqrt{LC}} \tag{1-32}$$

式中 ω_0 称为谐振角频率．电路的谐振频率为

$$f_0 = \frac{1}{2\pi\sqrt{LC}} \tag{1-33}$$

式(1-33)表明，串联谐振的频率 f_0 只与参数 L 和 C 有关．当 L、C 参数固定后，改变外加信号频率 f，使 $f = f_0$，电路发生谐振．同样，外加信号频率一定，调节 L 或 C，也可使电路发生谐振．

串联谐振具有下列特征：

(1) 电路中的阻抗最小，总阻抗等于电路的电阻，$Z = R$．电路呈电阻性，总电压和电流是同相位的．

(2) 在电源电压不变的情况下，电路中的电流最大，即

$$I = I_0 = \frac{U}{R}$$

(3) 电感端电压与电容端电压的大小相等，相位相反，互相抵消，因此电阻两端的电压等于电源电压．

谐振时电感电压 U_L 或电容电压 U_C 与电源电压 U 的比值称为电路的品质因数，用 Q 表示，即

$$Q = \frac{U_L}{U} = \frac{U_C}{U} = \frac{\omega_0 L}{R} = \frac{1}{\omega_0 CR} \tag{1-34}$$

品质因数 Q 的大小反映了谐振电路的选择性的优势．Q 值愈大，谐振曲线愈尖锐，选择性愈好，如图 1-29 所示．Q 值一般在几十到几百之间，但也有几千数值的高 Q 值元件．

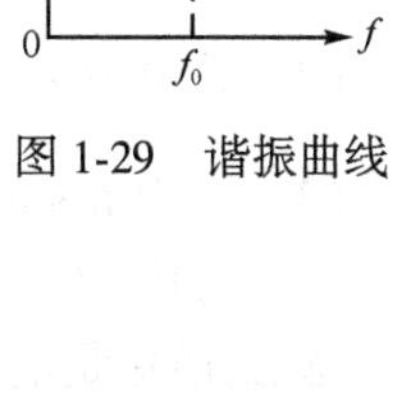

图 1-29 谐振曲线

式(1-34)表明，当 $X_L = X_C \gg R$，U_L 和 U_C 都高于电源电压 U．如果电压过高，将引起电气设备的损坏，危及电力系统的安全；若电路工作频率在谐振频率附近，可能导致电感线圈或电容器被击穿．因此，在电力工程中一般应避免发生串联谐振．但在无线电工程中利用串联谐振电路的特点，使微弱的电压信号输入到谐振电路后，在电感或电容两端可获得较高的电压(通常是电源电压的几十倍或几百倍)．所以，串联谐振也称为电压谐振．

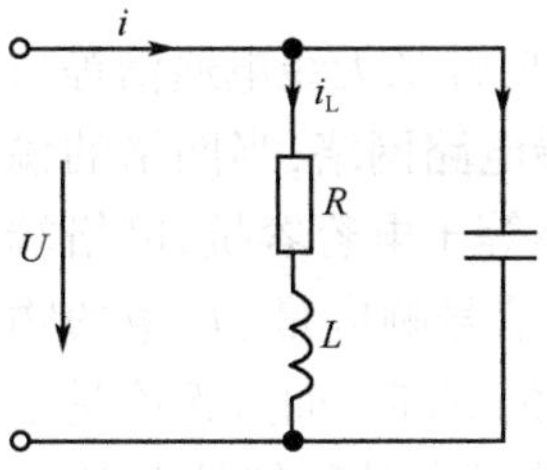

图 1-30 LC 并联电路

1.3.4 LC 并联电路

由图 1-29 可知，RLC 串联电路在谐振频率及其附近，电流很大，阻抗很小，因此，这种电路适于与低内阻信号源相联．但在无线电技术中，常使用高内阻的信号源，与之相联时，需要采用在谐振频率及其附近呈现高阻抗的 LC 并联电路．

电感 L 与电容 C 并联的交流电路如图 1-30 所示，元件两端电压相同．设以电源电压 $u = U_m\sin\omega t$ 为参考量．理论证明并联电路的总阻抗为

$$Z = \frac{1}{\sqrt{\frac{R^2}{(R^2+\omega^2L^2)^2} + \omega^2\left(C - \frac{L}{(R^2+\omega^2L^2)}\right)^2}} \tag{1-35}$$

总电流与电源电压的相位差为

$$\varphi = \arctan\frac{\omega[C(R^2+\omega^2L^2) - L]}{R} \tag{1-36}$$

由式(1-35)和式(1-36)可知，当 $C = \frac{L}{R^2+\omega^2L^2}$ 或 $\omega = 2\pi f = \sqrt{\frac{1}{LC} - \frac{R^2}{L^2}}$ 时，电路的总阻抗和相位角分别为

$$Z_0 = \frac{R^2+\omega^2L^2}{R} = \frac{L}{RC}$$

$$\varphi = 0$$

此时总阻抗最大，呈电阻性，电源电压和总电流是同相位的，电路的这种工作状态称为并联谐振．其谐振频率为

$$f_0 = \frac{1}{2\pi}\sqrt{\frac{1}{LC} - \frac{R^2}{L^2}} \tag{1-37}$$

实际应用中，电感线圈导线的电阻很小，可忽略不计，因此，可得到并联谐振的谐振角频率

$$\omega_0 = \sqrt{\frac{1}{LC}} \tag{1-38}$$

谐振频率

$$f_0 = \frac{1}{2\pi\sqrt{LC}} \tag{1-39}$$

与串联谐振频率公式相同．

并联谐振电路具有以下特点：

(1) 总电流与电源电压是同相位，电路呈电阻性，谐振阻抗 $Z_0 = \frac{L}{RC}$ 达到最大值；

(2) 总电流 $I = I_0 = \frac{U}{Z_0} = \frac{1}{Q} \times \frac{U}{\omega_0 L}$ 达到最小值；其中 $Q = \frac{\omega_0 L}{R} = \frac{1}{\omega_0 RC}$ 为品质因数；

(3) 因为 $R \ll \omega L$，所以 $I_C = I_L = QI_0$，故并联谐振又称为电流谐振；

(4) 可用 LC 并联谐振电路实现选频作用．

总之，谐振是电路在运行过程中出现的一种特殊物理现象，其重要性从无线电通信等技术中的应用中可体会到．具有电感和电容元件的不含独立激励源一端电路网络，当网络的输入阻抗等效为纯电阻时，该电路发生了谐振现象，谐振时电感感抗大小等于电容容抗，网络端口的电压和电流同相位，在电感或电容上将获得比端口信号大得多的信号响应量．Q 值的物理意义体现了一个电路发生谐振的强弱程度和电路对输入信号选频性的好坏．而且无论是串联谐振还是并联谐振电路，他们的品质因数 Q 值只由电路本身结构决定而非外部信号决定．

【例 1-6】 如图 1-27 所示，已知 $L=2.0\text{mH}$，$C=1.0\text{pF}$，$R=15\Omega$. 若电源电压的有效值 $U=4.0\text{V}$. 求(1)谐振频率；(2)谐振时的总电流；(3)各分支电流；(4)电路的品质因数.

解：(1)谐振频率为

$$f_0=\frac{1}{2\pi\sqrt{LC}}=\frac{1}{2\pi\sqrt{2.0\times10^{-3}\times1.0\times10^{-9}}}=1.1\times10^5(\text{Hz})$$

(2)谐振时的总电流为

$$I=I_0=\frac{U}{Z_0}=U\times\frac{RC}{L}=4.0\times\frac{15\times1.0\times10^{-9}}{2.0\times10^{-3}}=3.0\times10^{-5}(\text{A})$$

(3)各分支电流为

$$I_L=I_C=\frac{U}{X_C}=U\times2\pi f_0C=4.0\times2\times\pi\times1.1\times10^5\times1.0\times10^{-9}=2.8\times10^{-3}(\text{A})$$

(4)品质因数为

$$Q=\frac{\omega_0L}{R}=\frac{2\pi f_0L}{R}=\frac{2\times\pi\times1.1\times10^5\times2.0\times10^{-3}}{15}=95$$

1.3.5 *RC* 串联电路

图 1-31 是电阻与电容串联电路. 设流过电阻与电容的电流 i 是初相位为零的正弦电流，即

$$i=I_m\sin\omega t$$

由图 1-32 所示及式(1-28)得

$$U=\sqrt{U_R^2+U_C^2}=I\sqrt{R^2+X_C^2}=IZ$$

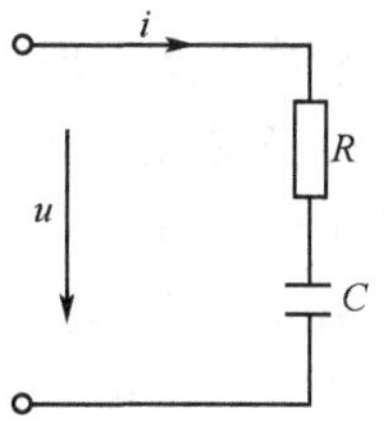

图 1-31　*RC* 串联电路

总电压的有效值和电流的有效值之间的相位差为

$$\varphi=\arctan\frac{-1}{\omega RC}=-\arctan\frac{1}{\omega RC}$$

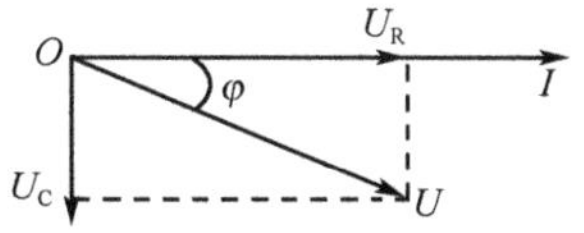

图 1-32　矢量图

总电压与电流的相位差也可以用电压有效值来计算，即

$$\varphi=-\arctan\frac{U_C}{U_R}$$

由以上分析可以看到，电阻与电容串联电路，总电压相位滞后于电流相位为 $|\varphi|$ 角，φ 角在 0 ~ −90°. 若 $R=0$ 时，$\varphi=-90°$，电路是纯电容电路；若 $R\ll\frac{1}{\omega C}$时，$\varphi\approx-90°$，电路接近于纯电容电路.

***RC* 串联电路电流特性**

(1) 电流特性：由于电容的存在，电路中是不能流过直流电流的，但是可以流过交流电流，所以只用于交流电路中.

(2) 综合特性：这一串联电路具有纯电阻串联和纯电容串联电路综合起来的特性. 在交流电流通过这一电路时，电阻和电容对电流都存在着阻碍作用. 其中，电阻对交流电的阻值不变，即对不同频率的交流电其阻值不变，但是电容的容抗随交流电的频率变化而变化，所以 *RC* 串联电路总的阻抗是随频率变化而改变的.

小 结

本章介绍了电路理论的基本概念及基本定律. 学习了本章内容后应该能够熟练地使用这些基本概念和定律分析电路. 重点内容是:

1. 理解电压源、恒压源和电流源、恒流源及其等效变换 电压源和电流源代表实际电源,而恒压源和恒流源则分别为它们的理想情况,恒压源与阻抗串联即可组成电压源,恒流源与阻抗并联就能组成电流源. 若电压源的内阻比负载阻抗小得多,随着负载的变化,路端电压的变化却很小,此时即可把电压源当作恒压源;若电流源的内阻比负载阻抗大得多,路端电压随负载而变化,但电流的变化却很小,此时即可把电流源当作恒流源. 但是,电压源和电流源可以进行等效互换,而恒压源和恒流源则不能互换.

2. 叠加原理 非常重要,它是线性电路中的一个重要定理,适用于多个独立电源同时作用的线性电路,运用叠加原理时,先分别计算各个独立电源单独作用时电路的电压分量值或电流分量值,然后将这些分量值叠加起来即可得到总量值.

3. 戴维南定理 是一个十分有用的定理,对于任何一个有源二端网络,都可以将它等效为一个电压源,对于复杂电路中只求某一支路的电流时,运用戴维南定理较为方便.

4. 诺顿定理 是将线性有源二端网络等效为一个电流源. 一个线性有源二端网络可以用戴维南定理等效也可以用诺顿定理等效,至于用哪个方法更好,视具体情况而定,同时要注意戴维南定理与诺顿定理不能混为一谈,它们之间具有一定的联系,又有不同之处.

5. 正弦交流电 应用十分广泛,在模拟电子技术中,信号源往往是正弦交流信号,因此非常重要. 对于纯电阻电路、纯电感电路和纯电容电路,要掌握这三种电路的电压与电流的瞬时值表达式、电压与电流的关系;实际电路中包含电容和电感等储能元件,当从一种稳定状态变为另一种稳定状态时,由于能量不能跃变,电路中的电压、电流必然经历一个暂态过程;正确理解 Q 值的物理意义及其应用;掌握电阻 R、电感 L 和电容 C 串并联交流电路的基本分析和计算.

习 题

1-1 求图 1-33 所示电路中通过 15Ω 电阻的电流 I.

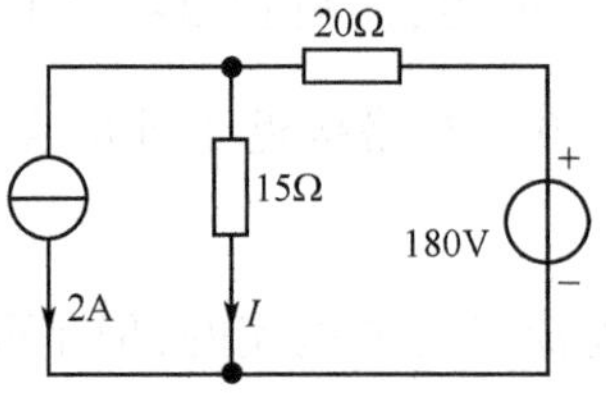

图 1-33 习题 1-1

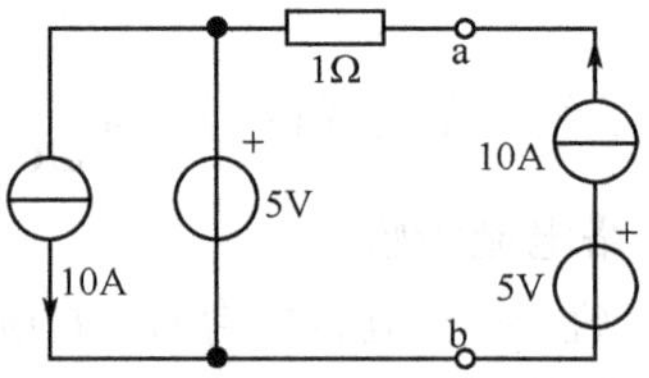

图 1-34 习题 1-2

1-2 求图 1-34 所示电路中的电压 U_{ab}.

1-3 如图 1-35 所示电路,试求电阻 R_L 上的电流 I.

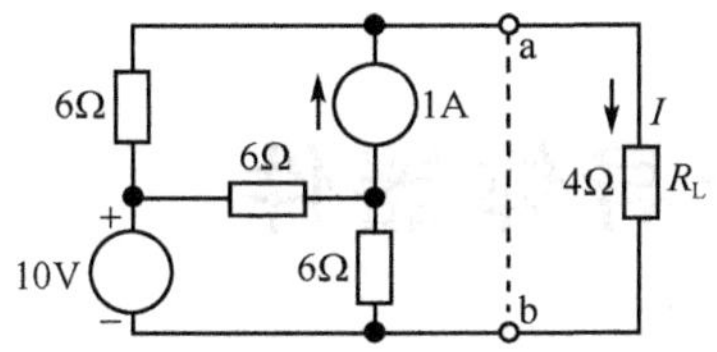

图 1-35 习题 1-3

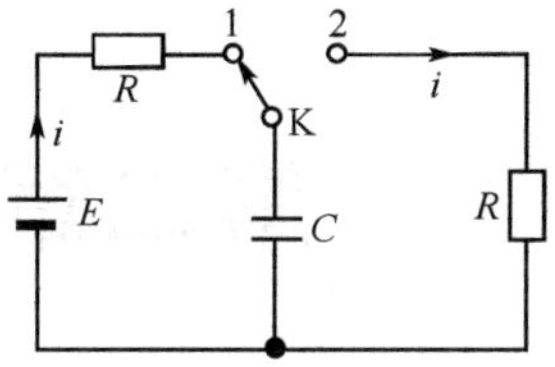

图 1-36 习题 1-4

1-4 在图 1-36 所示的 RC 充电电路中，$R=2\text{k}\Omega$，$C=100\mu\text{F}$，$E=100\text{V}$，求①充电开始时的电流；②充电完毕后电容器两端的最大电压；③当 $t=0.1\text{s}$ 时，电容器两端的电压和电路中的电流.

1-5 设有一个 0.1μF 的电容元件接在频率为 400Hz、电压为 100V 的正弦交流电源上，此时电流是多少？如果电源的频率为工频 50 Hz，电流又是多少？

1-6 为使一只 6.3V、0.3A 的小灯泡，接在电压为 220V、频率为 50 Hz 的电源上能正常工作，问应串联一只多大电容的电容器？

1-7 设线圈的电感 $L=2\text{ mH}$，电阻 $R=15\Omega$，与电容 $C=0.001\mu\text{F}$ 并联. 求①谐振频率；②当电源的电压 $U=2\text{V}$，谐振时的总电流；③两分支电路的电流.

习题答案

习题 1-1 $I=4\text{A}$

习题 1-2 $U_{ab}=15\text{V}$

习题 1-3 $I=1.6\text{A}$

习题 1-4 ①$i=0.05\text{A}$；② $U_C=E=100\text{A}$；③ $i=0.0303\text{A}$

习题 1-5 $I=25\text{mA}$；$I=3\text{mA}$

习题 1-6 $C=4.3\mu\text{F}$

习题 1-7 ①$f_0=113\text{kHz}$；②$I_0=15\mu\text{A}$；③$I_L= I_C=1.42\text{mA}$

第二章　半导体器件

根据导电性能的不同,物质可分为导体、半导体和绝缘体,三者的电阻率分别为 $10^{-8} \sim 10^{-5}\Omega \cdot m$、$10^{-5} \sim 10^{6}\Omega \cdot m$ 和 $10^{6} \sim 10^{18}\Omega \cdot m$. 由半导体材料构成的半导体器件包括二极管、三极管和场效应管等,具有体积小、功耗低、重量轻和寿命长等优点,是构成医疗电子仪器的主要部件. 本章主要介绍二极管、三极管和场效应管的结构、工作原理、导电特性及其主要特性参数等知识.

2.1　半导体基础知识

2.1.1　半导体的导电特性

半导体(semiconductor)的导电性能介于导体和绝缘体之间,根据掺杂与否半导体可分为本征半导体和杂质半导体两类.

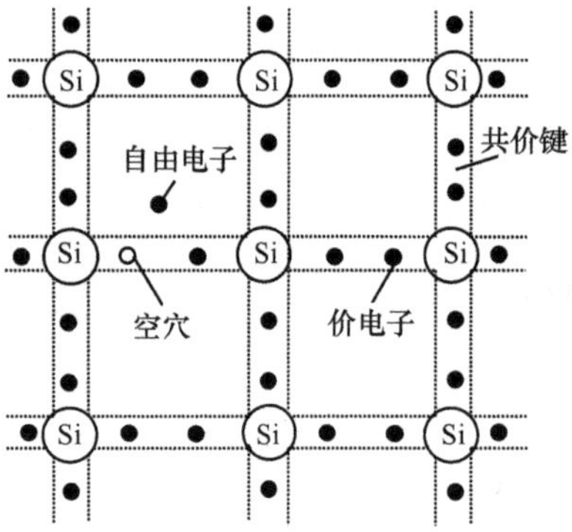

图 2-1　本征半导体

1. 本征半导体　纯净的半导体称为本征半导体(intrinsic semiconductor),如纯净的锗(Ge)和硅(Si). 锗和硅的最外层都有四个价电子,可与相邻的四个原子的价电子组成共价键(covalent bond),呈束缚状态. 在常温下,由于价电子的热运动,有少数价电子可以挣脱共价键的束缚成为自由电子(free electron). 由于带负电的价电子的离开,在原位置处将留有带正电的空位,即空穴(hole),价电子和空穴统称为载流子(carrier),它们同时产生,单位体积内电子和空穴的数目(浓度)相同. 当空穴被附近的电子填充时,在该电子的原位置产生了新的空穴,就导电效果而言,价电子和空穴都可以移动,它们所携带的电量等值、反号. 如图 2-1 所示. 在外电场中,两种载流子的各自定向移动形成电流. 在本征半导体中,由于两种载流子的浓度较低,其导电能力很弱.

2. 杂质半导体　为提高本征半导体的导电能力,要在本征半导体中掺入少量其它物质(称为杂质),形成杂质半导体(extrinsic semiconductor). 根据掺入的杂质的不同,杂质半导体可分为 N 型(negative type)半导体和 P 型(positive type)半导体两类.

在本征半导体中掺入少量的五价元素,如磷、锑等,形成 N 型半导体. 如图 2-2 所示,五价原子有五个价电子,它们与周围四个锗或硅原子形成共价键外,还可提供一个剩余的价电子,它易挣脱原子核的束缚成为自由电子,所以,该掺杂半导体中的自由电子由两部分构成,

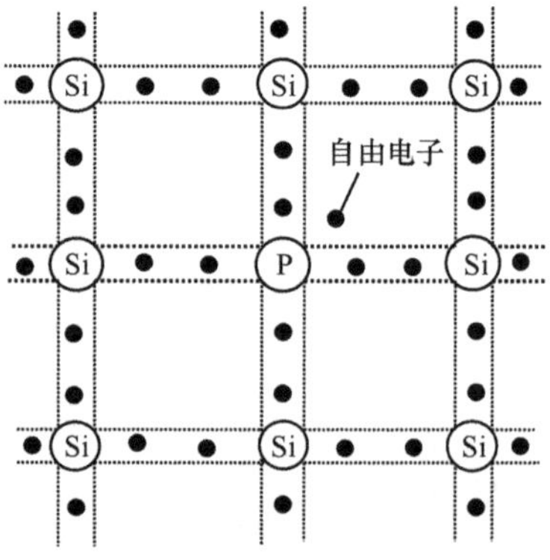

图 2-2　N 型半导体

一是挣脱共价键束缚的自由电子，二是杂质中剩余的自由电子，二者的总量远比空穴的总量大得多。也就是说，N 型半导体中多数载流子（简称多子）是电子，少数载流子（简称少子）是空穴，它的导电能力比本征半导体大幅提高．

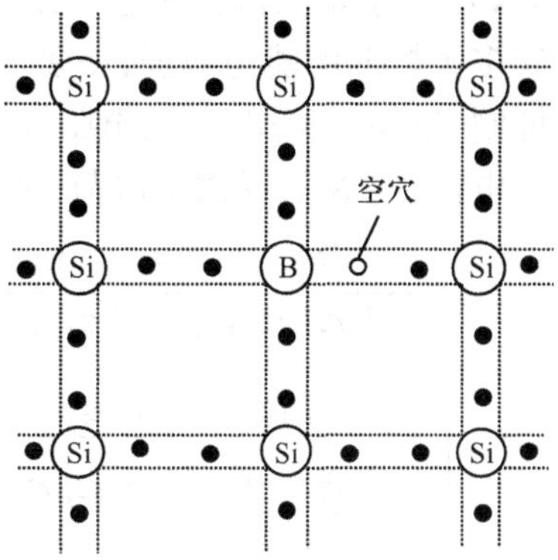

图 2-3　P 型半导体

在本征半导体中掺入少量的三价元素，如硼、铟等，形成 P 型半导体．如图 2-3 所示，每个三价原子有三个价电子，在与周围四个锗或硅原子形成共价键时，由于缺少一个电子而出现一个空穴．所以，该掺杂半导体中的空穴由两部分构成，一是由于挣脱共价键束缚的自由电子的离开而出现的空穴，二是因杂质原子与半导体原子形成共价键缺少价电子而形成的空穴，也就是说，P 型半导体中的多子是空穴，少子是电子，它的导电能力也远比本征半导体强．

2. 1. 2　PN 节及其导电特性

1. PN 节的形成　通过特殊的工艺，将 P 型半导体和 N 型半导体结合在一起，由于二者多子的种类不同，在它们的交界处将出现特殊的结构层，称为 PN 节（PN junction）. P 型半导体的多子是空穴，N 型半导体的多子是电子，在二者的交界处，如图 2-4 所示，将会出现多子的扩散现象，即 P 区的空穴向 N 区移动，N 区的电子向 P 区移动．扩散到 N 区的空穴可能俘获自由电子，扩散到 P 区的电子也可能填充空穴，即电子-空穴的复合，致使交界面附近的 P 区和 N 区的多子浓度降低，P 区呈现负电性，N 区呈现正电性，如图 2-5 所示，形成空间电荷区，即 PN 结，产生由 N 区指向 P 区的内电场 E_i. 多子在扩散进行的同时，少子也在进行着与扩散方向相反的漂移运动，即 P 区的自由电子向 N 区移动、N 区的空穴向 P 区移动，只是量少而已．

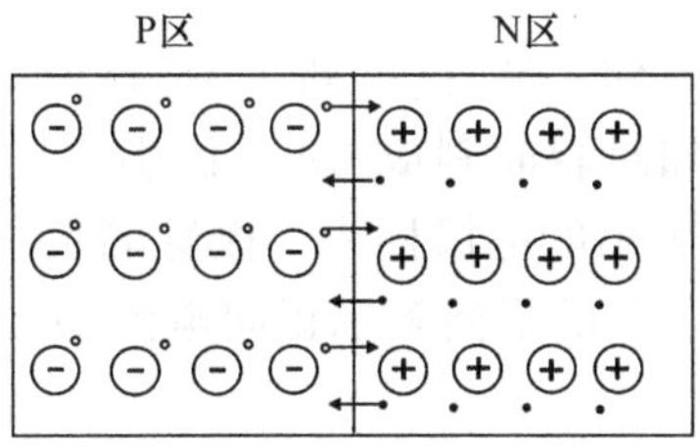

图 2-4　多子扩散

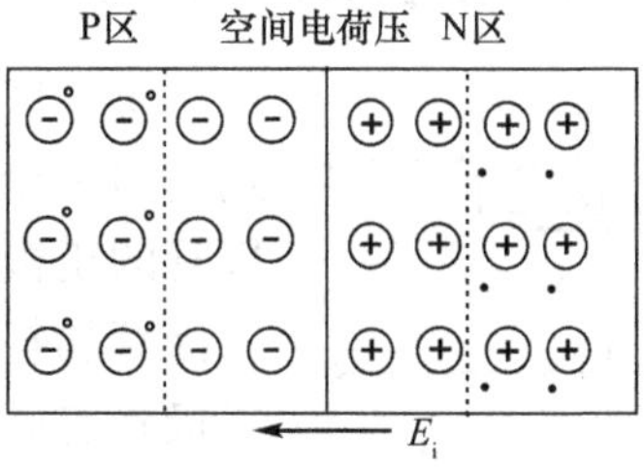

图 2-5　空间电荷区

由于空间电荷区内电场 E_i 的存在，一方面，它将阻碍多子的扩散运动，有阻碍空间电荷区增厚的趋势，所以，空间电荷区也称为阻挡层或耗尽层；另一方面，它使少子的漂移运动得到加强，有使空间电荷区变薄的趋势．当扩散运动和漂移运动在单位时间内移动的电荷量相等时，二者将达到动态平衡，此时，空间电荷区的厚度确定下来，PN 结的电阻也随之确定．

2. PN 结的导电特性　若在 PN 结的两端加不同极性的电压，则上述动态平衡将不复存在，空间电荷区的厚度也随之改变，其导电特性差异较大．

如图 2-6(a) 所示，PN 结加正向电压，即 P 区接外电源的正极，N 区接外电源的负极，也称 PN 结处于正向偏置状态．此时，由于外电场 E_e 与内电场 E_i 的方向相反，内电场被削弱，阻碍多子扩散的能力减弱，使多子的扩散得到加强，多子被推向空间电荷区，而少子的漂移被抑制，致使阻挡层变薄，电阻变小，PN 结处于正向导通状态．同时，外电场不断向 P 区提供正电荷，向 N 区提供负电荷，使扩散得以维持，形成由 P 区流向 N 区的正向电流．

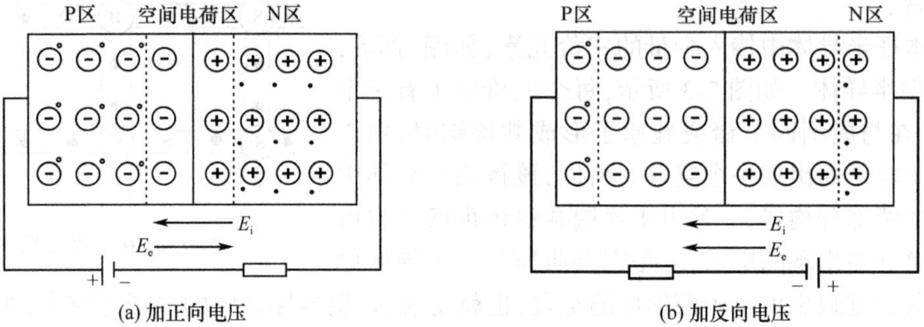

(a) 加正向电压　　(b) 加反向电压

图 2-6　PN 结的导电特性

若 PN 结加反向电压，即 P 区接外电源的负极，N 区接外电源的正极，也称 PN 结处于反向偏置状态，则其导电性能完全不同．如图 2-6(b) 所示，由于外电场 E_e 和内电场 E_i 方向相同，内部电场得以加强，使少子的漂移运动得到加强、多子的扩散运动被抑制，阻挡层变厚，PN 结的电阻增大，处于反向截止状态．此时，只有 P 区和 N 区的少子作漂移运动形成的反向电流．

综上，PN 结加正向电压时，其电阻值小，允许电流通过，正向电流大；加反向电压时，其电阻值大，不允许电流通过，反向电流小，即 PN 结具有单向导电特性．

2.2　半导体二极管

2.2.1　二极管及其特性

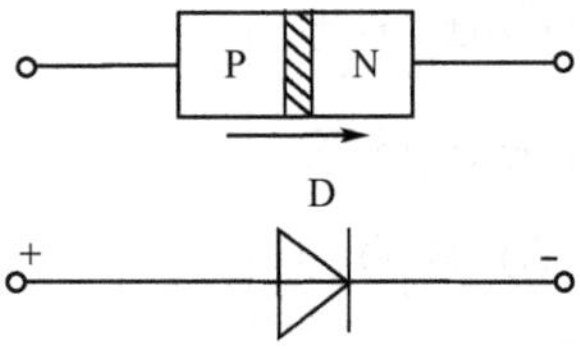

图 2-7　二极管的符号

半导体二极管，简称二极管（diode）．它是由 PN 结两侧分别引出一个电极，并加封装而制成，由 P 区引出的电极称为二极管的正极，由 N 区引出的电极称为二极管的负极．图 2-7 是二极管的符号，图中箭头的指向表示正向电流的方向．常用的二极管有硅管和锗管．

1. 二极管的伏安特性　二极管两端所加电压 U 和其上流过电流 I 的关系称为二极管的伏安特性．由于二极管是由 PN 结所构成，而 PN 结具有单向导电性，所以，二极管也具有单向导电性．用来表征二极管伏安特性的曲线称为伏安特性曲线，可通过实验得到．图 2-8 是根据实验结果绘制的硅二极管的伏安特性曲线．

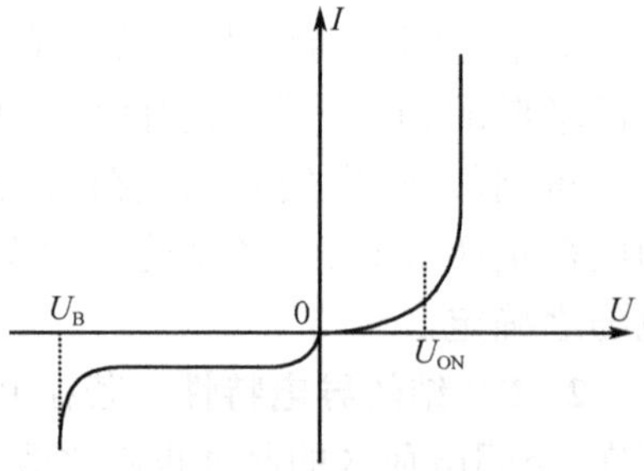

图 2-8　伏安特性曲线

在二极管两端加正向电压时，在电压 U 由零增大到 0.5V 的过程中，流过二极管的电流非常小．这是因为所加外电场不足以克服 PN 结内电场的阻碍，多子的扩散仍受到抑制，二极管呈现较大电阻，此段电压区间称为死区,此电压称为死区电压,硅管的死区电压约为0.5V,锗管的约为0.1V. 外加电压由0.5V逐渐增加,则管电流增加得较快. 这是因为外电场大大削弱了PN结的内电场,使多子的扩散得到加强,管电流明显增加. 此时,二极管处于导通状态,其电压降落,硅管的约为0.6~0.8V(通常取0.7V),锗管的约为0.1~0.3V(通常取0.2V).

在二极管两端加反向电压时,电压由零逐渐增加到较宽范围内,反向电流均很小. 这是因为由于外电场加强了内电场,使少子的漂移运动得到加强,只有P区和N区的少子作漂移运动形成很小的反向电流. 当温度一定时,少子的浓度基本维持不变,所以,反向电流值基本不变,也称之为反向饱和电流. 当所加反向电压超过一定值 U_B(反向击穿电压)时,反向电流迅速增大,此现象称为二极管的反向击穿,U_B 称为反向击穿电压. 这是因为所加电压足够大,电场足够强,以至于将共价键中的价电子强行拉出,载流子(电子和空穴)数目剧增,在强电场加速之下获得能量,并与其它原子碰撞产生新的载流子,这种连锁反应使得载流子数目急剧增大,出现二极管的反向击穿现象. 普通二极管被反向击穿后,将造成永久性损坏,所以,普通二极管不允许在此状态下工作.

2. 二极管的主要参数　合理选择电子器件的依据是器件的参数. 二极管的主要参数如下:

(1) 最大整流电流 I_F:指二极管长期工作时允许通过的最大正向电流. 使用时不应超过此值,否则将损坏管子.

(2) 最大反向电压 U_R:表征二极管反向电压的耐压能力,指二极管正常工作时不允许超过的反向电压的极限值,为保证管子的正常工作,一般取反向击穿电压的一半.

(3) 反向饱和电流 I_S:指二极管未被反向电压击穿前的最大反向电流,表征了二极管的单向导电性能的好坏,其值越小,单向导电性能越好.

(4) 最高工作频率 f_M:指二极管正常工作时的所加电压上限频率. 由于二极管的结电容的作用,若频率超过此值,则二极管的单向导电性能被破坏.

二极管的其它参数还包括最高和最低使用温度、最大瞬时电流等,在使用时也要合理选用.

2.2.2　稳压二极管

稳压二极管(zener diode)也简称为稳压管,它是一种经过特殊工艺制成的二极管.

1. 稳压管的伏安特性　稳压管的符号如图2-9(a)所示,本质上也是二极管,它的伏安特性曲线与普通二极管的相类似,如图2-9(b)所示,其正向工作情况与普通二极管的完全相同. 由图2-9(b)可知,所加反向电压 U_Z 处于很小的变化范围 ΔU 时,而反向电流却在较大范围 ΔI 内变化,即当稳压管流过电流变化较大时,管两端的电压基本保持不变,达到稳压的作用,"稳压管"由此得名. 稳压管虽工作于反向击穿区,只要其工作的反向电流不超过管的最大允许电流,反向击穿是可逆的,不会被烧毁.

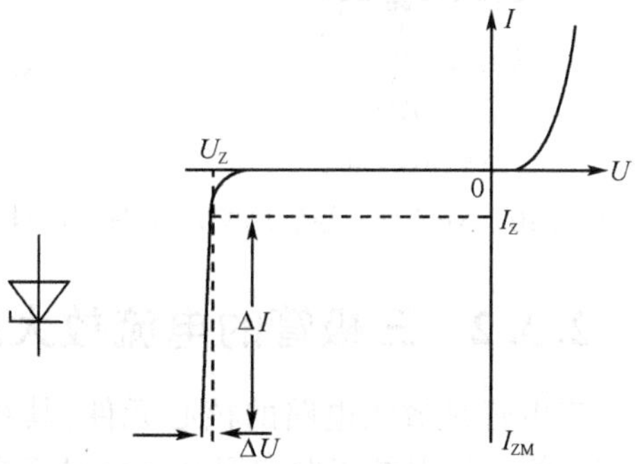

(a) 电路符号　(b) 伏安特性

图2-9　稳压二极管的伏安特性和符号

2. 稳压管的主要参数

(1) 稳定电压 U_Z：指稳压管正常工作时的稳定的电压值．由于工艺问题，同一型号的管子的稳定电压也不尽相同，如型号为 2CW18 的稳压管，其稳定电压范围约为 10~12V.

(2) 稳定电流 I_Z：指稳压效果较好时的工作电流，其值可由相关的手册中查到．

(3) 动态电阻 r_Z：是衡量稳压管稳压性能好坏的指标，指稳压管正常工作时电压变化量 ΔU 与电流变化量 ΔI 之比，其值越小，说明稳压效果越好．

其它参数还有最大功率损耗、电压温度系数等，可根据实际需要加以选择．

2.3 半导体三极管

2.3.1 半导体三极管的结构

在一块半导体上制作两个紧密结合的 PN 结，再引出三个电极，然后封装加固就制成一个半导体三极管，也称晶体三极管或双极型三极管，简称三极管(transistor).

根据所使用半导体材料的不同，三极管分为硅管和锗管等；根据三极管的结构不同，又分为 NPN 和 PNP 两种类型．

图 2-10(a)是 NPN 型三极管的结构示意图，中间一层为 P 型半导体，很薄(约几微米)且掺杂浓度很低，称为基区．基区两侧均为 N 型半导体，但它们并不完全对称，其中，掺杂浓度高的一侧称为发射区，而几何面积大的一侧称为集电区．集电区和基区交界处的 PN 结称为集电结，发射区和基区间的 PN 结称为发射结．从集电区、基区和发射区引出的三个电极，分别称为集电极(collector)c、基极(base)b 和发射极(emitter)e. 图 2-10(b)是 NPN 型三极管的表示符号，箭头方向是发射结正向偏置时，流过三极管的电流方向．

图 2-11(a)和(b)分别是 PNP 型三极管的结构示意图和表示符号．PNP 型三极管相较 NPN 型三极管而言，结构上只是两个 PN 结排列方式不同，相应地，三极管的各电极端电压的极性和电流方向也随之不同，但两种类型三极管的工作原理完全相同．

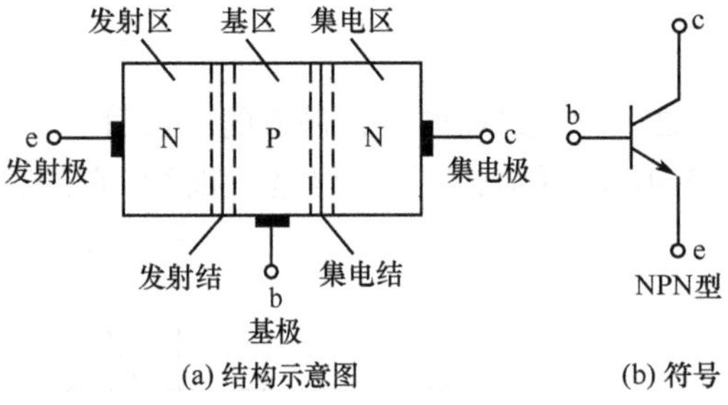

图 2-10 NPN 型三极管结构示意图和符号

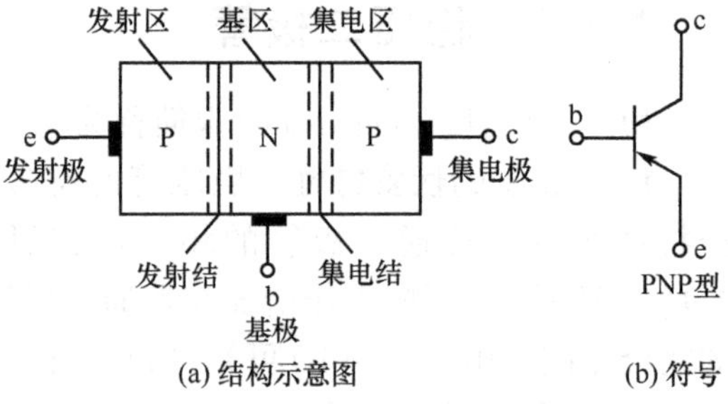

图 2-11 PNP 型三极管结构示意图和符号

2.3.2 三极管的电流放大原理

三极管是放大电路的核心元件，其结构特点是保证三极管处于放大状态的内部条件，而三极管的发射结正向偏置和集电结反向偏置则是实现放大的外部条件．现以 NPN 型三极管为例，分析其电流放大原理．

1. 三极管内部载流子的传输过程　为满足三极管放大的外部条件，要求其集电极电位高于基极电位，基极电位高于发射极电位，即 $U_C > U_B > U_E$. 在图 2-12 所示的共射极连接方式中，适当选取电源和电阻的值，就可实现三极管放大的外部条件.

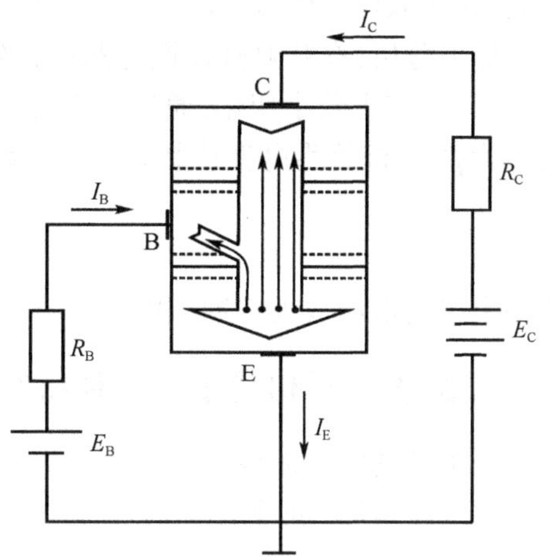

图 2-12　三极管内部载流子的传输

(1) 发射区向基区注入电子：由于发射结加正向电压，且发射区的掺杂浓度高，发射区向基区注入大量电子(多子)；同时，基区中的空穴(多子)扩散到发射区，但由于基区掺杂浓度低，空穴量少，二者共同形成发射极电流 I_E，但后者的贡献小，近似分析时，可忽略不计.

(2) 基区中电子的复合：由于集电结加反向电压，发射区向基区注入的大量电子将向集电结扩散，在此过程中，电子会与基区的空穴复合. 由于基区薄、掺杂浓度低，被复合掉的电子数量极少. 电源 E_B 不断地从基区拉走电子、补充空穴，当补充的空穴和用于复合的空穴的量相等时，达到动态平衡，形成了稳定的基极电流 I_B，其值很小.

(3) 集电区收集电子：由于集电结加反向电压，且集电区面积大，基区中未被复合掉的电子在外电场作用下，可以很快地通过集电结，被集电区收集，形成集电极电流 I_C. 当然，与此同时，基区中的电子(少子)和集电区中的空穴(少子)在集电结反向电压作用下，形成反向饱和电流，因其量值很小，近似分析中常常忽略不计.

由上述分析可知，三极管内有两种载流子参与导电，故称为双极型晶体管.

2. 三极管的电流分配关系　由三极管内部载流子传输过程的分析可知，集电极收集的电子流是发射极电子流的一部分，常用系数 α 表示比例关系，即

$$I_C = \alpha I_E$$

考虑到基尔霍夫第一定律，三极管的发射极电流 I_E、集电极电流 I_C 和基极电流 I_B 的关系

$$I_E = I_C + I_B$$

可知：

$$I_B = (1 - \alpha) I_E$$

据此可以导出，集电极电流与基极电流之间的关系为：

$$\frac{I_C}{I_B} = \frac{\alpha I_E}{(1-\alpha) I_E} = \frac{\alpha}{(1-\alpha)} = \bar{\beta} \tag{2-1}$$

$\bar{\beta}$称为三极管的直流放大系数，其值大小主要取决于三极管各区的掺杂浓度和几何结构，小功率管一般在几十至几百之间.

若在输入端基极和射极之间加有动态电压 Δu_i，则三极管的基极电流将会在原有的 I_B 基础上叠加动态电流 Δi_b，集电极电流将会在原有的 I_C 基础上叠加动态电流 Δi_c，比值

$$\frac{\Delta i_c}{\Delta i_b} = \beta \tag{2-2}$$

称为交流电流放大系数. 在较宽范围内，有

$$\bar{\beta} \approx \beta \tag{2-3}$$

因此,在近似计算中对二者不加以区分.

综上分析,在共射极连接电路中,当输入电压 Δu_i 有较小变化时,基极电流 Δi_b(输入电流)会随之产生较小变化,通过三极管后,集电极会放大此电流变化(输出电流)为 Δi_c,放大倍数为 β,三极管为电流控制元件.电路的输出电压 Δu_o 与输入电压 Δu_i 之比

$$A_u = \frac{\Delta u_o}{\Delta u_i} \tag{2-4}$$

称为电路的电压放大倍数或电压增益.

2.3.3 三极管的共射特性曲线

三极管的特性曲线包括输入特性曲线和输出特性曲线,可按图 2-13 所示的常见共射连接方式连接电路,进行测量.

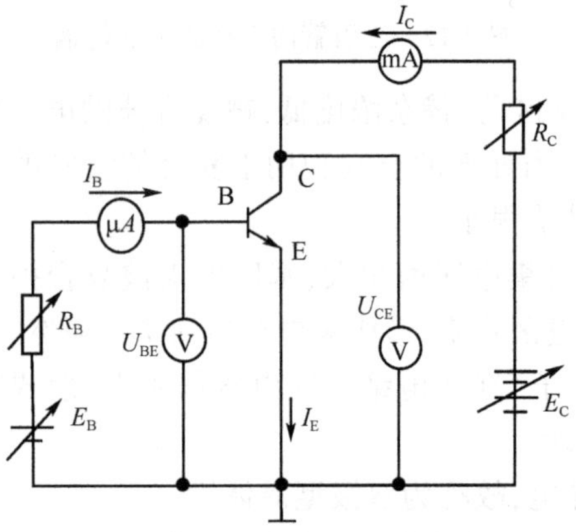

图 2-13 特性曲线测量电路

1. 输入特性曲线 输入特性曲线是指当集电极和发射极间电压 u_{CE} 为某一定值时,输入回路中加在基极和发射极之间的电压 u_{BE} 与基极电流 i_B 之间的关系曲线,即

$$i_B = f(u_{BE})\big|_{u_{CE}=\text{常数}} \tag{2-5}$$

图 2-14 是通过实验获得的输入特性曲线.当 $u_{CE}=0V$ 时,即集、射极电压为零,相当于两个 PN 结(集电结和发射结)并联,输入特性曲线的形状与 PN 结加正向电压时的 u-i 曲线的形状完全类似.当 $u_{CE}=1V$ 时所获得的实验曲线,与 $u_{CE}=0V$ 时的相比较,只是右移了一段距离,这是由于集射电压加大,集电极吸引收集电子能力加强,由发射区发出的电子经过基区更多地被集电极吸引,在相同的基射电压 u_{BE} 之下,形成的基极电流 i_B 减小了,也就是说,要获得相同的基极电流 i_B,必须加大基射电压 u_{BE},以使发射区发出更多电子.实际上,u_{CE} 超过一定数值后,曲线不再明显右移而是基本重合,对小功率管的输入特性曲线,常用 u_{CE} 为 1V 的曲线代表所有的 u_{CE} 大于 1V 的曲线.

2. 输出特性曲线 输出特性曲线是指当基极电流 i_B 为某一定值时,输出回路中加在集电极和发射极之间的电压 u_{CE} 与集电极电流 i_C 之间的关系曲线,即

$$i_C = f(u_{CE})\big|_{i_B=\text{常数}} \tag{2-6}$$

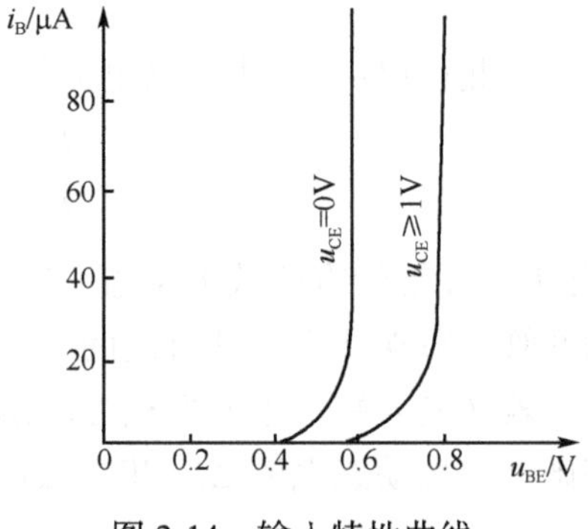

图 2-14 输入特性曲线

图 2-15 是通过实验获得的输出特性曲线.对于不同的 i_B 取值,会得到不同的曲线,所以,输出特性曲线是曲线族.对于同一 i_B 取值,u_{CE} 从零开始逐渐增大的过程中,集电结的电场随之增强,收集基区的未被复合掉的电子的能力逐渐增强,即 i_C 逐渐增大;当 u_{CE} 增大到某一值(约为 1V)后,集电结的电场足够强,可将基区的未被复合掉的电子的绝大部分都收集到集电区,若继续增大 u_{CE},集电区收集到的电子数量不会明显增多,i_C 基本保持不变,此段输出特性曲线几乎平行于横轴 u_{CE}.

由输出特性曲线可以看出,大致分为三个区域.

(1) 放大区：输出特性曲线中接近水平的区域是放大区（active region），i_C 受 u_{CE}影响很小，几乎仅决定于 i_B，接近正比关系，所以放大区也称为线性区．此时三极管导通，处于放大状态，即发射结正向偏置，集电结反向偏置，满足电流分配关系，$i_C=\bar{\beta}i_B$，实现电流放大．

(2) 截止区：$i_B=0$ 时的那条输出特性曲线下方的区域是截止区（cutoff region），发射结和集电结均反向偏置，此时三极管处于截止状态，基本不导通，无放大作用，集电极和发射极之间可看作是断开的电子开关．由输出特性曲线可见，截止区内 i_C 很小，但不为零，这是由于集-射极之间的少子的运动产生的．在近似分析中，取 $i_C\approx 0$.

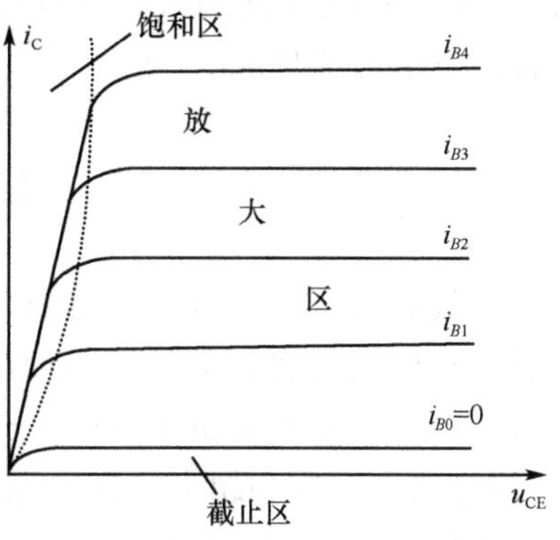

图 2-15　输出特性曲线

(3) 饱和区：输出特性曲线左侧的区域是饱和区（saturation region），此时，$u_{CE}<u_{BE}$，集电极电位低于基极电位，发射结和集电结均正向偏置，三极管处于饱和状态，导通，但无放大作用．集电结内电场减弱，集电极收集电子的能力降低，$i_C<\bar{\beta}i_B$，也就是说，如果 i_B 改变，i_C 改变不多或基本不变，三极管进入所谓饱和状态．如果 u_{CE}增加，集电结内电场增强，集电极收集电子的能力提高，i_C 明显增大．三极管处于饱和状态 u_{CE}的值很小，硅管约为 0.3V，锗管约为 0.1V，近似分析时，取 $u_{CE}\approx 0$. 三极管的集电极和发射极之间可看作是接通的电子开关．

2.3.4　三极管的主要参数

三极管参数体现了三极管的性能，它是选用三极管的依据，可在半导体器件手册中查到．三极管的参数较多，这里只介绍一些主要参数．

1. 电流放大系数　由式(2-1)、式(2-2)可见，直流电流放大系数是静态（未加动态信号）时的 I_C 与 I_B 的比值，交流电流放大系数表征动态（加动态信号）时电流放大特性．如图 2-16 所示，$u_{CE}=6V$ 时，$I_B=40\mu A$，$I_C=1.5mA$，则有

$$\bar{\beta}=\frac{I_C}{I_B}=\frac{1.5\times 10^{-3}}{40\times 10^{-6}}=37.5$$

当 I_B 由 $40\mu A$ 增大到 $60\mu A$ 时，I_C 则由 1.5mA 增大为 2.3mA，则有

$$\beta=\frac{\Delta i_c}{\Delta i_b}=\frac{(2.3-1.5)\times 10^{-3}}{(60-40)\times 10^{-6}}=40$$

即集电极电流的变化量是基极电流变化量的 40 倍，体现了三极管的电流放大作用．

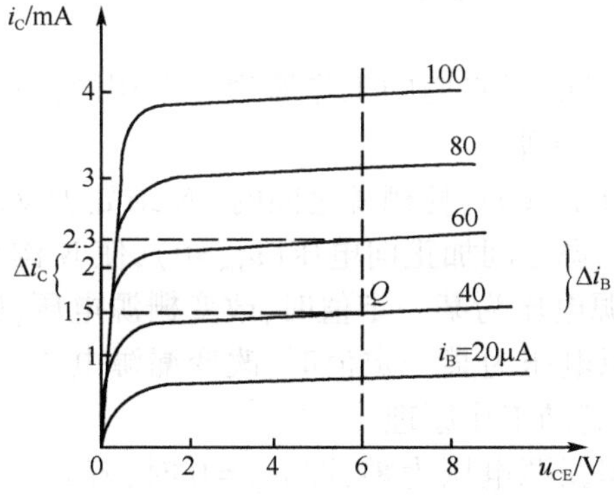

图 2-16　电流放大系数意义示意图

2. 集电极最大允许电流 I_{CM}　集电极电流 I_C 超过一定值时，三极管的 β 值将会下降，通常取 β 下降至正常值的三分之二时的集电极电流为集电极最大允许电流．使用时，若 I_C 超过 I_{CM}，虽然三极管不一定损坏，但 β 明显下降．

3. 集-射极间反向击穿电压 U_{CEO}　当基极开

路时，加在集-射极间的最大允许反向电压值称为集-射极间反向击穿电压，若超过该值，三极管会发生击穿现象 .

2.4 场效应管

场效应管(field-effect transistor，FET)是一种利用电场效应来控制电流的半导体器件，因其参与导电的载流子只有一种(多子)，又称为单极型晶体管 . 与双极型晶体管相比，场效应管具备了输入阻抗高、噪声低、热稳定性好、抗辐射能力强、制造工艺简单、省电等特点，使之在大规模和超大规模电路中得到广泛应用 .

根据结构不同，场效应管可分为结型场效应管(junction type FET)和绝缘栅场效应管(metal-oxide-semiconductor type FET)，本节对它们的结构原理、特性和主要参数分别加以介绍 .

2.4.1 结型场效应管

1. 结构 结型场效应管的结构示意图如图 2-17(a)和 2-17(c)所示 . 图 2-17(a)是利用一定的工艺，在一块 N 型半导体的两侧形成掺杂浓度高的 P 型半导体(用 P^+表示)，形成两个 PN 结 . 两边的 P^+型区连在一起，引出一个电极，称为栅极(gate)g，N 型半导体的两端各引出一个电极，分别称为源极(source)s 和漏极(drain)d，两个 PN 结之间的 N 型区域称为导电沟道，此种结构称为 N 沟道结型场效应管 . 其中，栅极、源极和漏极分别相当于半导体三极管的基极、射极和集电极 . 图 2-17(c)是 P 沟道结型场效应管 . 图 2-17 (b)和 2-17(d)分别是 N 沟道结型场效应管和 P 沟道结型场效应管的符号，其中的箭头方向表示 PN 结的正向导通方向，藉此可区分结型场效应管的沟道类型 .

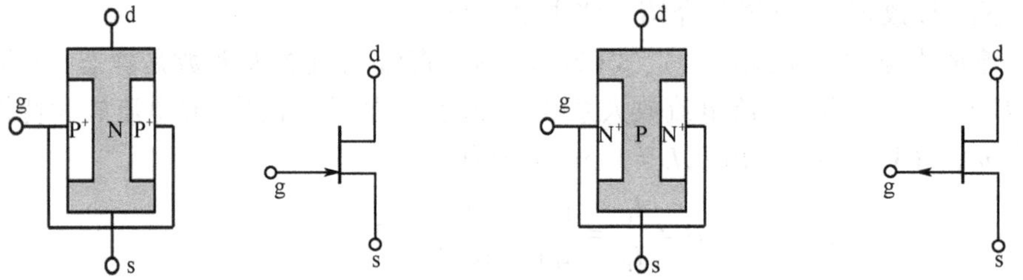

(a) N沟道结构示意图　(b) N沟道符号　(c) P沟道结构示意图　(d) P沟道符号

图 2-17　结型场效应管结构示意图及符号

2. 工作原理 两种结型场效应管的结构虽然不同，但它们的工作原理完全相同，下面以 N 沟道结型场效应管为例，来分析场效应管的工作原理 .

场效应管正常工作时，栅、源之间须加反向电压($u_{GS}<0$)，使栅源之间的 PN 结处于反向偏置，场效应管的输入电阻很高，栅极电流 $i_G \approx 0$；漏、源之间加正向电压($u_{DS}>0$)，使 N 沟道中的多子在此电场作用下，形成漏极电流 i_D. 在漏源电压为某一定值时，改变栅源电压，则沟道电阻随之改变，可控制漏极电流的大小；在栅源电压为某一定值时，改变漏源电压，可影响到漏极电流的大小 . 下面进行具体分析场效应管的工作原理 .

(1) 栅源电压 u_{GS}对漏极电流 i_D 的控制作用：当漏源电压为零，即 $u_{DS}=0$ 时，若 $u_{GS}=0$ 时，两个 PN 结的阻挡层很薄，导电沟道很宽，如图 2-18(a)所示，漏极电流 i_D 为零；若栅源

之间加一负向电压，随着 $|u_{GS}|$ 的增加，PN 结的阻挡层变厚，导电沟道变窄，电阻增大，漏极电流 i_D 随之减小，如图 2-18(b)所示；当 $|u_{GS}|$ 的进一步增加到某一数值时，两个 PN 结的阻挡层相遇，沟道消失，如图 2-18(c)所示，沟道全部被“夹断”，沟道电阻趋于无穷大，即使漏源之间加一定电压，漏极电流 i_D 也为零，此时的栅源之间的电压 u_{GS}称为夹断电压(pinch off voltage)，用 U_P 或 U_{GS}(off)表示．

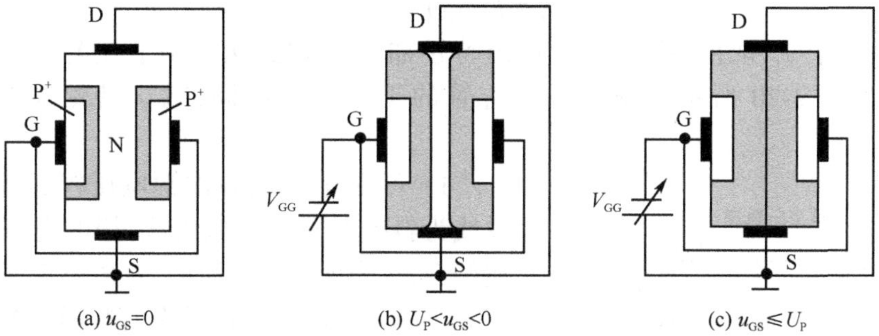

图 2-18　$u_{DS}=0$ 时，u_{GS}对耗尽层和导电沟道的影响

(2) 漏源电压 u_{DS}对漏极电流 i_D 的影响作用：当 $0<u_{GS}<U_P$ 时，若 $u_{DS}>0$，沟道中的多子(电子)会在该电场作用下，流向漏极，形成漏极电流 i_D．由于在沟道内电流 i_D 是由漏极流向源极，使得沟道上各点的电位不等，由漏极到源极逐渐降低，易见，栅漏间的反向电压最高，栅源间的反向电压最低，造成靠近漏极侧的阻挡层比靠近源极侧的宽，如图 2-19(a)所示，沟道宽度不再均匀，而是呈现楔形．

当 u_{DS}较小时，随着其值的增大，沟道的不均匀性增大，沟道电阻增大，漏极电流 i_D 会减小，但并不明显；漏源间的电场却随着 u_{DS}的增大而增强，i_D 增大．综合两方面的因素，u_{DS}较小时，i_D 随着其值的增大而近似线性增大．在 u_{DS}一定时，i_D 随着 u_{GS}的增大而增大．

当 u_{DS}继续增大，栅漏间的电压满足 $u_{GD}=u_{GS}-u_{DS}=U_P$，即 $u_{DS}=u_{GS}-U_P$ 时，沟道在漏极侧相遇，出现夹断点，如图 2-19(b)所示，此种状态称为预夹断．此时，导电沟道仍然存在，沟道内的电场促使多子形成电流 i_D．

若再继续增大 u_{DS}，夹断区会向源极方向延展，沟道电阻增大很多，u_{DS}的增加部分基本上消耗在夹断区上，使得漏极电流 i_D 达到饱和，基本不再随着 u_{DS}的增大而增大，i_D 几乎仅由 u_{GS}决定．

若栅源之间的负电源 $|V_{GG}|=|u_{GS}|$ 越大，PN 结的阻挡层越宽，沟道电阻越大，当 $u_{GS}=U_P$ 时，沟道被全部夹断，如图 2-19 (c)所示．

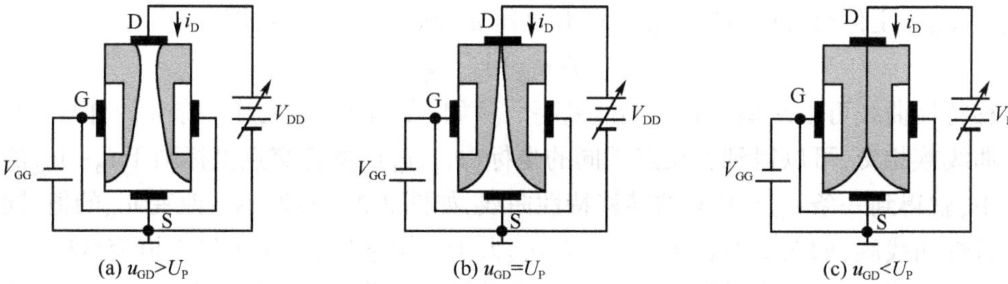

图 2-19　$u_{DS}>0$ 时，u_{GS}对耗尽层和 i_D 的影响

P 沟道场效应管的工作原理与 N 沟道场效应管的工作原理完全相同，只是电源极性相反，即栅、源之间须加正向电压（$u_{GS}>0$），漏源之间加反向电压（$u_{DS}<0$）.

3. 特性曲线

（1）输出特性曲线：栅源电压 u_{GS} 为定值时，漏极电流 i_D 与漏源电压 u_{DS} 之间的关系曲线称为场效应管的输出特性曲线，即

$$i_D = f(u_{DS})\big|_{u_{GS}=\text{常数}} \tag{2-7}$$

对应每一个 u_{GS} 取值，都有一条输出特性曲线，因此，场效应管的输出特性曲线是一曲线族，如图 2-20 所示．根据场效应管的工作特点不同，输出特性曲线可分为四个区：

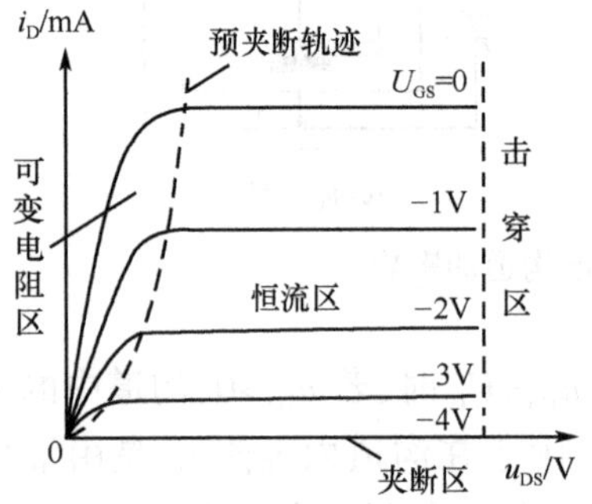

图 2-20 结型场效应管输出特性曲线

1）可变电阻区：在漏源电压较小时，输出特性曲线为斜率不同的近似直线，栅源电压越负，直线越倾斜，这表明，一方面 u_{GS} 为某一定值时，漏极电流 i_D 与 u_{DS} 呈近似线性关系，栅源间的等效电阻为定值；另一方面，i_D 随着栅源电压 u_{GS} 的不同而不同，即栅源间的等效电阻值不同，栅源电压越负，等效电阻越大．由此可见，改变栅源电压 u_{GS}，可改变栅源间的等效电阻值，故称此区为可变电阻区．在可变电阻区，对于不同的 u_{GS}，输出特性曲线的右端点是相应的预夹断点，即预夹断点的连线是可变电阻区的右边界线．

2）恒流区：随着漏源电压的增加，在预夹断点连线的右侧，当 u_{DS} 为定值时，i_D 随着 u_{GS} 的增大而增大；u_{GS} 为定值时，i_D 随着 u_{DS} 的增大几乎保持不变，只有微微增大，故此区称为恒流区或饱和区．场效应管用于放大时，就工作于该区域．

3）击穿区：继续增大 u_{DS} 到某一数值（击穿点）后，即便 u_{GS} 不变，i_D 随着 u_{DS} 的增加而骤然增大，此时栅源间的阻挡层被击穿，该区域称为击穿区．正常情况下，场效应管不允许工作于此区．在击穿区，对于不同的 u_{GS}，输出特性曲线的左端点是相应的击穿点，即击穿点的连线是击穿区的左边界线．

4）夹断区：当 $u_{GS}<U_P$ 时，沟道被全部夹断，无导通沟道，$i_D=0$，靠近横轴的区域称为夹断区．

（2）转移特性曲线：场效应管是压控元件，其输入阻抗很高，输入端几乎不索取电流，研究其输入特性曲线意义不大，取而代之的是其转移特性曲线．所谓转移特性曲线是指，在漏源电压 u_{DS} 为定值时，漏极电流 i_D 与栅源电压 u_{GS} 间的关系曲线，即

$$i_D = f(u_{GS})\big|_{u_{DS}=\text{常数}} \tag{2-8}$$

转移特性曲线可以从输出特性曲线获得．例如，在图 2-20 中，作一条 $u_{DS}=10\text{V}$ 的垂线，与输出曲线族相交，可以得到各交点不同的坐标（u_{GS}，i_D），将各交点坐标画于 $i_D - u_{GS}$ 的直角坐标系中，就得到一条 $u_{DS}=10\text{V}$ 的转移特性曲线，如图 2-21（a）所示．改变 u_{DS} 的值，同理可得转移特性曲线族，如图 2-21（b）所示．当 u_{DS} 大于一定值后，管子工作于恒流区时，i_D 几乎不随 u_{DS} 改变，只由 u_{GS} 决定，图 2-21（b）中各条转移特性曲线很接近，所以，常用一条转移特性曲线近似表示转移特性曲线族．

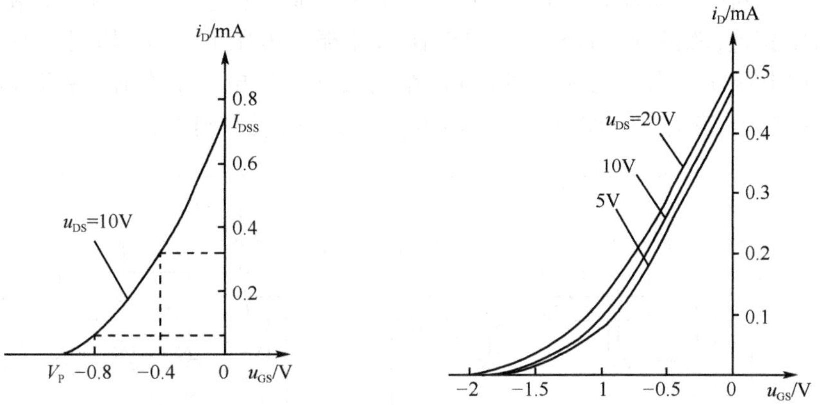

(a) 一条转移特性曲线　　(b) 典型的转移特性曲线

图 2-21　N 沟道结型场效应管转移特性曲线

2.4.2　绝缘栅型场效应管

结型场效应管的输入电阻大约为 $10^6 \sim 10^9\Omega$,是栅源 PN 结的反向电阻值,PN 结在反向偏置时会有少子形成的反向饱和电流的存在,使得其输入电阻的继续提高受到限制,而绝缘栅型场效应管恰好弥补了这一不足．绝缘栅型场效应管的栅极与源极之间、栅极与漏极之间均被 SiO_2 绝缘层隔开,使得栅极处于绝缘状态,其输入电阻可提高到 $10^{10}\Omega$ 以上．绝缘栅型场效应管也分为 N 沟道和 P 沟道两种,每种又有耗尽型和增强型之分．栅源电压 $u_{GS}=0$ 时,存在导电沟道,漏极电流 $i_D \neq 0$ 的是耗尽型;栅源电压 $u_{GS}=0$ 时,不存在导电沟道,漏极电流 $i_D=0$ 的是增强型．下面以 N 沟道的为例,介绍其结构、分析工作原理、了解工作特性．

1. N 沟道增强型场效应管　图 2-22(a)是 N 沟道增强型场效应管的结构示意图,它是以一块掺杂浓度较低的 P 型半导体薄片为衬底,在其中形成两个高掺杂的 N^+ 区,N^+ 区外置铝电极,引出的分别为源极 s 和漏极 d. 在源极和漏极之间有绝缘层 SiO_2,通过绝缘层外的金属铝引出的电极为栅极 g. 由于其构成是金属、氧化物和半导体,工作原理与电场效应有关,所以此类管子称为金属-氧化物-半导体场效应管,简称 MOS 管(Metal-Oxide-Semiconductor);又由于栅极与源极和漏极是绝缘的,也称为绝缘栅场效应管．图 2-22(b)是它的电路符号．

与结型场效应管工作原理类似,MOS 管的漏极电流 i_D 的控制作用也是通过改变漏源之间的导电沟道来实现的,只是实现的原理不同．

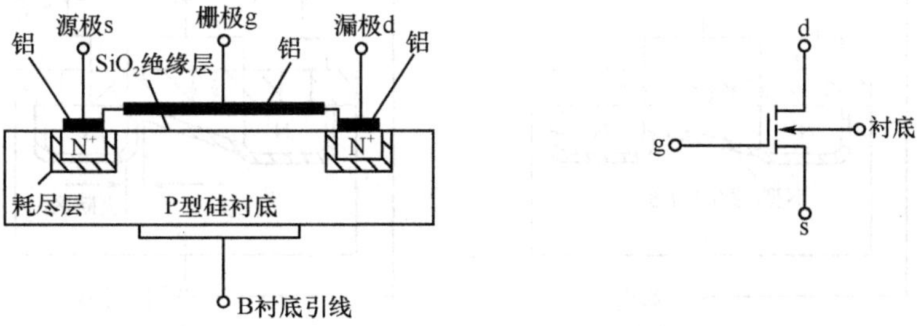

(a) 结构示意图　　(b) 电路符号

图 2-22　N 沟道增强型场效应管的结构示意图及电路符号

为了更好地利用电场效应,MOS 管的衬底和源极通常是连在一起的．源极和漏极之间通过 P 型衬底相连,就像两个背靠背的 PN 结,如果栅源电压 $U_{GG}=0$,如图 2-23(a)所示,即使漏源之间加电压 u_{DS},由于漏源之间有 PN 结的反向偏置电阻的存在,源极和漏极之间无导电沟道而不导电,有 $i_D=0$;如果栅源电压 $U_{GG}\neq 0$,情况就不同了．

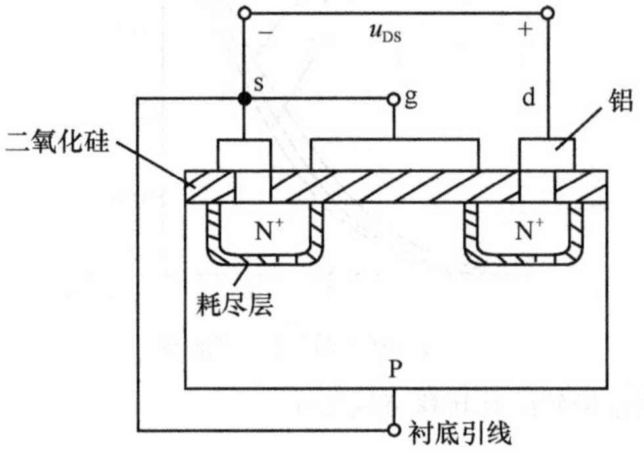

(a) u_{GS}=0时，无导电沟道　(b) $u_{GS}>U_T$时，有导电沟道

图 2-23　N 沟道的形成

金属栅极、二氧化硅和衬底相当于电介质 SiO_2 充满其间的平板电容器,当栅源间加正向电压时,在栅极和衬底之间便产生了由栅极指向衬底的电场,使得衬底中的电子被吸引至绝缘层的下方,与这里的空穴复合,形成耗尽层．随着栅源电压的增大,栅极与衬底间的电场增强,更多的电子被吸引,使得局部的电子的数量超过该处 P 衬底空穴的数量,具备了 N 型半导体的特点,由于是在绝缘层的下方、衬底 P 型区的表面形成的 N 型层,通常称其为"反型层"．上方,反型层以绝缘层与栅极隔离,下方,反型层以耗尽层与衬底隔离,使得反型层成为连接源极和漏极的 N 型沟道,如图 2-23 (b)所示．此时,若在漏极和源极之间加一定的正向漏源电压,则会在漏源之间产生漏极电流 i_D.

由上述分析可知,栅源电压越高,导电沟道越宽,沟道电阻越小,漏极电流越大．使导电沟道刚开始形成的栅源电压称为开启电压,记作 U_T. 显然,只有在 $u_{GS}>U_T$,且 $u_{DS}>0$ 时才会产生 i_D.

导电沟道产生后,当 u_{DS} 较小时,i_D 会随着 u_{DS} 的增加迅速增大,但由于沟道电阻的存在,使得由源极到漏极各点电位逐渐升高,沟道宽度逐渐变窄,如图 2-24(a)所示．当 u_{DS} 增

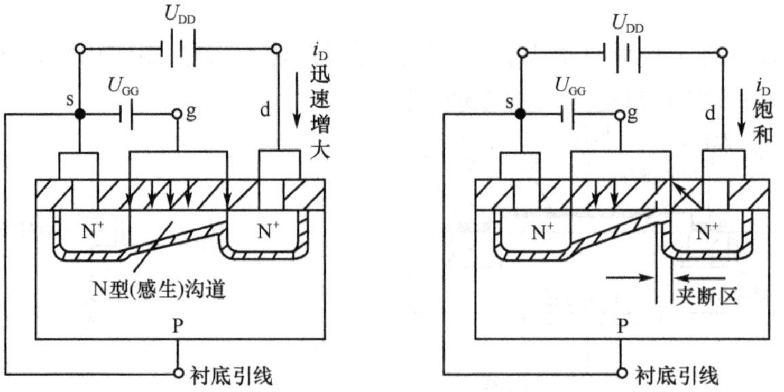

(a) 当u_{DS}较小时　(b) 当u_{DS}较大时

图 2-24　u_{DS}对沟道的影响

大到一定值(如 $u_{GD}=u_{GS}-u_{DS}=U_T$)时,近漏极端反型层消失,呈现预夹断状态．u_{DS}再继续增大,则在漏极端出现夹断区,如图 2-24(b)所示,i_D 出现饱和．

与结型场效应管类似,增强型 NMOS 管的特性曲线也包括输出特性曲线和转移特性曲线,如图 2-25 所示．

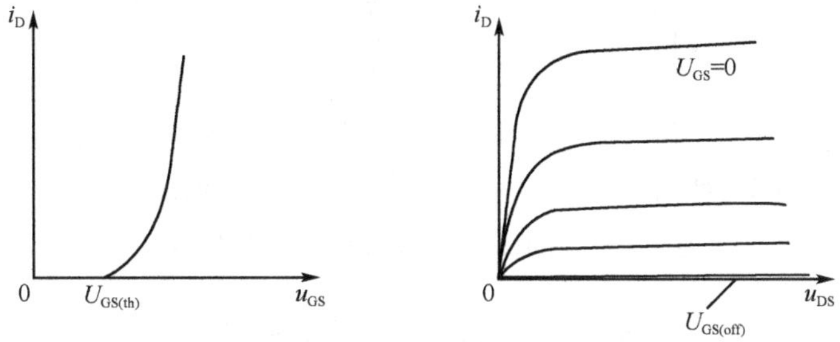

(a) 转移特性曲线　　(b) 输出特性曲线

图 2-25　所示增强型 NMOS 管的特性曲线

在恒流区内,有

$$i_D = I_{D0}\left(\frac{u_{GS}}{U_T} - 1\right)^2 \quad (u_{GS} > U_T) \tag{2-9}$$

式(2-9)中,I_{D0}是 $u_{GS}=2U_T$ 时的 i_D 值．

2. N 沟道耗尽型场效应管　N 沟道耗尽型场效应管的结构与增强型的 MOS 管基本相同,如图 2-26(a)所示,所不同的是它的二氧化硅中掺有大量的正离子．增强型的 MOS 管只有在 $u_{GS}>U_T$ 时才有导电沟道,而耗尽型的 MOS 管,正是由于这些正离子的存在,使得即使 $u_{GS}=0$,仍可以吸引较多的电子到衬底的上表面,形成反型层,能在漏极和源极之间形成 N 沟道,这完全类似于增强型的 MOS 管在 $u_{GS}>U_T$ 时的效果．图 2-26(b)是电路符号．

由结构特点可知,栅源电压 $u_{GS}=0$ 时,导电沟道已经形成,若在漏源之间加正向电压,即 $u_{DS}>0$,则可形成漏极电流 i_D;当栅源间加正向电压,即 $u_{GS}>0$ 时,会在反型层吸引更多的电子,产生更大的 i_D;当栅源间加反向电压,即 $u_{GS}<0$ 时,沟道中的电子减少,沟道变窄,i_D 减小;栅源电压 u_{GS}越负,i_D 越小;当 u_{GS}继续负到某一值时,沟道消失,$i_D=0$,此时的栅源电压也称为夹断电压,仍记作 U_P 或 $U_{GS(off)}$．由于 $u_{GS}<U_P$ 时,沟道消失,故此类管称为耗尽型管．

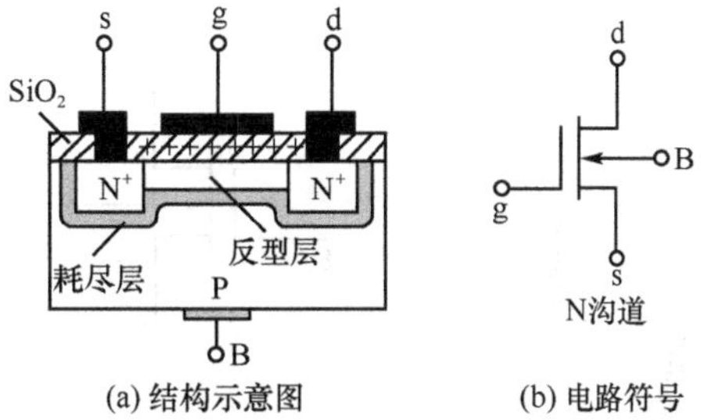

(a) 结构示意图　　(b) 电路符号

图 2-26　耗尽型场效应管的结构及电路符号

由以上分析可知,耗尽型 NMOS 管的夹断电压 $U_P<0$,并且,在一定范围内,栅源电压可在正、负两个方向上控制漏电流．

耗尽型 NMOS 管的特性曲线如图 2-27 所示．

相对于 N 沟道 MOS 管,P 沟道的 MOS 管,原理相同,只是在漏源之间加负向电压即可,此处不再赘述．

为了学习方便,提高记忆,现将各类场效应管的电路符号和特性曲线汇总于表 2-1.

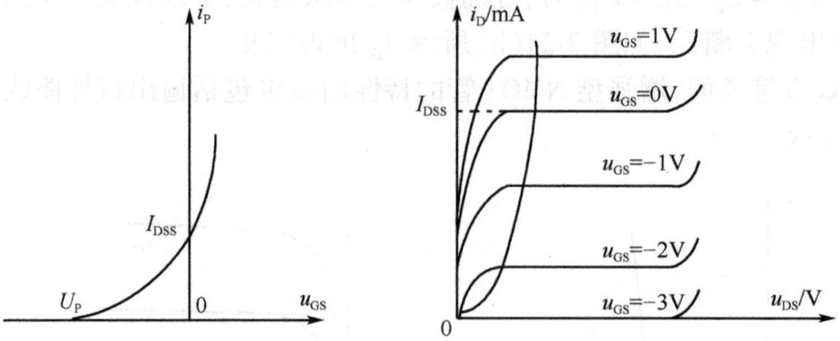

(a) 转移特性曲线　　　　(b) 输出特性曲线

图 2-27　所示耗尽型 NMOS 管的特性曲线

表 2-1　各类场效应管的特性比较

类型	分类		符号	转移特性曲线	输出特性曲线
结型场效应管	N沟道		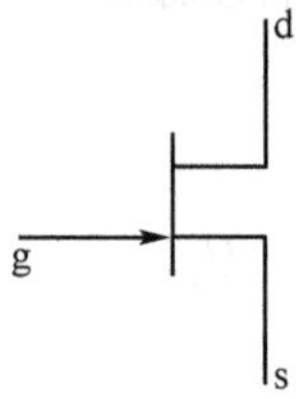	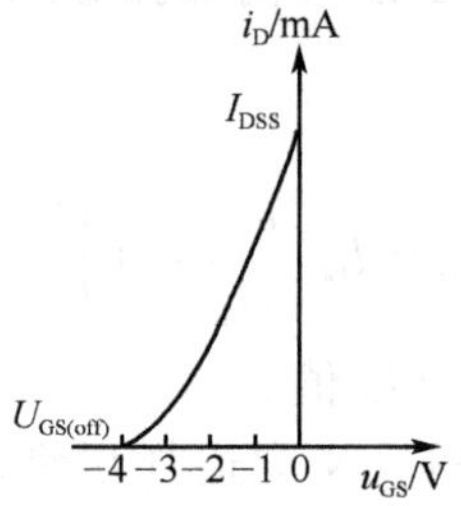	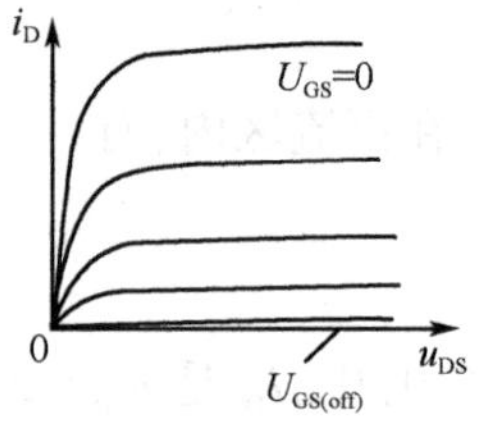
	P沟道		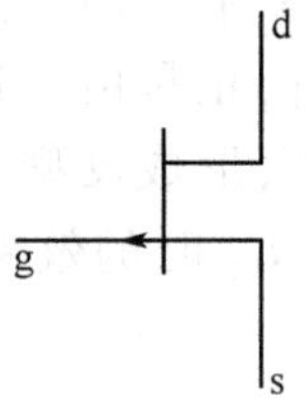	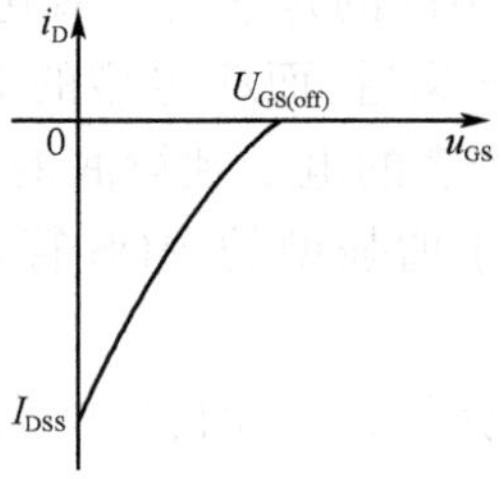	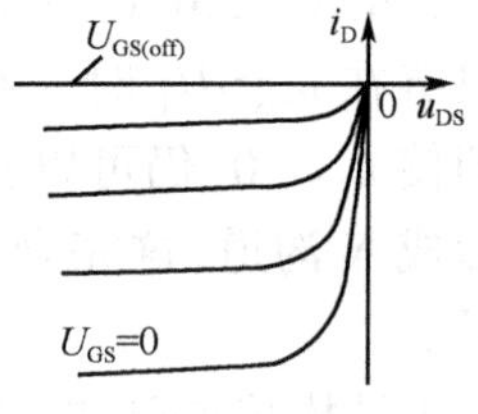
绝缘栅型场效应管	N沟道	增强型	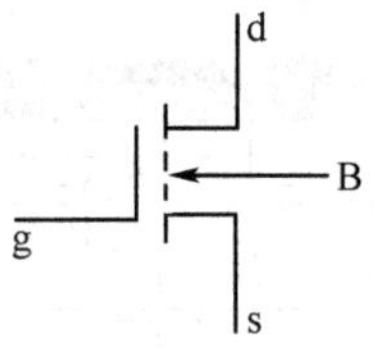	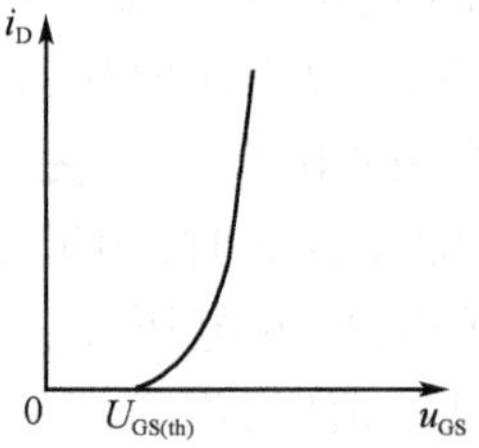	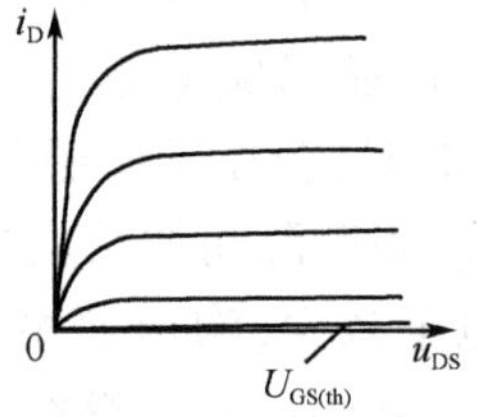
		耗尽型	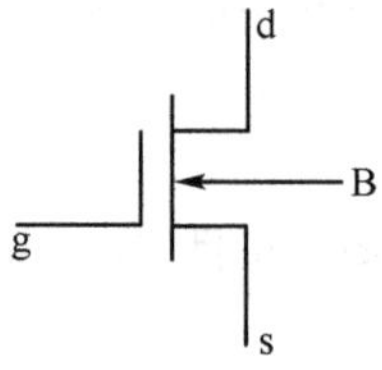	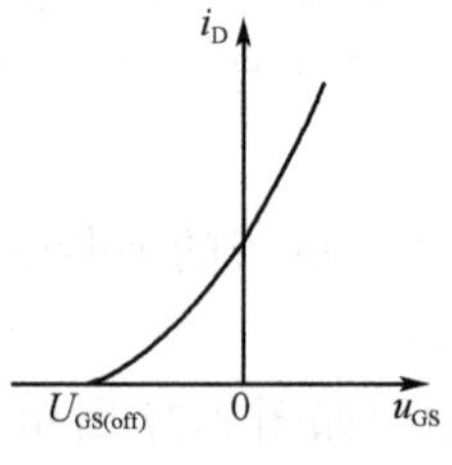	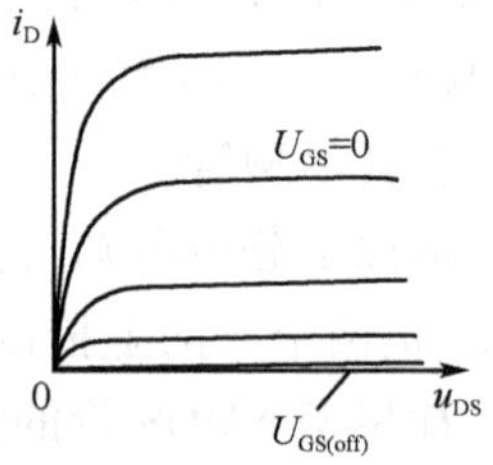

续表

类型	分类		符号	转移特性曲线	输出特性曲线
绝缘栅型场效应管	P沟道	增强型	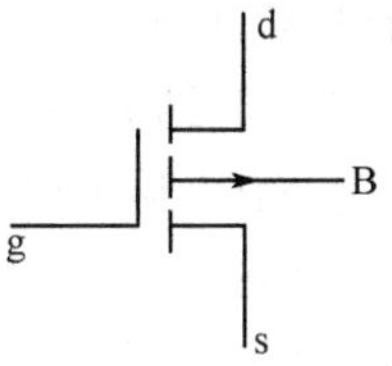	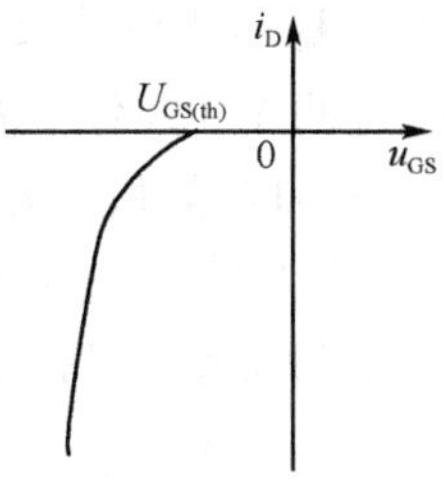	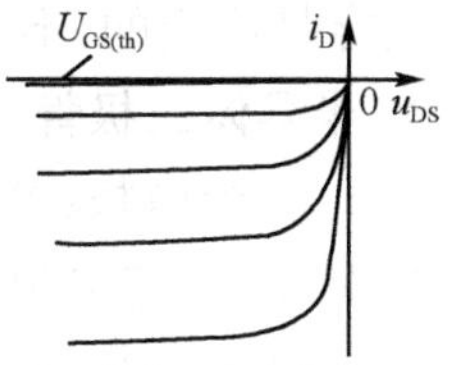
		耗尽型	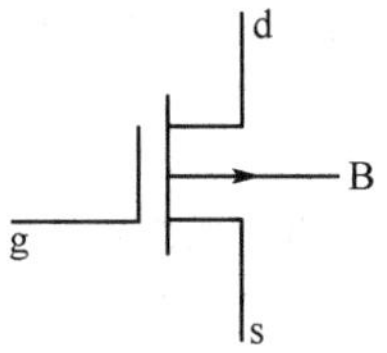	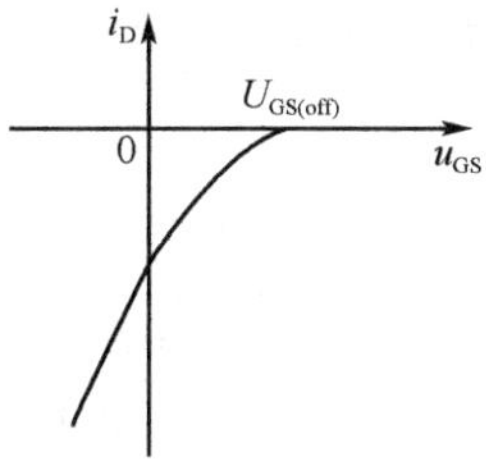	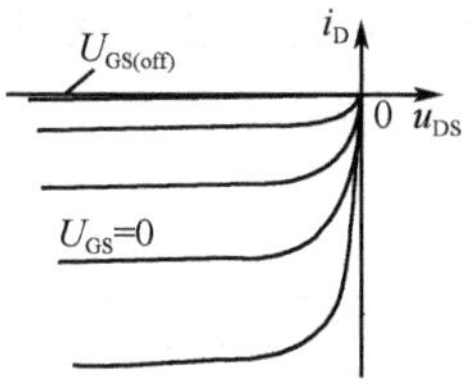

2.4.3 场效应管的主要参数

(1) 夹断电压 U_P 或 $U_{GS(off)}$:结型场效应管和耗尽型 MOS 管的导电沟道全部被“夹断”,漏极电流 i_D 为零时的栅源电压 u_{GS}称为夹断电压.

(2) 开启电压 $U_{GS(th)}$:增强型 MOS 管的漏极电流 i_D 大于零时所需的最小栅源电压 $|u_{GS}|$称为开启电压.

(3) 饱和漏极电流 I_{DSS}:耗尽型管在栅源电压为零时所产生的预夹断漏极电流称为饱和漏极电流.

小　结

本章从半导体的结构特性入手,介绍了半导体的基础知识,重点研究了半导体二极管、三极管和场效应管的结构、工作原理、导电特性和特性参数.

1. 半导体基础知识 纯净的半导体为本征半导体,其导电能力很弱. 在本征半导体中掺入少量杂质而形成的杂质半导体导电能力大为提高. 本征半导体中掺入少量的五价元素形成 N 型半导体,多子为电子,少子为空穴;掺入少量的三价元素形成 P 型半导体,多子为空穴,少子为电子.

PN 节是 P 型半导体和 N 型半导体结合在一起时,在它们的交界处出现的耗尽层或阻挡层,它具有单向导电的特性,即外加正向电压时导通,加反向电压时截止.

2. 半导体二极管 二极管的导电特性由伏安特性曲线来描述,其正向包括:正向电压较小时,电流几乎为零,当所加电压超过死区电压时,电流才明显增大;而其正反向包括:反向电压较小时,电流几乎为零,当所加电压超过击穿电压时,电流才明显增大,管子被击穿. 普通二极管不允许工作在此状态之下. 二极管的主要参数有最大整流电流 I_F、最大反向电压 U_R、反向饱和电流 I_S、最高工作频率 f_M等.

稳压二极管是一种经过特殊工艺制成的二极管,其正向工作情况与普通二极管的完全相同,而在加反向电压 U_Z 时,很小的电压变化会引起反向电流较大范围的变化,即达到稳压的作用．稳压管虽工作于反向击穿区,只要其工作的反向电流不超过管的最大允许电流,反向击穿是可逆的,不会被烧毁．稳压管的主要参数有稳定电压、稳定电流和动态电阻等．

3. 半导体三极管 三极管有两个 PN 结(集电结和发射结)、三个区(集电区、基区和发射区)、三个电极(集电极、基极和发射极)构成,分为 NPN 和 PNP 两种类型,三极管为电流控制元件,它的电特性可用输入特性和输出特性来描述．三极管的输入特性曲线是当集射极电压为某一定值时的基射极电压与基极电流之间的关系曲线,它与二极管的伏安特性曲线一致．三极管的输出特性曲线是基极电流为某一定值时的集射极电压与集电极电流之间的关系曲线,分为截止区、放大区和饱和区．三极管工作在三个区的特点汇总于表 2-2.

表 2-2 三极管工作在三个区的特点对比表

工作区域	PN 结偏置状态	i_B 与 i_C 关系
放大区	集电结反偏、发射结正偏	$i_C=\beta i_B$
截止区	集电结和发射结均反偏	$i_C=0, i_B=0$
饱和区	集电结和发射结均正偏	$i_C<\beta i_B$

三极管的结构特点是保证三极管处于放大状态的内部条件,而三极管的发射结正向偏置和集电结反向偏置则是实现放大的外部条件．

三极管的主要参数有电流放大系数 β、集电极最大允许电流 I_{CM} 和集-射极间反向击穿电压 U_{CEO}.

4. 场效应管 场效应管是利用电压来控制电流的半导体器件,是单极型晶体管．从结构上可分为结型场效应管和绝缘栅场效应管,每种管又有 P 沟道和 N 沟道之分,而每种 MOS 管又分为增强型和耗尽型．虽然每一类场效应管工作于恒流区时所需的栅源电压的极性、大小各不相同,但都是利用栅源电压产生的电场改变导电沟道的宽窄,控制多子运动形成的漏极电流的大小,当然,漏极电流也受漏源电压的影响,具体情况见表 2-1. 场效应管的主要参数有夹断电压 U_P 或 $U_{GS(off)}$、开启电压 $U_{GS(th)}$ 和饱和漏极电流 I_{DSS}.

习 题

2-1 杂质半导体分为哪几种类型？每种类型的多子和少子分别是什么？

2-2 什么是 PN 结？它具有的导电特性是什么？

2-3 稳压二极管的动态电阻是如何定义的？为什么其值越小稳压效果越好？

2-4 为实现电流放大作用,半导体三极管应具备的内部条件和外部条件分别是什么？

2-5 耗尽型和增强型 NMOS 管的区别是什么？

2-6 二极管开关电路如图 2-28 所示,输入电压 u_{i1} 和 u_{i2} 分别取 0V 和 5V 的不同组合时,求输出电压 u_O 的值．

2-7 二极管限幅电路如图 2-29 所示,二极管的导通电压为 0.7V,当输入电压 u_i 分别为-3V、0V 和+3V 时,求输出电压 u_O 的值．

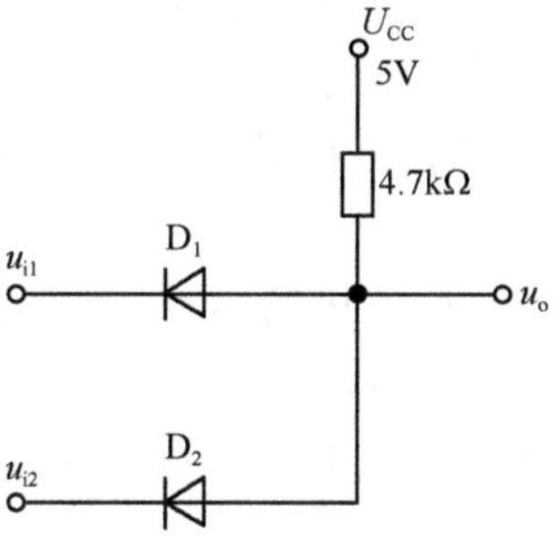

图 2-28　习题 2-6

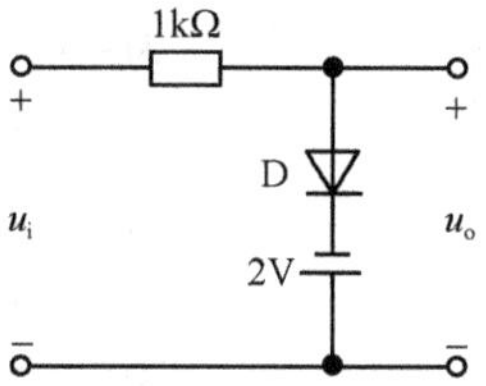

图 2-29　习题 2-7 和习题 2-8

2-8　在图 2-29 中,如果输入电压 $u_i = 5\sin\omega t$ (V),画出输出电压 u_o 的波形.

2-9　测得某 NPN 型三极管的 $U_{BE}=0.7\text{V}$ 和 $U_{CE}=0.2\text{V}$,试判断该三极管的工作状态.

2-10　在如图 2-30(a)、(b)的电路中,已知稳压管的稳定电压 $U_Z=3\text{V}$,R 的取值合适,如果输入电压 u_i 的波形如图 2-30(c),试画出输出 u_{o1} 和 u_{o2} 的波形.

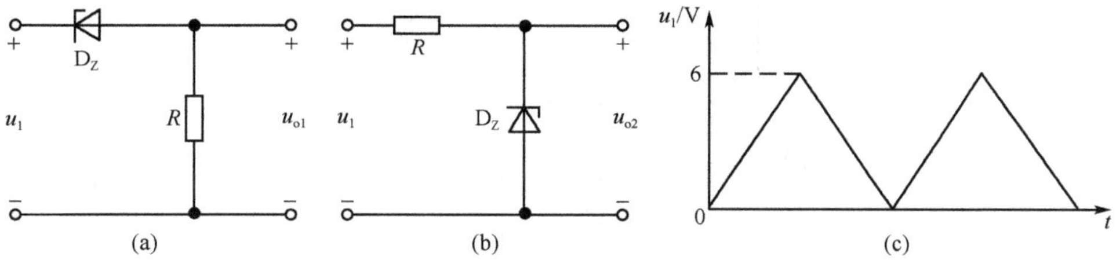

图 2-30　习题 2-10

2-11　在图 2-31 所示的稳压电路中,已知:$U_I=10\text{V}$,稳压管稳定电压 $U_Z=6\text{V}$,最小稳定电流 $I_{Zmin}=5\text{mA}$,最大稳定电流 $I_{Zmax}=25\text{mA}$,负载电阻 $R_L=600\Omega$. 求限流电阻 R 的取值范围.

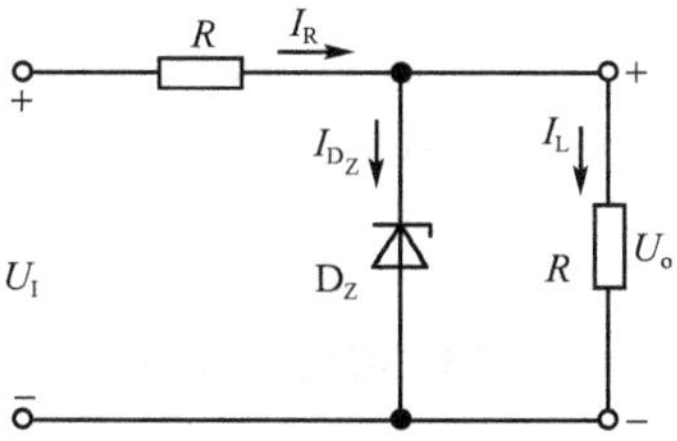

图 2-31　习题 2-11

习题答案

习题 2-6

u_{i1}(V)	u_{i2}(V)	二极管工作状态		u_o(V)
		D_1	D_2	
0	0	导通	导通	0
0	5	导通	截止	0
5	0	截止	导通	0
5	5	截止	截止	5

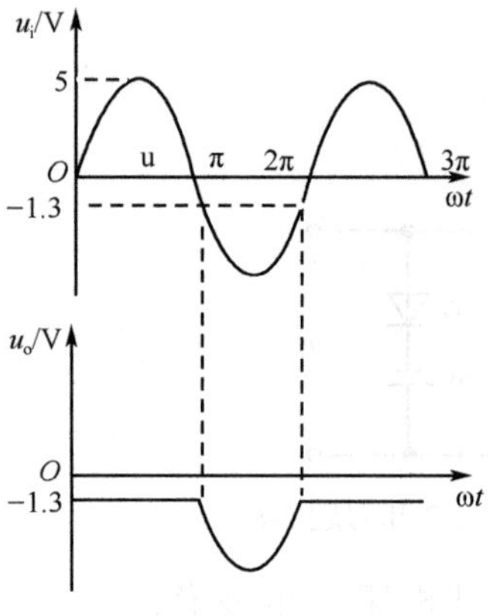

图 2-32　习题 2-8 答案

习题 2-7　二极管正负极之间所加电压大于 0.7V 则导通，反之，则截止。所以有：

1）输入为−3V 时，二极管承受−1V 的电压而截止，输出为−3V.

2）输入为 0V 时，二极管承受+2V 的电压而导通，输出为[0.7+(−2)]V= −1.3V.

3）输入为+3V 时，二极管承受+5V 的电压而导通，输出为[0.7+(−2)]V= −1.3V.

习题 2-8　见图 2-32.

习题 2-9　饱和状态 .

习题 2-10　见图 2-33.

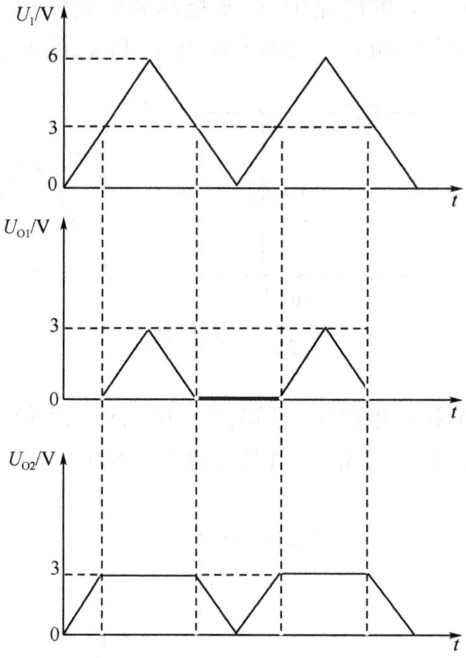

图 2-33　习题 2-10 答案

习题 2-11　$I_{D_Z}=(5\sim25)\,mA$，$I_L=\dfrac{U_L}{R_L}=\dfrac{U_L}{R_L}=\dfrac{6}{600}=0.01(A)=10(mA)$

$\therefore\ I_R=I_{D_Z}+I_L=(15\sim35)\,mA$

$$R_{max}=\frac{U_R}{I_{R_{min}}}=\frac{U_I-U_Z}{I_{R_{min}}}=\frac{10-6}{15\times10^{-3}}\approx227(\Omega),$$

$$R_{max}=\frac{U_R}{I_{R_{min}}}=\frac{U_I-U_Z}{I_{R_{min}}}=\frac{10-6}{35\times10^{-3}}\approx114(\Omega),$$

即限流电阻 R 的取值范围为 114～227Ω。

第三章　基本放大电路

基本放大电路一般是由一个三极管或者一个场效应管组成的放大电路，它是构成各种复杂放大电路的基本单元，其原理是利用三极管的电流控制作用或者场效应管的电压控制作用把微弱的电信号放大到能满足需要的数值．由于实际信号通常非常微弱，只有放大几百、几千甚至几十万倍后才能观测、控制或者驱动负载设备，所以放大电路在实际中非常实用．

基本放大电路共有三种组态，即共发射极(common-emitter，CE)、共集电极(common-collector，CC)、共基极(common-base，CB)．实际的微弱信号经过放大电路放大后，输出电压或电流的幅值增大，而输出信号的能量来源于直流电源，经过晶体管的控制，使之转化为信号能量，驱动负载．

3.1　共发射极放大电路

3.1.1　共发射极放大电路

共发射极基本放大电路，见图 3-1(a)，由三极管、电阻、电容和直流电源等元器件组成，也称共发射极放大器．在输入端基极加入微弱的交流电压信号 u_i，输出端集电极就得到一个放大了的输出电压 u_o，同时放大器的输出功率通过直流电源转换也获得了一个放大的功率，所以共发射极放大器就是一个能量转换器，把直流电源的能量转换成交流电能量．图 3-1(a)所示放大电路的三极管采用 NPN 型硅材料，若采用 PNP 管，只需把电路的电源及电容的极性反向即可．

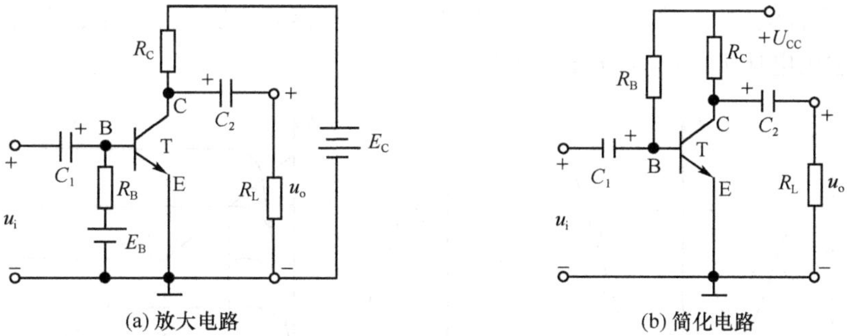

图 3-1　共发射极

共发射极基本放大电路的核心元件是三极管 T，其作用是放大电流．耦合电容 C_1、C_2 是将信号源与放大电路、放大电路与负载之间的交流成分无衰减通过，直流成分被隔离阻断，其数值一般为几微法到几十微法，一般采用容量较大的电解电容．基极直流电源 E_B 是为发射结提供正向偏置(forward bias)电压．基极电阻 R_B 是为基极提供一个合适的基极电流 I_B，使三极管处于放大状态，其数值一般是几十千欧到几百千欧．集电极直流电源 E_C 是为集电结提供反向偏置(reverse bias)电压,并为输出信号提供能量,其数值一般是几伏到几十伏. 集电结电阻 R_C 的作用是将集电极电流变化转换为集电极电压变化,其数值一般是几千欧到几十千欧. 符号"⊥"是接地符号,表示电路中的参考电位为零.

放大电路能够不失真放大交流输入电压信号,放大电路的直流电源设置必须遵循两个外部条件:①三极管发射结正偏,②集电结反偏.

为了简化电路,常常省略基极电源 E_B,把基极电阻 R_B 改接在集电极电源的正极,用 U_{CC}表示,如图 3-1(b).

一般约定用大写字母和大写角标组合表示直流量,例如基极直流电流 I_B,小写字母和小写角标组合表示交流量,例如基极交流电流 i_b,小写字母和大写角标组合表示瞬时量,例如基极瞬时电流 i_B. 如果在晶体管 T 的 B-E 之间加入一个交流量 u_i,则 B-E 之间的瞬时电压 u_{BE}就在原来的直流电压 U_{BE}上叠加一个交流电压 u_i,即 $u_{BE}=U_{BE}+u_i$,同样瞬时基极电流的叠加结果为 $i_B=I_B+i_b$,瞬时集电极电流的叠加结果为 $i_C=I_C+i_c$,瞬时集电极电压的叠加结果为 $u_{CE}=U_{CE}+u_{ce}=(U_{CC}-I_CR_C)-i_cR_C$.

3.1.2 放大器的工作原理

输入交流信号 u_i 通过耦合电容 C_1 加到三极管的发射结,电路便处于交流信号放大状态,发射结就在原来的直流电压 U_{BE}(硅管理论值是 0.7V,锗管理论值是 0.3V)基础上叠加交流信号 u_i,即 $u_{BE}=U_{BE}+u_i$,,基极电压 u_{BE}的变化引起基极电流 i_B 产生相应的变化,基极直流电流 I_B 叠加基极交流电流 i_b,即 $i_B=i_b+I_B$.

三极管工作在放大区,基极电流 i_b 的微小变化控制集电极电流 i_c 随之产生较大变化,如果电流的放大倍数为 β,则 $i_c=\beta i_b$,集电极电流放大了 β 倍,放大电路实现了电流的放大,集电极电流 i_C 就在原来集电极直流电流 I_C 基础上叠加集电极交流电流 i_c,即 $i_C=I_C+i_c$.

放大的集电极电流 i_c 经过集电极电阻 R_C 转换为交流电压 $u_{ce}=-i_cR_C$,R_C 两端产生压降 u_{CE}也是直流电压 U_{CE}和交流电压 u_{ce}的叠加结果,即 $u_{CE}=U_{CE}+u_{ce}=U_{CC}-I_CR_C-i_cR_C=U_{CC}-(I_C+i_c)R_C$,当 i_C 的瞬时值增加时 u_{CE}就减小,u_{CE}与 i_C 极性相反.

u_{CE}经过耦合电容 C_2 输出加在负载 R_L 上,由于电容 C_2 的隔直作用,使 R_L 只得到交流分量 u_{ce},即输出电压 $u_o=u_{ce}=-i_cR_C$,见图 3-2.

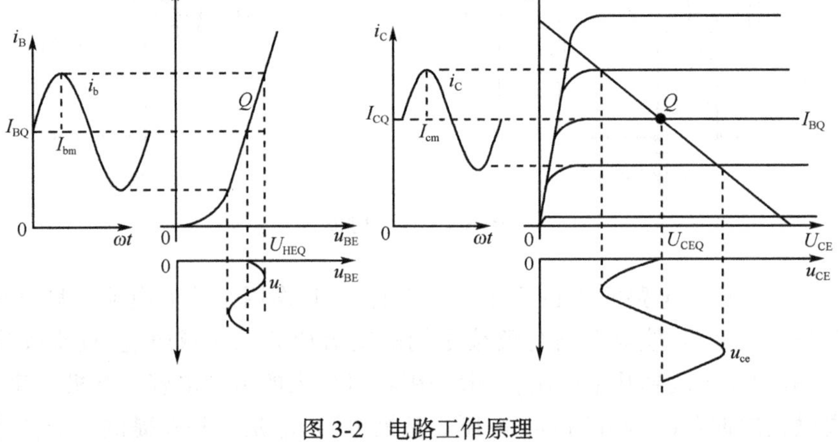

图 3-2 电路工作原理

3.1.3　放大器的分析方法

当放大电路无输入信号($u_i=0$)时,电路中各处的电压、电流都是直流量,此时放大电路处于直流工作状态,简称静态(quiescent condition). 在静态下,各电极的电压与电流值在管子的特性曲线上可以确定为一点,称为静态工作点(quiescent point),简称为 Q 点. 正确确定 Q 点是保证电路动态工作的前提,分析放大器的电路一般分静态分析和动态分析两种情况.

1. 静态分析　电路的静态分析常采用画直流通路(direct current path),直流通路是直流信号流过的路径. 画放大电路的直流通道的原则:电阻、直流电源、晶体管保持不变,电容开路. 图 3-3 是图 3-1(b)共发射极基本放大电路的直流通道.

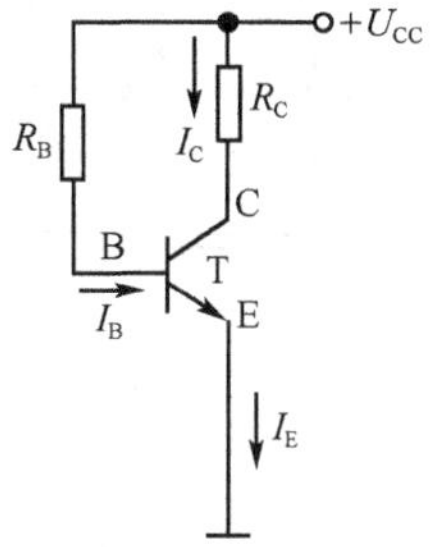

图 3-3　直流通道

(1) 估算法:在直流通道中,I_B 的大小为

$$I_B=\frac{U_{CC}-U_{BE}}{R_B} \tag{3-1}$$

硅管 $U_{BE}\approx 0.7V$,锗管 $U_{BE}\approx 0.3V$. 由于 $U_{CC}\gg U_{BE}$,所以

$$I_B\approx\frac{U_{CC}}{R_B} \tag{3-2}$$

由式(3-2)可知,偏置电流 I_B 取决于集电极电源 U_{CC}和基极电阻 R_B 大小,U_{CC}和 R_B 确定,I_B 就确定不变,故 R_B 也称为基极偏置电阻.

$$I_C=\beta I_B \tag{3-3}$$

$$U_{CE}=U_{CC}-I_CR_C \tag{3-4}$$

静态工作点就是在直流信号的作用下输入和输出端的电流与电压,由于 U_{BE}一般已知,所以 I_B、I_C 和 U_{CE}的值称为静态工作点.

(2) 图解分析法:利用放大电路的输入、输出特性曲线,采用直接作图的方法来分析放大电路的工作状态. 通常器件手册提供放大电路的输出特性曲线,所以由式(3-1)近似估算出基极电流 I_B,然后在输出特性曲线上获得集电极电流 I_C 和集电极电压 U_{CE}.

直流负载线(direct current load line,DCLL)由方程 $U_{CE}=U_{CC}-I_CR_C$ 在输出特性曲线横轴和纵轴上取两点 N(U_{CC},0)、M(0,U_{CC}/R_C),连接这两点所成直线 NM 称为直流负载线 DCLL,见图 3-4. 计算基极电流 I_B 的大小 $I_{BQ}=(U_{CC}-U_{BE})/R_B$,在输出特性曲线上的直流负载线与 I_{BQ}对应的那条曲线的交点就是 Q 点,Q 点对应的电流与电压值就是静态工作点的值(I_{BQ}、U_{CEQ}、I_{CEQ}),也就是静态工作情况下的电流与电压.

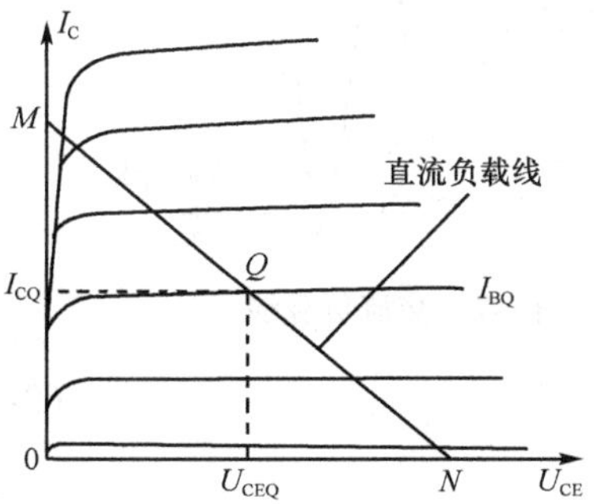

图 3-4　直流负载线

(3) R_B、R_C 和 U_{CC}对 Q 点的影响:当电路元件参数 R_B、R_C 和 U_{CC}发生变化时会影响 Q 点位置的变化,见图 3-5.

1) 当 R_C 和 U_{CC}保持不变时,R_B 减小 I_{BQ}增大 Q 点会上移到 Q_1,R_B 增大 I_{BQ}减小 Q 点会下移到 Q_2,见图 3-5(a).

2) 当 R_B 和 R_C 保持不变时,U_{CC}增大直流负载线

NM 会平行右移，Q 点在输出特性曲线 I_B 对应的那条线上右移到 Q_3，U_{CC}减小直流负载线 NM 会平行左移，Q 点在输出特性曲线 I_B 对应的那条线上左移到 Q_4，见图 3-5(b).

3) 当 R_B 和 U_{CC}保持不变时，R_C 越大负载线越平坦，Q 点在 I_B 对应的那条输出特性曲线上会左移到 Q_5，R_C 越小负载线越陡峭，Q 点在 I_B 对应的那条输出特性曲线上会右移到 Q_6，见图 3-5(c).

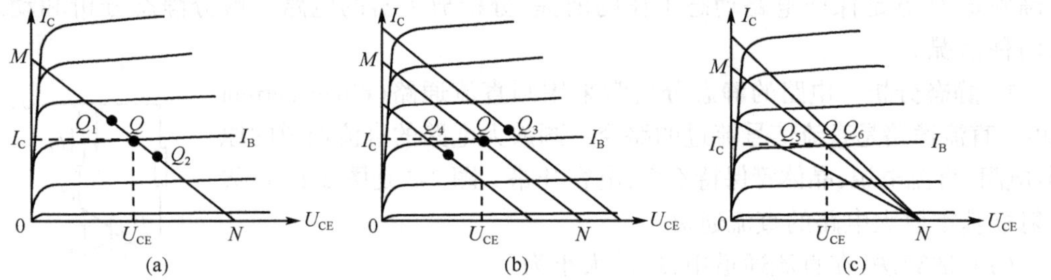

图 3-5　R_B、R_C 和 U_{CC}对 Q 点位置的影响

当放大电路的直流负载线不变、i_B 在一定范围变动时，直流负载线与输出特性曲线的交点也会随之改变. Q 点随 I_B 的变动沿直流负载线上下移动.

2. 动态分析　当放大电路有输入信号输入($u_i \neq 0$)时，电路中各处的电压、电流是变化的，电路处于动态的工作状态，简称动态.

(1) 交流通道：对电路进行动态分析常采用画交流通路(alternating current path)，交流通道是交流信号流过的路径. 画放大电路的交流通道的原则是，电阻、晶体管保持不变，电容短路，直流电源对地短路. 图 3-6 是图 3-1(b)共发射极基本放大电路的交流通道.

(2) 交流负载线：放大电路正常工作时，一般输出都接负载，但是由于电容具有通交隔值作用，所以静态分析可以不考虑负载，交流分析要考虑负载，可以用交流负载线(alternating current load line，ACLL)描述，见图 3-7. R'_L 是放大电路的交流负载电阻，是 R_C 和 R_L 的并联，ACLL 的斜率是 $1/R'_L$，当放大电路不带负载时，交流负载线 ACLL 即为直流负载线 DCLL，ACLL 与 DCLL 重合.

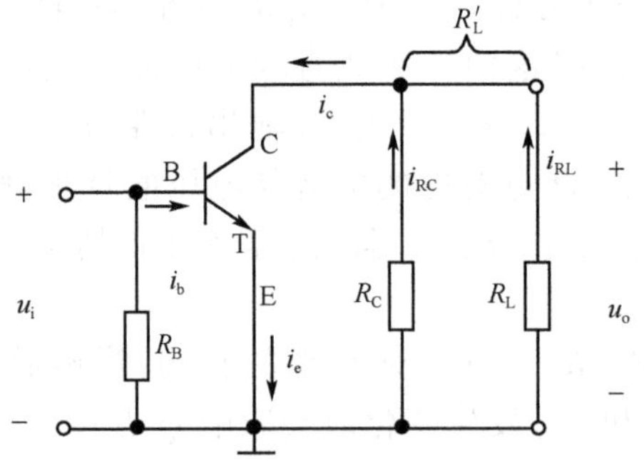

图 3-6　共发射极放大电路的交流通道

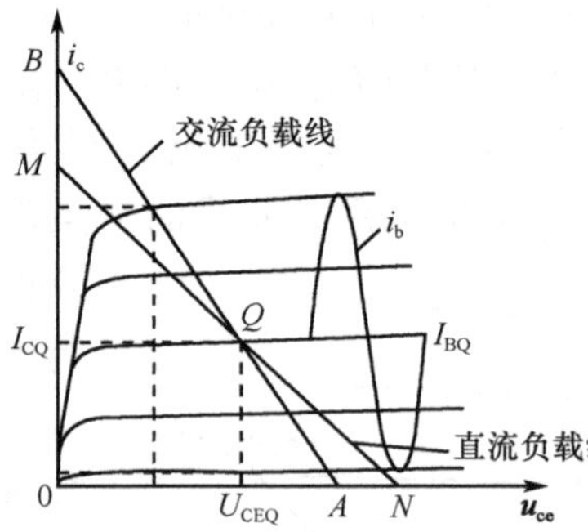

图 3-7　交流负载线

$$u_{ce} = - i_c R'_L \tag{3-5}$$

$$R'_L = R_C // R_L = \frac{R_C R_L}{R_C + R_L} \tag{3-6}$$

$$i_C = i_c + I_C, \tag{3-7}$$

$$u_{CE}=U_{CE}+u_{ce}=U_{CE}+(I_C-i_C)R'_L \tag{3-8}$$

$$i_C=-\frac{1}{R'_L}(u_{CE}-U_{CE})+I_C \tag{3-9}$$

若 $i_C=0$，则 $u_{CE}=I_CR_L'+U_{CE}$；若 $u_{CE}=0$，则 $i_C=I_C+U_{CE}/R_L'$. 在放大电路的特性输出曲线上交流负载线与横坐标交点 $A(U_{CE}+I_C R_L',0)$，纵坐标交点 $B(0,I_C+U_{CE}/R_L')$，与 I_{BQ} 对应的那条输出特性曲线的交点是 Q，见图 3-7，可见交流负载线与直流负载线相交于 Q 点，只要在输出特性曲线做出 A、B、Q 任何两点，连接起来做直线就是交流负载线，由于 $(1/R_L')>(1/R_L)$，所以交流负载线一定比直流负载线陡. 静态工作时输入信号为零，Q 点只是动态工作过程中的一个点，此时的 i_C、u_{CE} 同时在两条负载线上，即相交于一点 Q 点.

(3) 微变等效电路：三极管是非线性器件，若放大电路的输入信号很小，可以在小范围内把特性曲线近似成直线，这样就可以把非线性器件所组成的电路用线性电路来处理. 因此，当输入信号变化范围很小时，就可以把静态工作点附近曲线作为直线处理，此时三极管工作在线性条件下，输入电流和输入电压之间的关系是线性的，可以用等效电阻 r_{be} 来代替输入电压和电流的关系为 $r_{be}=\Delta U_{BE}/\Delta I_B$，$r_{be}$ 称为三极管的输入电阻，通常在几百欧到几千欧之间，对于低频小功率三极管，可以按照下列方法进行估算，即

$$r_{be}\approx r'_{bb}+(1+\beta)\frac{26(\text{mV})}{I_E}=300+(1+\beta)\frac{26(\text{mV})}{I_E} \tag{3-10}$$

$r_{bb'}$ 有时也可取 200Ω，I_E 是发射极静态电流，单位是 mA，r_{be} 的单位是 Ω.

在放大区，输出特性曲线可近似看成是一组与横轴平行的直线，集电极电流 I_C 与 U_{CE} 无关，只受基极电流 I_B 控制. 因此，三极管的输出电路可用电流源 $\Delta I_C=\beta\Delta I_B$ 来等效表示，由于 ΔI_C 不是独立电流源，而是受 ΔI_B 控制的电流源，所以三极管称为受控恒流源. 用三极管的微变等效电路取代三极管，共发射极放大电路的微变等效电路见图 3-8.

图解法和微变等效电路分析法是分析放大电路的两种基本方法. 一般图解法用于确定静态工作点、判断电路的失真、估算最大的动态范围、分析输出电压的最大幅值等问题. 当输入幅值较小或三极管基本在线性放大区工作，特别是放大电路比较复杂时，可采用微变等效电路进行动态分析和动态指标的计算.

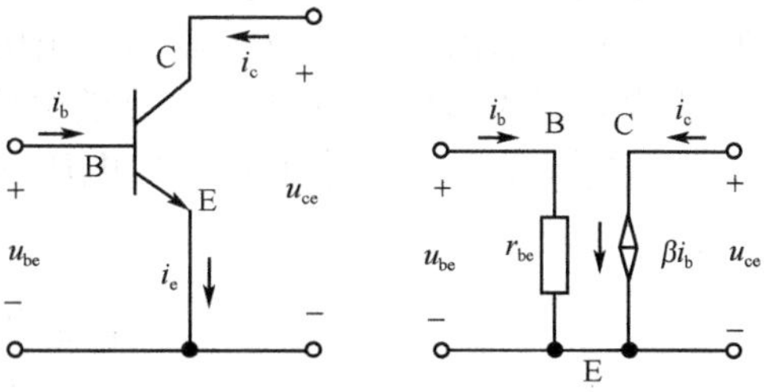

图 3-8　三极管的微变等效电路

3.1.4　放大器的性能指标

1. 电压放大倍数 A_u　放大电路的电压放大倍数等于输出电压与输入电压的比，当放大电路输出端带负载时，见图 3-9，有 $u_i=i_br_{be}$，$u_o=-i_cR_L'=-\beta i_b R_L'$，$R_L'=R_C//R_L$，即

$$A_u=\frac{u_o}{u_i}=\frac{-i_c\cdot R'_L}{i_br_{be}}=-\beta\frac{R'_L}{r_{be}}=-\beta\frac{R_C//R_L}{r_{be}} \tag{3-11}$$

当放大电路输出端空载（不带负载）时，有 $u_i=i_br_{be}$，$u_o=-i_cR_L'=-\beta i_b R_L'$，$R_L'=R_C$，即

$$A_u=\frac{u_o}{u_i}=\frac{-i_c\cdot R'_L}{i_ir_{be}}=-\beta\frac{R_C}{r_{be}} \tag{3-12}$$

放大电路的电压放大倍数说明了电压的放大能力，是放大器的一项很重要的性能指标.

其大小与静态工作点和负载的大小有关．

2. 输入电阻 r_i 放大器的输入端与信号源或前一级放大电路相连，所以，放大电路与信号源是相互联系又相互影响的，这种影响可以用输入电阻（input resistance）衡量，用 r_i 表示．

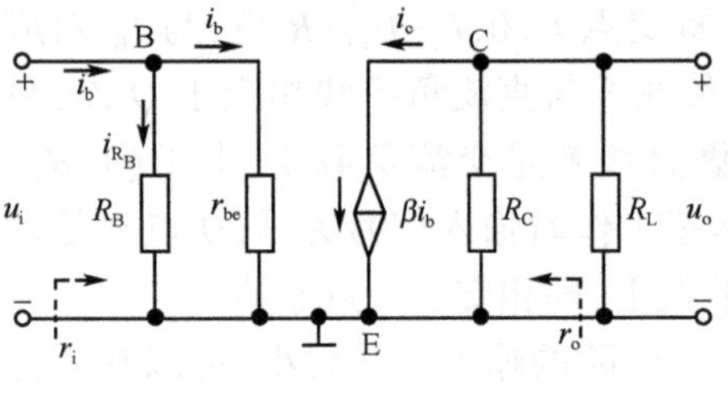

图 3-9 放大电路的微变等效电路

放大器从信号源获取输入电压 u_i 和输入电流 i_i，放大器对信号源而言就是信号源的负载，该负载电阻就是放大器的输入电阻 r_i．放大电路的输入电阻 r_i 是在信号源为零情况下（电压源短路，电流源开路）从放大电路的输入端看进去的等效电阻，由图 3-9 可知共发射极基本放大电路的 r_i 为

$$r_i = \frac{u_i}{i_i} = \frac{u_i}{i_{R_B} + i_b} = \frac{u_i}{u_i/R_B + u_i/r_{be}} = R_B // r_{be} \tag{3-13}$$

一般 $R_B \gg r_{be}$，则

$$r_i \approx r_{be} \tag{3-14}$$

r_i 是放大电路的输入电阻，r_{be}是三极管的输入电阻．输入信号的电压 u_i 是信号源在输入电阻上的分压，较大的输入电阻 r_i 会使实际输入电压 u_i 增大，提高放大电路获取信号的能力．如果放大电路是多级放大电路的一级，则其输入电阻就是前一级的负载电阻，一般希望放大电路的输入电阻 r_i 较大，放大电路获取信号 u_i 的能力就较强．

3. 输出电阻 r_o 放大器的输出端与负载或后一级放大电路相连．所以，放大电路与负载之间也是相互联系又相互影响的，这种影响可以用输出电阻（output resistance）衡量，用 r_o 表示．

放大器给负载提供输出电压 u_o 和输出电流 i_o，所以放大器对负载而言，是负载的信号源，该信号源的内阻就是放大器的输出电阻 r_o．该放大器的输出电阻 r_o 为输入信号为零时，从放大器的输出端看进去的等效电阻（不包括负载电阻 R_L）．在图 3-9 中，放大器在 $u_i=0$、空载（$R_L=\infty$）、输出端外加电压 u_o 的作用下，产生相应的电流 i_o，则输出电阻 r_o 大小为

$$r_o = \frac{u_o}{i_o}\bigg|_{u_i=0} = R_C \tag{3-15}$$

共发射极接法的三极管存在等效输出电阻 r_{ce}，所以放大电路对负载所呈现的电阻是 R_C 与 r_{ce}的并联，但是三极管在放大区工作时具有恒流源特性，r_{ce}远大于集电极电阻 R_C，所以，输出电阻 r_o 主要是集电极电阻 R_C.

输出电阻 r_o 是放大电路从输出端看进去的交流等效电阻，不包括负载电阻 R_L，即 $r_o = R_C$．输出电阻是放大电路带负载能力的体现，输出电阻越大，电路带负载的能力越差，输出电阻越小，放大电路的带负载的能力越强．一般希望放大电路的输出电阻较小，放大电路带负载的能力就较强．

放大器输出信号的大小与信号源及负载间的关系，见图 3-10. 若信号源的电动势为 E_S，内阻为 r_s，则进入放大器内的输入信号 u_i 的大小与输入电阻 r_i 有关，由图 3-10 可知：

$$u_i = \frac{r_i}{r_s + r_i} E_s = \frac{1}{\dfrac{r_s}{r_i} + 1} E_s \tag{3-16}$$

若 r_i 对 r_s 很小，则 u_i 就很小，说明信号源的电动势 E_S 即使很大，放大器从信号源 E_S 取到的输入信号 u_i 也是很小，放大器输出的信号 $u_o = A_u u_i$ 也比较小．当信号源的内阻 r_s 较大时，输入电阻 r_i 必须很大时，才能获取较大的输入信号 u_i．放大器的输入电阻 r_i 越大，放大器从信号源索取的电流越小，损失的信号也越小，输入电压就越接近信号源电压．

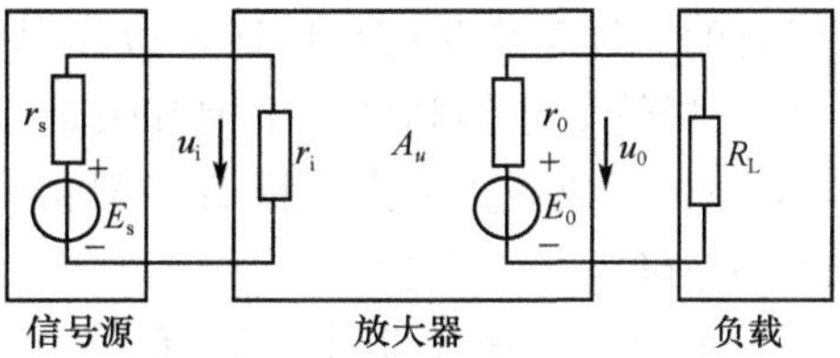

图 3-10　信号源放大器负载

由图 3-10 可知负载 R_L 获得的输出电压 u_o 的大小为：

$$u_o = \frac{R_L}{r_o + R_L}E_o = \frac{1}{\dfrac{r_o}{R_L} + 1}E_o \tag{3-17}$$

若输出电阻 r_o 很小，负载 R_L 在一定范围内变化或负载 R_L 很大，输出电压 u_o 值变化仍然很小，近视为 E_0；输出电压 u_o 不随负载 R_L 变化的能力称为放大器带负载能力强．因此，为了获取较大且稳定的输出电压 u_o，就要采用输出电阻 r_o 较小的放大器．

【例 3-1】　如图 3-1(b)所示，若 $U_{CC} = 12\text{V}, R_B = 470, R_C = R_L = 3\text{k}\Omega, \beta = 100, r_{bb}' = 200$，计算静态工作点，电压放大倍数 A_u，输入电阻 r_i 和输出电阻 r_o（三极管是硅材料）．

解：图 3-1(b)的直流通道见图 3-3，已注明硅三极管，理论值 U_{BE} 等于 0.7 可得：

$$I_{BQ} = \frac{U_{CC} - U_{BE}}{R_B} = \frac{12 - 0.7}{470} = 24.04(\mu\text{A})$$

$$I_{CQ} = \beta I_{BQ} = 100 \times 24.04 = 2.404(\text{mA}), I_E \approx I_{CQ}$$

$$U_{CEQ} = U_{CC} - I_{CQ}R_C = 12 - 2.404 \times 3 = 4.788(\text{V})$$

$$r_{be} \approx r_{bb}' + (1 + \beta)\frac{26(\text{mV})}{I_E} \approx 200 + (1 + 100) \times \frac{26}{2.404} \approx 1.292(\text{k}\Omega)$$

$$A_u = -\beta\frac{R_C // R_L}{r_{be}} = -100 \times \frac{1.5}{1.292} \approx -116$$

$$r_i \approx r_{be} = 1.292\text{k}\Omega$$

$$r_o = R_C = 3\text{k}\Omega$$

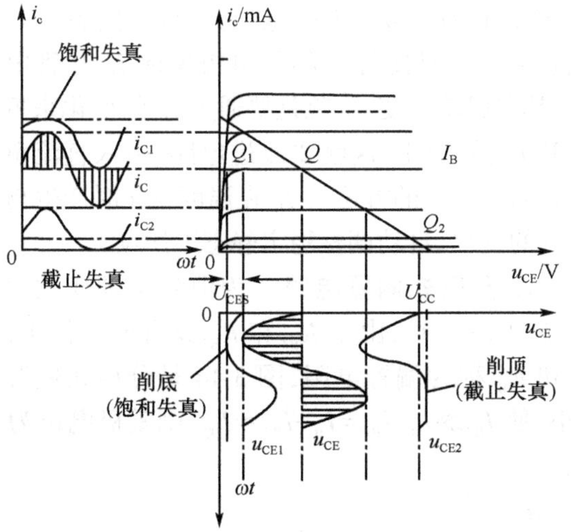

图 3-11　非线性失真

4. 非线性失真　输出电压波形与输入电压信号波形的差异，称为失真(distortion)．由于三极管的非线性特性造成的失真称为非线性失真(non-linear distortion)，包括饱和失真(saturation distortion)和截止失真(cutoff distortion)，见图 3-11．

基本放大电路的输出特性曲线有放大区（也称线性区）、饱和区、截止区三个区域，只有 Q 点位置适当才能使三极管处于放大区，如果 Q 点过高，三极管就会处于饱和状态，Q 点过低，三极管就会处于截止区．

三极管的三种工作状态可以通过改变基极电流 I_B 的大小来实现相互转化，I_B 过大使 Q 点过高，三极管处于饱和区产生饱和失真；I_B 过小使 Q 点过低，三极管处于截止区产生截止失真，饱和失真或截止失真三极管一般会失去放大作用，通常可以测定三极管的各电极的电压大小来确定其工作状态．

为了减小或避免非线性失真，必须合理选择静态工作点位置，一般选择在交流负载线的中央，不失真输出电压的动态范围最大，但是如果在某种特殊情况下，没有最大的动态工作范围的要求，输入信号的幅值较小，也可以灵活处理，降低直流电源的能量消耗，在不产生失真和保证一定的电压增益前提下，把 Q 点选的低一点．

3.1.5 稳定静态工作点的放大电路

放大电路要有合适的静态工作点，是保证其正常工作(能满足需要的放大倍数，又不产生非线性失真)的前提条件．只要电源电压 U_{CC} 和集电极电阻 R_C 确定，Q 点的位置就完全取决于偏置电流 I_B 的大小，在固定偏置放大电路中，I_B 的大小由偏置电阻 R_B 的大小决定，即

$$I_B = \frac{U_{CC} - U_{BE}}{R_B} \approx \frac{U_{CC}}{R_B}$$

只要调节 R_B 的大小就可以确定 I_B 的大小，所以在放大电路中 R_B 可以用一个电位器来代替．如果 Q 点向上偏移进入饱和区，可以通过调节偏置电阻 R_B 的大小，即增大 R_B，从而减小基极电流 I_B 使 Q 点向下偏移到合适的位置．

但是当温度、电源电压波动、晶体管老化等外部因素发生变化时，将引起静态工作点的变动，有可能使其移到不合适的位置导致放大电路无法正常工作．

1. 温度对工作点的影响 温度变化将导致三极管的 β、I_{CBO}、I_{CEO}、U_{BE} 变化，从而影响 Q 点的变化．温度升高，β、I_{CBO}、I_{CEO} 增大，U_{BE} 减小，集电极电流增加，U_{CE} 减小，三极管的输出特性曲线的间距增大并往上移动，Q 点沿直流负载线上移，向饱和区移动．反之，温度降低，Q 点沿直流负载线下移，向截止区移动．

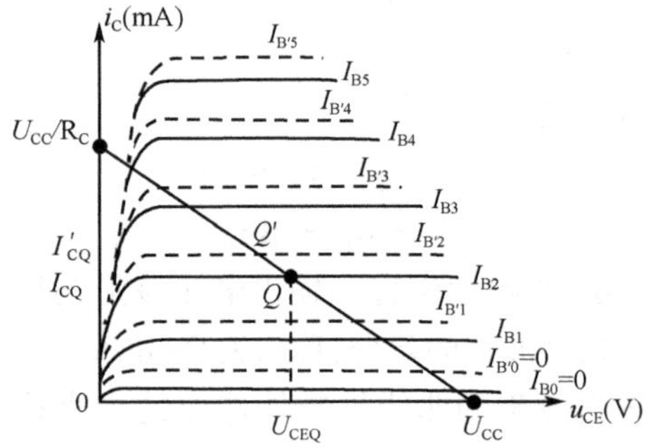

图 3-12 温度对 Q 的影响

图 3-12 中，实线是三极管在 20℃时的输出特性曲线，虚线为 50℃时的输出特性曲线，温度升高，Q 移到 Q'．要保持 Q 点的位置稳定就要在环境温度升高时使静态的集电极电流 I_C 和管电压 U_{CE} 基本保持不变，也就是要通过 I_B 的变化来抵消 I_C 和 U_{CE} 的变化，这就要改进电路，引入直流负反馈和温度补偿的方法使 I_B 在温度变化时产生与 I_C 相反的变化，自动调整稳定静态工作点．

2. 分压式偏置电路 为消除温度变化对 Q 点的影响最常用的电路是分压式偏置放大电路，见图 3-13，由于 R_{B1} 和 R_{B2} 具有分压作用，可以固定基极电位 U_B 的大小，$U_B = U_{BE} + U_E$，R_{B1} 和 R_{B2} 称为偏置电阻，图 3-14 是分压式偏置电路的直流通路，只要选择合适的 R_{B1} 和 R_{B2} 大小，使 $I_{B2} \gg I_B$，$I_{B1} = I_B + I_{B2} \approx I_{B2}$，则基极电位为

$$U_B = \frac{R_{B2}}{R_{B1} + R_{B2}} \cdot U_{CC}$$

可见只要 R_{B1}、R_{B2} 和 U_{CC} 确定，基极电位 U_B 的大小就确定，当环境温度变化时，U_B 基本不变．

当温度升高时，集电极电流 I_C 增加，发射极电流 I_E 增大，发射极电阻 R_E 上的电压降也增大，发射极电位 U_E 上升，而 U_B 不变，所以 U_{BE} 自动减小，导致基极电流 I_B 减小，I_C 也减小，最终使集电极电流 I_C 和 U_{CE} 不会随温度的变化而变化，基本保持不变，这样电路就会自动地稳定了静态工作点．当温度降低时，各个物理量向相反的方向变化，同样能达到稳定 Q 点的效果．

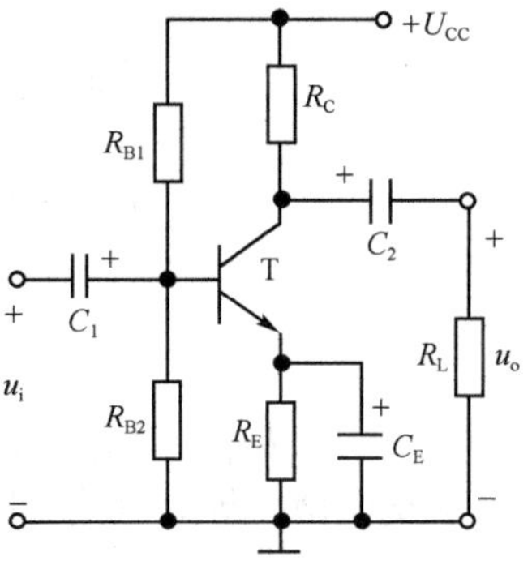

图 3-13　分压式偏置放大电路

在整个稳定 Q 点的调节过程中，发射极电阻 R_E 发挥了重要的作用．R_E 越大抑制 I_C 变化的能力越强，稳定 Q 点的能力越强，电路的稳定性也越好．但是，实际上 R_E 不能无限度地增大，因为受到 U_{CC} 的限制，R_E 太大，就可能使三极管进入饱和区，电路不能正常工作．

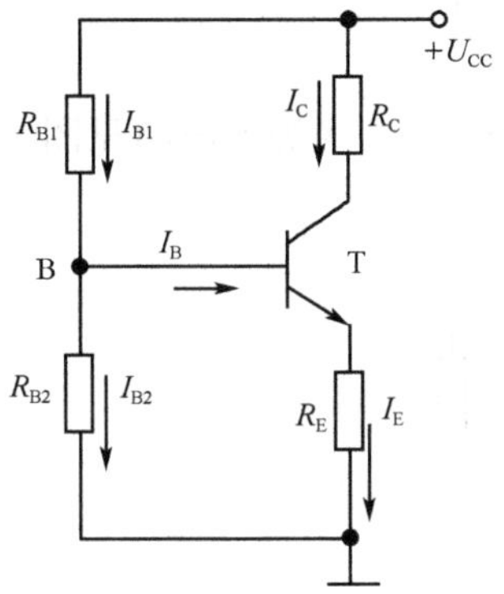

图 3-14　直流通路

· **静态分析**　将图 3-13 中所有电容断路，画出直流通路，见图 3-14，有：

$$U_B = \frac{R_{B2}}{R_{B1} + R_{B2}} \cdot U_{CC} \tag{3-18}$$

$$I_{CQ} \approx I_{EQ} = \frac{U_B - U_{BE}}{R_E} \approx \frac{U_B}{R_E} \tag{3-19}$$

$$U_{CEQ} = U_{CC} - I_{CQ}(R_C + R_E) \tag{3-20}$$

$$I_{BQ} = \frac{I_{CQ}}{1+\beta} \tag{3-21}$$

· **动态分析**　将图 3-13 中所有电容短路，直流电源对地短接，画出微变等效电路图 3-15，有：

$$r_i = \frac{u_i}{i_i} = r_{be}//R_{B1}//R_{B2} \tag{3-22}$$

$$r_o = \frac{u_o}{i_o} = R_C \tag{3-23}$$

$$A_u = \frac{u_o}{u_i} = \frac{-\beta i_b R'_L}{i_b r_{be}} = -\frac{\beta(R_C//R_L)}{r_{be}} \tag{3-24}$$

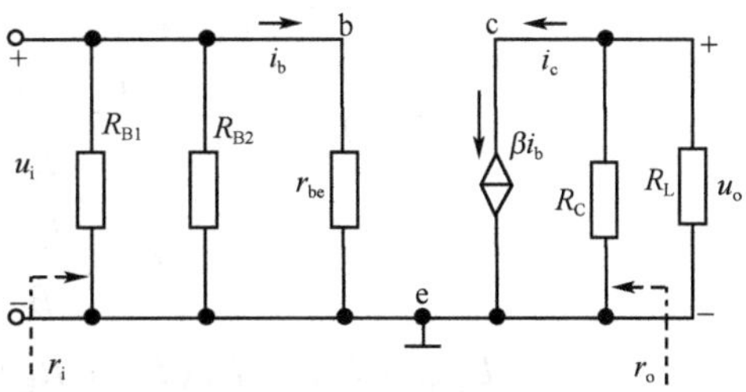

图 3-15　微变等效电路

【例 3-2】　如图 3-16 所示，已知 $\beta=50$，$U_{CC}=12\text{V}$，$R_{B1}=15\text{k}\Omega$，$R_{B2}=6\text{k}\Omega$，$R_E=2\text{k}\Omega$，$R_C=3\text{k}\Omega$，$R_L=2\text{k}\Omega$．求：

①静态工作点；

②电压放大倍数，输入电阻，输出电阻；

③若电路断开 C_E，静态工作点、电压的放大倍数，输入电阻，输出电阻是多少？

④若 $\beta=100$，静态工作点和电压放大倍数会发生什么变化？

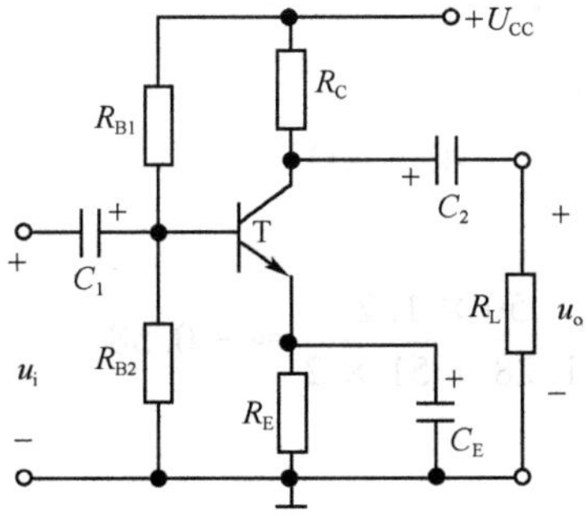

图 3-16　例 3-2

解：①直流通路见图 3-14，有

$$U_B = \frac{R_{B2}}{R_{B1}+R_{B2}} \cdot U_{CC} = \frac{6}{15+6} \times 12 \approx 3.4(\text{V})$$

$$I_{CQ} \approx I_{EQ} = \frac{U_B - U_{BE}}{R_E} = \frac{3.4-0.7}{2} = 1.35(\text{mA})$$

$$I_{BQ} = \frac{I_{CQ}}{\beta} = \frac{1.35}{50} = 27(\mu\text{A})$$

$$U_{CEQ} = U_{CC} - I_{CQ}(R_C + R_E) = 12 - 1.35 \times (3+2) = 5.25(\text{V})$$

②交流微变等效电路见图 3-15,有

$$r_{be} = 300 + (1+\beta)\frac{26(\text{mV})}{I_E(\text{mA})} = 300 + 51 \times \frac{26}{1.35} = 1.28(\text{k}\Omega)$$

$$A_u = \frac{u_o}{u_i} = \frac{-\beta R'_L}{r_{be}} = -\frac{50 \times 1.2}{1.28} \approx -46.9$$

$$r_i = r_{be}//R_{B1}//R_{B2} \approx r_{be} = 1.28(\text{k}\Omega)$$

$$r_o = R_C = 3(\text{k}\Omega)$$

③若断开 C_E,直流通道同图 3-14 一样,所以静态工作点同①,微变等效电路见图 3-17.

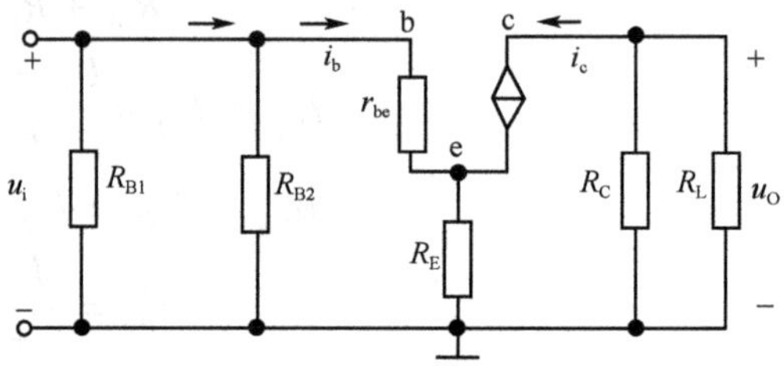

图 3-17　微变等效电路

$$U_B = \frac{R_{B2}}{R_{B1}+R_{B2}} \cdot U_{CC} = \frac{6}{15+6} \times 12 \approx 3.4(\text{V})$$

$$I_{CQ} \approx I_{EQ} = \frac{U_B - U_{BE}}{R_E} = \frac{3.4-0.7}{2} = 1.35(\text{mA})$$

$$I_{BQ} = \frac{I_{CQ}}{\beta} = \frac{1.35}{50} = 27(\mu\text{A})$$

$$U_{CEQ} = U_{CC} - I_{CQ}(R_C + R_E) = 12 - 1.35 \times (3+2) = 5.25(\text{V})$$

$$r_{be} = 300 + (1+\beta)\frac{26(\text{mV})}{I_E(\text{mA})} = 300 + 51 \times \frac{26}{1.35} = 1.28(\text{k}\Omega)$$

$$R'_L = R_C//R_L = 3//2 = 1.2(\text{k}\Omega)$$

$$r_i = R_{B1}//R_{B2}//[r_{be} + (1+\beta)R_E] \approx R_{B1}//R_{B2} \approx 4.3(\text{k}\Omega)$$

$$r_o = R_C = 3(\text{k}\Omega)$$

$$A_u = \frac{u_o}{u_i} = \frac{-\beta i_b R'_L}{i_b r_{be} + (1+\beta) i_b R_E} = \frac{-\beta R'_L}{r_{be} + (1+\beta)R_E} = -\frac{50 \times 1.2}{1.28 + 51 \times 2} \approx -0.58$$

④ 若 $\beta = 100$,则静态工作点为

$$U_B = \frac{R_{B2}}{R_{B1}+R_{B2}} \cdot U_{CC} = \frac{6}{15+6} \times 12 \approx 3.4(\text{V})$$

$$I_{CQ} \approx I_{EQ} = \frac{U_B - U_{BE}}{R_E} = \frac{3.4 - 0.7}{2} = 1.35(mA)$$

$$U_{CEQ} = U_{CC} - I_{CQ}(R_C + R_E) = 12 - 1.35 \times (3 + 2) = 5.25(V)$$

$$I_{BQ} = \frac{I_{CQ}}{\beta} = \frac{1.35}{100} = 13.5(\mu A)$$

$$r_{be} = 300 + (1 + \beta)\frac{26(mV)}{I_E(mA)} = 300 + (100 + 1) \times \frac{26}{1.35} = 2.245(k\Omega)$$

$$A_u = \frac{u_o}{u_i} = \frac{-\beta i_b R'_L}{i_b r_{be}} = -\frac{\beta R'_L}{r_{be}} = -\frac{100 \times 1.2}{2.245} \approx -53.5$$

$$r_i = r_{be}//R_{B1}//R_{B2} \approx r_{be} = 2.2458(k\Omega)$$

$$r_o = R_C = 3(k\Omega)$$

发射极电阻 R_E 并联的电容 C_E 称为旁路电容，由于电容具有通交隔直作用，所以 C_E 对静态工作点 Q 没有影响，对交流信号相当对 R_E 短路，发射极直接对地短接，即 R_E 对交流信号无影响．因此，若电路取消 C_E，R_E 会对电路中的交流信号有影响，电压放大倍数会下降，在本例题中电压的放大倍数由原来的 46.9 减小到 0.58.

三极管的电流放大倍数由 50 变为 100 时，集电极电流 I_C 和输出电压 U_{CE} 几乎没有变化，说明在共发射极分压式偏置放大电路中，β 变化时 I_C 和输出电压 U_{CE} 没有变化，I_B 有变化，在输出特性曲线上 Q 点几乎保持不动，因此，在此电路中，即使更换不同放大倍数的三极管，静态工作点近似一样，这样有利于电子设备的生产和维修，电压的放大倍数只有少许变化（本例中由 46.9 变为 53.5）.

3.2　共集电极放大电路和共基极放大电路

3.2.1　共集电极放大电路

若交流信号从基极 B 和地输入，输出信号从发射极 E 和地取出，集电极 C 必然是公用端，这样的放大电路称为共集电极放大器，见图 3-18.

1. 静态分析　将图 3-18 中的所有电容断路，画出直流通路，见图 3-19，有：

$$I_{BQ} = \frac{U_{CC} - U_{BE}}{R_B + (1 + \beta)R_E} \tag{3-25}$$

$$I_{CQ} = \beta I_{BQ} \tag{3-26}$$

$$U_{CEQ} = U_{CC} - I_{CQ}R_E \tag{3-27}$$

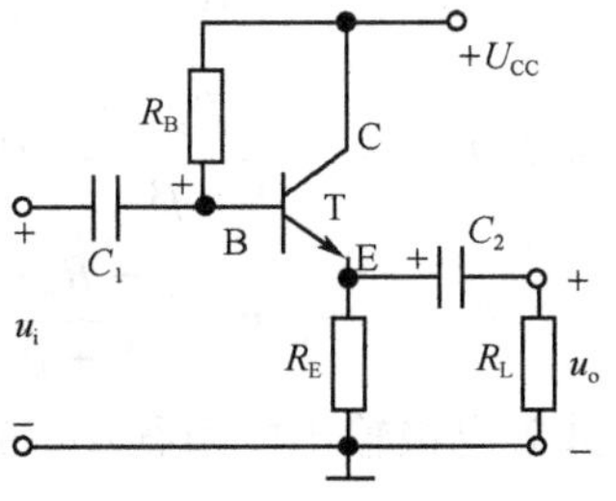

图 3-18　共集电极放大电路

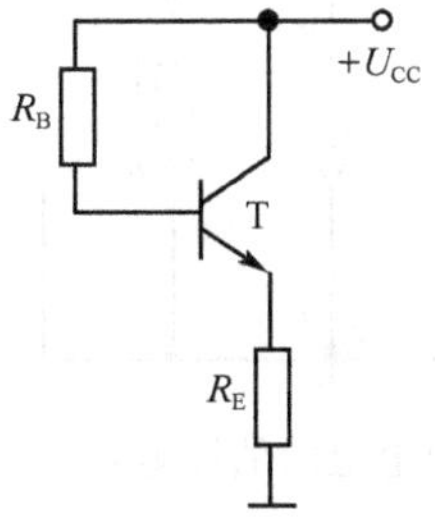

图 3-19　直流通路

2. 动态分析 将图 3-18 中的所有电容短路，画出微变等效电路，见图 3-20，可知电压放大倍数 A_u 为

$$A_u = \frac{u_o}{u_i} = \frac{(1+\beta)i_b R'_L}{i_b r_{be} + u_o} = \frac{(1+\beta)R_E//R_L}{r_{be} + (1+\beta)R_E//R_L} < 1 \tag{3-28}$$

因为 $(1+\beta)R_E//R_L \gg r_{be}$，则 $[r_{be}+(1+\beta)R_E//R_L] \approx (1+\beta)R_E//R_L$

$$A_u \approx 1 \tag{3-29}$$

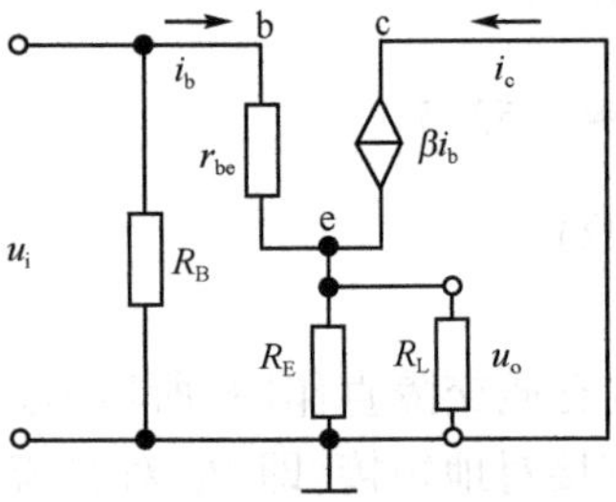

图 3-20 等效微变电路

说明共集电极放大电路的输出电压信号与输入电压信号相位相同，大小相近，电压放大倍数小于 1 接近 1，即输出信号随输入信号变化而变化．所以共集电极放大电路也称为射极跟随器．尽管共集电极放大电路无电压放大作用，但是仍具有电流放大作用，发射极输出电流大于基极输入电流，因此，共集电极放大电路无电压放大作用，仍有电流和功率放大作用．

在图 3-21 中，从输入端看进去的等效电阻 r_i，即偏置电阻 R_B 和电阻 $[r_{be}+(1+\beta)R_E//R_L]$ 的并联，通常电阻 R_B 很大，一般取值是几十千欧或几百千欧，而电阻 $[r_{be}+(1+\beta)R_E//R_L]$ 比共发射极电阻 r_{be} 大很多，也大于 R_B，因此，共集电极放大电路的输入电阻一般可达到几十甚至几百千欧，电阻很高，可以作为输入级获取微弱信号．

$$r_i = \frac{u_i}{i_i} = \frac{u_i}{i_{R_B} + i_{r_b}} = \frac{u_i}{\dfrac{u_i}{R_B} + \dfrac{u_i}{r_b}}$$

$$r_i = R_B//[r_{be} + (1+\beta)R_E//R_L] \tag{3-30}$$

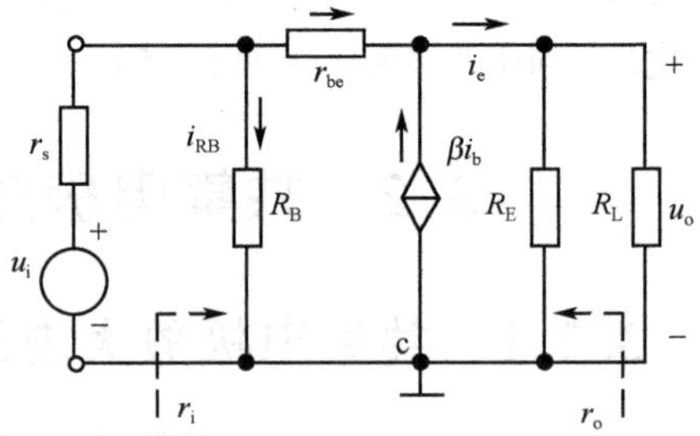

图 3-21 输入电阻的等效电路

放大器给负载输出电压和电流，所以放大器对负载而言，是负载的信号源，该信号源的内阻就是放大器的输出电阻 r_o．令放大器的输入信号为零，从放大器的输出端看进去的等效电阻（不包括负载电阻 R_L），由于此电路较为复杂，采用等效估算法，见图 3-22，即把输入级的信号置零，去掉负载，然后在输出端加一已知的电压 u_o，计算 u_o 提供的电流大小 i_o 为：

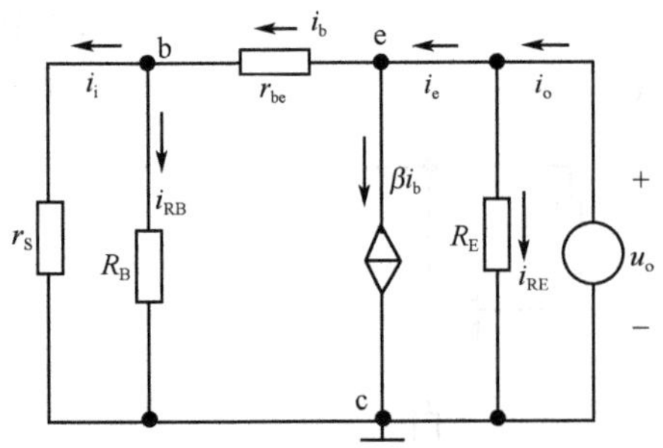

图 3-22 输出电阻的估算电路

$$i_o = i_{R_E} + i_e = \frac{u_o}{R_E} + (1+\beta)\frac{u_o}{r_{be} + R_B//r_s}$$

$$r_o = \frac{u_o}{i_o} = R_E//\frac{r_{be} + R_B//r_s}{1+\beta} \tag{3-31}$$

因为 $R_E \gg \dfrac{r_{be} + R_B//r_s}{1+\beta}$，所以

$$r_o \approx \frac{r_{be} + R_B//r_s}{1+\beta} \tag{3-32}$$

共集电极输出电阻很小，带负载能力较强．

共集电极放大电路具有电压放大倍数小于 1 接近 1,无电压放大作用,但是输出电压与输入电压的极性相同,有电流和功率放大作用;还具有很高的输入阻抗和很小的输出阻抗,所以在多级放大电路中可以作为输入级和输出级.

3.2.2　共基极放大电路

若交流信号从发射极 E 和地输入,输出信号从集电极 C 和地取出,基极 B 必然是公用端,这样的放大电路称为共基极放大电路或共基极放大器,见图 3-23. 基极偏置电阻 R_{B1}、R_{B2}的作用保证三极管有合适的静态工作点.

1. 静态分析　将 C_1、C_2 和 C_B 断路,画出直流通路,见图 3-24,有

$$U_B = \frac{R_{B2}}{R_{B1} + R_{B2}} U_{CC}$$

$$I_{EQ} = \frac{U_E}{R_E} = \frac{U_B - U_{BE}}{R_E}$$

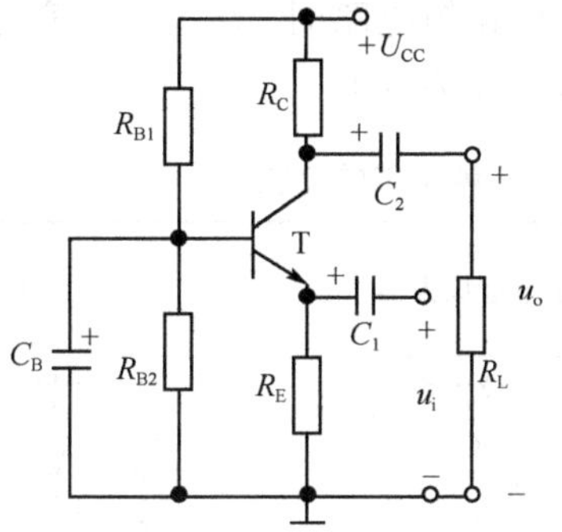

图 3-23　共基极放大电路

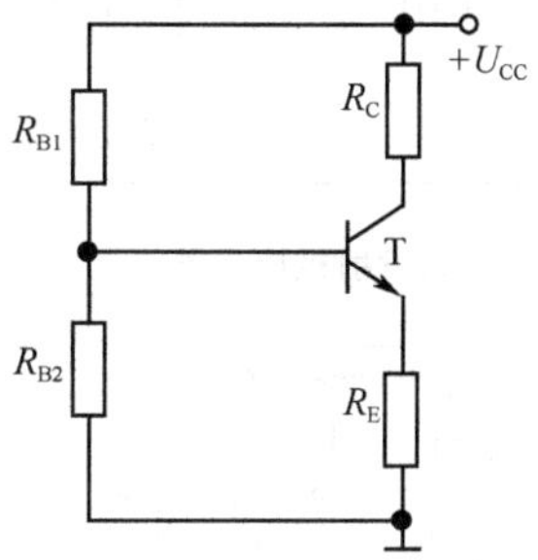

图 3-24　直流通路

一般 U_B 远大于 U_{BE},所以

$$I_{CQ} \approx I_{EQ} = \frac{U_E}{R_E} \tag{3-33}$$

$$I_{BQ} = \frac{I_{CQ}}{\beta} \tag{3-34}$$

$$U_{CEQ} = U_{CC} - I_{CQ}R_C - I_{EQ}R_E \approx U_{CC} - I_{CQ}(R_C + R_E) \tag{3-35}$$

2. 动态分析　将 C_1、C_2 和 C_B 短路,直流电源接地,则 R_C 与 R_L 并联,R_{B1},R_{B2}被 C_B 短路,交流通道见图 3-25(a)、微变等效电路见图 3-25(b).

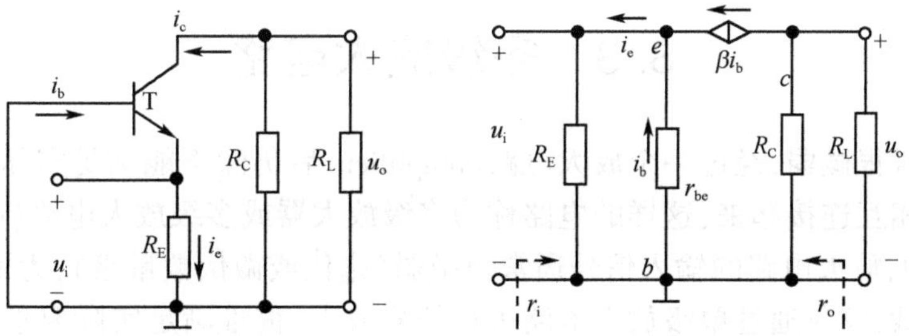

(a) 交流通道　　(b) 微变等效电路

图 3-25　共基极电路动态分析

$$A_u=\frac{u_o}{u_i}=\frac{-i_oR'_L}{-i_br_{be}}=\frac{\beta(R_C//R_L)}{r_{be}} \tag{3-36}$$

$$r'_i=\frac{u_i}{i_e}=\frac{-i_br_{be}}{-(1+\beta)i_b}=\frac{r_{be}}{1+\beta}$$

$$r_i=R_E//r'_i=R_E//\frac{r_{be}}{1+\beta} \tag{3-37}$$

$$r_o=R_C \tag{3-38}$$

可见,共基极放大器与共发射极放大器的电压放大倍数在数值上相等,但是相位相反. 输入电阻 $r_i=R_E//\frac{r_{be}}{1+\beta}$ 比共发射极输入电阻 $r_i=r_{be}$ 小,一般为几欧至几十欧. 共基极放大器频率响应特性好,广泛应用于高频电路,例如无线电、通信方面.

三极管的三种组态放大器电路尽管接法不同,但是它们的发射结正偏,集电结反偏都是一致的. 由于三种电路的输入输出信号的公用端不同,交流信号流经的途径不同,导致放大电路的性能不同,在组成多级放大电路、低频、高频电路时,应该根据实际需求选用合适的电路,下面就三种电路的性能和用途进行比较,见表 3-1.

表 3-1 基本放大电路三种组态的比较

参数 组态	共发射极放大器	共集电极放大器	共基极放大器
电路图	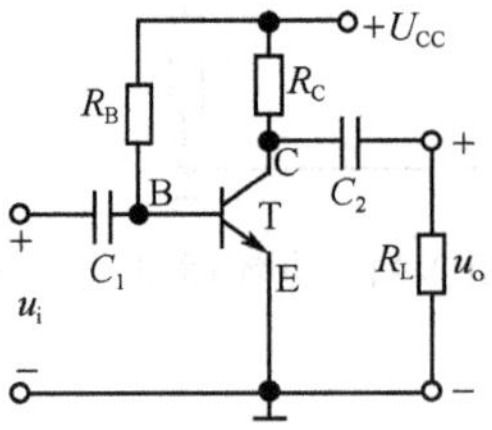	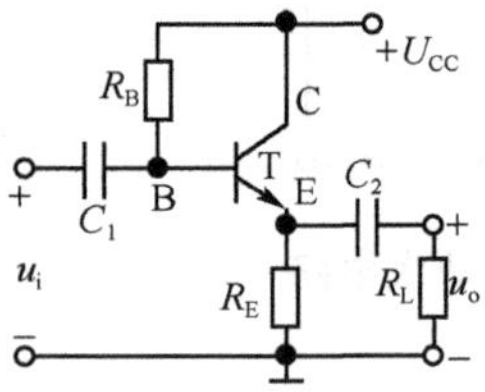	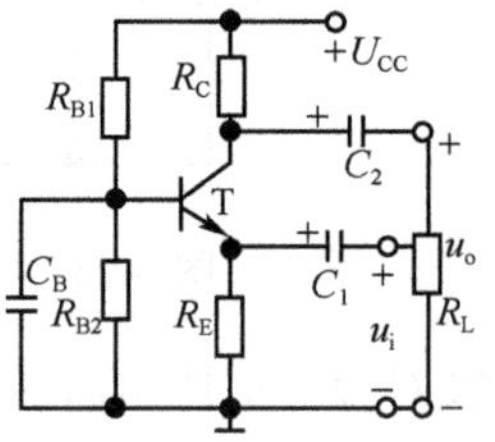
A_u	$-\frac{\beta(R_C//R_L)}{r_{be}}$	$\frac{(1+\beta)R_E//R_L}{r_{be}+(1+\beta)R_E//R_L}$	$\frac{\beta(R_C//R_L)}{r_{be}}$
r_i	$R_{B1}//R_{B2}//r_{be}$	$R_B//[r_{be}+(1+\beta)R_E//R_L]$	$R_E//[r_{be}/(1+\beta)]$
r_o	R_C	$(r_{be}+R_B//R_S)/(1+\beta)$	R_C
u_i 与 u_o 相位	反相	同相	同相
用途	一般多级放大电路中间级	输入级,中间级,输出级	高频放大,宽频带放大,恒流源

3.3 多级放大电路

当输入信号很微弱,经过一个放大电路(amplifier)后仍然不能满足实际需求时,就要将多个放大电路相互连接起来,这样的电路称为多级放大器或多级放大电路(multistage amplifier). 在实际中,放大电路的输入信号通常很微弱(毫伏或微伏数量级),为了使放大后的信号能够驱动负载,仅仅通过单级放大电路进行信号放大,很难满足实际要求,常常需要采用多级放大电路. 采用多级放大电路能把微弱信号逐级放大,也能有效地提高放大电路的电压增益(voltage gain)、电流增益(current gain)、输入电阻、带负载能力等各种性能.

3.3.1　电路

多级放大电路正常工作时,必须要保证①各级放大器有合适的静态工作点;②信号不失真地有效顺利传递.多级放大器级与级之间的连接方式称为耦合方式,最常见的耦合方式有阻容耦合、直接耦合、变压器耦合和光电耦合.

1. 阻容耦合　在多级放大电路中,前一级的输出端通过耦合电容和下一级的输入电阻直接连接起来的方式称为阻容耦合,见图 3-26. 图中以三极管 T_1 和 T_2 为核心的两极放大电路通过电容 C_2 连接,C_2 的作用一方面将第一级放大电路的集电极交流电压送到第二级三极管的输入端基极,另一方面由于 C_2 的通交隔直作用,前后级放大电路的静态工作点互相不影响,只由他们的偏置电路决定.因此,阻容耦合多级放大器各级的静态工作点彼此独立,互不影响,只能放大交流信号,不能放大缓慢变化的直流信号.多级分离元件交流放大器普遍使用阻容耦合方式.

2. 直接耦合　在多级放大电路中,前一级的输出端通过导线直接和后一级的输入端连接起来的方式称为直接耦合,见图 3-27. 由于第一级的交直流信号都可以直接传输到第二级放大电路中,所以直接耦合放大电路各级静态工作点相互影响,既可以放大缓慢变换的直流信号,也可以放大交流信号;由于在电路中去掉了不易集成制造的电容元件,所以在集成电路中普遍采用直接耦合方式.

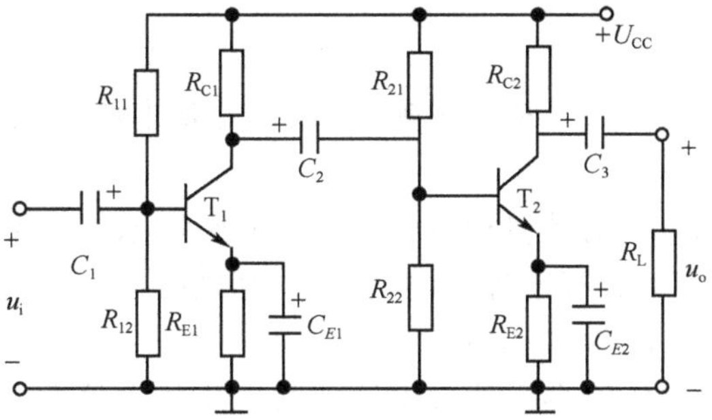

图 3-26　阻容耦合

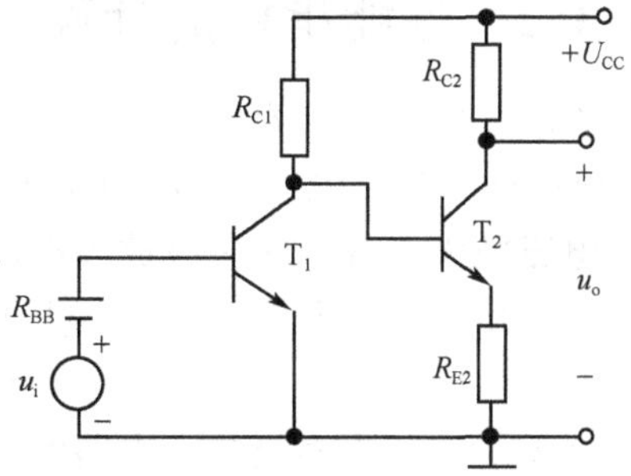

图 3-27　直接耦合

3. 变压器耦合　在多级放大电路中,前一级的输出端用变压器和后一级的输入端连接起来的方式称为变压器耦合,见图 3-28,变压器的初级线圈接在前级的集电极,次级线圈上感应的交流电压送到 T_2 的基极,作为后级的输入信号.其特点是:各级静态工作点相互独立,互不影响;在传递信号的同时能起到变换阻抗的作用.在功率放大电路中普遍采用变压器耦合方式.

4. 光电耦合　在多级放大电路中,前一级的输出端通过光电耦合器和后一级连接起来的方式称为光电耦合,见图 3-29. 光电耦合器是一种光电结合的半导体元件,由发光器和受光器组成的一个"电-光-电"器件.当输入端有电信号时,发光器发光,受光器产生电流,输出端有电信号输出,实现以光为媒介的电信号的传输.由于在电路中输入端与输出端没有电信号的直接联系,有优良的抗干扰性能,广泛应用于电气隔离、电平转化、级间耦合、开关电路、脉冲耦合等电路中.以上四种常见耦合方式的比较见表 3-2.

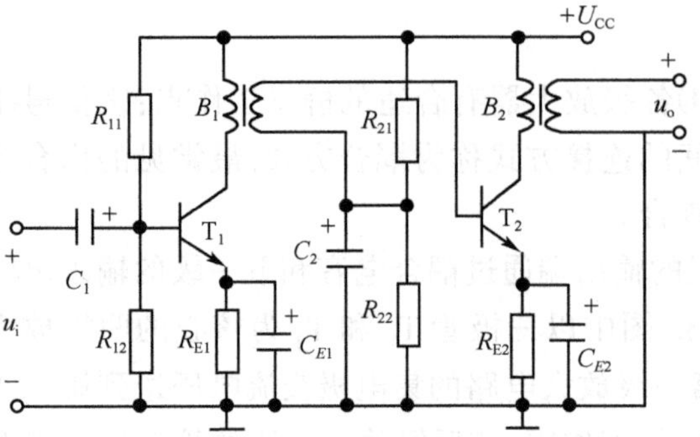

图 3-28 变压器耦合

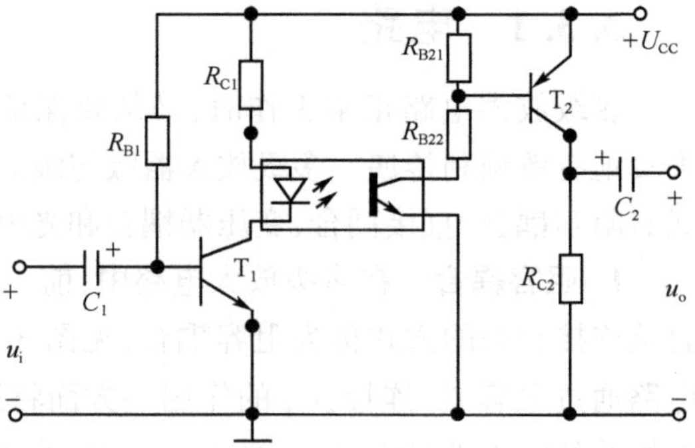

图 3-29 光电耦合

表 3-2 多级放大电路常见耦合方式的比较

	阻容耦合	直接耦合	变压器耦合	光电耦合
区别	各级 Q 点不相互影响，性能比较稳定，结构简单	放大变化缓慢的信号	各级直流信号隔离，利用变压器提供放大作用和输出功率	各级电路电气绝缘，抗干扰能力强
不足	不能放大变化缓慢的信号	存在零点漂移，性能不稳定	不能放大变化缓慢的信号，体积较大，不易集成	存在零点漂移
用途	一般分离元件交流放大	集成电路直流放大	低频功率放大，中频调谐放大	要求电气绝缘的电路

3.3.2 性能指标的计算

1. 静态工作点 阻容耦合，各级静态工作点互相不影响，可以按照基本放大电路的计算方法分别计算各级电路的静态工作点．

2. 电压放大倍数 在多级放大电路中，不论是何种方式耦合，由于前级的输出信号总是送到后一级的输入端，所以总的电压放大倍数等于各级的电压放大倍数的乘积，即

$$A_u = A_{u1} \times A_{u2} \times \cdots \times A_{un} \tag{3-39}$$

式(3-39)中，n 为多级放大电路的级数，A_u 为多级放大电路的总电压放大倍数，A_{u1} 为第 1 级放大电路的电压放大倍数，A_{u2} 为第 2 级放大电路的电压放大倍数，A_{un} 为第 n 级放大电路的电压放大倍数．

3. 输入电阻 多级放大电路的输入电阻是从输入端看进去的等效电阻，所以多级放大电路的输入电阻就是第一级的输入电阻，即输入级的输入电阻，$r_i = r_{i1}$．

4. 输出电阻 多级放大电路的输出电阻是从输出端看进去的等效电阻，所以多级放大电路的输出电阻就是最后一级的输出电阻，即输出级的输出电阻，$r_o = r_{on}$．

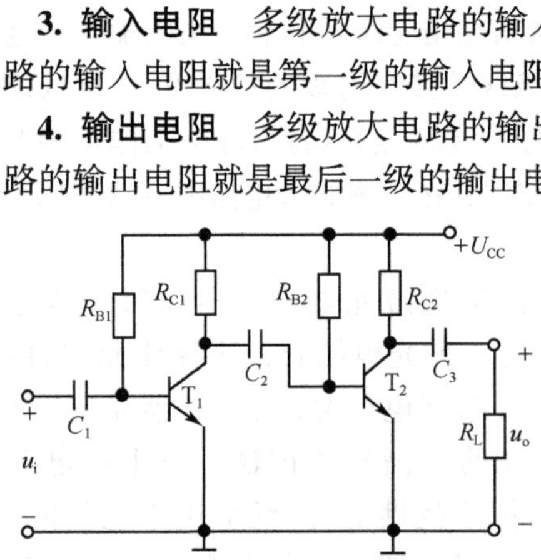

图 3-30 例 3-3

5. 频率特性 在基本交流放大电路的幅频特性曲线中可知，在低频和高频，电压的放大倍数会下降，在多级放大电路中，高低频对电压放大倍数的影响更加明显，导致通频带要比单级放大电路的通频带更窄．多级放大电路电压的放大倍数提高了，但是通频带变窄了．

【例 3-3】 如图 3-30，已知 $U_{CC}=15\text{V}$，$R_{B1}=R_{B2}=500\text{k}\Omega$，$R_{C1}=R_{C2}=R_L=6\text{k}\Omega$，$\beta_1=30$，$\beta_2=50$，

求总电压放大倍数,输入电阻,输出电阻各是多少?

解:将图 3-30 中所有短路,画直流通路,见图 3-31,有

$$I_{B1}=\frac{U_{CC}-U_{BE}}{R_{B1}}\approx\frac{U_{CC}}{R_{B1}}=\frac{15}{500}=0.03(\text{mA})$$

$$I_{E1}\approx I_{C1}=\beta_1\cdot I_{B1}=30\times0.03=0.9(\text{mA})$$

$$I_{B2}=\frac{U_{CC}-U_{BE}}{R_{B2}}\approx\frac{U_{CC}}{R_{B2}}=\frac{15}{500}=0.03(\text{mA})$$

$$I_{E2}\approx I_{C2}=\beta_2\cdot I_{B2}=50\times0.03=1.5(\text{mA})$$

$$r_{be1}=300+(1+\beta_1)\frac{26(\text{mV})}{I_{E1}(\text{mA})}=300+31\times\frac{26}{0.9}\approx1.2(\text{k}\Omega)$$

$$r_{be2}=300+(1+\beta_2)\frac{26(\text{mV})}{I_{E2}(\text{mA})}=300+51\times\frac{26}{1.5}\approx1.2(\text{k}\Omega)$$

$$R'_{L1}=R_{C1}//R_{B2}//r_{be2}\approx1(\text{k}\Omega)$$

$$R'_{L2}=R_{C2}//R_L=3(\text{k}\Omega)$$

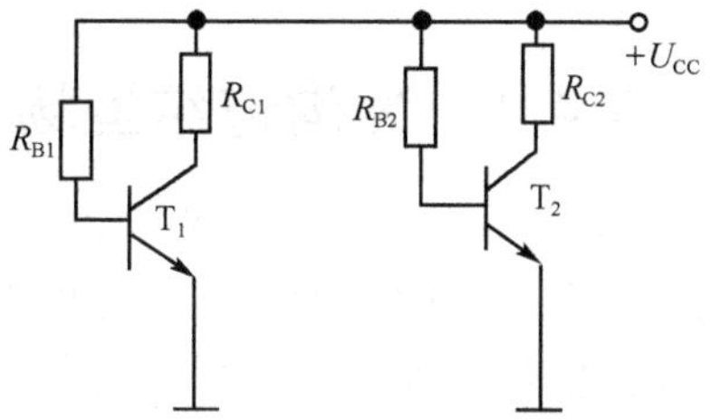

图 3-31　直流通路

将图 3-30 中所有电容短路,直流电源接地线,画电路的等效微变电路,见图 3-32.

$$r_i=R_{B1}//r_{be1}\approx r_{be1}=1.2(\text{k}\Omega)$$

$$r_o=R_{C2}=3(\text{k}\Omega)$$

$$A_{u1}=\frac{u_{o1}}{u_i}=-\frac{\beta_1R'_{L1}}{r_{be1}}=-\frac{30\times1}{1.2}=-25$$

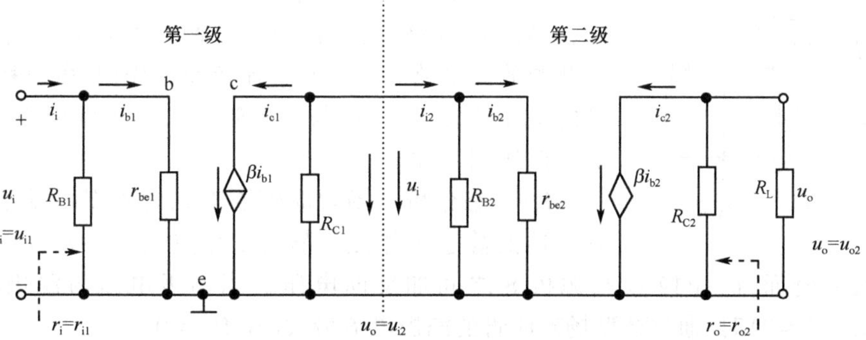

图 3-32　图 3-30 的微变等效电路

$$A_{u2}=\frac{u_{o2}}{u_{i2}}=-\frac{\beta_2R'_{L2}}{r_{be2}}=-\frac{50\times3}{1.2}=-125$$

$$A_u=A_{u1}\times A_{u2}=(-25)\times(-125)=3125$$

3.4　场效应管放大电路

三极管是输入电流控制输出电流的双极型晶体管,信号源一定要提供输入电流. 场效应管是输入电压控制输出电流的单极型晶体管,输入端几乎不需要提供输入电流,输入电阻很高,在输入回路上基本不消耗能量.

场效应管(FET)放大电路有共源、共栅和共漏三种连接方式,图 3-33(a)共源放大器是一种常用电路,输入信号从栅极 G 和源极 S 之间输入,输出从漏极 D 和源极 S 之间输出,公用端是源极 S,因此,称为共源放大器,相当于三极管中的共发射极放大器. 图 3-33(b)共漏放大器,输入信号从栅极 G 和漏极 D 之间输入,输出从源极 S 和漏极 D 之间输出,公用端是漏极 D. 图 3-33(c)共栅放大器,输入信号从源极 S 和栅极 G 之间输入,输出从漏极 D 和栅极 G 之间输出,公用端是栅极 G.

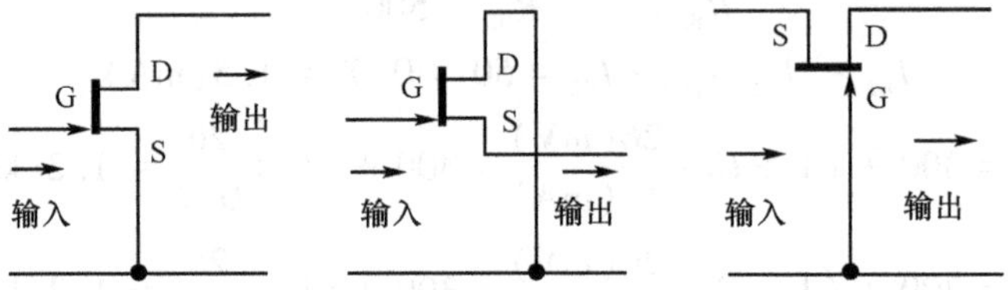

(a) 共源放大器　(b) 共漏放大器　(c) 共栅放大器

图 3-33　场效应管三种组态

3.4.1　N 沟道结型场效应管放大电路

图 3-34 所示为一种 N 沟道结型场效应管所组成的共源低频放大电路. 图中栅极经过栅极电阻 R_G 接地,源极经过源极电阻 R_S 接地,实现栅极与源极加反向偏置电压. 为了防止交流信号在 R_S 上产生压降,在 R_S 上并联一个旁路电容 C_S.

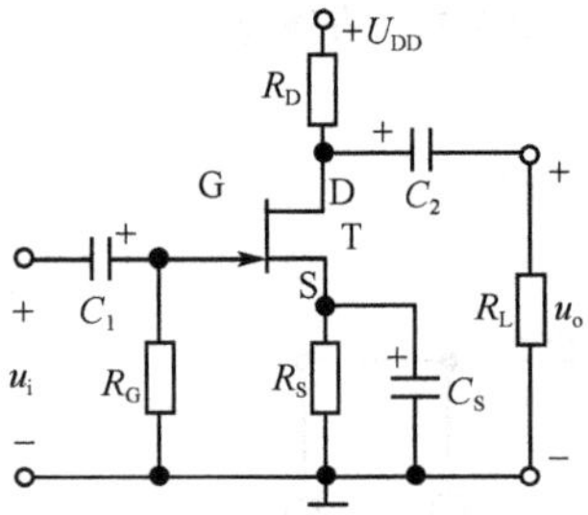

图 3-34　结型场效应管

静态时,$U_G=0$,说明栅极无电流流过,R_S 上流过的电流约等于漏极电流 I_D,使 $U_S=I_D \cdot R_S$,所以 R_S 在静态为栅极和源极提供了一个反偏电压 U_{GS},反偏电压的大小为 $U_{GS}= U_G-U_S= -I_D \cdot R_S$. 此电路称为自偏压共源放大电路,也称为自给偏压共源放大电路. R_S 具有直流负反馈作用,可以稳定场效应管的工作状态,这一点与三极管放大器中发射极电阻 R_E 的负反馈作用一样.

1. 静态分析　场效应管要对信号有效放大,一定要设置合适的静态工作点. 静态工作点由 U_{GS}、I_D、U_{DS}确定. 对结型场效应管而言,栅极 G 与源极 S 之间加反向电压. 当栅极电压与源极电压相同($U_{GS}= U_G-U_S=0$)时,通过结型场效应管的漏极电流最大(在 $U_{GS}=0$ 时),称为饱和漏极电流 I_{DSS},I_{DSS}是常数,一般取值范围为 1mA ~ 1A,不同的场效应管 I_{DSS}不同. 反向电压 U_{GS}大到一定程度,导致漏极电流为零($I_D=0$)时,说明沟道已被夹断,这时的电压称为夹断电压,用 U_P 或 $U_{GS(off)}$ 表示. 由图 3-35 有:

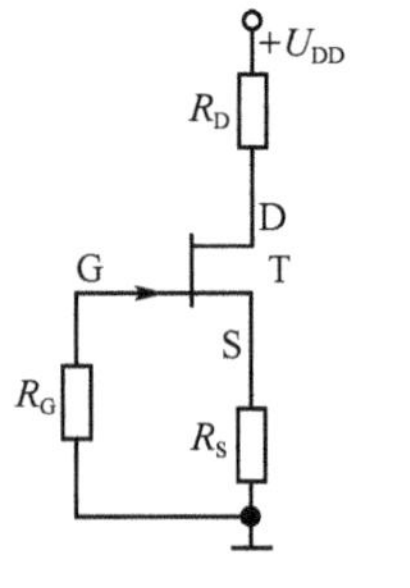

图 3-35　直流通道

$$U_{GS}= U_G-U_S=-I_D \cdot R_S \tag{3-40}$$

$$I_D = I_{DSS}\left(1-\frac{|U_{GS}|}{|U_P|}\right)^2 \tag{3-41}$$

$$U_{DS} = U_{DD} - I_D(R_D + R_S) \tag{3-42}$$

2. 动态分析　画交流通道,见图 3-36 等效微变电路,电压的放大倍数为

$$A_u = \frac{u_o}{u_i} = -\frac{i_D R_L'}{u_{GS}} = -g_m \cdot (R_D//R_L) \tag{3-43}$$

输入电阻 r_i 从输入端看进去的等效电阻，等于 R_G 与 r_{gs} 并联，由于 r_{gs} 很大，所以输入电阻约等于 R_G，即

$$r_i = R_G \tag{3-44}$$

输出电阻 r_o 从输出端看进去的等效电阻，等于 R_D 与 r_{ds} 并联，由于 $r_{ds} \gg R_D$ 很大，所以输出电阻约等于 R_D，即

$$r_o = R_D \tag{3-45}$$

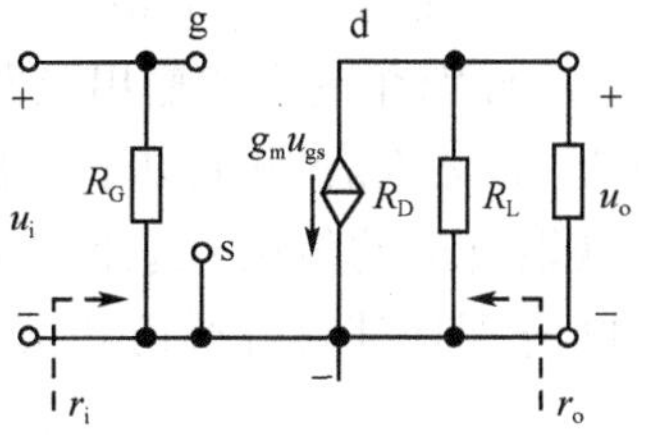

图 3-36　交流通道

【例 3-4】 如图 3-37 所示晶体管为 N 沟道的结型场效应管，工作在恒流区，已知 $I_{DSS}=8mA$，$U_P=-4V$，$R_S=1k$，$U_{DD}=+18V$，求：$I_D=$？$U_{GS}=$？并画出其交流通道.

解：画直流通路，见图 3-38，已知 $I_{DSS}=8mA$，$U_P=-4V$，$R_S=1k$，有

$$U_{GS} = U_G - U_S = -I_D \cdot R_S = -I_D$$

$$I_D = I_{DSS}\left(1 - \frac{|U_{GS}|}{|U_P|}\right)^2 = 8\left(1 - \frac{I_D}{4}\right)^2$$

化简得：$I_D^2 - 10I_D + 16 = 0$

解方程得：$I_D = 2mA$，$I_D = 8mA$

当 $I_D = 2mA$，$U_{GS} = -2V$

当 $I_D = 8mA$，$U_{GS} = -8V$

因为在恒流区，有 $U_P < U_{GS} < 0$ 成立，

所以，$I_D = 8mA$，$U_{GS} = -8V < U_P = -4V$ 舍弃，

漏极电流为 $I_D = 2mA$，栅极-源极间的电压为 $U_{GS} = -2V(-4V<-2V<0)$.

其微变等效电路见图 3-39.

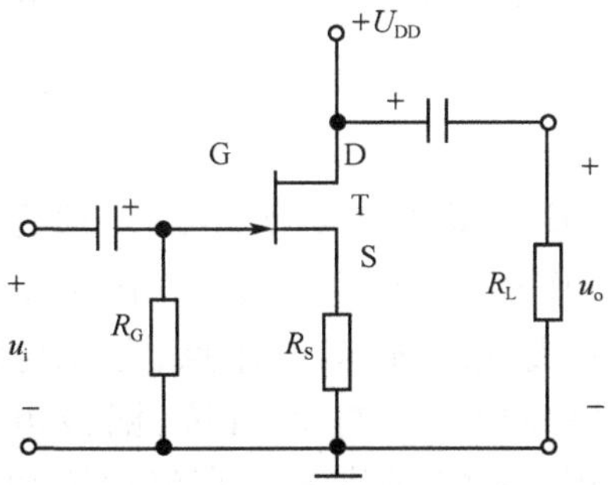

图 3-37　例 3-4

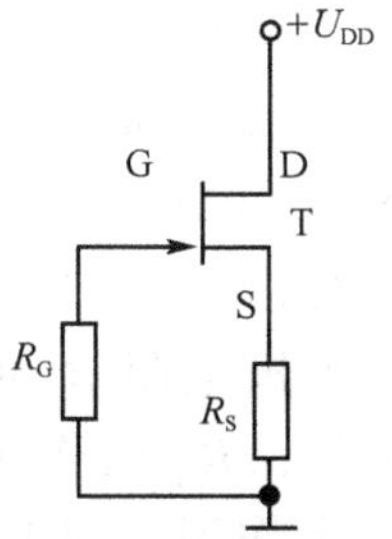

图 3-38　直流通路

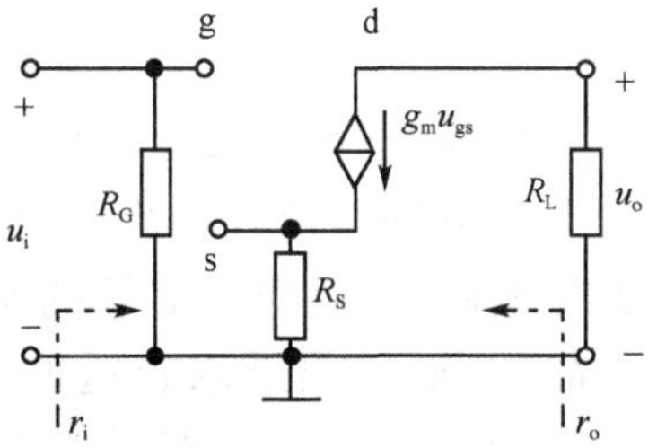

图 3-39　交流通路

3.4.2　绝缘栅型场效应管放大电路

金属氧化物半导体场效应管（MOSFET）是应用非常广泛的晶体管，与 JFET 相比 MOSFET 有更高的栅极输入阻抗（$\geqslant 10^{14}\Omega$），栅极几乎没有电流流入．MOSFET 有增强型 MOSFET 和耗尽型 MOSFET 两种类型．当 $U_{GS}=0V$ 时，耗尽型 MOSFET 通常导通（从漏极到源极流过的电流最大），增强型 MOSFET 不导通（从漏极到源极流过的电流最小），如果在栅极加一电压，耗尽型通道的阻碍作用变大，漏极电流减小；而增强型通道的阻碍作用变小，沟道导通才有漏极电流产生．

1. 增强型 图 3-40 为增强型 N 沟道绝缘栅型场效应管共源极放大电路．耦合电容 C_1、C_2 分别在输入和输出电路中对信号起通交隔直作用，旁路电容 C_S 的作用是消除源极电阻 R_S 对交流信号的影响，源极电阻 R_S 的作用是稳定静态工作点，分压电阻 R_{G1}、R_{G2} 与 R_S 配合获取合适的偏压 U_{GS}，漏极电阻 R_D 的作用是使放大电路对电压有放大作用．图 3-41 和图 3-42 分别是其直流通道和微变等效电路．

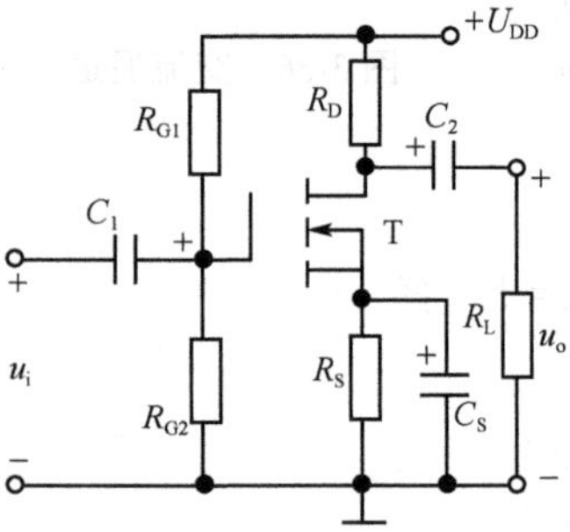

图 3-40 增强型

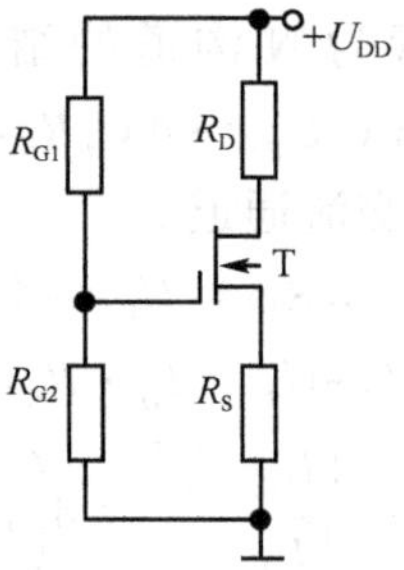

图 3-41 直流通道

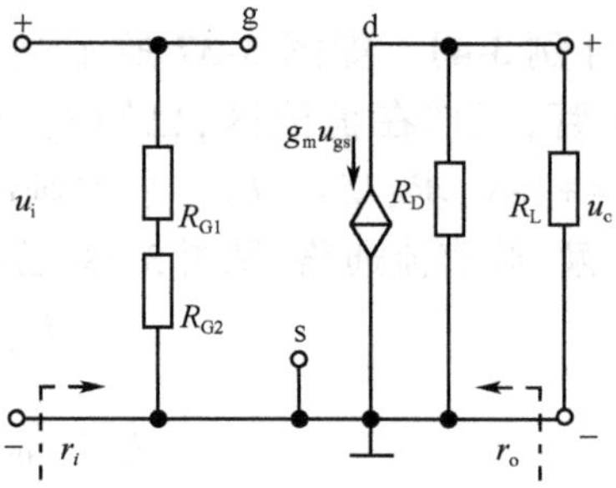

图 3-42 微变等效电路

其静态工作点和动态指标分别为

$$I_D = I_{DSS}\left(1 - \frac{|U_{GS}|}{|U_P|}\right)^2 \tag{3-46}$$

$$U_{GS} = U_G - U_S = \frac{R_{G2}}{R_{G1} + R_{G2}}U_{DD} - R_S I_D \tag{3-47}$$

$$U_{DS} = U_{DD} - I_D(R_D + R_S) \tag{3-48}$$

$$A_u = \frac{u_o}{u_i} = -\frac{i_D R'_L}{u_{GS}} = -g_m \cdot R'_L = -g_m \cdot (R_D // R_L) \tag{3-49}$$

$$r_i = R_{G1} // R_{G2} \tag{3-50}$$

$$r_o = R_D \tag{3-51}$$

2. 耗尽型 图 3-43 为耗尽型 N 沟道绝缘栅型场效应管共源极放大电路．耦合电容 C_1、C_2 分别在输入和输出电路中对信号起通交隔直作用，旁路电容 C_S 的作用是消除源极电阻 R_S 对交流信号的影响，源极电阻 R_S 的作用是稳定静态工作点，分压电阻 R_{G1}、R_{G2} 与 R_S 配合获取合适的偏压 U_{GS}，R_G 的作用是提高电路的输入阻抗，漏极电阻 R_D 的作用是使放大电路对电压有放大作用．图 3-44 和图 3-45 分别是其直流通道和微变等效电路．

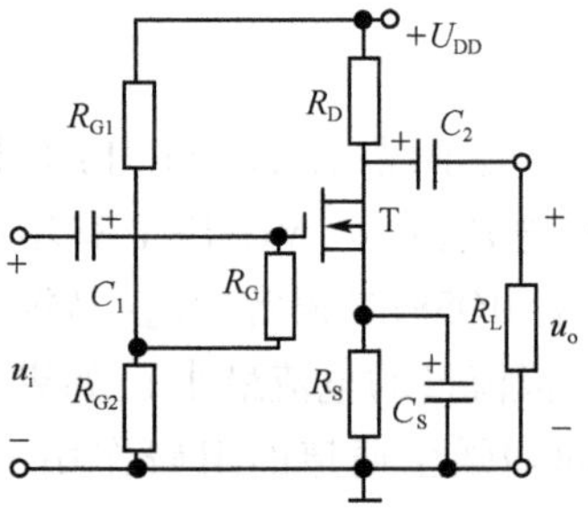

图 3-43 耗尽型

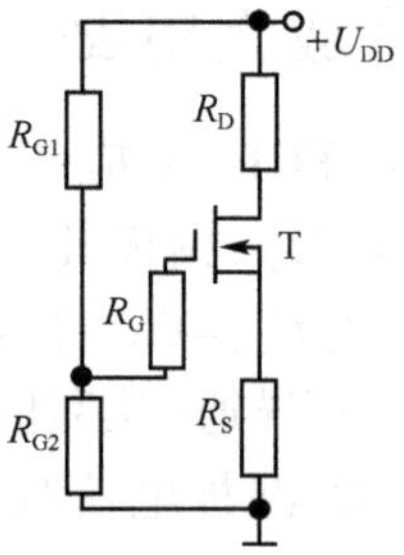

图 3-44 直流通道

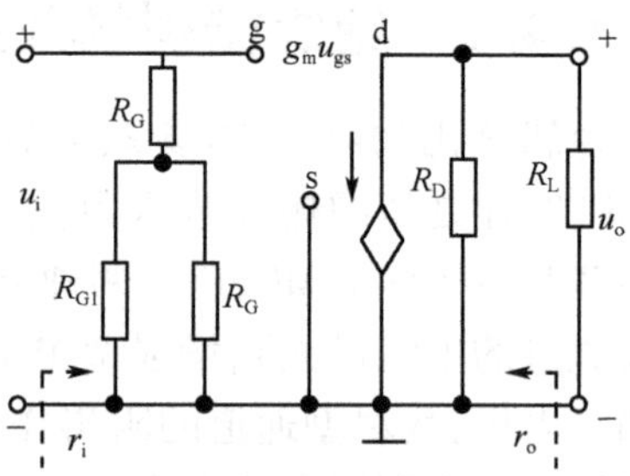

图 3-45 微变等效电路

静态工作点和动态指标分别为

$$I_D = I_{DSS}\left(1 - \frac{|U_{GS}|}{|U_P|}\right)^2 \tag{3-52}$$

$$U_{GS} = U_G - U_S = \frac{R_{G2}}{R_{G1} + R_{G2}}U_{DD} - R_S I_D \tag{3-53}$$

$$U_{DS} = U_{DD} - I_D(R_D + R_S) \tag{3-54}$$

$$A_u = \frac{u_o}{u_i} = -\frac{i_D R'_L}{u_{GS}} = -g_m \cdot R'_L = -g_m \cdot (R_D // R_L) \tag{3-55}$$

$$r_i = R_G + R_{G1} // R_{G2} \tag{3-56}$$

$$r_o = R_D \tag{3-57}$$

小　结

三极管组成的基本放大器有三种组态,即共发射极基本放大电路,共集电极基本放大电路和共基极基本放大电路. 其中共发射极放大器是最基本的一种放大器.

放大器对交流信号不失真放大,必须满足两个外部条件:发射结正偏,集电结反偏. 合适的静态工作点是放大器正常工作的必要前提. 放大器工作时既有直流分量也有交流分量. 直流通道计算静态工作点,交流通道计算动态指标. 微变等效电路是计算电压放大倍数、输入电阻和输出电阻的常用方法.

当静态工作点不合适或输入信号偏大时会产生饱和失真和截止失真.

多级放大电路常见的耦合方式有阻容耦合、直接耦合、变压器耦合和光电耦合. 其中直接耦合广泛应用于集成电路中.

三极管是电流控制电流的器件,在放大器中需要输入端提供输入电流,而场效应管是电压控制电流的器件,放大电路只需要提供输入电压,不需要提供输入电流. 场效应管是利用栅-源极电压 U_{GS}来改变导电沟道的宽窄,从而控制漏极电流 I_D 的大小. 场效应管具有很高的输入电阻,但电压放大倍数较低,放大电路有共源、共栅、共漏三种接法.

场效应管具有耦合方便,电路简单,噪声低、热稳定性好,抗辐射能力强,制造工艺简单,成本低,耗电省等优点,得到广泛的应用,尤其应用于大规模的集成电路中.

习　题

3-1　设计并画出由 PNP 组成的共发射极基本放大电路,标出直流电源及耦合电容的极性.

3-2　画出习题 1 的直流通路和交流通路.

3-3　已知某三极管的 1 脚流进的电流为 0.04mA,2 脚流出的电流为 2.04 mA,3 脚流进的电流为 2mA,判断三极管的材料、管型和各个管脚的名称,计算三极管的电流放大倍数.

3-4　图 3-46 中(a)、(b)、(c)、(d)电路是否对交流信号有放大作用,为什么?

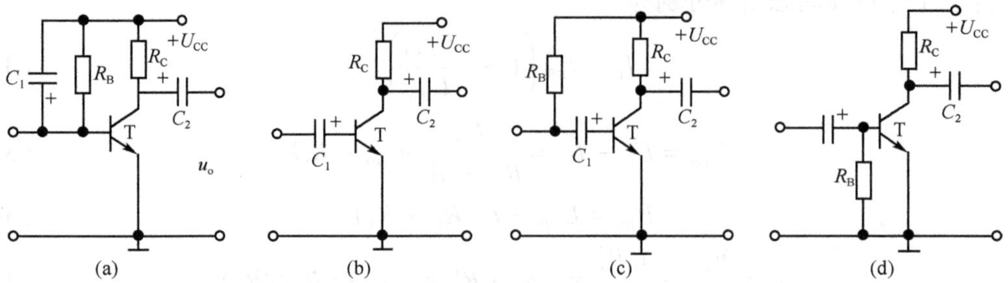

图 3-46　习题 3-4

3-5　已知某电路中三极管各管脚的电位如下：①5V、1.2V、0.5V；②6 V、5.8V、1V；③9V、8.3V、2V；④-8V、-0.2V、0V. 判断三极管的材料、管型和各个管脚的名称 .

3-6　如图 3-47 所示为输入信号为正弦波时示波器观察到的失真波形，分析图中失真分别是什么类型的失真？如何消除失真？

3-7　在图 3-48 所示的分压式偏置电路中，已知 $R_{B1}=20\text{k}\Omega$，$R_{B2}=10\text{k}\Omega$，$R_C=R_L=1.3\text{k}\Omega$，$R_E=1.7\text{k}\Omega$，$U_{CC}=12\text{V}$，$\beta=50$. 求：

①静态工作点？②电压放大倍数？③如果断开 C_E，交直流信号是否有变化？

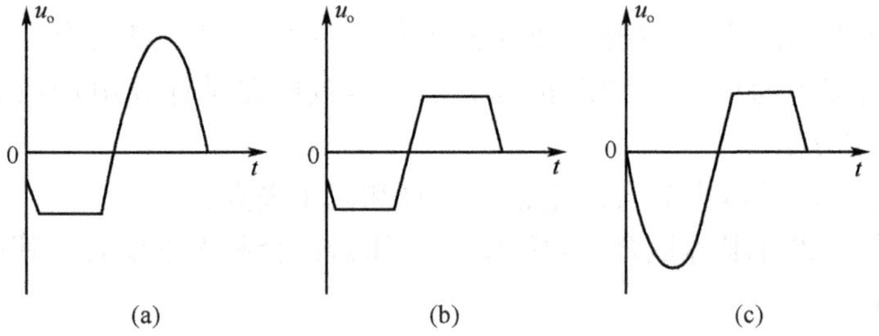

图 3-47　习题 3-6

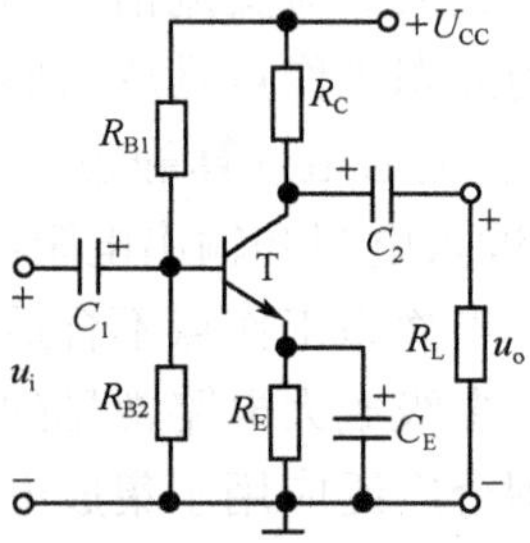

图 3-48　习题 3-7

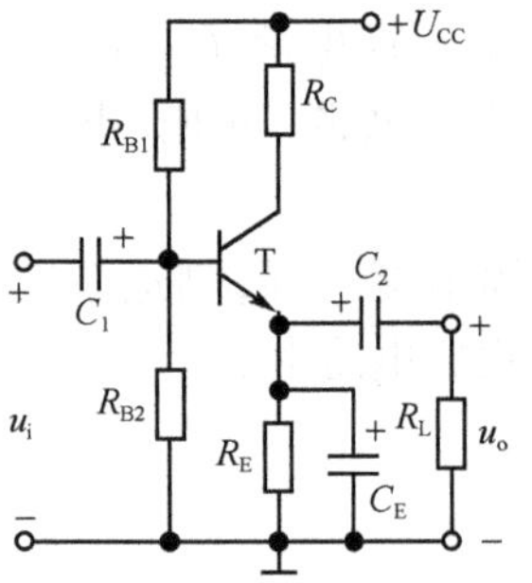

图 3-49　习题 3-8 和习题 3-9

3-8　如图 3-49 所示，若 $R_{B1}=39\text{k}\Omega$，$R_{B2}=11\text{k}\Omega$，$R_E=1\text{k}\Omega$，$R_C=R_L=2\text{k}\Omega$，$U_{CC}=15\text{V}$，$\beta=10$. 试求：①静态工作点；②如果断开旁路电容 C_E，静态工作点变吗？

3-9　在图 3-49 所示的分压式偏置电路中，已知 $R_{B1}=20\text{k}\Omega$，$R_{B2}=10\text{k}\Omega$，$R_C=R_E=1.5\text{k}\Omega$，$R_L=3\text{k}\Omega$，$U_{CC}=12\text{V}$，$\beta=50$. 画出直流通道、画出交流通道和微变等效电路 . 求输入电阻和输出电阻

3-10　已知某放大器有三级放大电路组成，各级的电压放大倍数分别为 30、20、30，则总电压放大倍数是多少？若输入信号为 10mV，该放大器最后输出的电压是多少？

3-11　如图 3-50 所示，已知 $U_{CC}=12\text{V}$，$R_B=566\text{k}\Omega$，$R_C=R_L=3\text{k}\Omega$，$U_{BEQ}=0.7\text{V}$，$r_{be}=1.6\text{k}\Omega$，$r_S=2\text{k}\Omega$，$u_i=10\text{mV}$，$\beta=100$，求：

①A_U＝？ ② r_i＝？ r_o＝？ ③u_S＝？

3-12　如图 3-50 所示，已知 $U_{CC}=12\text{V}$，$\beta=100$，$r_{be}=1\text{k}\Omega$，$R_C=3\text{k}\Omega$，$U_{CEQ}=6\text{V}$，输入电压信号和输出电压信号用毫伏表测得分别为 1mV 和 100mV，若忽略 U_{BE} 的大小求：R_B＝？ R_L＝？

3-13　如图 3-50 所示，图中 R_B、R_C、R_L 参数有一个变化时两外两个保持不变，请在下列表中填写：①增大；②减小；③基本不变.

参数	I_{BQ}	U_{CEQ}	A_u	r_i	r_o
R_B 增大					
R_C 增大					
R_L 增大					

3-14　常见的多级放大电路的耦合方式有哪些？

3-15　多级放大电路的输入电阻和输出电阻与中间级的放大电路有无关系？为什么？

3-16　在图 3-51 所示电路中，已知 $R_{B11}=100\text{k}\Omega$，$R_{B12}=24\text{k}\Omega$，$R_{C1}=15\text{k}\Omega$，$R_{E1}=5.1\text{k}\Omega$，$R_{B21}=33\text{k}\Omega$，$R_{B22}=6.8\text{k}\Omega$，$R_{C2}=7.5\text{k}\Omega$，$R_{E2}=2\text{k}\Omega$，$R_L=5\text{k}\Omega$，$U_{CC}=20\text{V}$，$r_{be1}=r_{be2}=1\text{k}\Omega$，$\beta_1=50$，$\beta_2=10$，求：①输入电阻；②输出电阻.

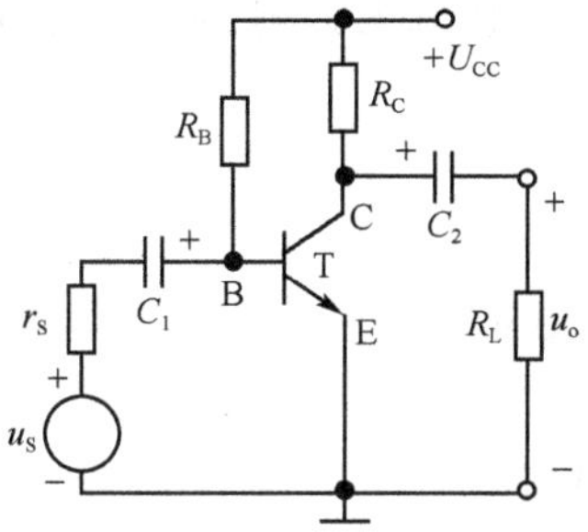

图 3-50　习题 3-11 至习题 3-13

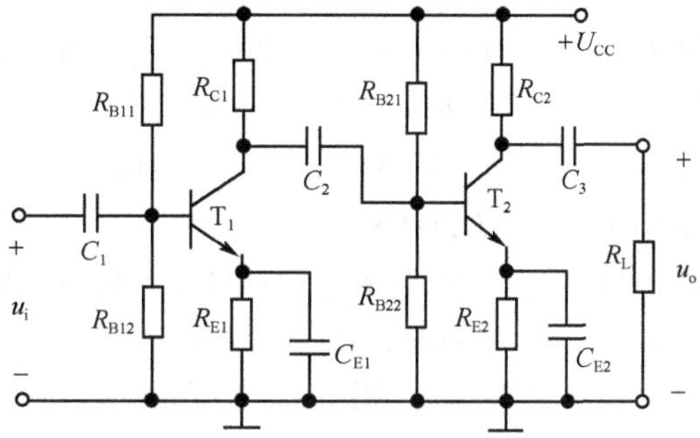

图 3-51　习题 3-16

3-17　FET 组成的放大电路（以 N 沟道耗尽型为例）和 BJT 组成的放大电路是如何建立合适的 Q 点？

3-18　如图 3-52 所示，已知 $U_{DD}=18\text{V}$，$R_D=5\text{k}\Omega$，$R_L=5\text{k}\Omega$，$R_S=1\text{k}\Omega$，$R_G=1\text{M}\Omega$，$I_{DSS}=8\text{mA}$，$U_{GS(off)}=-4\text{V}$，求静态工作点？

3-19　如图 3-53 所示，已知 $U_{DD}=12\text{V}$，$R_{G1}=1\text{M}\Omega$，$R_{G2}=100\text{k}\Omega$，$R_G=10\text{M}\Omega$，$R_S=R_L=5\text{k}\Omega$，$g_m=1.8\text{mA/V}$，求电压放大倍数，输入电阻和输出电阻各是多少？

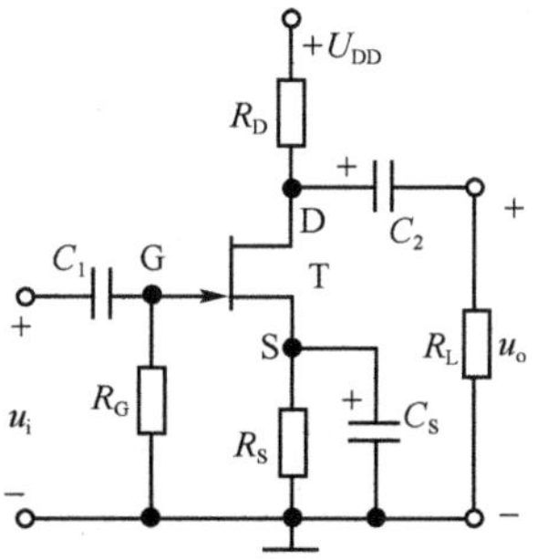

图 3-52　习题 3-18

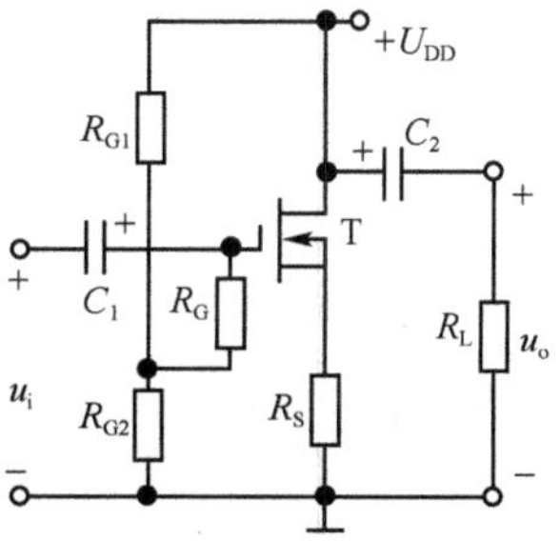

图 3-53　习题 3-19

习题答案

习题 3-3　NPN 型，$\beta=50$，1 脚是基极 B，2 脚是发射极 E，3 脚是集电极 C

习题 3-4　图(a)：输入交流信号被短路．图(b)、图(c)、图(d)：$I_B=0$

习题 3-5　$U_C=5V$、$U_B=1.2V$、$U_E=0.5V$、NPN、硅材料；$U_E=6V$、$U_B=5.8V$、$U_C=1V$、PNP、锗材料；$U_E=9V$、$U_B=8.3V$、$U_C=2V$，PNP、硅材料；$U_C=-8V$、$U_B=-0.2V$、$U_E=0V$，PNP，锗材料

习题 3-6　(a)是饱和失真，消除的办法是适当增大偏置电阻 R_B，使基极电流 I_B 减小，确保静态工作点离开饱和区进入线性放大区；(b) 正半周和负半周的波形均出现削顶，而且失真的程度相当，意味着静态工作点的位置合适，极有可能是输入电压信号幅值较大，使其正半周顶部(截止失真)和负半周顶部(饱和失真)均出现同等程度的失真，消除的办法是适当减小输入电压信号的幅值；(c) 属于截止失真，消除的办法是减小偏置电阻 R_B，使基极电流 I_B 适当增加，确保静态工作点离开截止区进入线性放大区．

习题 3-7　$I_{BQ}=44\mu A$，$I_{CQ}=2.2mA$，$U_{CEQ}=5.4V$；-55；对直流无影响，对交流有影响

习题 3-8　$I_{BQ}=0.26mA$，$I_{CQ}=2.6mA$，$U_{CEQ}=7.2V$；无变化

习题 3-9　$r_i \approx r_{be}=903\Omega$，$r_o=R_C=1.5k\Omega$

习题 3-10　18000，180V

习题 3-11　$A_u=-40$，$r_i \approx r_{be}=1k\Omega$，$r_o=R_C=4k\Omega$；$u_S=30\ mV$

习题 3-12　$R_B=600k\Omega$，$R_L=1.5k\Omega$

习题 3-14　直接耦合，阻容耦合，光电耦合，变压器耦合

习题 3-16　$r_i \approx r_{be1}=1k\Omega$，$r_o=R_{C2}=7.5k\Omega$

习题 3-18　$I_{DQ}=2mA$，$U_{GSQ}=-2V$，$U_{DSQ}=6V$

习题 3-19　$A_u=-0.82$，$r_i=10M\Omega$，$r_o=5k\Omega$

第四章 生物医学常用放大电路

4.1 生物电信号的特点

生物信号包括生物电信号和生物非电信号,生物电信号是人体内各种组织和细胞自发或在刺激情况下产生和传递的电脉冲,生物非电信号是人体各种非电活动产生的信号,例如:心音、体温、呼吸.非电信号可以通过换能器转换成电信号,生物信号一般很微弱、变化缓慢甚至近似直流信号,只有放大后才能处理、显示、记录等.

4.1.1 生物电信号的基本特性

1. 幅值特性 绝大多数生物电信号的幅值很微弱,例如:听觉诱发电位 0.3μV,脑干诱发电位只有 0.5μV,自发脑电信号 2~100μV,胎儿的心电信号 10~50μV,眼电信号 50~1000μV.

2. 频率特性 绝大多数生物电信号的频率很低,变化非常缓慢.例如,心电信号 0.05~100Hz,脑电信号 0.5~70Hz,眼电信号 0~60Hz,肌电信号 10~2000Hz.

3. 噪声强 主要因为人体自身信号微弱,而且人体又是一个很复杂的整体,非常容易受到噪声的干扰.例如,胎儿的心电信号最大噪声就是母体的心电信号.

4.1.2 生物医学放大器的基本要求

1. 高输入阻抗 生物信号自身是高内阻的微弱信号源,不仅输出的电压幅值低,而且输出的电流也很微弱,为了防止出现生物电信号的衰减和失真,必须要求放大器的输入级有高输入阻抗.

2. 高放大倍数 生物信号的幅值很小,为了使信号符合后续电路的处理,必须要有非常高的放大倍数的放大器能把生物电信号放大到能用的大小.

3. 高共模抑制比 一般生物电信号用两个电极获取信号,会伴随有超过生物电信号的干扰电压信号,为了抑制干扰信号,需要用高共模抑制比的放大器.

4. 低噪声 生物电信号很微弱,为了防止噪声将其有用信号淹没,需要放大器具有低信噪比.

5. 通频带 生物医学放大器的通频带要适合所需要的生物电信号的频率范围,过宽的通频带会把一些无用的信号一起放大.

6. 低漂移 为了提高放大器的准确度,防止漂移造成的干扰,放大器的漂移电流的频率和幅值要接近生物电信号的频率和幅值.

4.2 直流放大电路

通常生物电信号变化极其缓慢,便把这类信号称为直流信号.电容具有耦合交流、阻断直流的作用,简称“通交隔直”作用.所以要放大这类直流或近似直流的电信号,不能用阻容耦合放大器进行放大,只能采用直接耦合方式,即将前一级的输出端直接连接到后一级的输入端的放大器,称为直流耦合放大电路,简称直流放大电路,或称为直接耦合放大器(direct coupling amplifier).

4.2.1 直流放大电路

为了使直接耦合放大电路传输的信号不失真放大,各级放大电路不仅要保证信号的有效传输还要确保各级静态工作点合适,但是直接耦合放大电路的各级静态工作点互不独立,相互影响.

图 4-1(a)是一个两级的直接耦合放大电路,虽然有信号传输通路,但是由于前后级静态工作点的相互影响,信号不能被正常的放大. 如果 U_{CE1} 在几伏的范围内,T_1 一般工作在放大区;如果 U_{CE1} 太大,T_1 容易出现截止状态,如果 U_{CE1} 太小,T_1 容易进入饱和. 因为 $U_{CE1}=U_{BE2}$,所以如果 T_1 是正常工作,T_2 的 U_{BE2} 就远远地大于其发射结正常工作的电压了(硅管的导通电压理论值是 0.7V,锗管的导通电压理论值是 0.3V),使 I_{B2} 太大导致 T_2 产生饱和失真,T_2 失去正常放大能力. 如果控制 U_{BE2} 为 0.7V 左右,T_2 能正常工作在放大区,但是 T_1 的 U_{CE1} 太小进去饱和区,T_1 也失去了放大能力,电路不能正常工作.

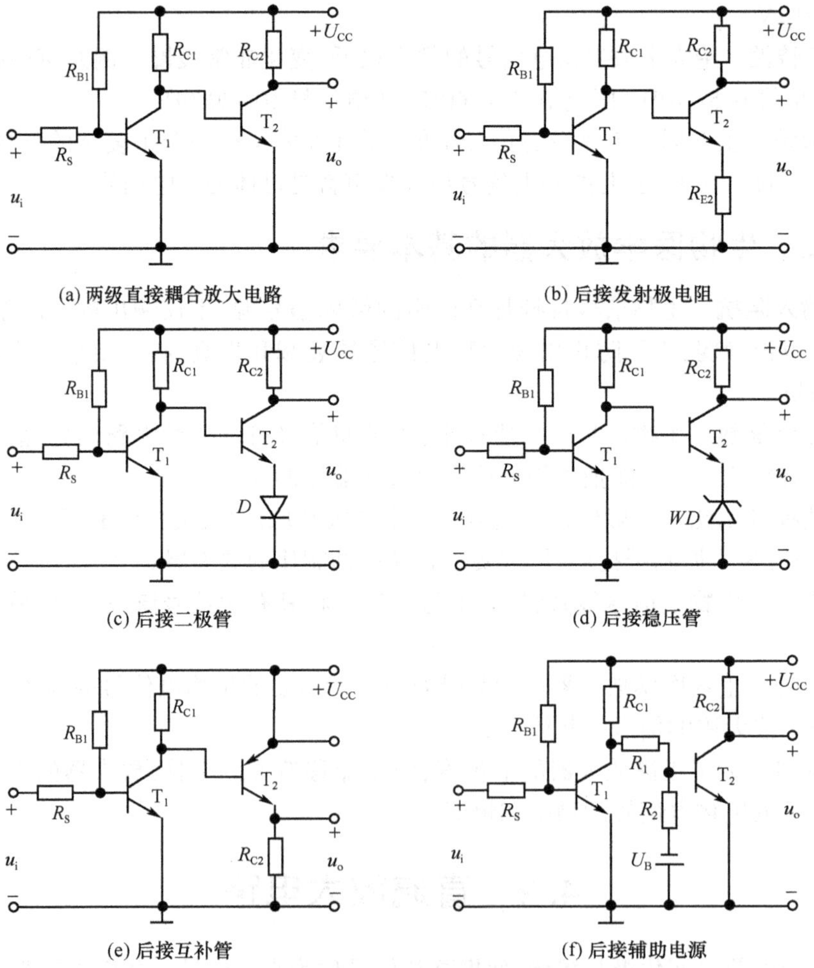

图 4-1 直接耦合放大器

因此,无论怎样调整,图 4-1(a)电路都因为其前后两级的静态工作点相互影响,不能正常工作. 为解决这个问题采用下面方法进行电路改进.

1. 后级发射极接电阻　在图 4-1(a)电路中的第二级发射极后接发射极电阻 R_{E2},见图 4-1(b),$U_{CE1}=U_{BE2}+I_{E2}\cdot R_{E2}$,只要 R_{E2}的阻值合适,前后级放大器就会有合适的静态工作点,放大电路就能正常工作. 但是 R_{E2}的接入,会产生电流负反馈,第二级的电压放大倍数要下降,同时 U_{B2}被抬高,若放大电路级数较多,后级的 U_{CE}就有可能变得太小进入饱和状态[$U_{CE}=U_{CC}-I_C(R_C+R_E)$],使电路无法正常工作.

2. 后级发射极接二极管或稳压管　为解决因为 R_{E2}而导致电压放大倍数下降的问题,在第二级的发射极上接二极管或稳压管,二极管加正向电压或稳压管加反向击穿电压,见图 4-1(c)、图 4-1(d). 流过管子的电流在一定范围变化时,管子两端的电压降基本不变,这样的管压降相当于一个恒压源. 因此,在静态时刻有效提高 T_1 管的静态工作点,在动态时也不会产生交流压降,不会明显降低第二级的电压放大倍数.

3. 交替使用互补管　在直接耦合放大器中,采用同类型的三极管,各级管子的电极电位会逐级升高,限制了可能需要连接的级数,针对这一问题,可在前后级中分别采用 NPN 型和 PNP 型互补三极管,见图 4-1(e), 第二级 T_2 的集电极电位 U_{C2}小于第一级 T_1 管的集电极电位 U_{C1},这样的改进电路就不会出现各级电位逐级升高的问题,还会自然下降.

4. 辅助电源　前一级的集电极与后一级基极之间接由 R_1、R_2、负电源 $-U_B$ 组成的分压电路,见图 4-1(f). 只要选择合适的 R_1、R_2、$-U_B$,各级放大电路都可以满足设立一个合适的静态工作点.

4.2.2　零点漂移

在直流放大电路中,若将输入信号短路,即输入电压 u_i 为零,用高灵敏度的直流电压表测量其输出端电压 u_o,u_o 本应该保持不变,但实际测定的 u_o 会出现或大或小,缓慢而无规则的变化,这种输入电压为零输出电压无规则而缓慢变化的现象,称为零点漂移(zero drift),简称零漂,见图 4-2.

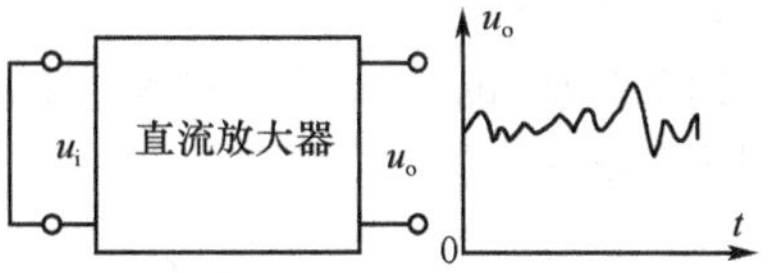

图 4-2　零点漂移

引起零漂的原因较多,如温度的变化会引起晶体管参数(I_{CBO},U_{BE},β)的变化,电源电压的波动,元件的老化等都会引起电路参数的变化,导致输出电压偏离了初始值. 在引起零漂的众多原因中以温度变化的影响最为严重,会导致放大电路中静态工作点的变化,这种变化称为温度漂移,简称温漂. 在直接耦合多级放大电路的各级漂移中,又以第一级的漂移影响最为严重,它会逐级放大,使输出端的信号无法区分那些是有用信号那些是漂移信号,从而使放大器无法正常工作. 因此,减小输入级的零点漂移,成为多级直接耦合放大电路一个至关重要的问题. 解决零漂问题的方法有多种,其中最有效的方法就是采用差分放大电路(differential amplifier),也称差动放大电路.

4.2.3　差分放大电路

1. 基本差分放大电路　图 4-3 所示为两个特性完全相同的基本放大电路组合而成,电路结构完全对称,三极管 T_1,T_2 具有相同的温度特性和静态工作点,对称元件也完全相同,输入电压信号 u_{i1},u_{i2}由两管的基极 B_1、B_2 输入,输出电压信号 u_o 由两管的集电极 C_1、C_2 输

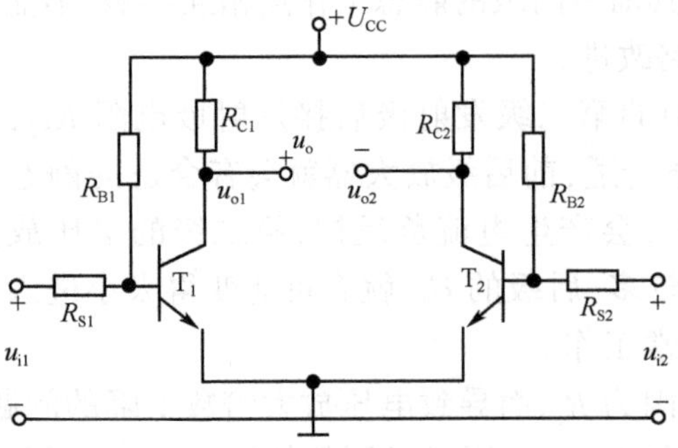

图 4-3 基本差分放大电路

出,这种放大电路的输出电压 u_o 与两个输入端信号之差($u_{i1}-u_{i2}$)成正比,所以称为基本差分放大电路或者对称差分放大电路.

静态时,输入信号为零($u_i=0$),由于电路对称,有 $I_{B1}=I_{B2}$,$I_{C1}=I_{C2}$,$U_{C1}=U_{C2}$,所以 $u_o=U_{O1}-U_{O2}=U_{C1}-U_{C2}=0$,即静态时,输出电压为零.

当温度或电源电压有变化时,T_1 和 T_2 两管会产生相同的电流和电压变化,等效产生相同的零漂,有 $\Delta I_{B1}=\Delta I_{B2}$,$\Delta I_{C1}=\Delta I_{C2}$,$\Delta U_{C1}=\Delta U_{C2}$,所以 $u_o=\Delta U_{C1}-\Delta U_{C2}=0$. 可见基本差分放大电路对由温度或电源电压波动引起的零漂能有效地进行抑制.

2. 输入信号 当输入信号不为零时,其工作原理分下面两种输入信号来分析:

(1) 共模信号:如果差分放大电路的两管基极输入的电压信号大小相等,极性相同,即 $u_{i1}=u_{i2}$,这样的输入称为共模输入(common-mode input),见图 4-4,其输入的信号称为共模信号(common-mode signals),即电压信号大小相等,极性相同,用 u_{ic} 表示,u_{ic} 与两输入端信号的关系为 $u_{ic}=u_{i1}=u_{i2}$,即

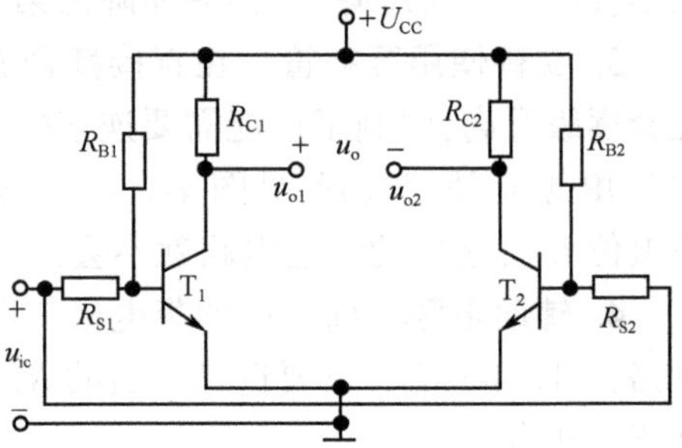

图 4-4 共模输入

$$u_{ic}=(u_{i1}+u_{i2})/2 \tag{4-1}$$

在共模输入情况下,若两管完全对称,则两管的基极电流变化相同($\Delta i_{B1}=\Delta i_{B2}$)、集电极电流变化相同($\Delta i_{C1}=\Delta i_{C2}$)、集电极电位变化相同($\Delta u_{C1}=\Delta u_{C2}$),输出电压为零($u_o=\Delta u_{C1}-\Delta u_{C2}=0$),所以差分放大器对共模信号没有放大作用,即放大倍数为零.

实际上,温度和电源电压等变化所引起的零漂和其他干扰信号,就相当于在两个输入端等效地输入了一对相同的漂移电压,因此,都可以视为共模信号. 差分放大电路抑制共模信号的能力,也反映出它对零漂的抑制水平,所以在高质量的直流放大电路中第一级总是采用差分放大器.

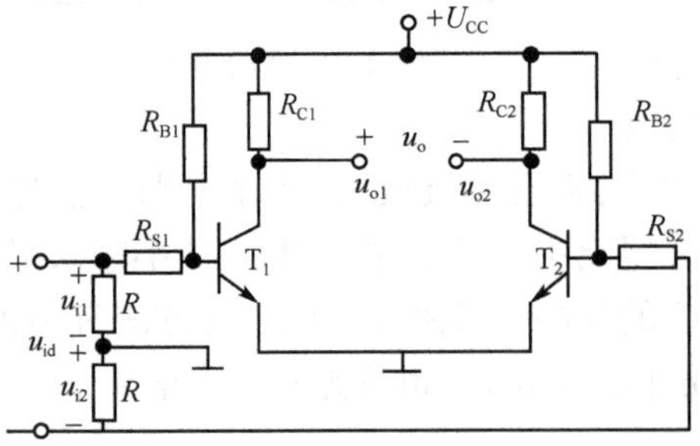

图 4-5 差模输入

(2) 差模信号:如果差分放大电路的两管基极输入的电压信号大小相等,极性相反,即 $u_{i1}=-u_{i2}$,这样的输入称为差模输入(differential-mode input),见图 4-5,其输入的信号称为差模信号(differential-mode signals),即电压信号大小相等,极性相反,用 u_{id} 表示,u_{id} 与两输入端信号的关系为 $u_{id}=u_{i1}-u_{i2}=2u_{i1}=-2u_{i2}$,即

$$u_{id}=u_{i1}-u_{i2} \tag{4-2}$$

差模输入时,$u_{i1}=-u_{i2}$,两管的基极电流、集电极电流、集电极电位均是大小相等,极性相反,即 $i_{b1}=-i_{b2}$,$i_{c1}=-i_{c2}$,$u_{c1}=-u_{c2}$,$u_o=u_{o1}-u_{o2}=2u_{o1}$,差模信号的电压放大倍数 A_{ud} 为

$$A_{ud}=\frac{u_o}{u_i}=\frac{u_{o1}-u_{o2}}{u_{i1}-u_{i2}}=\frac{2u_{o1}}{2u_{i1}}=\frac{u_{o1}}{u_{i1}}=A_{ud1}$$

可见,基本差分放大电路双端输出时,差模信号的输出电压为两管各自输出电压变化量的两倍,电压放大倍数是单管的电压放大倍数. 因此,基本差分放大电路的双端输出抑制零漂是以降低差模信号的电压放大倍数为代价的.

差分放大电路的输入信号只有两种,即差模信号与共模信号,差模信号是要放大的有用信号,共模信号是要抑制的无用信号.

(3) 非共模非差模信号:如果两端输入信号既不是共模信号也不是差模信号,可以将其分解为差模信号 u_{id} 和共模信号 u_{ic}. 因为 $u_{i1}-u_{i2}=u_{id}$,$(u_{i1}+u_{i2})/2=u_{ic}$,所以分解后两端的输入信号为

$$u_{i1}=u_{ic}+u_{id}/2 \tag{4-3}$$

$$u_{i2}=u_{ic}-u_{id}/2 \tag{4-4}$$

【例 4-1】 某放大器两个输入端的电压信号为 $u_{i1}=6.01\text{V}$,$u_{i2}=2.99\text{V}$,求差模信号 u_{id} 和共模信号 u_{ic} 各为多少?

解:$u_{id}=u_{i1}-u_{i2}=6.01-2.99=3.02\text{V}$,$u_{ic}=(u_{i1}+u_{i2})/2=(6.01+2.99)/2=4.50\text{V}$

答:差模信号和共模信号分别为 3.02V、4.50V.

3. 差分放大电路的四种基本输入输出方式 差分放大电路有两个输入端,两个输出端,因此,输入输出有四种方式,即双端输入双端输出,简称双入-双出,见图 4-6(a);单端输入-双端输出,简称单入-双出,见图 4-6(b);双端输入-单端输出,简称双入-单出,见图 4-6(c);单端输入-单端输出,简称单入-单出,见图 4-6(d).

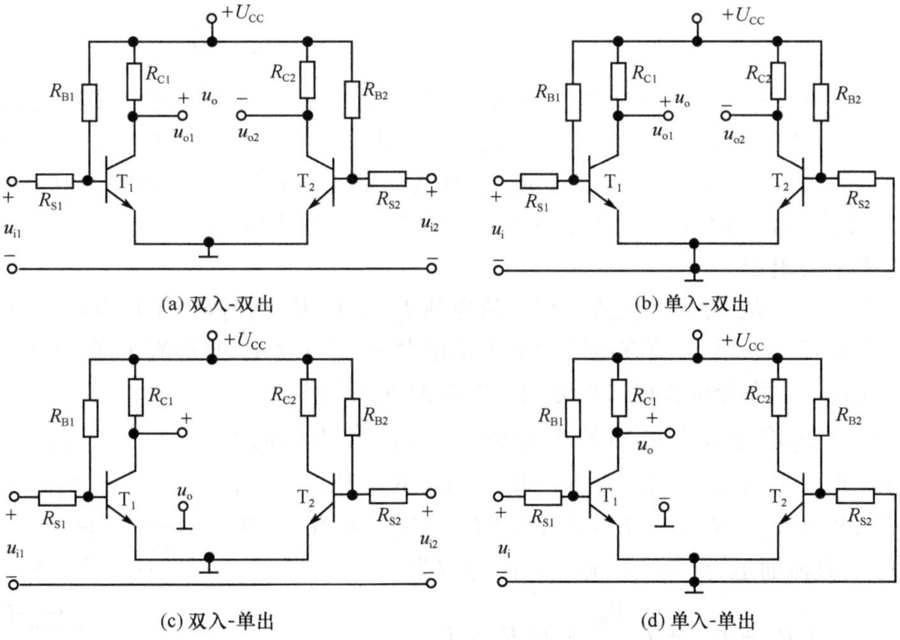

图 4-6　差分放大电路的四种输入输出方式

差分放大电路双端输入和单端输入没有本质的区别,双端输入的两个输入端都不接地线,直接接入输入信号;而单端输入的两个输入端其中一端是接地线的,另一端接输入信号. 不论

哪种方式输入，两个输入端都要接线，不能置空．

差分放大电路双端输出是根据电路的对称性抑制共模信号的，但是差分放大电路完全对称是理想情况，实际上很难做到，因此，只靠提高电路的对称性来抑制零漂是有限度的．另外，在差分放大电路中每个管中的集电极电位产生的漂移并未受到抑制，如果输出信号从单端输出，即输出电压从一个管的集电极与“地”之间取出，漂移就根本无法抑制．因此，必须要改进电路，使每个单管产生的零漂都能有效地抑制．

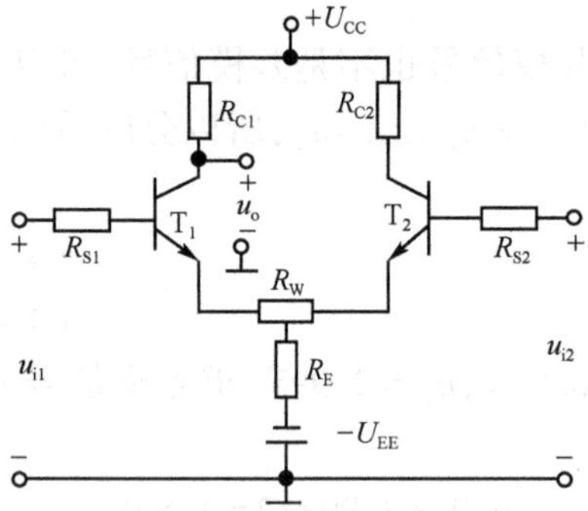

图 4-7　长尾式差分放大电路

4. 长尾式差分放大电路　图 4-7 就是一种经常使用的可以抑制单端输出零漂的典型差分放大电路，与基本差分放大电路相比，电路在两个三极管的发射极之间增加了调零电位器 R_W、发射极电阻 R_E 和辅助负电源 $-U_{EE}$，由于 R_E 和 $-U_{EE}$ 接在发射极与地线之间，像拖着的长尾巴，所以该电路又称为长尾式差分放大电路．

调零电位器 R_W 的作用是调节电路平衡的，当输入为零时，如果电路可能不完全对称，输出就有可能不为零，这时就要调节 R_W，改变两管的参数使输出为零．R_W 对差模信号有负反馈作用，因此阻值不宜太大，一般取值几十欧到几百欧．由于其值较小，一般在电路计算中常常可以忽略．

发射极电阻 R_E 主要作用是稳定静态工作点，抑制两个三极管的漂移范围，减小零漂．如果温度升高，R_E 抑制零漂的工作原理如下：

$$温度\uparrow \rightarrow I_C\uparrow \rightarrow I_E\uparrow \rightarrow U_{RE}\uparrow \rightarrow U_{BE}\downarrow \rightarrow I_B\downarrow \rightarrow I_C\downarrow$$

可见，R_E 对共模信号有负反馈作用，R_E 越大电流负反馈的作用越大，稳定电流的能力越强，抑制每个单管的零漂就越显著．差模信号是大小相等极性相反的信号，而且电路是对称的，所以两管输入差模信号时，流过 R_E 的电流总是方向相反、大小相等，刚好相互抵消，R_E 上的差模信号电压降为零，差模信号对 R_E 等效于短路，因此，R_E 对差模信号无影响，在交流通道中不会出现．

由于 U_{CC} 一定，R_E 过大会使集电极直流电流 I_C 过小，从而使静态工作点 Q 过低，影响放大电路的正常工作．因此，要在电路中加入负电源 $-U_{EE}$ 补偿 R_E 的直流压降，使电路有合适的静态工作点．下面分析长尾式差分放大电路的静态工作点．

（1）长尾式差分放大电路静态分析：输入信号为零时，$u_{i1}=u_{i2}=0$，由于电路完全对称，设 $R_S=R_{S1}=R_{S2}$，$R_B=R_{B1}=R_{B2}$，$I_B=I_{B1}=I_{B2}$，$R_C=R_{C1}=R_{C2}$，$I_C=I_{C1}=I_{C2}$，$U_C=U_{C1}=U_{C2}$，画图 4-7 中的单管 T_1 的直流通道，见图 4-8，输入回路方程为

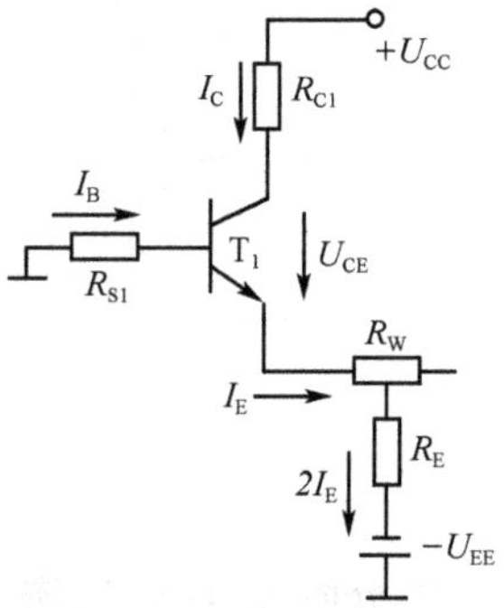

图 4-8　单管直流通道

$$I_BR_S+U_{BE}+I_E\frac{R_W}{2}+2I_ER_E=U_{EE}$$

$$I_B=\frac{U_{EE}-U_{BE}}{R_S+(1+\beta)(R_W/2+2R_E)}$$

因为 $R_S \ll (1+\beta)(R_W/2+2R_E)$，$R_W/2 \ll 2R_E$，

所以 $R_S+(1+\beta)(R_W/2+2R_E)\approx(1+\beta)2R_E$. 因为 $U_{EE}\gg U_{BE}$，所以 $U_{EE}-U_{BE}\approx U_{EE}$，则静态工作点为

$$I_B\approx\frac{U_{EE}}{2R_E(1+\beta)} \tag{4-5}$$

$$I_C\approx I_E=(1+\beta)I_B\approx\frac{U_{EE}}{2R_E} \tag{4-6}$$

若忽略 R_W 对电路的影响，则有

$$\begin{aligned}U_C&=U_{CC}-I_CR_C(\text{对地}),\\U_E&=-U_{EE}+2I_ER_E+I_ER_W/2\approx-U_{EE}+2I_ER_E\\U_{CE}&=U_C-U_E=U_{CC}+U_{EE}-I_CR_C-2I_ER_E\end{aligned} \tag{4-7}$$

(2) 长尾式差分放大电路的动态分析：电路动态指标的计算与输入方式无关，与输出方式有关，输出方式的不同会导致电压的放大倍数 A_{ud} 和输出电阻 r_o 的不同．因此，动态指标的计算分别以单端输出和双端输出两种情况进行计算．

1) 双端输出：长尾式差分放大电路双端输出电路见图 4-9，由于平衡电阻 R_W 较小在动态分析时忽略．

如果输入差模信号，流过发射极电阻 R_E 的电流 i_{e1} 与 i_{e2} 方向总是相反，大小总是相等，刚好相互抵消，合电流为零，R_E 上的差模信号电压降为零，差模信号对 R_E 等效于短路，因此，R_E 对差模信号无影响，在交流通道或微变等效电路中不会出现．

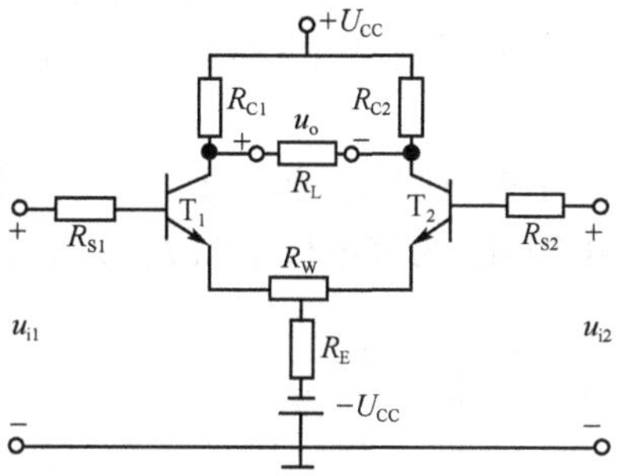

图 4-9　长尾式差分放大电路双端输出

输出端对 R_L 而言，三极管的集电极电位 u_{c1} 与 u_{c2} 一定大小相等极性相反，在 R_L 中央位置电位为零，就相当于在 R_L 的中点交流接“地”，意味着每个单管带负载的大小刚好为 R_L 的一半，交流通道、微变等效电路分别见图 4-10、图 4-11.

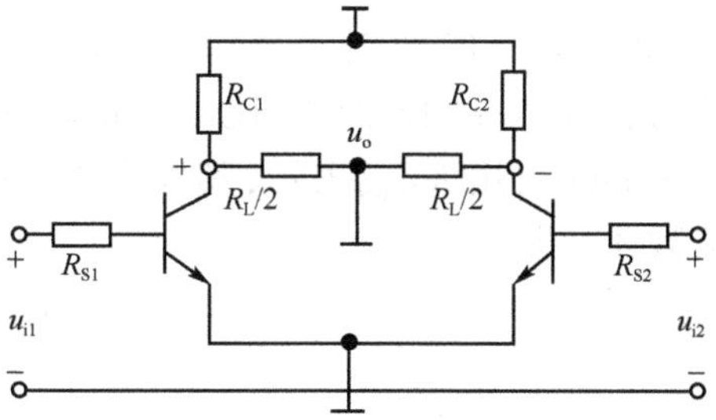

图 4-10　交流通道

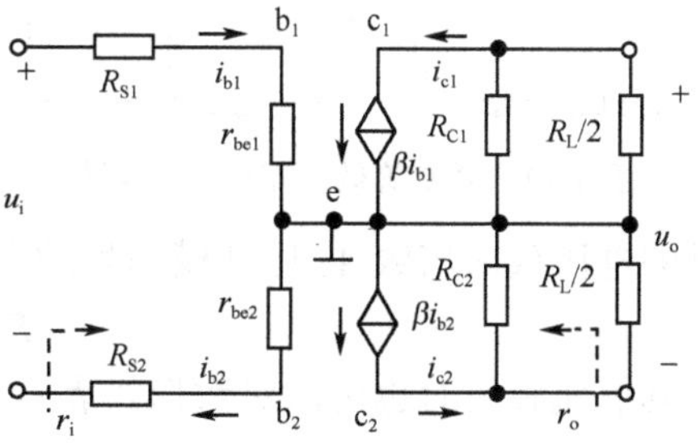

图 4-11　微变等效电路(双出)

差模信号的电压放大倍数 A_{ud} 为

$$A_{ud}=\frac{u_o}{u_i}=-\frac{\beta R_C//(R_L/2)}{R_S+r_{be}} \tag{4-8}$$

输入电阻 r_i 为

$$r_i=2(R_S+r_{be}) \tag{4-9}$$

输出电阻 r_o 为

$$r_o=2R_C \tag{4-10}$$

如果输入共模信号，则输出端输出电压为零（$u_o=u_{C1}-u_{C2}=0$），所以共模信号的电压放大倍数为零，即 $A_{uc}=0$.

2）单端输出：如果输入差模信号，单端输出的电压只是从一个集电极取出电压，双端输出是从大小相等极性相反的两个集电极取出电压，所以，单端输出差模信号的电压放大倍数是双端输出的一半，即

$$A_{ud}=-\frac{\beta R'_L}{2(R_S+r_{be})}=-\frac{\beta R_C//R_L}{2(R_S+r_{be})} \tag{4-11}$$

差模信号从输出端 C_1 和 C_2 输出，极性相反，所以单端输出时从不同的输出端 C_1 或 C_2 输出，极性不同.

输入电阻 r_i 为

$$r_i=2(R_S+r_{be}) \tag{4-12}$$

输出电阻 r_o 是双端输出的一半，即

$$r_o=R_C \tag{4-13}$$

如果输入共模信号时，发射极电阻 R_E 流过的电流是单管发射极电流的两倍，即 $2i_e$，R_E 两端的电压是单管工作时的两倍，等效于发射极接了一个电阻为 $2R_E$ 的电阻，其流过的电流为 i_e.

平衡电阻 R_W 远小于发射极电阻 R_E，可忽略其对共模信号的影响. 由于是单端输出，负载电阻 R_L'为集电极电阻 R_C 和负载 R_L 的并联，其微变等效电路见图 4-12.

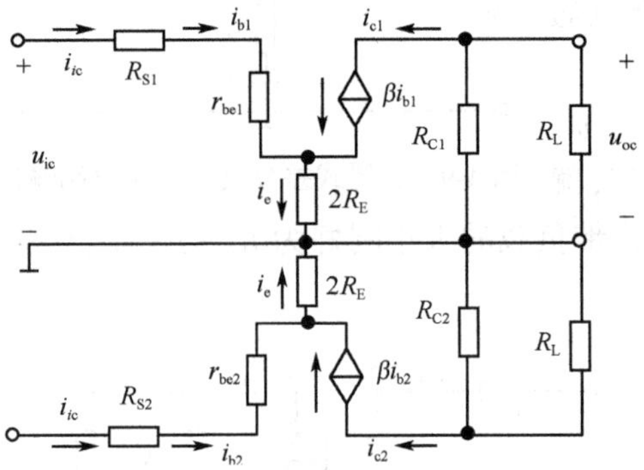

图 4-12　微变等效电路（共模信号）

因为 $R_S+r_{be}\ll 2(1+\beta)R_E$，$1+\beta\approx\beta$，所以 $R_S+r_{be}+2(1+\beta)R_E\approx 2\beta R_E$，则共模信号的电压放大倍数为

$$A_{uc}=\frac{u_o}{u_i}=\frac{-\beta i_b R'_L}{i_b[R_S+r_{be}+2(1+\beta)R_E]}\approx-\frac{R_C//R_L}{2R_E} \tag{4-14}$$

（3）共模抑制比：为了全面衡量差分放大电路对共模信号的抑制能力和差模信号的放大能力，引入共模抑制比（common-mode rejection ratio），用 K_{CMRR}表示，其大小等于差模信号的电压放大倍数 A_{ud} 比共模信号的电压放大倍数 A_{uc}，即

$$K_{CMRR}=A_{ud}/A_{uc} \tag{4-15}$$

其值比较大时也可用对数形式表示，即

$$K_{CMRR}=20\lg(A_{ud}/A_{uc})(\mathrm{dB}) \tag{4-16}$$

对数表示的共模抑制比称为增益，单位是分贝.

共模抑制比 K_{CMRR}越大，电路对差模信号的电压放大作用越大、抑制零漂能力越强. 对于双端输出差分放大电路，如果电路完全对称，共模信号的电压放大倍数 A_{uc} 为零，共模抑制比为无穷大. 但实际电路无法实现完全的对称，所以共模抑制比也不可能趋于无穷大.

差分放大电路输出方法不同性能指标不同，差分放大电路四种输入-输出方式的性能比较，见表 4-1、表 4-2.

表 4-1　基本差分放大电路四种输入-输出方式的性能比较

	双入-双出	单入-双出	双入-单出	单入-单出
A_{ud}	$-\dfrac{\beta R_C//(R_L/2)}{R_S+r_{be}}$	$-\dfrac{\beta R_C//(R_L/2)}{R_S+r_{be}}$	$\pm\dfrac{\beta(R_C//R_L)}{2(R_S+r_{be})}$	$\pm\dfrac{\beta(R_C//R_L)}{2(R_S+r_{be})}$
A_{uc}	0	0	$-\dfrac{\beta(R_C//R_L)}{2(R_S+r_{be})}$	$-\dfrac{\beta(R_C//R_L)}{2(R_S+r_{be})}$
K_{CMRR}	很高	很高	较高	较高
r_i	$2(R_S+r_{be})$	$2(R_S+r_{be})$	$2(R_S+r_{be})$	$2(R_S+r_{be})$
r_o	$2R_C$	$2R_C$	R_C	R_C
适用	输入输出不接地	输入接地输出不接地	输入不接地输出接地	输入输出接地

表 4-2　长尾式差分放大电路四种输入-输出方式的性能比较

	双入-双出	单入-双出	双入-单出	单入-单出
A_{ud}	$-\dfrac{\beta R_C//(R_L/2)}{R_S+r_{be}}$	$-\dfrac{\beta R_C//(R_L/2)}{R_S+r_{be}}$	$\pm\dfrac{\beta(R_C//R_L)}{2(R_S+r_{be})}$	$\pm\dfrac{\beta(R_C//R_L)}{2(R_S+r_{be})}$
A_{uc}	0	0	$-\dfrac{R_C//R_L}{2R_E}$	$-\dfrac{R_C//R_L}{2R_E}$
K_{CMRR}	很高	很高	较高	较高
r_i	$2(R_S+r_{be})$	$2(R_S+r_{be})$	$2(R_S+r_{be})$	$2(R_S+r_{be})$
r_o	$2R_C$	$2R_C$	R_C	R_C
适用	输入输出不接地	输入接地输出不接地	输入不接地输出接地	输入输出接地

5. 恒流源差分放大电路　在差分放大电路中，为了提高 K_{CMRR} 就要增大 R_E，但是 R_E 过大会引起静态工作点 Q 的下降，要 Q 点合适就要增大 $-U_{EE}$ 的值，这在电子电路中一般是不采用的，所以用恒流源来代替 R_E，见图 4-13 恒流源差分放大电路．用三极管 T_3 代替 R_E，T_3 工作在放大区，具有恒流特性．T_3 的基极电流 I_{B3} 由 R_1 和 R_2 分压决定，温度升高会引起 T_3 的集电极电流 I_{C3} 增大，进而使其发射极电位 U_{E3} 升高，基极电位 U_{B3} 不变，所以基极-发射极间的电压 U_{BE3} 减小，使基极电流 I_{B3} 减小，导致集电极电流 I_{C3} 减小，这样就自动地稳定了集电极电流 I_{C3} 因为温度变化而引起的波动，基本不受温度的影响，T_3 的基极电流 I_{B3} 又可以决定集电极电流 I_{C3}，T_3 管的 I_{C3} 等于 T_1 管和 T_2 管的发射极电流之和，即 $I_{C3}=I_{E1}+I_{E2}$，I_{E1}、I_{E2} 保持不变了，I_{C1}、I_{C2} 基本保持不变．所以当温度变化时，I_{C1}、I_{C2} 基本保持不变，可见，用恒流源不仅能提供不受温度影响的电流，还能保证电路有合适的静态工作点、很高的动态电阻、很小的共模电压放大倍数、自动抑制零漂．

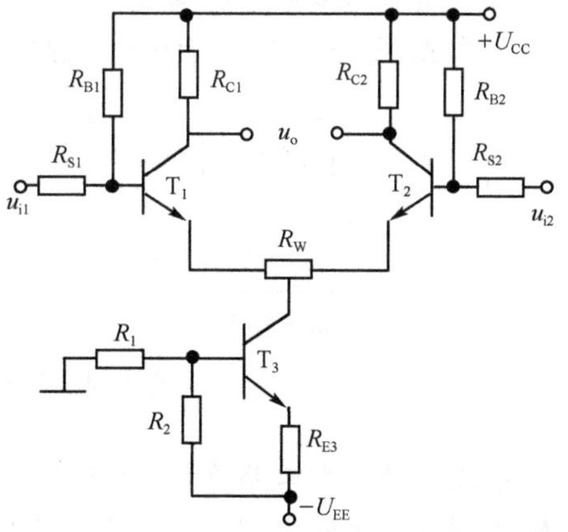

图 4-13　恒流源差分放大电路

4.3 集成运算放大电路

4.3.1 集成运算放大电路

在由电子元器件组成的分立电路中,连接点接触不良会影响电路工作的可靠性,同时元器件和电路的尺寸及重量也比较大. 随着半导体的迅速发展,利用一定的制造工艺,把具有某种特定功能的电子电路集中制造在一块很小的半导体硅片上,称为集成电路(integrated circuit,IC). 集成电路按照功能来分,有数字集成电路、模拟集成电路和混合集成电路. 模拟集成电路的种类较多,例如运算放大电路、功率放大电路、稳压电源等.

运算放大电路也称运算放大器(operation amplifier),是一种放大倍数非常高的直接耦合放大电路,它首先应用于模拟运算,作为基本运算单元完成加减、乘除、对数、指数、积分和微分等数学运算,故称为运算放大电路或运算放大器,简称运放. 若把整个运算放大器制作在很小的硅材料芯片上,就是集成运算放大电路,集成运算放大电路具有性能稳定,可靠性高、寿命长、体积小、重量轻和耗电小等优点,在电子技术中得到广泛的应用.

4.3.2 集成运算放大电路的组成

集成运算放大器通常由输入级、中间级、输出级和偏置电路四部分组成,见图 4-14(a),输入级采用差分放大电路,要求输入电阻高、零漂小、抗共模信号能力强. 中间级一般由共发射极放大电路构成,主要用于实现非常高的电压放大倍数. 输出级与负载相接,一般由互补对称电路或射极跟随器构成,要求输出电阻小,带负载能力强. 偏置电路一般由各种恒流源电路构成,要求给上述各级电路提供稳定、合适的偏置电流,来稳定静态工作点.

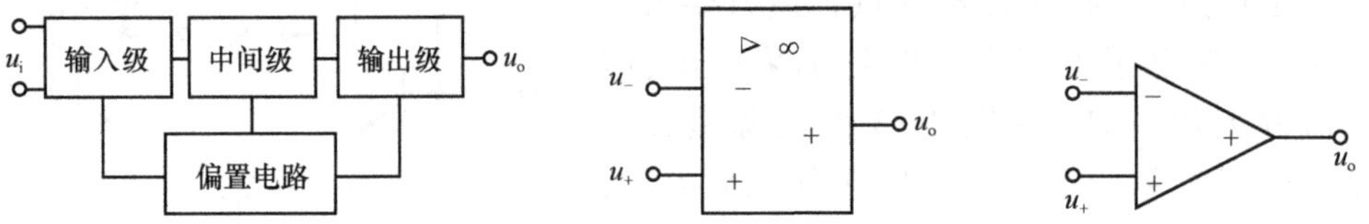

(a) 方框图　(b) 图形符号　(c) 旧符号

图 4-14　集成运算放大电路的组成与符号

集成运算放大电路符号,见图 4-14(b),图 4-14(c)是旧符号. 集成运算放大电路有两个输入端和一个输出端. 输入端标有"+"符号的称为同相输入端(noninverting input terminal),意味着输出电压 u_o 的极性与同相端输入信号电压 u_+ 极性相同,输入端标有"−"符号的称为反相输入端(inverting input terminal),意味着输出电压 u_o 的极性与反相端输入信号电压 u_- 极性相反. 集成运放还有正电源端、负电源端、调零端、相位补偿端等. 应用集成运放时,不用考虑其内部结构,只要看其说明书中各个管脚的用途及其主要指标就可以了.

4.3.3 集成运放的性能指标

集成运放的性能主要有下面几个参数.

1. 输入失调电压 U_{IO} 　理想集成运放,输入电压为零时输出电压为零,但由于制作工艺等原因,实际的运放输入电压为零时输出电压不为零,需要在输入端加一适当的直流补偿电压,这个输入电压称为输入失调电压,即输入电压为零时,输出电压折算到输入端的电压值,其值一般为毫伏级,其大小反映了差分电路输入级的对称程度,失调电压越大,对称性越差.

2. 输入失调电流 I_{IO} 为了输入信号为零时使输出电压也为零,两个输入端静态电流 i 差,称为输入失调电流,一般为输入静态偏置电流的十分之一. 输入失调电流是由差分输入级两个晶体管电流放大倍数不一致引起的.

3. 开环差模电压放大倍数 A 开环差模电压放大倍数也称为电压增益,集成运放在无反馈电路、工作在线性区时的差模电压放大倍数,也常用对数表示. A 越大越好,一般取值为 60~100dB,高增益可达 180dB,理想集成运放 A 为无穷大.

4. 差模输入阻抗 r_{id} 在输入差模信号时,从两个输入端看进去的等效电阻,r_{id}越大对上一级放大器或信号源的影响越小. 所以 r_{id}越大越好,晶体管输入级一般是 $10^4 \sim 10^6\Omega$,场效管输入级可达 $10^{12}\Omega$.

5. 开环输出阻抗 r_o 运放开环时,从输出端与地端看进去的等效电阻,r_o 越小越好,一般是几百欧到几千欧.

6. 共模抑制比 K_{CMRR} 运放开环时,差模电压放大倍数与共模电压放大倍数之比的绝对值,也常用 $20\lg K_{CMRR}$(dB)表示. K_{CMRR}越大越好,说明抗共模干扰能力越强,一般可达 80dB,高质量的可达 180dB.

7. -3dB 带宽 集成运放电压放大倍数随频率变化,当电压放大倍数随频率变化下降到中频范围的 0.707 倍(用增益表示就是下降为 3dB)是所对应的频率,称为截止频率,也叫 -3dB 带宽.

4.3.4 理想运算放大器

1. 理想运放的主要技术参数 在分析集成运放时,通常将它看成是理想运算放大器(ideal operational amplifier),简称理想运放,理想运放的主要技术参数如下:

(1) 开环差模电压放大倍数 $A=\infty$;

(2) 差模输入电阻 $r_{id}=\infty$;

(3) 开环输出电阻 $r_o=0$;

(4) 共模抑制比 $K_{CMR}=\infty$;

(5) 频带宽度无穷大.

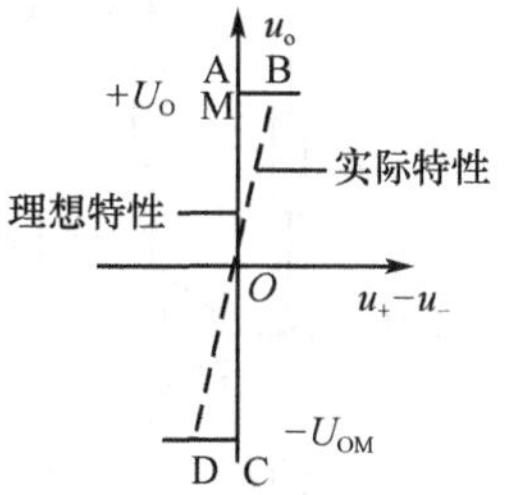

图 4-15 传输特性

2. 理想运放的两个重要特点 集成运放的传输特性是指集成运放的输出与输入的关系. 它可以分为线性和非线性两个区域,如图 4-15 所示.

(1) 理想运放在线性区时,如图中 BD 段,其输出与输入电压呈线性关系,即 $u_o=A(u_+-u_-)$,有两个重要的特点:

1) 虚短:由于电压放大倍数趋近于无穷大,即 $A=\infty$,而 $u_o=A(u_+-u_-)$,u_o 是有限值,所以输入电压趋近于零,因此,两输入端电位相等,即

$$u_+=u_- \tag{4-17}$$

两输入端就像"短路"一样,但不是真正的短路,所以称为"虚短(Virtual short circuit)".

2) 虚断:由于输入电阻趋近于无穷大,即 $r_{id}=\infty$,两输入端均没有电流输入,两输入端

电流均为零,即

$$i_+=i_-=0 \tag{4-18}$$

两输入端就像“断路”一样,但不是真正的断路,所以称为“虚断(virtual open circuit)”.

(2) 理想运放工作在非线性区时,就是图 4-15 中的 AB 和 CD,其输出电压不再随输入电压变化,而是以固定的电压值(U_{OM}或$-U_{OM}$)输出,即集成运放处于饱和状态,这时的两个重要特点表现为:

两输入端“虚短”不成立. 若同相端输入信号,当 $u_+>u_-$时,$u_o=U_{OM}$;当 $u_+<u_-$时,$u_o=-U_{OM}$.

虽然运放的两输入端电压不等,但 $r_{id}=\infty$,所以两输入端的输入电流仍然都为零,$i_+=i_-=0$,即两输入端“虚断”仍然成立.

4.4 负反馈放大器

反馈电路在电子技术中广泛应用,尤其在生物医学常用放大电路中反馈的应用也是相当广泛的. 反馈有正、负之分,直流负反馈能稳定静态工作点,交流负反馈是以降低放大电路的放大倍数作为代价来达到提高电压放大倍数的稳定性、减小非线性失真、改善放大电路的输入电阻和输出电阻等性能.

4.4.1 基本概念

1. 反馈 反馈(feedback)是指电路中的输出量(电压或电流)的一部分或全部通过某种反馈电路引入到放大电路的输入端,并对输出量造成一定影响的过程.

若引入的反馈信号使净输入信号增加,从而使放大倍数增大,这种反馈称为正反馈(positive feedback). 正反馈能使电路的放大倍数增大,但是却使电路不稳定,在放大电路中要尽量避免使用,它应用于某些振荡电路中.

若引入的反馈信号使净输入信号减小,从而使放大倍数降低,这种反馈称为负反馈(negative feedback). 尽管负反馈降低了电路的放大倍数,但是可以改善电路的性能,所以在放大电路中广泛使用. 本节主要介绍负反馈.

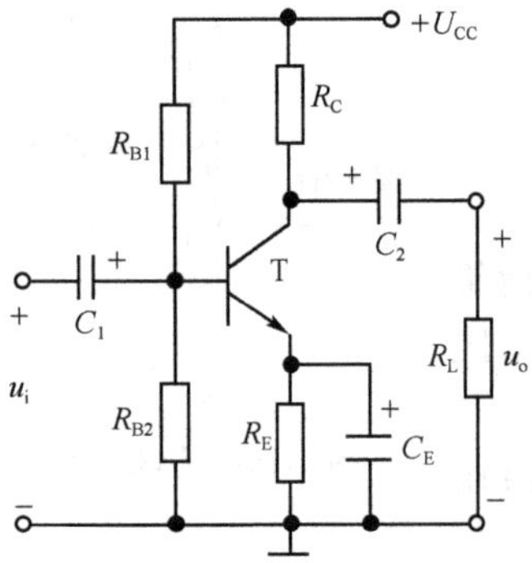

图 3-13 负反馈
分压式共发射极偏置放大电路

2. 判别原则 正负反馈采用瞬时极性法. 某一时刻规定放大电路输入端信号的极性,然后根据三极管基极与发射极同相、基极与集电极反相;运算放大器同相输入端输入信号与输出信号同相,反相输入端输入信号与输出信号反相,判断反馈信号引入到输入回路中的极性,再进一步断定反馈信号的引入使净输入量减小还是增大,减小是负反馈,增加是正反馈.

如图 3-13 所示,是分压式共发射极偏置放大电路,输入端是基极,输出端是集电极,公用端是发射极. 反馈电阻 R_E 将输出信号引入到输入回路中,引入端在发射极. 假设某时刻输入信号 u_i 为正,则输出信号 u_o 为负,反馈信号通过反馈电阻 R_E 引入到发射极,极性为正,导致净输入($u_{be}=u_i-u_e$)减小. 因此,只要输入信号的输入端与反馈信号的引入端位置不同,极性相同,净输入信号就减小,反馈就是负反馈.

瞬时极性法判断反馈类型,关键是两个条件:位置(输入信号的输入端与反馈信号的引入端的位置)与极性(输入信号的极性与反馈信号的极性),位置与极性只要有一个条件不同,另一个条件相同就是负反馈;两个都相同或两个都不同就是正反馈．例如,位置相同极性不同或位置不同极性相同是负反馈;位置与极性都相同或位置与极性都不同是正反馈．

直流、交流及交直流反馈采用画直流通道和交流通道判断:反馈信号只在直流通道中存在就是直流反馈;反馈信号只在交流通道中存在就是交流反馈;反馈信号在直流、交流通道中都存在就是直、交流反馈．

在图 3-13 的直流通路中,发射极旁路电容 C_E 断开,发射极电阻 R_E 对直流信号有作用;在交流通道中,C_E 将 R_E 短路,在此电路中 R_E 相当于不存在,R_E 对交流信号无作用,因此,R_E 就是直流负反馈．

电压还是电流反馈采用电压短路法或电流断路法．反馈信号从输出端获取,若以电压(或电流)形式取反馈信号就称为电压(或电流)反馈．电压短路法:令输出信号短路,即 $u_o=0$,判断反馈信号(x_f)是否为零,若 $x_f=0$ 是电压反馈,若 $x_f\neq0$ 是电流反馈．电流断路法:断开负载($i_o=0$),判断反馈信号(x_f)是否为零,若 $x_f=0$ 是电流反馈,若 $x_f\neq0$ 是电压反馈．

在图 3-13 中,令 $u_o=0$,反馈电阻 R_E 一样可以取到电流,反馈信号不为零,所以 R_E 是电流负反馈．

串联反馈还是并联反馈是根据反馈信号获取后引入到输入回路相对于输入信号的位置来决定．若反馈信号引入端与输入信号输入端位置相同是并联反馈,位置不同是串联反馈.

在图 3-13 中,反馈电阻 R_E 将反馈信号引入在发射极与输入信号的输入端基极位置不同,所以 R_E 是串联负反馈．

因此,图 3-13 中反馈电阻 R_E 的反馈是直流电流串联负反馈．

4.4.2　基本类型

在负反馈放大电路中,为了不同的目的,在输出与输入回路中采用不同的连接方式,形成了四种典型的负反馈类型．

1. 电压串联负反馈　用瞬时极性法,判断图 4-16 电路．输入信号 u_i 在同相端输入,设某时刻 u_i 为正(+),输出信号 u_o 为正(+),反馈元件 R_f 将反馈信号引入在反相端也为正(+),输入信号的输入端和反馈信号的引入端位置不同,极性相同是串联负反馈．令输出信号为零($u_o=0$),反馈信号也为零($x_f=0$),是电压反馈．因此,图 4-16 是电压串联负反馈．

2. 电压并联负反馈　用瞬时极性法判断图 4-17 电路．输入信号 u_i 在反相端输入,设某时刻 u_i 为正(+),输出信号 u_o 为负(-),反馈元件 R_f 将反馈信号引入在反相端也为负(-),输入信号的输入端和反馈信号的引入端位置相同,极性不同是并联负反馈．令输出信号为零($u_o=0$),反馈信号也为零($x_f=0$),是电压反馈．因此,图 4-17 是电压并联负反馈．

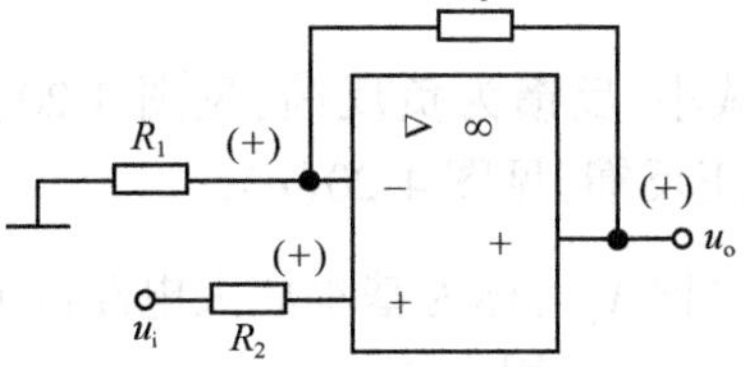

图 4-16　电压串联负反馈

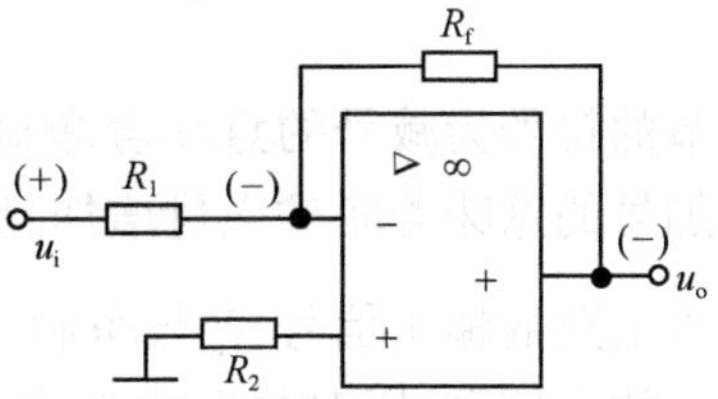

图 4-17　电压并联负反馈

3. 电流并联负反馈 用瞬时极性法判断图 4-18 电路．输入信号 u_i 在反相端输入，设某时刻 u_i 为正(+)，输出信号 u_o 为负(-)，反馈元件 R_f 将反馈信号引入在反相端也为负(-)，输入信号的输入端和反馈信号的引入端位置相同，极性不同是并联负反馈．令 R_L 短路，即输出信号为零($u_o=0$)，反馈信号不为零($x_f\neq 0$)；或令 R_L 断开，反馈信号为零($x_f=0$)，是电流反馈．因此，图 4-18 是电流并联负反馈．

4. 电流串联负反馈 用瞬时极性法判断图 4-19 电路．输入信号 u_i 在同相端输入，设某时刻 u_i 为正(+)，输出信号 u_o 为正(+)，反馈元件 R_f 将反馈信号引入在反相端也为正(+)，输入信号的输入端和反馈信号的引入端位置不同，极性相同是串联负反馈．令 R_L 短路，即输出信号为零($u_o=0$)，反馈信号不为零($x_f\neq 0$)，或令 R_L 断开，反馈信号为零($x_f=0$)，是电流反馈．因此，图 4-19 是电流并联负反馈．

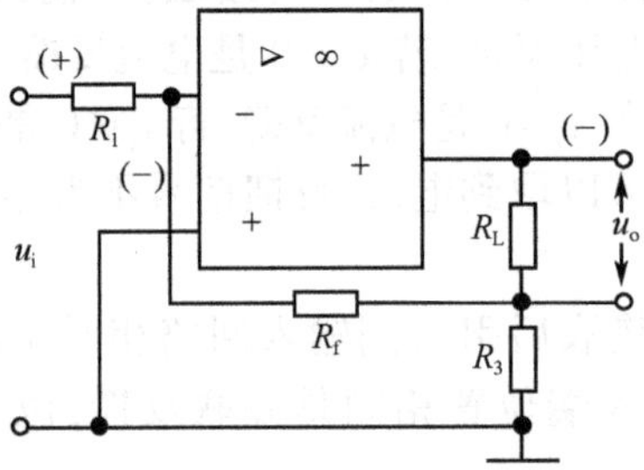

图 4-18 电流并联负反馈

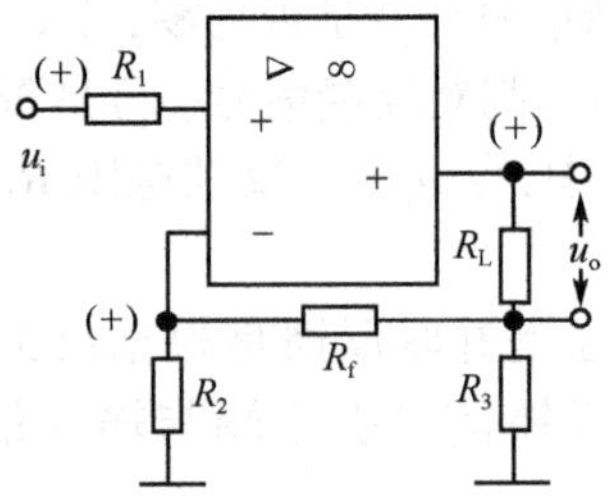

图 4-19 电流串联负反馈

4.4.3 对放大器性能的影响

1. 反馈的组成 反馈电路都是由无反馈的基本放大电路 A 和有反馈的放大电路 F 组成，见图 4-20. 电路 A 可以是单级、多级或集成运放，电路 F 是联系放大电路的输出电路和输入电路的环节，多数由电阻、电容或半导体器件组成，⊗ 是比较环节的符号，见图 4-20(a)，图中 $\dot{X}_i, \dot{X}_o, \dot{X}_f, \dot{X}_{id}$ 分别表示输入信号、输出信号、反馈信号、净输入信号的向量，它们代表的物理量是电压或电流．净输入量为

$$\dot{X}_{id} = \dot{X}_i - \dot{X}_f \tag{4-19}$$

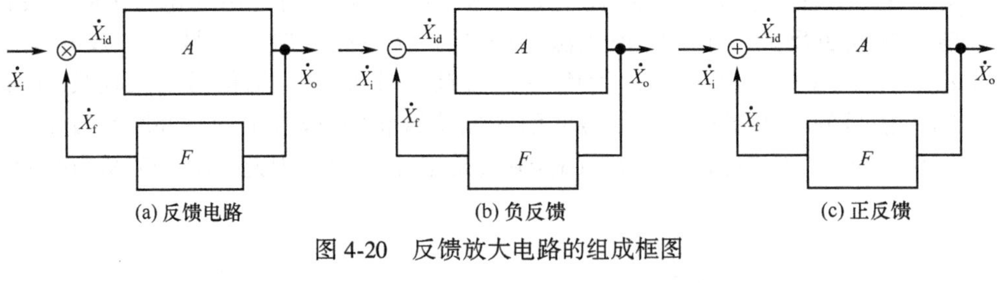

图 4-20 反馈放大电路的组成框图

比较环节的符号为减号的意味着净输入量减小，反馈为负反馈，见图 4-20(b)；比较环节的符号为加号的意味着净输入量增加，反馈为正反馈，见图 4-20(c)．

基本放大电路的输出信号 $\dot{X}_o$ 与净输入信号之比 $\dot{X}_{id}$，称为基本放大电路的放大倍数，也称为开环电压放大倍数，用对数形式表示称为开环增益，用 A 表示：

$$A=\frac{\dot{X}_o}{\dot{X}_{id}} \tag{4-20}$$

反馈信号(feedback signal) $\dot{X}_f$ 与放大电路输出信号 $\dot{X}_o$ 之比,称为反馈系数(reverse transmission factor),用 F 表示:

$$F=\frac{\dot{X}_f}{\dot{X}_o} \tag{4-21}$$

引入反馈后的电压放大倍数称为闭环放大倍数,用 A_f 表示:

$$A_f=\frac{\dot{X}_o}{\dot{X}_i}=\frac{\dot{X}_o}{\dot{X}_{id}+\dot{X}_f}=\frac{\dot{X}_o}{\dot{X}_{id}+F\dot{A}\dot{X}_{id}}=\frac{A}{1+AF} \tag{4-22}$$

$|1+AF|$ 称为反馈深度,在负反馈放大电路中,$|1+AF|>1$,其值越大对放大电路的影响越大,它是衡量负反馈对放大电路影响程度的一个很重要指标. $|1+AF|$ 的值不同在电路中的作用不同,见表 4-3 反馈深度.

表 4-3　反馈深度

$\|1+AF\|$	$\|A_f\|$	意义
>1	$<\|A\|$	负反馈,改善放大电路的性能
<1	$>\|A\|$	正反馈,放大电路不稳定
>>1	$=\|1/F\|$	深度负反馈,放大倍数很小
=0	$=\infty$	自激振荡,无输入信号也有输出信号

2. 改善放大电路的性能

(1) 提高放大倍数的稳定性:设输入信号的频率为中频,反馈电路为纯电阻电路,则描述反馈电路的物理量可以用实数表示,有

$$\frac{dA_f}{A_f}=\frac{dA}{(1+AF)^2A_f}=\frac{1}{1+AF}\cdot\frac{dA}{A} \tag{4-23}$$

式(4-22)表明引入负反馈后,放大倍数下降了(1+AF)倍,但是其稳定性提高了(1+AF)倍.

【例 4-2】 某放大电路的开环电压放大倍数 $A=1000$,受环境温度的影响使 A 下降为 500,若引入负反馈,反馈系数 $F=0.01$,求:反馈前后的放大倍数的相对变化量是多少?

解:$A=1000,\ A_f=\frac{A}{1+AF}=\frac{1000}{1+1000\times0.01}\approx90.9$

$A=500,\ A_f=\frac{A}{1+AF}=\frac{500}{1+500\times0.01}\approx83.3$

基本放大电路的 A 相对变化量　$\frac{\Delta A}{A}=\frac{1000-500}{1000}=50\%$

引入负反馈后的 A_f 的相对变化量　$\frac{\Delta A_f}{A_f}=\frac{90.9-83.3}{90.9}=8.4\%$

答:无反馈时,电压放大倍数 A 的相对变化量为 50%,引入负反馈后,电压放大倍数 A_f 的相对变化量下降为 8.4%,显然,放大倍数的稳定性提高了很多.

(2) 改善非线性失真:在放大电路中由于存在非线性元件,输入正弦波输出不是正弦波信号的失真,称为非线性失真. 图 4-21(a)是无反馈放大电路输入与输出波形的示意图,输入是正弦波,输出是正半周幅值大负半周幅值小的非线性失真. 图 4-21(b)是负反馈改

善非线性失真的示意图．由于输出是正半周幅值大负半周幅值小，负反馈将输出信号引回到输入端，由式(4-19)可知，引起净输入信号变为正半周幅值小负半周幅值大的波形，结果使输出失真减小并接近正弦波．

(3) 拓宽通频带：在放大电路中，信号频率在低频和高频区时，放大倍数要下降，但是负反馈具有减小电压放大倍数并稳定放大倍数的作用，因此，在低频和高频区负反馈放大电路的放大倍数的衰减速率减慢，频率下限变小，频率上限变大，通频带(bandwidth)变宽．引入负反馈通频带展宽(1+AF)倍，见图 4-22.

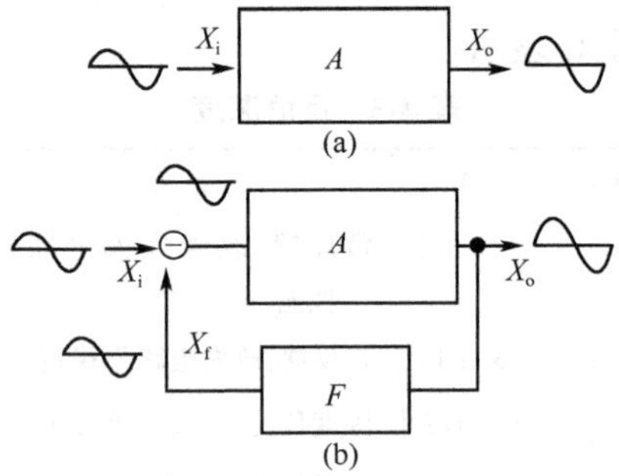

图 4-21 改善非线性失真

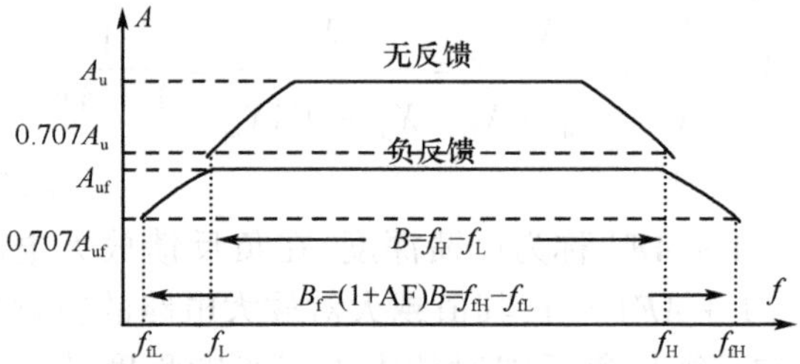

图 4-22 拓宽通频带

(4) 改变输入电阻和输出电阻：负反馈对放大电路输入电阻的影响取决于反馈的串并联类型，对输出电阻的影响取决于反馈的电压电流类型．由于串联负反馈是在输入端采用了串联方式，见图 4-23(a)，串联能增加电阻，即

$$r_{if}=\frac{u_i}{i_i}=\frac{u_{id}+u_f}{i_i}=\frac{u_{id}+Fu_o}{i_i}=\frac{u_{id}+AFu_{id}}{i_i}=(1+AF)r_i \tag{4-24}$$

式(4-23)说明电路引入串联负反馈后，输入电阻 r_{if} 增大了，放大电路获取信号的能力提高了，输入电阻 r_{if} 越大放大电路获取微弱信号的能力越强．同理可知并联负反馈是在输入端引入了并联反馈，并联使输入电阻减小了 $1/(1+AF)$ 倍，即 $r_{if}=r_i/(1+AF)$，见图 4-23(b).

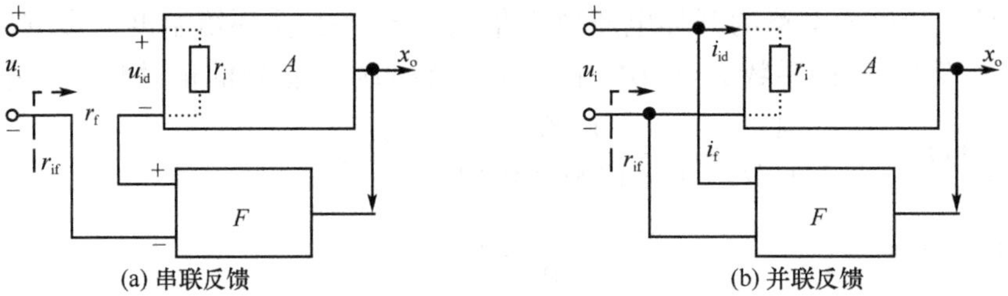

图 4-23 反馈电路对输入电阻的影响

电压负反馈是反馈元件以并联的方式从输出端获取电压信号，输出端电路并联使输出电阻减小了 $1/(1+AF)$ 倍，即 $r_{of}=r_o/(1+AF)$，说明放大电路引入电压负反馈后，带负载的能力提高了，输出电阻 r_{of} 越小，电压负反馈使电路稳定输出电压 u_o 的能力越强，电压负反馈使输出信号 u_o 相当于一个恒压源．

电路引入电流负反馈是反馈元件以串联的方式从输出端获取电流信号，输出端串联使输出电阻增加，使输出电阻增加了(1+AF)倍，即 $r_{of}=(1+AF)\ r_o$，说明放大电路引入电流负反馈后，输出电阻 r_{of} 越大，负反馈使电路稳定输出电流 i_o 的能力越强，电流负反馈使输出信

号 i_o 相当于一个恒流源.

4.5　集成运算放大电路的应用

运算放大电路利用外接不同的负反馈电路,工作在线性区,能实现比例运算、加法运算、减法运算、微分运算、积分运算、对数运算、指数运算等信号运算功能,下面分别介绍这些电路.

4.5.1　集成运放的线性应用

1. 比例运算　集成运放输入信号按照一定比例被放大、输出信号,称为比例运算电路,有反相比例运算放大电路和同相比例运算放大电路.

(1) 反相比例运算放大电路:如果输入电压信号 u_i 通过电阻 R_1 与反相端相连,输出电压信号 u_o 通过反馈电阻 R_f 与反相端相连,同相输入端通过电阻 R_2 接地,这样的电路称为反相比例运算放大电路(inverting input scaling circuit),简称反相放大电路或反相放大器(inverting amplifier),如图 4-24(a)所示.

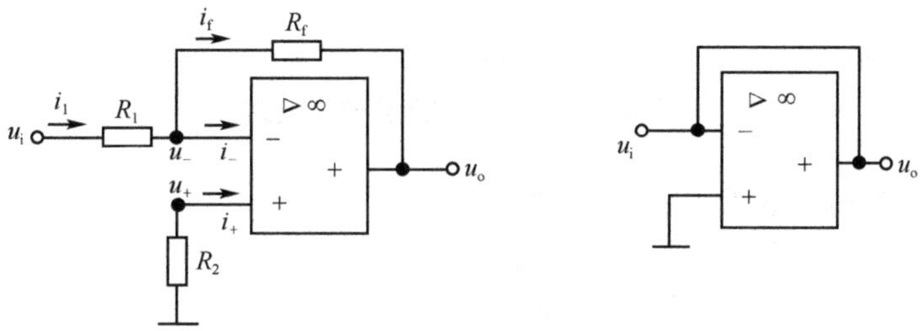

(a) 反相放大电路　　　(b) 反相器

图 4-24　反相比例运算放大电路

因为虚断,所以有 $i_+=i_-=0$,则 $i_1=i_f$,即

$$\frac{u_i-u_-}{R_1}=\frac{u_--u_o}{R_f}$$

含有输入输出信号项移到等式的左边,其余移到等式的右边,即

$$\frac{u_i}{R_1}+\frac{u_o}{R_f}=\left(\frac{1}{R_1}+\frac{1}{R_f}\right)u_-$$

因为虚短,所以有 $u_+=u_-$,而 $u_+=0$,所以 $u_-=0$,即

$$u_o=-\frac{R_f}{R_1}u_i \tag{4-25}$$

$$A_{uf}=\frac{u_o}{u_i}=-\frac{R_f}{R_1} \tag{4-26}$$

反相比例运算放大电路反相端与同相端由于虚短电位相等,而同相端电位为零,所以反相端电位也为零,但是反相端与同相端不能直接短路,因此,反相端具有虚地(virtual ground)现象. 反相比例运算放大电路引入了电压并列负反馈.

式(4-25)、式(4-26)说明输出电压 u_o 和闭环电压放大倍数 A_{uf} 只取决于外部电阻 R_f 和

R_1 的比值，与集成运放自身的参数、内部结构无关，只要外部的电阻值足够精确，就能满足一定的精确度；负号说明是一个反相放大电路；R_2 是平衡电阻，也称为补偿电阻，其作用是保证集成运算放大电路的输入级差动放大电路的输入端电阻对称，使电路输入端电阻平衡，即 $R_2 = R_1 // R_f$.

若 $R_f = R_1$，则 $A_f = -1$，电路称为反相器（inverter），也称倒相器，即输出电压 u_o 与输入电压 u_i 大小相等，极性相反．如图 4-24(b) 所示．

（2）同相比例运算放大电路．若输入电压信号和接地端在图 4-24(a) 中的位置互换，如图 4-25(a)，则称为同相比例运算放大电路，即输入电压信号 u_i 通过电阻 R_2 与同相端相连，输出电压信号 u_o 通过反馈电阻 R_f 与反相端相连，反相端再通过电阻 R_1 接地．

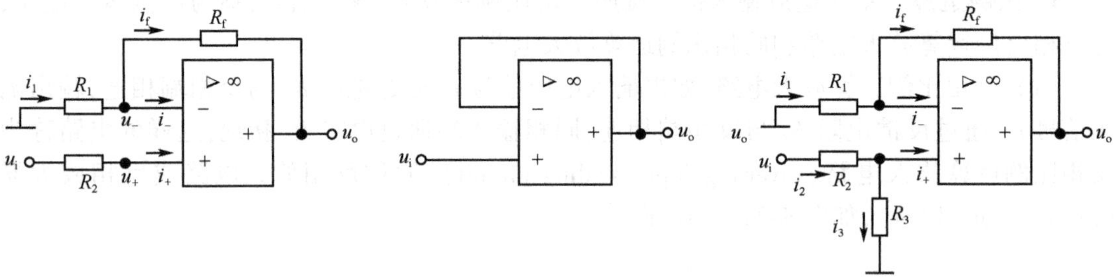

(a) 同相放大电路　(b) 电压跟随器　(c) 同相放大电路的改进

图 4-25　同相比例运算放大电路

由于虚断，有 $i_+ = i_- = 0$，所以 $i_1 = i_f$，则

$$\frac{0 - u_-}{R_1} = \frac{u_- - u_o}{R_f}$$

含有输出信号项移到等式的左边，其余移到等式的右边，即

$$\frac{u_o}{R_f} = \left(\frac{1}{R_1} + \frac{1}{R_f}\right) u_-$$

因为虚短，有 $u_+ = u_-$，而 $u_+ = u_i$，所以 $u_- = u_i$，则

$$u_o = \left(1 + \frac{R_f}{R_1}\right) u_i \tag{4-27}$$

$$A_{uf} = \frac{u_o}{u_i} = 1 + \frac{R_f}{R_1} \tag{4-28}$$

同相比例运算放大电路同相端与反相端电位相等，但不等于零，所以反相端不具有虚地现象．同相比例运算放大电路输出电压 u_o 和闭环电压放大倍数 A_{uf} 只取决于外部电阻 R_f 和 R_1 的比值，与集成运放自身的参数、内部结构无关．R_2 是平衡电阻，$R_2 = R_1 // R_f$. 同相比例运算放大电路引入了电压串列负反馈．

若 $R_f = 0$ 或 $R_1 = \infty$，则 $u_o = u_i$，$A_f = 1$，这时的电路称为电压跟随器（voltage follower），即输出电压 u_o 与输入电压 u_i 大小相等，极性相同，见图 4-25(b)．电压跟随器具有输入阻抗高，输出阻抗小的特点，广泛应用于电子电路的输入级与输出级．对于电压跟随性能电压跟随器要优于射级跟随器．

由于上述同相比例运算放大电路所得到的电压放大倍数大于或等于 1，不能实现小于 1 的情况，对图 4-25(a) 电路改进，在同相输入端加入一条支路，即通过电阻 R_3 接地，见图 4-25(c).

因为 $i_+=i_-=0$,所以 $i_1=i_f$,$i_2=i_3$,即

$$\frac{0-u_-}{R_1}=\frac{u_--u_o}{R_f}$$

含有反相端电位项移到等式的右边,其余移到等式的左边,即

$$\frac{u_o}{R_f}=\left(\frac{1}{R_1}+\frac{1}{R_f}\right)u_-$$

对同相端列方程得

$$\frac{u_i-u_+}{R_2}=\frac{u_+-0}{R_3},$$

含有同相端电位项移到等式的右边,其余移到等式的左边,即

$$\frac{u_i}{R_2}=(\frac{1}{R_3}+\frac{1}{R_2})u_+$$

因为 $u_+=u_-$,令 $\frac{1}{R_1}+\frac{1}{R_f}=\frac{1}{R_3}+\frac{1}{R_2}$,则

$$u_o=\frac{R_f}{R_2}u_i \tag{4-29}$$

$$A_{uf}=\frac{u_o}{u_i}=\frac{R_f}{R_2} \tag{4-30}$$

对同相比例放大电路而言,采用图 4-25(a)的电路,电压放大倍数一定大于 1;采用图 4-25(b)电压放大倍数的电路等于 1,采用图 4-2(c)的电路,电压放大倍数可以取大于零的任何值,其中包括小于 1 的情况.

【例 4-3】 如图 4-26 所示,已知输入信号 10mV,图中四个运算放大电路分别是什么运算放大电路,求输出电压和电压的放大倍数.

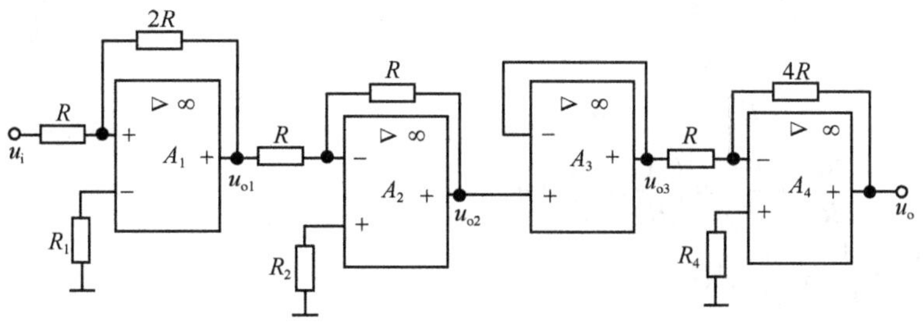

图 4-26　例 4-3

解: A_1 是同相比例放大器,A_2 是反相器,A_3 是电压跟随器,A_4 反相比例放大器,则 A_1、A_2、A_3 和 A_4 各自的输出电压和电压放大倍数分别为

$$A_{u1}=1+\frac{2R}{R}=3,\qquad u_{o1}=3u_i=30\text{mV}$$

$$A_{u2}=-1,\qquad u_{o2}=-u_{o1}=-30\text{mV}$$

$$A_{u3}=1,\qquad u_{o3}=u_{o2}=-30\text{mV}$$

$$A_{u4} = -\frac{4R}{R} = -4, \qquad u_{o4} = -4u_{O3} = 120\text{mV}$$

则输出电压和电压的放大倍数分别为

$$u_o = 120\text{mV}, A_u = \frac{u_o}{u_i} = \frac{120}{10} = 12$$

2. 求和运算放大电路 集成运放对两个或两个以上的输入信号进行求和运算称为求和运算，也称为加法电路．输入信号都在反相端输入称为反相求和，都在同相端输入称为同相求和．

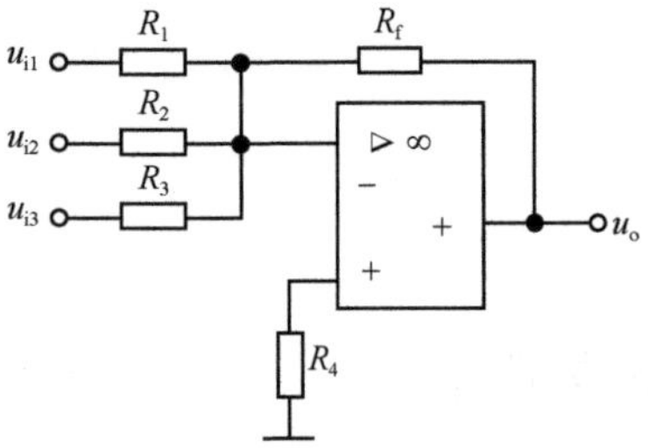

图 4-27　反相求和

(1) 反相求和：反相求和电路见图 4-27.

因为 $i_- = i_+ = 0$，所以有

$$\frac{u_{i1} - u_-}{R_1} + \frac{u_{i2} - u_-}{R_2} + \frac{u_{i3} - u_-}{R_3} = \frac{u_- - u_o}{R_f}$$

含反相端电位项都移到等式的右边，其余移到等式的左边，即

$$\frac{u_{i1}}{R_1} + \frac{u_{i2}}{R_2} + \frac{u_{i3}}{R_3} + \frac{u_o}{R_f} = \left(\frac{1}{R_1} + \frac{1}{R_2} + \frac{1}{R_3} + \frac{1}{R_f}\right)u_-$$

因为 $u_- = u_+ = 0$，所以得

$$u_o = -\left(\frac{R_f}{R_1}u_{i1} + \frac{R_f}{R_2}u_{i2} + \frac{R_f}{R_3}u_{i3}\right) \tag{4-31}$$

(2) 同相求和：同相求和电路图见图 4-28. 由于虚短和虚断，所以有 $u_- = u_+, i_- = i_+ = 0$，流过 R_3 的电流等于流过 R_f 的电流，流过 R_1 的电流等于流过 R_2 的电流，即

$$\frac{0 - u_-}{R_3} = \frac{u_- - u_o}{R_f}$$

$$\frac{u_o}{R_f} = \left(\frac{1}{R_3} + \frac{1}{R_f}\right)u_-$$

$$\frac{u_{i1} - u_+}{R_1} = \frac{u_+ - u_{i2}}{R_2}$$

$$\frac{u_{i1}}{R_1} + \frac{u_{i2}}{R_2} = \left(\frac{1}{R_1} + \frac{1}{R_2}\right)u_+$$

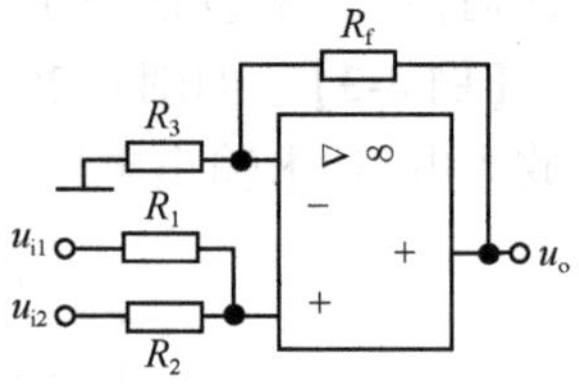

图 4-28　同相求和

令 $\frac{1}{R_3} + \frac{1}{R_f} = \frac{1}{R_1} + \frac{1}{R_2}$，则

$$\frac{u_o}{R_f} = \frac{u_{i1}}{R_1} + \frac{u_{i2}}{R_2}$$

$$u_o = \frac{R_f}{R_1}u_{i1} + \frac{R_f}{R_2}u_{i2} \tag{4-32}$$

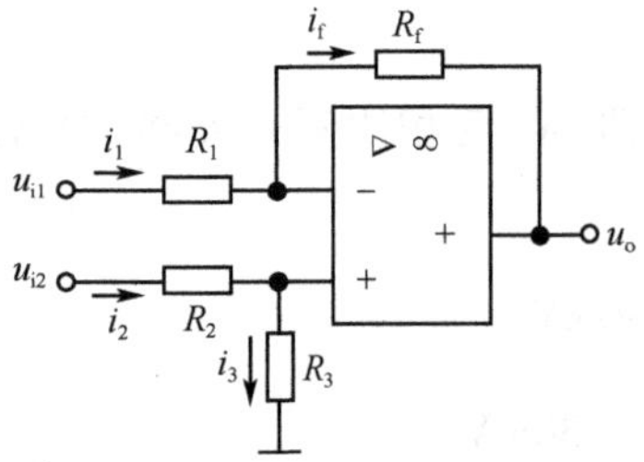

图 4-29　减法运算

3. 减法运算 图 4-29 所示，两个输入端均有信号输入的集成运放称为减法运算放大电路．因为 $i_+ = i_- = 0$，所以 $i_1 = i_f, i_2 = i_3$，则

$$\frac{u_{i1} - u_-}{R_1} = \frac{u_- - u_o}{R_f}$$

$$\frac{u_o}{R_f}+\frac{u_{i1}}{R_1}=\left(\frac{1}{R_1}+\frac{1}{R_f}\right)u_-$$

$$\frac{u_{i2}-u_+}{R_2}=\frac{u_+-0}{R_3},$$

$$\frac{u_{i2}}{R_2}=\left(\frac{1}{R_2}+\frac{1}{R_3}\right)u_+$$

令$\frac{1}{R_1}+\frac{1}{R_f}=\frac{1}{R_2}+\frac{1}{R_3}$,因为 $u_+=u_-$,所以得

$$\frac{u_o}{R_f}=\frac{u_{i2}}{R_2}-\frac{u_{i1}}{R_1},\text{即}$$

$$u_o=\frac{R_f}{R_2}u_{i2}-\frac{R_f}{R_1}u_{i1} \tag{4-33}$$

若 $R_f=R_1=R_2=R_3$,则

$$u_o=u_{i2}-u_{i1} \tag{4-34}$$

运算放大电路的输出等于输入信号之差,实现了减法的运算 .

若 $R_1=R_2=R,R_3=R_f$,则

$$u_o=\frac{R_f}{R}(u_{i2}-u_{i1}) \tag{4-35}$$

输出与输入电压之差成正比,在外部电路电阻元件满足某种关系的条件下($R_1=R_2=R$,$R_3=R_f$),减法运算放大电路就变化为差分运算放大电路 .

差分运算放大电路若输入共模信号,即 $u_{ic}=u_{i2}=u_{i1}$,则 $u_o=\frac{R_f}{R}(u_{i2}-u_{i1})=0$. 说明放大电路能完全抑制共模信号 .

差分运算放大电路若输入差模信号,即 $u_{id}=u_{i1}-u_{i2}$,则输出为

$$u_o=\frac{R_f}{R}(u_{i2}-u_{i1})=-\frac{R_f}{R}(u_{i1}-u_{i2}) \tag{4-36}$$

电压放大倍数为

$$A_u=\frac{u_o}{u_{id}}=\frac{u_o}{u_{i1}-u_{i2}}=-\frac{R_f}{R} \tag{4-37}$$

差分运算放大电路具有抑制共模信号,放大差模信号的能力,而且运算放大电路组成的差分放大电路比三极管组成的差分放大电路简单,所以运算放大电路广泛应用于直流放大电路中 .

【例 4-4】 如图 4-29 所示,$R_1=R_2=10\text{k}\Omega,R_3=R_f=1000\text{k}\Omega$,$u_{i1}=10\text{mV},u_{i2}=30\text{mV}$,求:差模信号输出电压的大小?

解:差分运算放大电路由式(4-35),得

$$u_o=\frac{R_f}{R_1}(u_{i2}-u_{i1})=\frac{1000}{10}\times(30-10)=2(\text{V})$$

答:差模信号输出 2V.

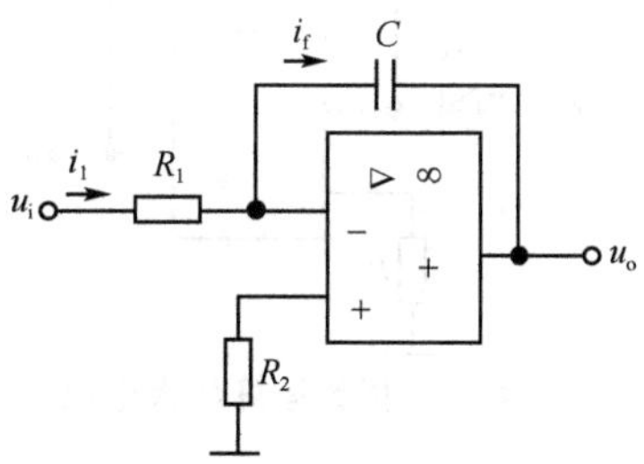

图 4-30　积分运算放大电路

4. 积分运算放大电路　将反相运算放大电路中的反馈电阻换成电容,电路就变成积分放大电路了,即输入信号 u_i

由反相输入端通过电阻 R_1 接入，输出电压 u_o 通过反馈元件电容 C 接入反相端，同相端通过电阻 R_2 接地，输出电压 u_o 与输入电压 u_i 对时间的积分成比例，称为积分电路，如图 4-30 表示积分电路是反相积分电压，u_o 与 u_i 极性相反．

电容电压为 $u_c=\frac{1}{C}\int i_f dt$，由于 $i_+=i_-=0$，$u_-=u_+=0$，所以 $i_f=i_1=u_i/R_1$，则

$$u_o=-u_c=-\frac{1}{R_1C}\int u_i dt \tag{4-38}$$

积分电路是模拟计算机和模数转换等电路的基本单元电路之一，可实现积分运算、波形变换和产生、延时作用等应用广泛．

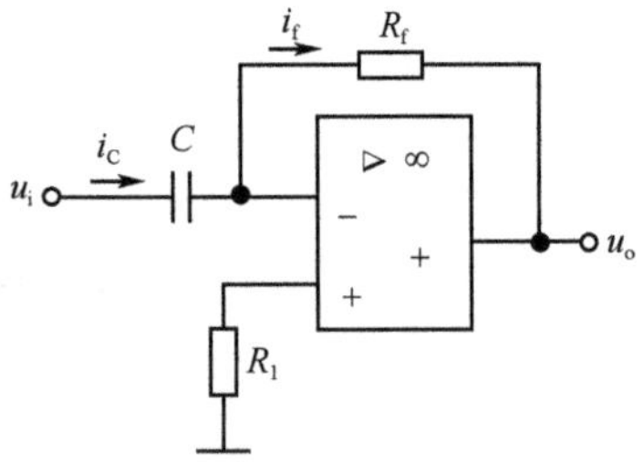

图 4-31　微分运算放大电路

5. 微分运算放大电路　图 4-30 积分电路中的电容 C 和电阻 R_1 互换位置，电路就转换为微分电路了，如图 4-31，即输入信号 u_i 通过电容 C 接入反相输入端，输出电压 u_o 通过反馈电阻 R_f 接入反相输入端，同相端通过电阻 R_1 接地．输出电压 u_o 与输入电压 u_i 的微分成比例，称为微分电路，u_o 与 u_i 极性相反表示微分电路是反相微分电路．

由于 $u_-=u_+=0$，$i_+=i_-=0$，所以 $i_c=i_f=-u_o/R_f$，则

$$u_o=-i_C\cdot R_f=-R_fC\frac{du_i}{dt} \tag{4-39}$$

微分放大电路对高频干扰十分敏感，很容易产生自激振荡，防止产生自激振荡通常采用的措施是在反馈电阻两端并联一只小容量的电容．医学电子仪器中，常在微分电路加一个比较器，检测斜率大于给定值的信号．

6. 对数运算放大电路　将反相运算放大电路中的反馈电阻换成二极管 PN 结或三极管的发射结，反相运算放大电路就变成对数放大电路了，见图 4-32.

$$u_-=u_+=0$$

$$i_1=i_f=\frac{u_i}{R_1}$$

$$i_f=i_D\approx I_S e^{\frac{u_D}{U_T}}$$

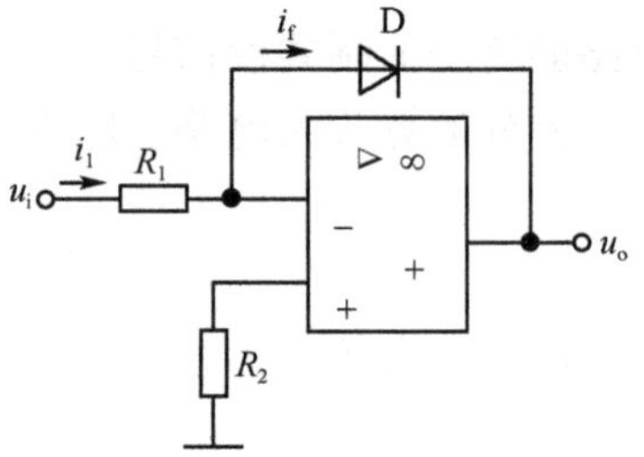

图 4-32　对数运算放大电路

$$u_o=-u_D=-U_T\ln\frac{u_i}{I_S\cdot R_1}=-U_T\ln u_i+U_T\ln R_1\cdot I_s \tag{4-40}$$

式(4-40)中 I_s 是二极管的反向饱和电流，U_T 是二极管的温度电压当量，在室温 $T=300\text{K}$ 时，$U_T\approx 26\text{mV}$ 是常量，输出电压 u_o 表达式的第二项 $U_T\ln R_1\cdot I_s$ 是常数，与输入电压 u_i 无关．

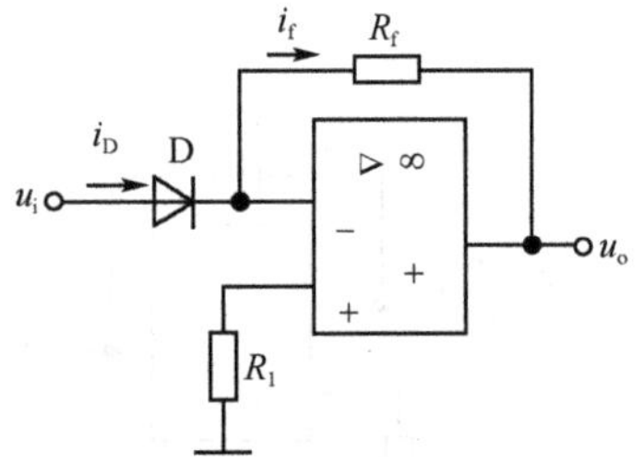

图 4-33　指数运算放大电路

7. 指数电路　将对数放大器中的反馈电阻与二极管互换位置，电路就变成指数电路了，见图 4-33.

$$u_-=u_+=0$$

$$i_D = i_f \approx I_S e^{\frac{u_i}{U_T}}$$
$$u_R = i_f R_f$$
$$u_o = -u_R$$
$$u_o = -R_f \cdot I_S \cdot e^{\frac{u_i}{U_T}} \tag{4-41}$$

4.5.2　集成运放的非线性应用

集成运算放大电路通过外接负反馈电路就能在线性区工作，实现模拟信号的运算；但在开环状态下，集成运算放大电路的开环电压放大倍数非常高，即使输入差模信号非常微弱，也会使集成运放输出特别大的信号而进入饱和状态，工作在非线性区．集成运算放大电路在非线性区，能够实现电压大小的比较、信号波形的整形等功能．

1. 电压比较器(voltage comparator)　电压比较器是一种常用的模拟信号处理电路，主要用于一个模拟电压信号与一个基准电压信号进行比较判断输出信号的大小和极性．输入的是模拟信号，输出的只有两种状态，高电平和低电平，输出的是数字信号，可以用于波形变换、模/数转换，信号的产生和变化等．

(1) 过零比较器：电压比较器是集成运放在开环或正反馈状态的情况下，工作在非线性区，即饱和区，输出与输入不成线性关系．其中过零比较器的门限电压是零，所以，称为过零比较器(zero-crossing comparator)．图 4-34(a)是反相输入，输入信号与输出信号极性相反，$u_i>0$，$u_o=-U_{OM}$；$u_i<0$，$u_o=+U_{OM}$，图 4-34(b)是其电压传输特性．

(2) 单限比较器：如果将过零比较器接地端电位改为一个固定不变的电压值 U_R，这种电压比较器称为单限比较器，如图 4-34(c)所示，输入信号与输出信号极性相反，$u_i>U_R$，$u_o=-U_{OM}$；$u_i<U_R$，$u_o=+U_{OM}$，图 4-34(d)所示是其电压传输特性．

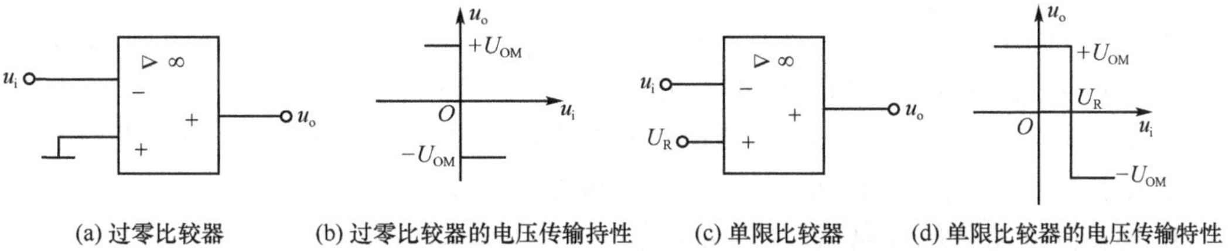

图 4-34　比较器

如果过零比较器在同相端输入一个正弦波，在一个周期的正半周输出是一个固定不变的正值($+U_{OM}$)，在负半周输出就是一个固定不变的负值($-U_{OM}$)，输出变为与输入同频率的矩形波，见图 4-35. 如果单限比较器从反相端输入一个正弦波，在一个周期内，如果 $u_i>U_R$，$u_o=-U_{OM}$；$u_i<U_R$，$u_o=+U_{OM}$，因此，输入正弦波输出矩形波．如果输入任意波形，输出是非周期性矩形波，见图 4-36. 通过电压比较器可以实现波形的转化，也可以根据实际需求选用同相输入进行比较．

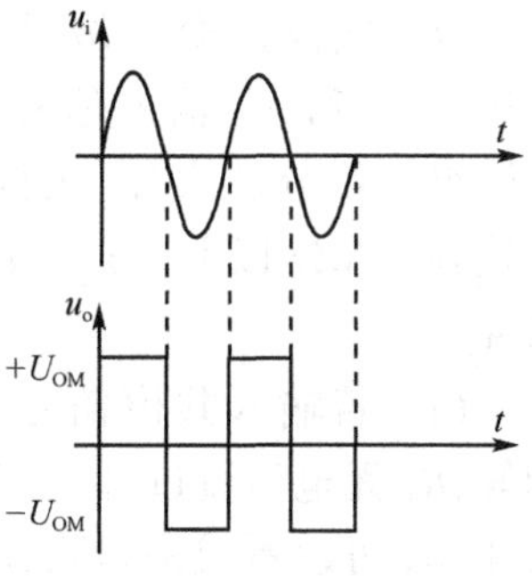

图 4-35　输入正弦波

2. 电路保护　为了防止电压过高或者极性接反损坏运放，经常对运放输入、输出和电源进行保护措施，见图 4-37. 防

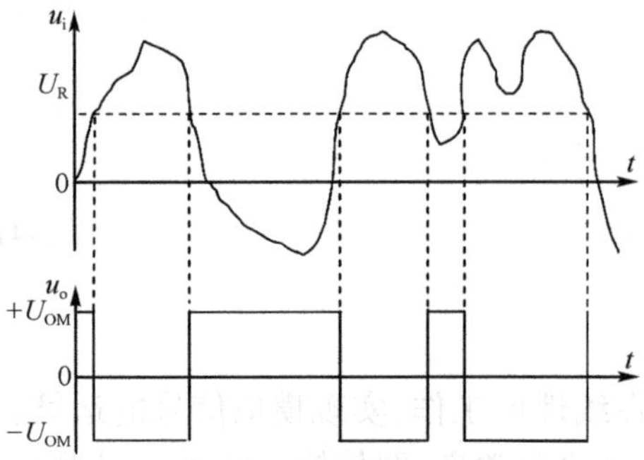

图 4-36 输入任意波

止输入电压过高,在运放的输入端接入两个反相并联的二极管,将输入电压限制在,$-U_D \sim +U_D$ 之间,见图 4-37(a). 开环状态的集成运放组成的过零比较器电路简单,输出电压的幅值较高,为满足负载的需求,要对输出电压的幅值限制在一定的范围内,在输出端接入反相串联的二极管或稳压管,见图 4-37(b). 为了防止电源的正负极接错损坏运放,在正负电源端分别接入二极管,正电源接二极管的正极,负电源接二极管的负极,见图 4-37(c).

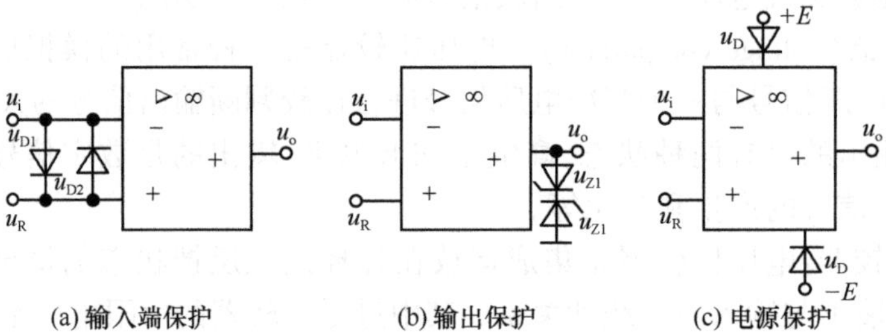

图 4-37 保护电路

电压比较器广泛应用于自动控制及测量领域,用于实现模/数转换或报警,并且可以使各种非正弦波的产生和整形.

4.5.3 集成运放的测量应用

集成运放除了在信号运算、信号比较、信号采样和信号过滤等方面有应用外,还在生物信号测量中有广泛应用,下面介绍在医学信号测量中的应用.

一般生物医学信号都比较微弱,传输和处理比较困难,需要进行放大,所以在测量放大电路中要求放大器具有高输入电阻、高共模抑制比和高增益等特点.

1. 同相并联差分放大电路 图 4-38 是一种典型的测量放大电路,目前心电图机前置放大器多采用这种电路,也称为同相并联差分放大电路.

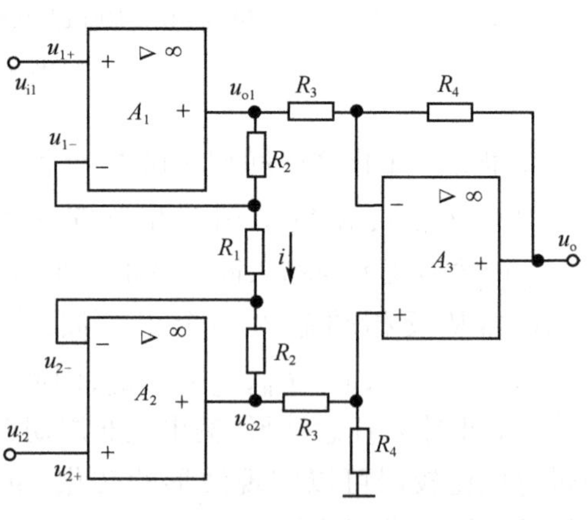

图 4-38 同相并联差分放大器

放大电路的第一级是两个完全对称的同相运放 A_1 和 A_2,输入信号从两个同相端输入并联组成差分放大器,因此输入电阻很高,可以达到 10MΩ 以上,第二级是基本差分放大电路 A_3.

(1) 若输入共模信号 u_{ic},R_1 两端的电位相等,R_1 无电流流过,由于存在虚断,所以电阻 R_1 和 R_2 可以看成是串联,所以 R_2 也无电流流过,$u_{o1}=u_{o2}=u_{ic}$. 第一级放大电路的输出等于输入,电压放大倍数等于 1. A_3 是差分放大器,

电阻对称,输入端信号都是第一级的共模信号,所以有

$$u_o = \frac{R_4}{R_3}(u_{o2} - u_{o1}) = 0$$

$$A_{uc} = 0$$

因此,图 4-38 电路能够完全抑制共模信号.

(2) 若输入差模信号,电阻 R_1 两端的电位大小相等,方向相反,R_1 的中点相当于交流接地. 同相放大器 A_1 和 A_2 并联,电路对称,可得

$$u_{o1} = \left(1 + \frac{R_2}{R_1/2}\right)u_{i1} = \left(1 + \frac{2R_2}{R_1}\right)u_{i1}$$

$$u_{o2} = \left(1 + \frac{R_2}{R_1/2}\right)u_{i2} = \left(1 + \frac{2R_2}{R_1}\right)u_{i2}$$

A_3 是一个差动(或减法)放大电路,有

$$u_o = \frac{R_4}{R_3}(u_{o2} - u_{o1})$$

$$= -\frac{R_4}{R_3}\left(1 + \frac{2R_2}{R_1}\right)(u_{i1} - u_{i2})$$

$$A_{ud} = \frac{u_o}{u_{i1} - u_{i2}} = -\frac{R_4}{R_3}\left(1 + \frac{2R_2}{R_1}\right)$$

$$K_{CMRR} = \frac{A_{ud}}{A_{uc}} \to \infty$$

电路采用差动输入,调节 R_1 可方便地改变电压的放大倍数,且不改变电路的对称结构,具有很高的输入阻抗和很强的共模抑制能力.

2. 同相串联差分放大电路　图 4-39 是同相串联差分放大器,目前心电图机前置放大器也可采用这种电路,由两个完全对称的同相放大器串联组成,输入信号分别从两个放大器 A_1 和 A_2 的同相端输入,A_1 的输出直接接在 A_2 的反相端,所以在 A_2 的反相端也有信号输入,A_2 的同相和反相均有信号输入,A_2 相当于差分放大器,本电路所用元器件减少,同样也可以使输入电阻很高,可以达到 10MΩ 以上.

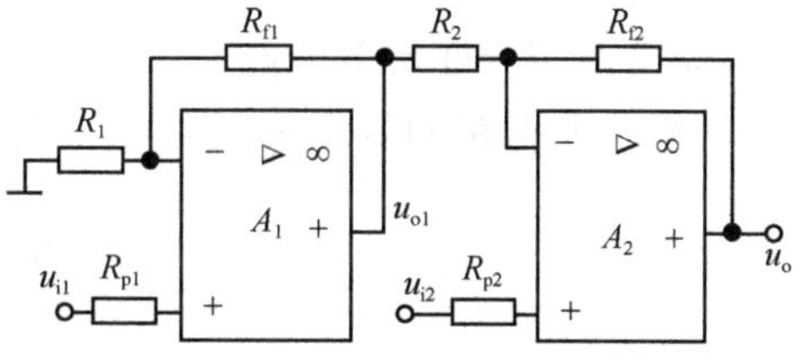

图 4-39　同相串联差分放大器

同相比例运算放大电路 A_1,有

$$u_{o1} = \left(1 + \frac{R_{f1}}{R_1}\right)u_{i1}$$

同相比例运算放大电路 A_2,有

$$u_o = \left(1 + \frac{R_{f2}}{R_2}\right)u_{i2} + \left(-\frac{R_{f2}}{R_2}\right)u_{o1} = \left(1 + \frac{R_{f2}}{R_2}\right)u_{i2} + \left(-\frac{R_{f2}}{R_2}\right)\left(1 + \frac{R_{f1}}{R_1}\right)u_{i1}$$

当 $\frac{R_{f1}}{R_1} = \frac{R_2}{R_{f2}}$ 时,有

$$u_o = \left(1 + \frac{R_{f2}}{R_2}\right)u_{i2} - \left(1 + \frac{R_{f2}}{R_2}\right)u_{i1} = \left(1 + \frac{R_{f2}}{R_2}\right)(u_{i2} - u_{i1})$$

差模的电压放大倍数为

$$A_{ud}=\frac{u_o}{u_{i1}-u_{i2}}=-\left(1+\frac{R_{f2}}{R_2}\right)$$

若输入共模信号，则 $u_{i1}=u_{i2}=u_{ic}$, $u_o=0$, $A_{uc}=0$, $K_{CMRR}=\frac{A_{ud}}{A_{uC}}\to\infty$

同相串联差分放大电路与同相并联差分放大电路，都具有很高的输入阻抗和很强的共模抑制能力，可以应用于心电放大电路，两者相比前者少用一个运放，更加的经济适用．

4.6 功率放大电路

一般多级放大电路的最后一级是功率放大电路，其作用是将前级输出的已经放大了的电压信号进行功率放大，驱动各类负载工作．例如收音机的喇叭、仪表的指针、显示器或电视的线圈等．工程上把这种用于向负载提供较大输出功率的放大电路称为功率放大电路或功率放大器(power amplifier)．

4.6.1 功率放大电路的特点和分类

功率放大电路与电压放大电路没有本质的区别，都是利用晶体管的电流控制作用将直流电源的能量转换为交流信号的能量输出，都是属于能量控制器件．二者的区别是目的、工作状态、分析方法不同，电压放大电路为了不失真地放大较小信号的幅值，工作在线性放大区，通常用于多级放大电路的前级和中间级，用微变等效电路分析电路；而功率放大器为了输出功率高、效率高、非线性失真小、确保管子的安全工作，通常要选择合适的晶体管集电极最大允许电流 I_{CM}、管压降最大值 U_{CEO}、最大耗散功率 P_{CM}、管子的散热片，防止过热而损坏管子，通常工作在大信号极限条件下，输出较大的电压和电流的幅值．分析电路用图解法，不能再使用微变等效电路．

功率放大电路的效率 η 是负载上的有用功率 P_O 与电源提供的功率 P_E 之比，即

$$\eta=\frac{P_O}{P_E}\times100\% \tag{4-42}$$

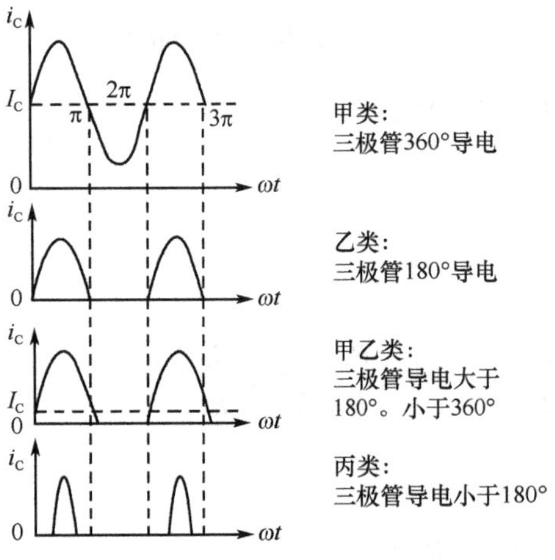

图 4-40　4 种工作状态

输出功率 P_O 是管子的交流电压和交流电流的有效值的乘积，电源提供的直流功率 P_E 是电源输出的电流平均值和电压之积．在一定条件下，减小直流电源的功率 P_E，可提高电路的效率 η．效率 η 与晶体管的静态有关，静态管耗越小效率越高，而静态管耗是由集电极电流 I_C 决定的．集电极电流 I_C 越小管耗越小效率 η 越大．

功率放大电路根据三极管导通状态分甲类、乙类、甲乙类和丙类 4 种工作类型．甲类放大电路是指在交流信号变化的一个周期内(0～2π)，三极管始终工作在导通状态，三极管的导通角是 2π．乙类放大电路是指在交流信号变化的一个周期内(0～2π)，三极管只导通半个周期，三极管

的导通角是 π. 甲乙类放大电路的导通角大于 π 小于 2π. 丙类放大电路的导通角小于 π. 图 4-40 所示为功率放大电路的 4 种工作状态.

1. 甲类功率放大电路　甲类功率放大电路的静态工作点 Q 设置在直流负载线的中点，三极管在输入信号的整个周期内都是处于导通状态，见图 4-41(a). 如果忽略功率放大管的饱和管压降，在理想情况下，在输入信号为零时，直流电源提供的直流电流和电压分别为 I_C 和 U_{CE}，说明电源提供的功率 P_E 大小为 $P_E = I_C \cdot U_{CE}$，P_E 全部消耗在管子和电阻上. 当有交流信号输入时，其中一部分转换为有用的输出功率，另一部分转换为管耗了. 信号电流和信号电压的最大值分别等于 I_C 和 U_{CE}，输出信号的最大功率为

$$P_{o\max} = I \cdot U = \frac{I_C}{\sqrt{2}} \times \frac{U_{CE}}{\sqrt{2}} = \frac{1}{2} I_C \cdot U_{CE} = \frac{1}{2} P_E$$

根据式(4-36)，可得甲类功率放大电路最大效率为

$$\eta_{\max} = \frac{P_{o\max}}{P_E} \times 100\% = 50\% \tag{4-43}$$

式(4-43)说明甲类功率放大电路转换效率较低. 甲类功率放大电路在工作状态下，三极管始终导通，信号波形失真小，但是由于静态工作 Q 点较高，静态的功耗较大，电路的效率较低，理论上最高效率为 50%，实际上一般不超过 40%. 因此，甲类功率放大器主要用于电压放大，在功率放大电路中很少应用.

2. 乙类功率放大电路　甲类功率放大电路在没有输入信号时，电路也要消耗能量，为了提高能量的转换效率，将静态工作点 Q 设置在直流负载线的截止点，称为乙类功率放大电路，见图 4-41(b)所示. 如果忽略功率放大管的饱和管压降，在理想情况下，静态时，$I_C = 0$，$U_{CE} = U_{CC}$，$P_E = I_C \cdot U_{CE} = 0$，管耗为零，说明电源不向外提供能量. 有交流信号输入时，输出信号电压的最大值等于 U_{CC}，输出信号的最大功率为

$$P_{o\max} = IU = \frac{U_{CEQ}^2}{2R_L} = \frac{U_{CC}^2}{2R_L}$$

因为乙类放大电路只在信号的半个周期内有功率输出，所以放大器有信号输出时，电源消耗的功率 P_E 为电源电压和半波电流的平均值的乘积，即

$$I = \frac{2I_{\max}}{\pi} = \frac{2U_{CC}}{\pi R_L}$$

$$P_E = IU = \frac{2U_{CC}^2}{\pi R_L}$$

根据式(4-36)，可得乙类功率放大电路最大效率为

$$\eta_{\max} = \frac{P_{o\max}}{P_E} \times 100\% = \frac{\pi}{4} \times 100\% = 78.5\% \tag{4-44}$$

式(4-44)说明乙类功率放大电路转换效率明显提高，电源提供的功率主要转换为交流输出了. 但是乙类功率放大电路在工作状态下，三极管只在输入信号的半个周期导通，另半个周期完全截止而无输出信号，信号波形失真严重.

3. 甲乙类功率放大电路　将静态工作 Q 点设置在直流负载线上、靠近并略微高于截止点，称为甲乙类功率放大电路，见图 4-41(c)所示，晶体管在输入信号的半个多周期内都导通，静态工作点的 I_C 较小，静态功耗也较小，在理想情况下，其效率高于甲类功率放大电路

低于并接近乙类功率放大电路．甲乙类功率放大电路失真情况仍较严重．

要彻底解决失真和提高效率问题，只能从电路的结构重新考虑，见下面的互补对称功率放大器．

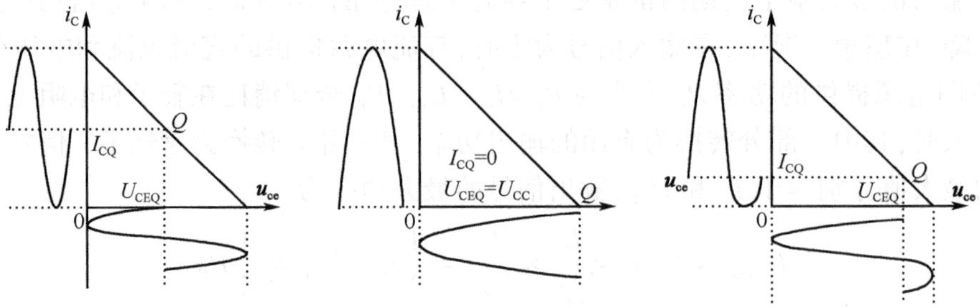

图 4-41　甲类、乙类、甲乙类功率放大电路

4.6.2　互补对称功率放大电路

乙类功率放大电路虽然管耗小，效率高，但是输入信号的半个波形被削掉了，产生了严重的失真．解决失真现象，用两个互补的三极管，使之工作在乙类放大状态，一个在正半周工作，另一个在负半周工作，而这两个管子的输出波形都能加在负载上，从而使负载有一个完整的波形，这样的功率放大电路称为互补对称功率放大电路．目前广泛使用的互补对称功率放大电路有无输出电容功率放大电路和无输出变压器功率放大电路．

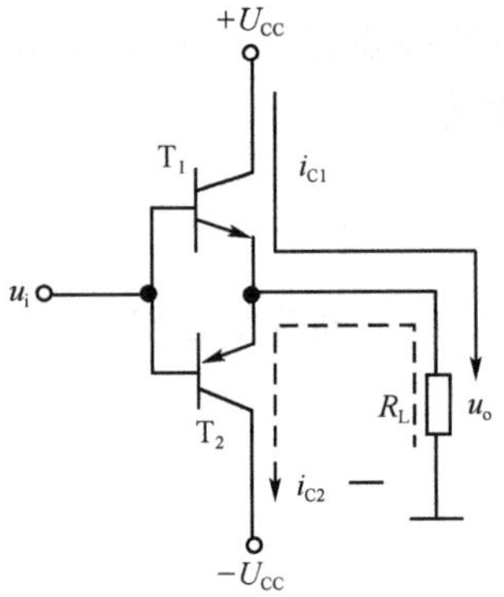

图 4-42　OCL 放大器

1. OCL 互补对称功率放大电路　图 4-42 中 T_1 为 NPN 管，T_2 为 PNP 管，这是两只特性参数相同的管子，称为互补管，他们的基极接在一起，发射极也接在一起，输入信号从基极输入，从发射极输出，集电极是输入输出信号的公用端，R_L 为公用负载，电路的电源由正负双电源供电，输入信号和输出信号直接耦合，此电路又称为双电源乙类无输出电容功率放大电路（output capacitorless），简称 OCL 互补对称功率放大电路．

静态下，输入电压信号为零，即 $u_i=0$，由于 T_1、T_2 两管无偏置，T_1、T_2 两管的基极电流为零，所以两管均截止，电路工作在乙类，负载 R_L 上无电流流动，输出为零，即 $u_o=0$. 有输入信号时，即 $u_i\neq0$，在输入信号的正半周（$0\sim\pi$），即输入信号上正下负，T_1、T_2 两管的基极电压升高，T_1 的发射结因正向偏置导通，T_2 的发射结因反向偏置截止，T_1 的发射极电流流经负载 R_L，在 R_L 上获得正半周交流电压，如图 4-42 中的实线．在负半周（$\pi\sim2\pi$），T_1 截止，T_2 导通，T_2 的发射极电流流经负载 R_L，在 R_L 上获得负半周交流电压，如图 4-42 中的虚线．在输入信号的一个完整的周期内，T_1 放大 u_i 的正半周，T_2 放大 u_i 的负半周，两管轮流导通，在负载上得到一个完整的正弦波输出电压．OCL 互补对称功放由两个三极管交替工作，性能对称，相互补充．

2. OTL 互补对称功率放大电路　如图 4-43 所示，T_1 为 NPN 管、T_2 为 PNP 管，这是两只互补管，他们的基极接一起、发射极也接在一起，输入信号从基极输入，输出信号从发射极通过大电容输出，电路只有一个正电源供电，T_1 的集电极接正电源，T_2 的集电极接地．此电路称为单电源无输出变压器互补对称功率放大电路(output transformerless),简称 OTL 互补对称功率放大电路.

输入信号 u_i 在正半周(0~π),T_1 导通,T_2 截止,$+U_{CC}$电源通过 T_1 和 R_L 向电容 C 充电,电容 C 两端充的电压约等于 A 点的电压,即 $U_{CC}/2$,负载 R_L 上获得正半周交流电压 u_o. 在 u_i 在负半周(π~2π),T_1 截止,T_2 导通,电容 C 通过 T_2 和 R_L 放电,电容 C 相当于一个负电源作用,负载 R_L 上获得负半周交流电压 u_o. 采用大电容 C、T_1 和 T_2 共用一个直流电源 U_{CC} 供电,使电路明显简化.

3. 甲乙类互补对称功率放大电路　由于互补对称放大电路的 T_1 和 T_2 工作在乙类状态,三极管输入特性存在死区,输入端的开启电压不为零,当输入信号较小时,三极管不会导通. 因此,在静态时 T_1 和 T_2 无偏置,T_1 和 T_2 的静态基极电流为零,当正负半周合成时,在交界处会产生失真,称为交越失真(cross over distortion),如图 4-44.

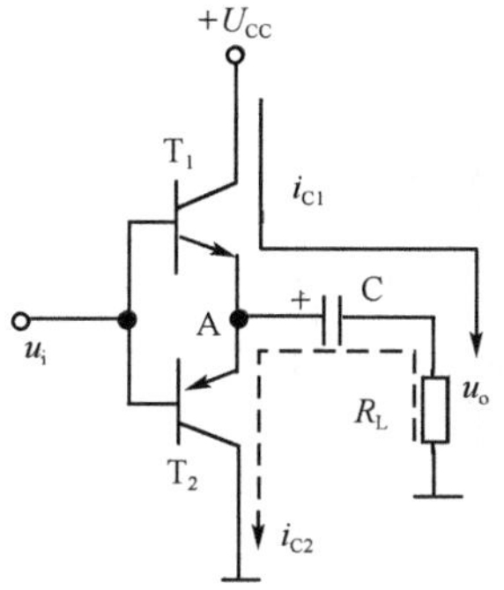

图 4-43　OTL 放大器

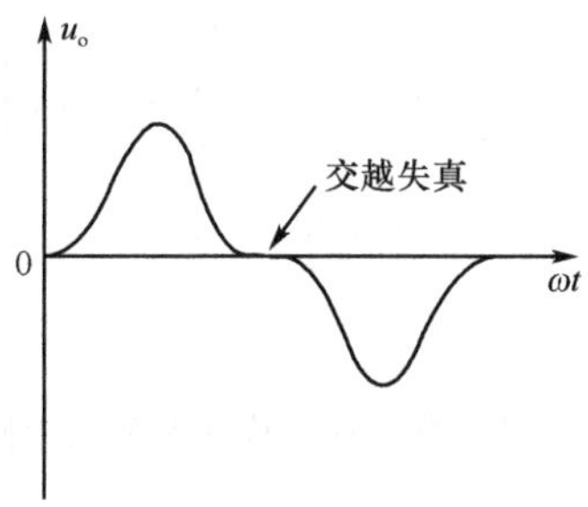

图 4-44　交越失真

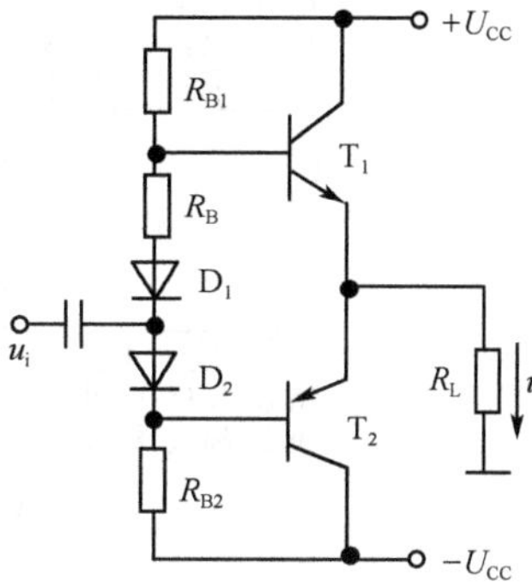

图 4-45　甲乙类功放

为了消除交越失真,给 T_1、T_2 设置一定的静态偏压,使其在静态时均处于微导通状态,如图 4-45. 在两基极之间串联两个二极管,相当给 T_1 和 T_2 的发射极提供大于死区电压的正相偏置电压,使 T_1、T_2 两管导通时间稍微大于半个周期,即三极管工作在甲乙类工作状态,图 4-46 所示电路称为甲乙类互补对称功率放大电路.

静态时,从正电源$+U_{CC}$经过 R_{B1}、R_B、D_1、D_2、R_{B2}到负电源$-U_{CC}$形成一个直流通路,使 D_1、D_2 导通,导通电压分别为 T_1、T_2 提供静态偏置电压,使 T_1、T_2 处于临界导通状态,产生静态工作电流 $I_{B1}=I_{B2}$,静态发射极工作电流 $I_{E1}=-I_{E2}$,但 I_{E1}与 I_{E2}大小相等,方向相反,使负载 R_L 上无电流流过,则 $U_E=0$,说明输入电压为零($u_i=0$)时,输出电压为零($u_o=0$).

动态时,R_B、二极管的交流电阻都很小,近似对交流短路,两管的基极电位近似相等,在输入信号 u_i 的正半周,T_1 导通, T_2 截止,负载 R_L 获得从上到下的电流,在输入信号 u_i 的负半周,T_1 截止, T_2 导通,负电源$-U_{CC}$为负载 R_L 提供的电流反向,使负载 R_L 获得从下到上的电流,形成完整的正弦波输出电压 u_o,从而避免了在正负半周的交接处出现交越失真.

4.6.3　集成功率放大电路

集成功率放大电路是将功率放大电路制作在体积很小的一片硅单晶材料上,集成功率放大电路与分立元件的功率放大电路相比,具有元件密度高、引线短、外部接线少等特点. 集成功率放大器大都工作在甲乙类状态,静态功耗小,动态功耗大. 其输出功率从几百毫瓦到上百毫瓦不等，随信号的大小而变化．因此，集成功率放大器由于输出功率大，体积小，失真小，噪声低，静态工作点无需调整，使用方便，根据实际需要选择合适的产品，按照产品说明书的要求连接外部电路，应用非常广泛．

LM386 是一种低功耗，电压增益可调，电源电压范围大的单通道小功率音频集成功率放大电路，输入级是双端输入-单端输出的差分放大电路，中间级是电压放大倍数较大的共发射极放大电路，输出级是单电源供电、输出电容需外接的 OTL 互补对称功率放大电路．

LM386 具有外围元件少，无需接入输入电容；供电电压低（$U_{CC}=4\sim12V$），可在 $U_{CC}=4V$ 时正常工作；静态功耗小，在 $U_{CC}=6V$ 时，静态电流为 4~8mA，功耗仅为 24mW 左右；有同相和反相两个输入端，单电源供电，使用方便；集成块内部有负反馈网络，增益有 26dB 和 46dB 两种，可自行选择．

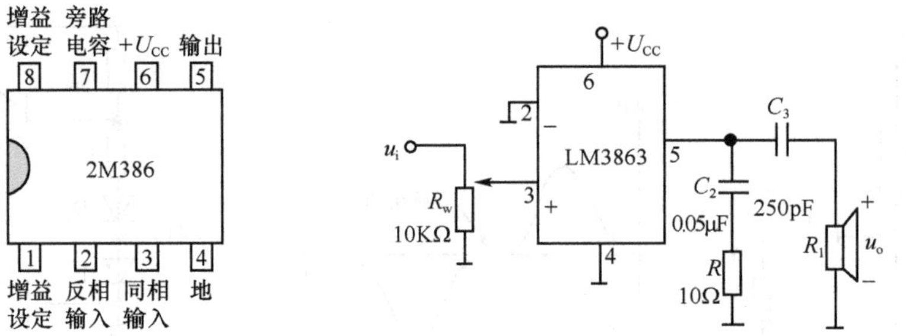

图 4-46　甲乙类互补对称功率放大电路

小　　结

多级放大电路常见的耦合方式有：阻容耦合、直接耦合、变压器耦合和光电耦合．各种耦合方式的特点和用途不同．多级放大器的电压放大倍数，等于各级电压放大倍数的乘积．

负反馈以牺牲放大器的电压放大倍数为代价，来改善放大电路的各项性能指标．直流负反馈可以稳定静态工作点，交流负反馈可以提高电压放大倍数的稳定性，减小非线性失真，扩展通频带，降低噪声，改变输入电阻和输出电阻．负反馈有四种典型的反馈组态．

集成运算放大器是高增益的直接耦合多级放大电路．一般由输入级、中间级、输出级和偏置电路四部分组成．输入级为了抑制零漂，提高共模抑制比，常采用差动放大电路，中间级为了获取较高的电压放大倍数常采用共发射极放大电路，输出级为了获取较强的带负载力常采用互补对称电压跟随器，偏置电路常采用电流源电路使各级电路获取合适的静态工作点．

在差分放大器中，无论是温度变化还是电源电压的波动都会引起两管集电极电流以及相应的集电极电压相同的变化，效果相当于在两个输入端加入共模信号，采用双端输出时可完全抑制共模信号，单端输出时可采用长尾式差动放大电路或恒流源差动放大电路抑制共模信号．差动放大电路双端输出时差模信号的电压放大倍数等于单管电压放大倍数，单端输出时差模信号的电压放大倍数是单管电压放大倍数的一半．发射极电阻只对共模信号有作用,对差模信号无影响.

功率放大电路在允许的非线性失真范围内,向负载提供尽可能大的输出功率,并保证管子和电路能稳定地工作.功率放大电路有甲类、乙类、甲乙类和丙类四种工作状态.甲类单管工作,但效率最低,乙类两个管子轮流工作,效率最高;甲乙类介于二者之间.无输出变压器功率放大器(OTL)是单电源互补对称功率放大电路,无输出耦合电容功率放大电路(OCL)是双电源互补对称功率放大电路.

习　　题

4-1　多级直接耦合放大电路中,主要存在什么问题?

4-2　什么是零点漂移?如何抑制?

4-3　差动放大电路有几种接法?

4-4　如图 4-47 所示,长尾式差动放大电路中的发射极电阻 R_E 对差模信号和共模信号的作用是否一样?

4-5　如图 4-47 所示,已知 $U_{CC}=12V$,$\beta=100$,$I_E=2mA$,$R_W=100\Omega$,$R_{S1}=R_{S2}=3.4k\Omega$,$R_L=R_{C1}=R_{C2}=20k\Omega$,求差模信号的电压放大倍数?

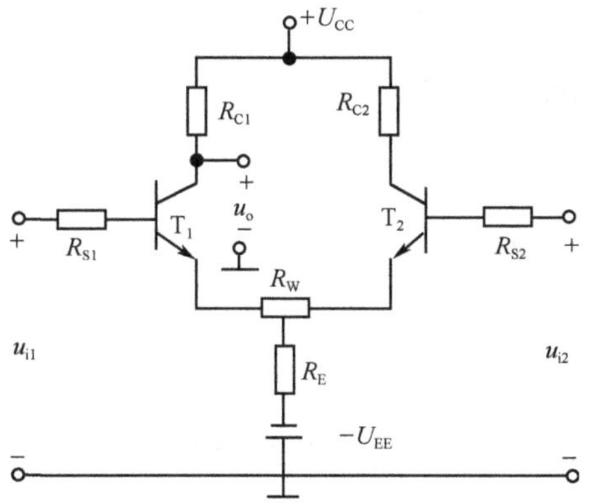

图 4-47　习题 4-5

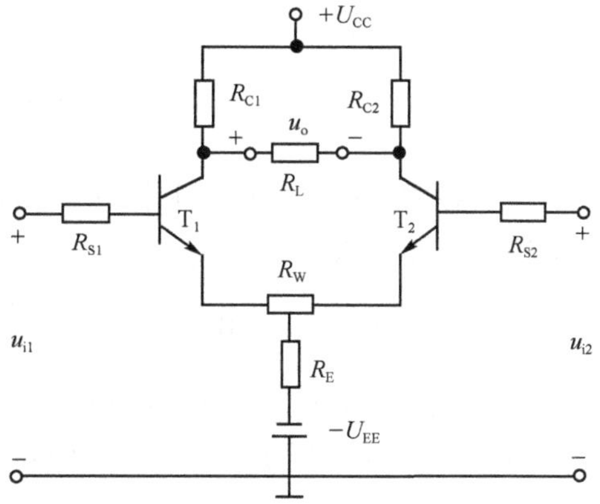

图 4-48　习题 4-6

4-6　如图 4-48 所示,已知 $U_{CC}=15V$,$-U_{EE}=-15V$,$\beta=100$,$r_{be}=2k\Omega$,$R_{S1}=R_{S2}=1.3k\Omega$,$R_W=0.1k\Omega$,$R_{C1}=R_{C2}=5k\Omega$,$R_E=5k\Omega$,$R_L=8k\Omega$,求:静态工作点;差模信号的电压放大倍数;输入电阻和输出电阻.

4-7　为了稳定放大电路的电压放大倍数,应该引入什么样的反馈电路?

4-8　要求某放大器具有向信号源获取微弱的电压信号、很强的带负载能力,应该引入什么样的反馈电路较好?

4-9　判断如图 4-49(a)、(b)所示电路是直流反馈还是交流反馈?属于何种反馈组态电路?

4-10　判断如图 4-50(a)、(b)所示电路有无反馈元件?如果有是何种反馈组态电路?对电路有什么样的作用?

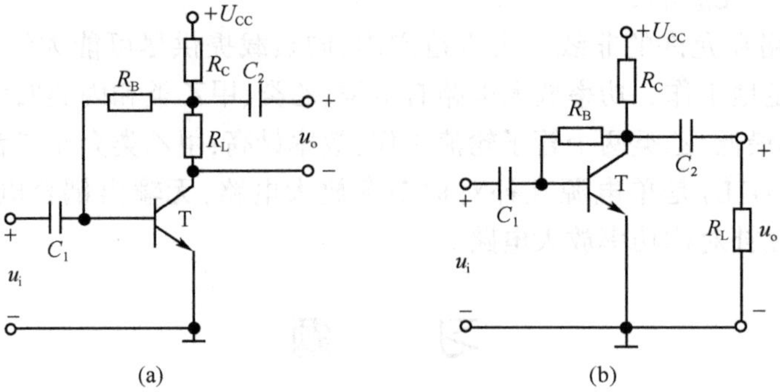

图 4-49 习题 4-9

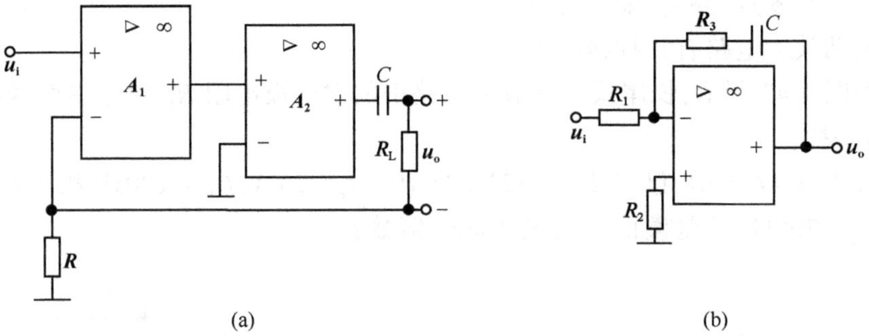

图 4-50 习题 4-10

4-11 集成运放在线性区和饱和区具有哪些功能?

4-12 已知输入信号为 u_{i1}、u_{i2}、u_{i3},输出信号为 u_o,画出实现下列关系的电路.

(1) $u_o=0.01u_{i1}+u_{i2}-10u_{i3}$;(2) $u_o=\frac{1}{4}(u_{i1}+u_{i2}+u_{i3})$;

(3) $u_o=5u_{i1}-0.1u_{i2}-0.5u_{i3}$;(4) $u_o=-(u_{i1}+u_{i2}+u_{i3})$

4-13 如图 4-51 所示,已知 u_i = 100mV ,求 u_o =? R_{p1},R_{p2},R_{p4} 各是多少?

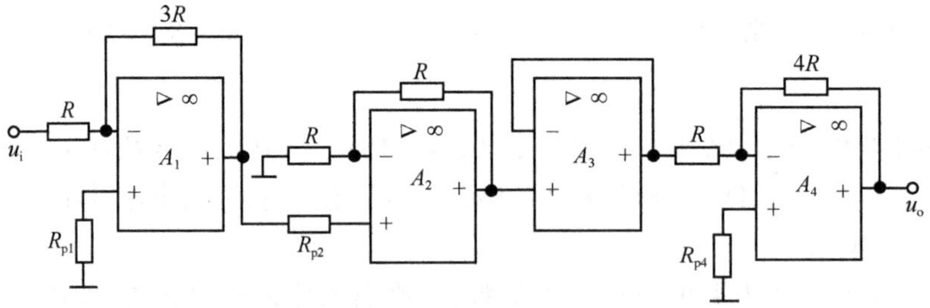

图 4-51 习题 4-13

4-14 如图 4-52 所示运算放大电路中,已知 $u_{i1}=10\text{mV}$,$u_{i2}=40\text{mV}$,求 u_o?

4-15 写出如图 4-53 所示电路输入信号与输出信号的关系.

4-16 已知某负反馈放大电路的开环电压放大倍数为 $A=10^4$,反馈系数为 $F=0.01$,求 A_F=? 若电源电压波动导致 A 发生 10% 的变化,问 A_F 的相对变化量是多少?

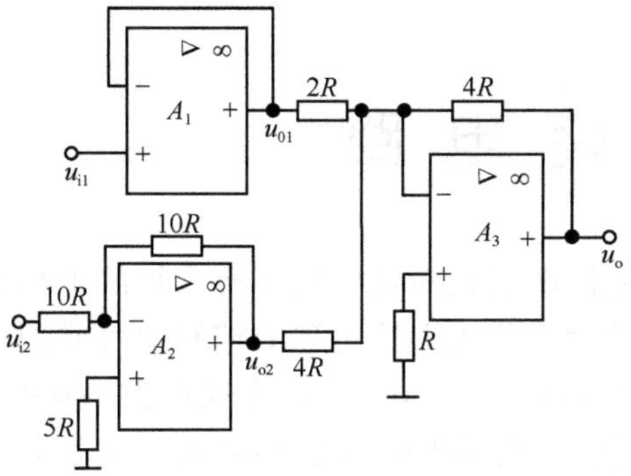

图 4-52　习题 4-14

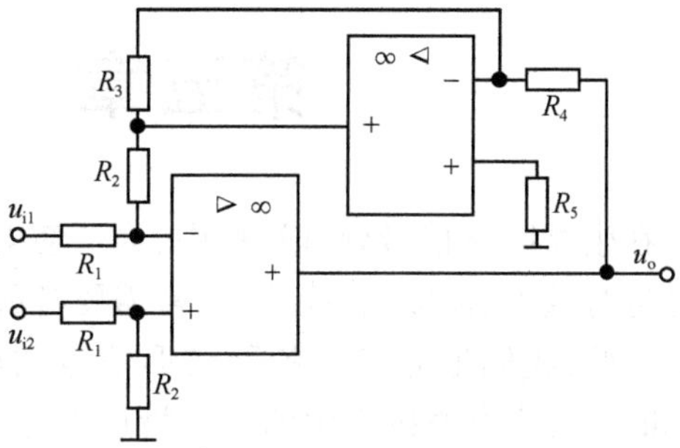

图 4-53　习题 4-15

习题答案

习题 4-5　67

习题 4-6　14. 3μA, 1. 43mA, 8. 55V; −100; 6. 6kΩ; 10kΩ

习题 4-13　2. 4V; 0. 75R; 0. 5R; 0. 8R

习题 4-14　$u_o = 20\text{mV}$

习题 4-15　$u_o = -\dfrac{R_4R_2}{R_3R_1}(u_{i2} - u_{i1})$

习题 4-16　$A_F = 100$; 0. 1%

第五章　振 荡 电 路

在生物医学信号处理过程中，为了使电子电路能够实现对从生物体所采集的生物医学信号进行放大、滤波、转换等，常常需要各种波形的信号作为上述过程的控制信号或测试信号．因此，我们把能产生各种波形信号的电路称为信号产生电路，即振荡电路(oscillating circuit)．振荡电路按产生的波形特点可分为两大类：一类是正弦波振荡电路，一类是非正弦波振荡电路．振荡电路广泛地应用于医学诊断与治疗中，如超声波诊断仪、各种电疗机等．本章将从电路组成、工作原理以及主要参数等方面详细介绍振荡电路的基本知识．

5.1　正弦波振荡电路

正弦波振荡电路是指在不需要外加输入信号的情况下，通电后就能自动地在输出端产生具有确定频率和幅度的正弦电压(或电流)信号的电路．它是按照自激振荡原理构成的．

5.1.1　正弦波振荡电路的工作原理

1. 自激振荡产生的基本原理　在第四章第3节(4.3 负反馈放大器)中，探讨负反馈放大电路的稳定性时提到，当负反馈放大电路的反馈深度 $|1+AF|=0$ 时，负反馈变成正反馈，电路将产生自激振荡．自激振荡对放大电路而言是有危害的，但是，正弦波振荡电路正是利用自激振荡的原理来工作的．

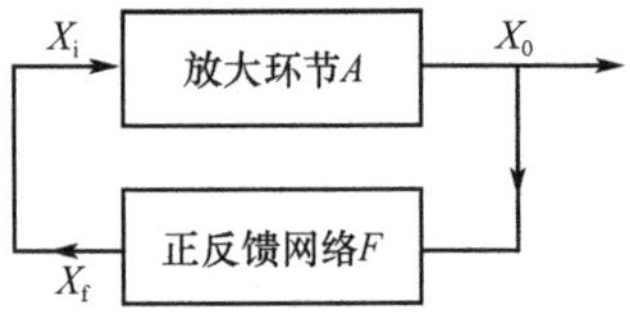

图 5-1　自激振荡原理框图

图 5-1 是正弦波振荡电路的自激振荡原理框图，由放大环节和正反馈网络两部分组成．A 为放大环节的放大倍数，F 为正反馈网络的反馈系数．

假设将放大环节的输入端和正反馈网络的输出端断开，在放大环节的输入端加一具有一定频率和幅度的正弦波信号 X_i，此信号经放大环节放大后产生输出信号 X_o，然后经正反馈回路得到的反馈信号为 X_f．如果 $X_f=X_i$，此时将放大环节原有的输入端信号撤走，而将反馈信号作为输入端信号，那么可在输出端继续维持原有的输出信号 X_o，从而实现了自激振荡．

2. 正弦波振荡电路的振荡条件

(1) 振荡平衡条件：由上分析可见，当 $X_f=X_o$ 时，振荡电路可在输出端维持原有的输出，即达到振荡平衡．根据图 5-1，从输入到输出可得

$$X_o = AX_i, X_f = FX_o \tag{5-1}$$

及

$$X_f = X_i \tag{5-2}$$

由此可得振荡的幅度平衡条件为

$$AF = 1 \tag{5-3}$$

另外，电路必须满足正反馈，也就是说，X_f 和 X_i 必须同相．那么，电路还必须满足的相位平衡条件为

$$\varphi_A + \varphi_F = 2n\pi(n = 0,1,2,\cdots) \tag{5-4}$$

式中，φ_A 为放大环节的相移，φ_F 为正反馈网络的相移．

（2）平衡条件讨论：作为一个稳态振荡电路，振幅平衡条件和相位平衡条件必须同时满足．利用振幅平衡条件可以稳定 X_0 的幅度，利用相位平衡条件可以确定振荡频率 f_0．下面对上述两个平衡条件进行讨论．

1）相位平衡条件：在正弦波振荡电路中，包含有频率成分丰富的微弱干扰信号（如接通电源的波动、器件自身的热噪声等），都可以作为放大环节的初始输入信号．而一个设计合理的正弦波振荡器，当其电路结构及参数固定时，要求输出端只能输出一个固定频率 f_0 的正弦波，即电路只能在振荡频率 f_0 时满足相位平衡条件．这就要求在 AF 环路中包含有一个具有选频特性的网络，简称选频网络．由于正弦波振荡电路是利用自激振荡原理工作的，所以相位平衡条件是振荡的必要条件．

2）幅度平衡条件：在正弦波振荡电路中，若 $AF < 1$，输出会越来越小，电路做减幅振荡，最后振荡停止．若 $AF > 1$，经过 AF 闭环系统，输出会越来越大，电路做增幅振荡，当输出幅度增大到一定值时，放大电路进入到非线性工作状态，使得输出产生非线性失真．因此，$AF = 1$ 是维持等幅振荡的唯一条件．

因此，正弦波振荡电路产生持续振荡的条件应该同时满足振幅平衡条件和相位平衡条件.

（3）振荡的建立条件与稳定：式(5-3)是维持振荡平衡的条件，但是不能起振．正弦波振荡电路中的干扰信号幅度较微弱，若起振前 $AF = 1$，得到的输出幅度也很小，不能建立振荡．因此，要使电路在接通直流电源后能建立振荡，不仅在相位上仍然要求反馈信号与输入信号同相，同时起振时环路增益要大于 1．可见，必须满足的振荡建立条件为

$$\begin{cases} AF > 1 \\ \varphi_A + \varphi_F = 2n\pi(n = 0,1,2,\cdots) \end{cases} \tag{5-5}$$

振荡建立后，由于 $AF > 1$，输出幅值越来越大，当输出幅度增大到一定值时，放大电路进入到非线性工作状态，使得输出产生非线性失真．因此，在正弦波振荡电路中还应该设置稳幅环节，使电路起振后，随着振荡的继续在未进入非线性工作区之前，环路增益 AF 逐渐由大于 1 减小到等于 1，最后达到振荡平衡．正弦波振荡电路的自激振荡起振过程如图 5-2 所示．

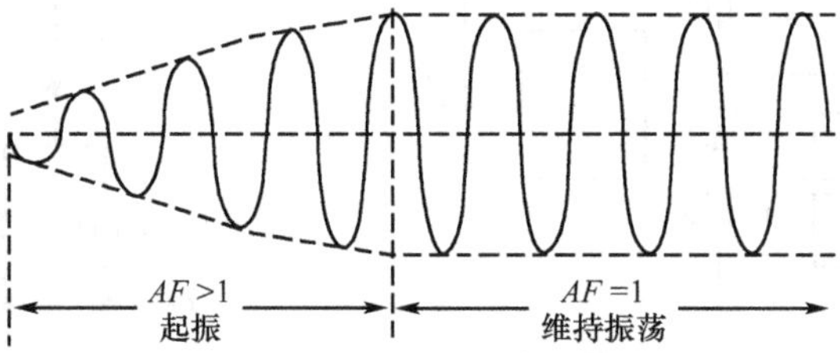

图 5-2　自激振荡电路的起振过程

3. 正弦波振荡电路的组成　从以上分析可知，正弦波振荡电路必须由以下四个部分组成：

（1）放大环节：主要实现对输入微弱信号的放大，使电路获得一定幅度的输出．

（2）正反馈网络：引入正反馈，使反馈信号与放大环节的输入信号幅度相等，相位相同．

可以采用瞬时极性法来判断电路是否满足正反馈.

(3) 选频网络:确定电路的振荡频率 f_0. 是电路能产生单一频率正弦波输出的前提. 在某些电路中,常将正反馈网络和选频网络集于一体,如 *RC* 桥式振荡电路.

(4) 稳幅环节:使电路起振后在未出现非线性失真前达到幅度振荡平衡. 在某些电路中,稳幅环节包含在放大环节中.

根据选频网络所用元件的不同,正弦波振荡电路可以分为三类:一是 *RC* 正弦波振荡电路;二是 *LC* 正弦波振荡电路;三是石英晶体振荡电路.

5.1.2 *RC* 正弦波振荡电路

选频网络采用 *RC* 元件构成的正弦波振荡电路称为 *RC* 正弦波振荡电路,它适用于产生 1Hz～1MHz 的低频信号. 实用的 *RC* 正弦波振荡电路多种多样,下面主要讨论桥式振荡电路和移相式振荡电路.

1. *RC* 桥式振荡电路 *RC* 桥式振荡电路是最典型的正弦波振荡电路,又称之为文氏电桥振荡电路. 下面介绍它的电路组成、选频特性、工作原理及稳幅措施.

(1) 电路组成:图 5-3 所示为 *RC* 桥式振荡电路的组成原理图. 从图中可知,该电路由负反馈放大电路和 *RC* 串并联选频网络组成. *RC* 串联电路、*RC* 并联电路、R_1 及 R_2 构成电桥的四个桥臂,该电路的名称由此而来. 输出电压 $\dot{U}_o$ 通过电阻 R_1、R_2 引回到运算放大器的反向输入端,构成负反馈放大电路. *RC* 串并联网络把输出电压 $\dot{U}_o$ 引入到运算放大器的同相输入端,那么,是不是构成正反馈呢? 下面我们通过分析 *RC* 串并联选频网络的选频特性来确定.

(2) *RC* 串并联选频网络的选频特性:从图 5-3 中分离出 *RC* 串并联选频网络如图 5-4 所示, $\dot{U}_o$ 既是整个振荡电路的输出信号也是选频网络的输入信号, $\dot{U}_f$ 既是整个振荡电路的反馈信号也是选频网络的输出信号, Z_1 为 *RC* 串联电路的阻抗, Z_2 为 *RC* 并联电路的阻抗. 由图 5-4 有

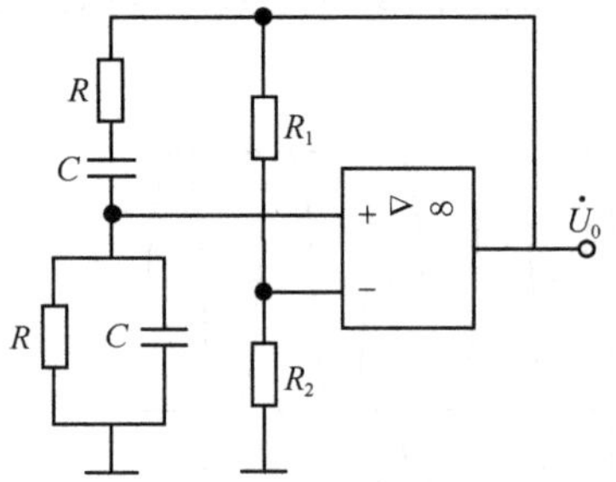

图 5-3 桥式振荡电路

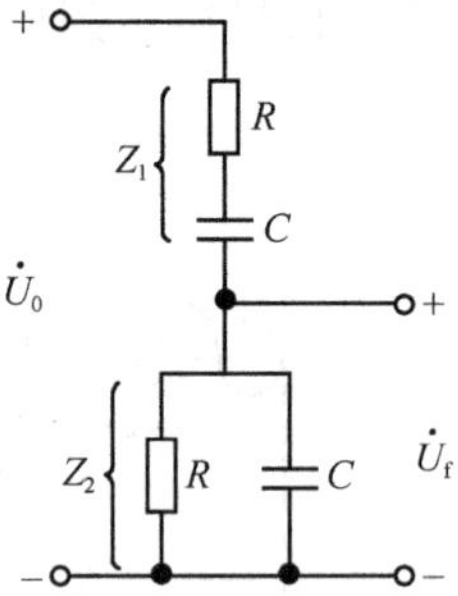

图 5-4 *RC* 串并联选频网络

$$Z_1 = R + \frac{1}{j\omega C} \tag{5-6}$$

$$Z_2 = R // \frac{1}{j\omega C} \tag{5-7}$$

由式(5-6)和式(5-7)可得到 *RC* 串并联选频网络的电压传输系数为

$$\dot{F}=\frac{\dot{U}_f}{\dot{U}_0}=\frac{Z_2}{Z_1+Z_2}=\frac{1}{3+j\left(\omega RC-\dfrac{1}{\omega RC}\right)} \tag{5-8}$$

令 $\omega_0=\dfrac{1}{RC}$，则式(5-8)变为

$$\dot{F}=\frac{1}{3+j\left(\dfrac{\omega}{\omega_0}-\dfrac{\omega_0}{\omega}\right)} \tag{5-9}$$

由此可得 $\dot{F}$ 的幅频特性为

$$F=\frac{1}{\sqrt{3^2+\left(\dfrac{\omega}{\omega_0}-\dfrac{\omega_0}{\omega}\right)^2}} \tag{5-10}$$

相频特性为

$$\varphi_F=-\arctan\left(\frac{\dfrac{\omega}{\omega_0}-\dfrac{\omega_0}{\omega}}{3}\right) \tag{5-11}$$

分析幅频特性可知，当 $\omega=\omega_0$ 时，$F=F_{max}=\dfrac{1}{3}$，幅频特性曲线如图 5-5(a)所示．分析相频特性可知，当 $\omega=\omega_0$ 时，$\varphi_F=0$，此时输出电压 $\dot{U}_o$ 与反馈电压 $\dot{U}_f$ 同相，也就是说在 ω_0 这个频率下电路满足正反馈且反馈最强，相频特性曲线如图 5-5(b)所示，所以，RC 串并联网络构成了正反馈且具有选频作用．

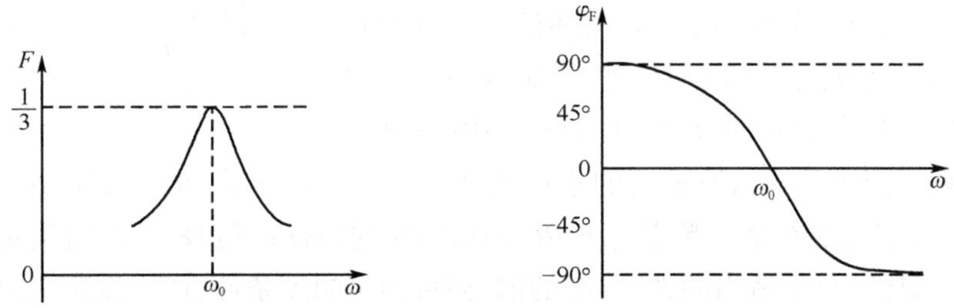

(a) 幅频特性曲线　　(b) 相频特性曲线

图 5-5　RC 串并联选频网络频率特性

(3) RC 桥式振荡电路工作原理：根据对式(5-9)的分析可知，当 $\omega=\omega_0$ 时，RC 串并联选频网路的 $\dot{U}_o$ 与 $\dot{U}_f$ 同相位，此时该串并联网络就是一个正反馈网络且反馈系数取最大值 $\dfrac{1}{3}$．那么，只要通过适当调节 R_1、R_2 的电阻值使放大电路的放大倍数

$$A=1+\frac{R_1}{R_2}\geqslant 3 \tag{5-12}$$

即 $R_1\geqslant 2R_2$，就可以满足正弦波振荡条件，振荡频率为

$$f_0=\frac{\omega_0}{2\pi}=\frac{1}{2\pi RC} \tag{5-13}$$

由式(5-13)可知,*RC* 桥式振荡电路的振荡频率是由 *R* 和 *C* 的取值来决定的,而电容及电阻受环境温度的影响较小,使得电路的振荡频率和输出幅度较稳定,因而在医学仪器中的应用非常广泛. 由于 *R* 和 *C* 不能太小且增大电阻的成本很低,所以该电路适合产生振荡频率低于 1MHz 的低频信号.

(4) 稳幅措施:在图 5-3 所示的 *RC* 桥式正弦波振荡电路中,有放大环节、正反馈网络和选频网络,却没有稳幅环节. 当电路满足幅度和相位的起振条件建立振荡后,随着输出电压的不断增大,电路将进入非线性工作状态而使输出波形产生失真. 因此为了避免上述现象的出现,必须在图 5-3 所示电路中加入稳幅环节.

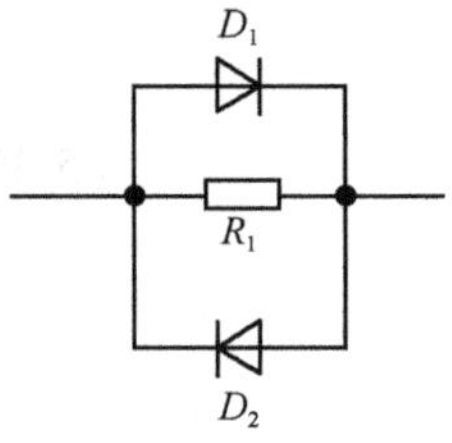

图 5-6 利用二极管作为稳幅环节

常用的稳幅措施有两种:一是利用非线性热敏电阻稳幅. 例如,在图 5-3 所示的电路中,用具有负温度系数的热敏电阻来替代 R_1,当输出电压 $\dot{U}_o$ 的幅度增大时,通过负反馈支路的电流也会增加,热敏电阻的阻值反而减小,使得放大电路放大倍数下降,从而限制输出电压幅度的增长使输出达到稳定;二是利用二极管稳幅. 将图 5-3 所示电路中的 R_1 用如图 5-6 所示支路来代替,由于二极管导通时有一定的动态电阻,使得负反馈支路上的总电阻小于 R_1,且当输出电压增大时二极管动态电阻减小,从而使放大倍数减小而达到稳幅的目的.

2. *RC* 移相式振荡电路 图 5-7 所示是 *RC* 移相式正弦波振荡电路,电路由反向比例放大电路和 *RC* 移相网络(兼选频网络)组成.

由图可知,反向比例放大电路的相移是 180°,若要满足正反馈,必须对放大电路的输出信号再移相 180°后加到放大器的输入端,那么就移相了 360°,这后 180°的相移要靠 *RC* 移相网络来实现.

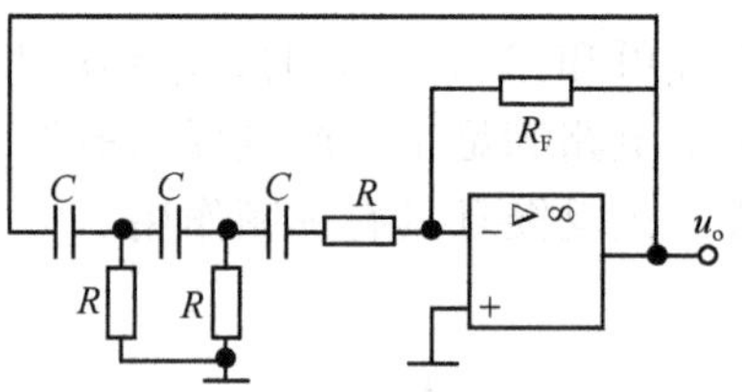

图 5-7 RC 移相式正弦波振荡电路

RC 移相网络由 3 节无源 *RC* 高通滤波电路连接而成,根据 *RC* 高通滤波电路的频率特性已知,每节 *RC* 高通滤波电路的相移大于 0°但小于 90°,两节 *RC* 高通滤波电路的相移不能满足正弦波振荡的相位条件. 在这里用 3 节 *RC* 移相网络,其最大相移可接近 270°,就有可能在某一频率 f_0 下 *RC* 相移网络的相移达到 180°,此时满足正弦波振荡的相位条件. 显然,只要适当的选取 R_F 的值,亦可满足幅度条件,产生振荡. 通过相频特性分析,可求得 *RC* 移相式正弦波振荡电路的振荡频率为

$$f_0 = \frac{1}{2\pi\sqrt{6}RC} \tag{5-14}$$

RC 移相式振荡器电路结构比较简单、成本低,但选频作用较差且振荡频率不宜调整,输出信号也不稳定,因此一般用于频率固定、稳定性要求不高的场合.

5.1.3 *LC* 正弦波振荡电路

通过对二阶动态电路的学习已知,在理想的 *LC* 并联回路中,若存在初始能量,那么能量会在电容和电感之间交替转换形成正弦波振荡. 如果将该电路作为选频网络和正反馈,再加上放大环节和稳幅环节就可构成 *LC* 正弦波振荡电路. 可见, *LC* 正弦波振荡电路用 *LC* 并联谐振回路作为选频网络,主要用来产生 1MHz 以上的高频正弦波信号.

1. *LC* 并联谐振回路 在 LC 正弦波振荡电路中常用如图 5-8 所示的 LC 并联谐振回路作为选频网络．实际的 LC 并联网络总是有损耗的，图中 R 为回路总等效损耗电阻．

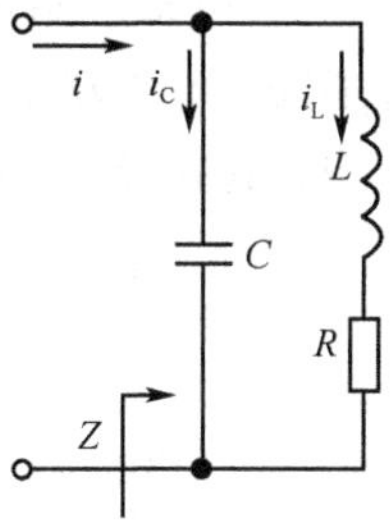

图 5-8 LC 并联谐振回路

电路的等效阻抗为

$$Z = \frac{\frac{1}{j\omega C}(R + j\omega L)}{\frac{1}{j\omega C} + R + j\omega L} \tag{5-15}$$

通常电路中感抗远大于损耗，即 $\omega L \gg R$，所以式(5-15)可变为

$$Z = \frac{\frac{L}{C}}{R + j\left(\omega L - \frac{1}{\omega C}\right)} \tag{5-16}$$

令式中虚部系数为 0，此时 Z 为实数，回路呈纯阻性产生谐振，谐振频率为

$$\omega_0 L - \frac{1}{\omega_0 C} = 0$$

$$\omega_0 = \frac{1}{\sqrt{LC}} \text{ 或 } f_0 = \frac{1}{2\pi\sqrt{LC}} \tag{5-17}$$

当电路处于谐振时，电路的等效阻抗为

$$Z = \frac{L}{RC} = Q\omega_0 L = \frac{Q}{\omega_0 C} \tag{5-18}$$

其中

$$Q = \frac{1}{R}\sqrt{\frac{L}{C}} \tag{5-19}$$

为该谐振回路的品质因数，是用来评价电路选频特性的指标．

结合式(5-18)到式(5-19)可知，在谐振频率 f_0 相同时，若电感值愈大，电容值愈小，电路损耗愈小，则谐振时 Q 值愈大，电路的等效阻抗也越大，满足振幅条件．另外，Q 越大，Z 的相角随 f_0 变换也急剧，将使选频效果越好．一般情况下，Q 值在几十到几百范围内．

如果将 LC 并联谐振电路加入基本放大电路，并引入正反馈取代输入信号，则电路将成为正弦波振荡电路．按照反馈方式不同，LC 正弦波振荡电路可分为变压器反馈式、电感三点式、电容三点式三种基本类型．

2. 变压器反馈式振荡电路 图 5-9 是变压器反馈式振荡电路，CN_1 并联回路作为晶体管 T 的集电极负载，为选频网络．根据 LC 并联谐振回路的频率特性，当 $f = f_0$ 时，CN_1 并联回路呈纯阻性且阻值最大，使得共射极放大电路的电压放大倍数最大．N_1、N_2 和 N_3 构成变压器，N_2 将输出信号传送到输入端，实现反馈，N_3 将输出信号传送给负载．下面来分析该电路振荡条件是否满足．

(1) 相位条件：判断相位条件是否满足，即是要确定图中 N_2 是否正反馈电路，可采用瞬时极性法来判断．具体做法为：假设 CN_1 并联回路发生谐振，将图中反馈回路在图中 P 点处断开，然后在晶体管 T 的基极处加入一个对地的瞬时极性为正的电压，在集电极处得到的输出电压极性为负，则输出电压与输入电压的相移 φ_A 为 180°．同时根据图中标出的变压器的同名端符号“ · ”,可知线圈 N_2 的同名端处极性为正,即反馈电压对地极性为正,与输入电压假设极性相同,则 $\varphi_F = 180°$. 因此 $\varphi_A + \varphi_F = 2\pi$,电路为正反馈,满足正弦波振荡的相位条件.

(2) 起振条件:画图 5-9 所示变压器反馈式振荡电路的交流通路,如图 5-10 所示.

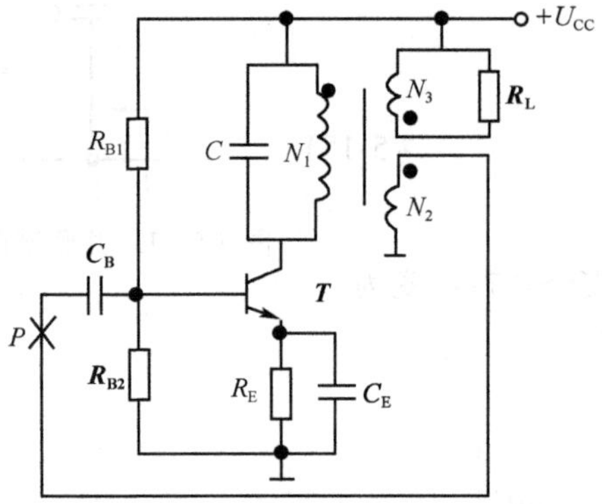

图 5-9 变压器反馈式振荡电路

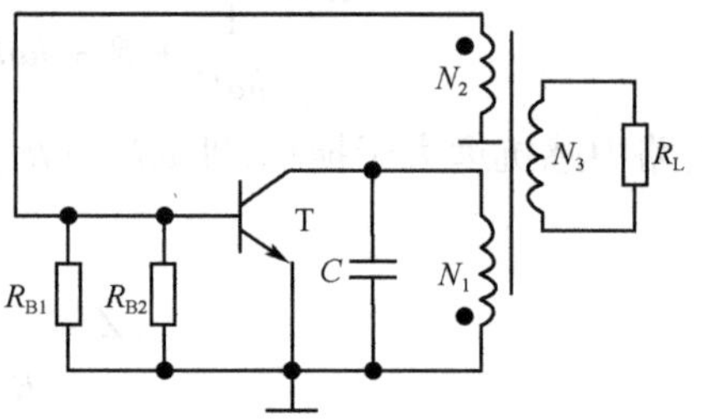

图 5-10 变压器反馈式振荡电路的交流通路

由图可得电压放大倍数 $A = \beta \dfrac{Z}{r_{be}}$,反馈系数 $F = \dfrac{N_2}{N_1}$,因此,只要合理地选择电路参数及变压器原、副边匝数比,可使 $AF > 1$,满足起振条件. 变压器反馈式振荡电路的振荡频率近似为

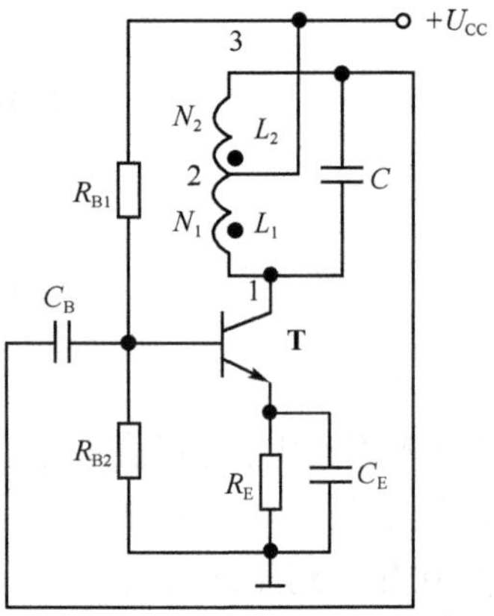

图 5-11 电感三点式振荡电路

$$f_0 = \frac{1}{2\pi\sqrt{LC}} \tag{5-20}$$

变压器式反馈振荡电路结构简单,易于产生振荡,且频率可以通过改变电容 C 的大小进行调节. 但由于受变压器分布参数的限制,振荡频率不能很高,适用于频率需求范围在几十 KHz 到几 MHz 的场合.

3. 电感三点式振荡电路 变压器反馈式振荡电路的输出电压与反馈电压靠磁路耦合,耦合不紧密会造成电路损耗较大从而工作不稳定的现象,为了克服该缺陷,将电路作适当改进,便形成了电感三点式振荡电路,如图 5-11 所示.

电路中变压器线圈 N_1、N_2 按同一方向绕制,在其中间抽出抽头,故有始端 1、中间抽头 2 和尾端 3 三个端点,称为电感三点式振荡电路. 观察电路,它包含了放大电路、选频网络、反馈网络和非线性元件——晶体管四个组成部分. 下面分析该电路能产生正弦波振荡的条件.

(1) 相位平衡条件的判断:画出图 5-11 所示电感三点式振荡电路的交流通路,如图 5-12 所示. 电阻 R_{B1} 和电阻 R_{B2} 主要是用来稳定静态工作点,故在交流通路中 $R_{B1}//R_{B2}$ 的作用可忽略. 从图中可看出,电感 L_2 上的电压 $\dot{U}_f$ 即为反馈电压.

假设图中 LC 并联回路产生谐振,此时回路呈纯阻性且阻值达到最大. 在标“×”处断开反馈回路,加对地瞬时极性为正的输入电压 $\dot{U}_i$,则输出电压 $\dot{U}_o$ 对地极性为负. 由于整个 LC 并联回路谐振时呈纯阻性,那么电容 C 和电感 L_2 串联支路呈

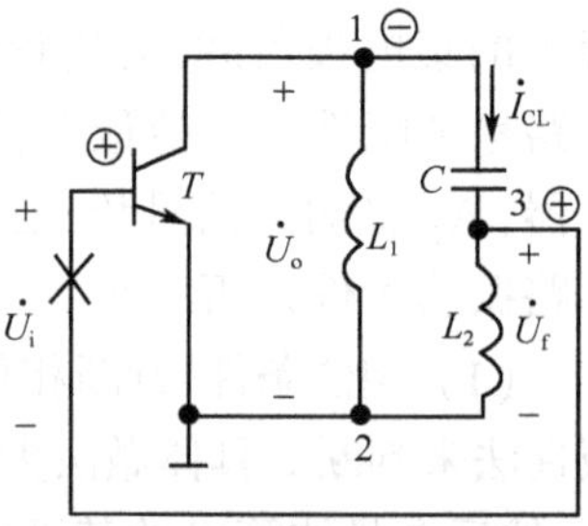

图 5-12 电感三点式振荡电路的交流通路

容性，则电流 $\dot{I}_{CL}$ 超前输出电压 $\dot{U}_o 90°$，而由电感的伏安关系相量形式可知，反馈电压 $\dot{U}_f$ 超前 $\dot{I}_{CL} 90°$．因此，$\dot{U}_f$ 与 $\dot{U}_o$ 反相而与 $\dot{U}_i$ 同相，满足相位平衡条件．

（2）幅度条件的判断：由于反馈信号 $\dot{U}_f$ 取自电感 L_2，改变电感中间抽头 2 的位置，调整反馈强弱，容易满足幅度条件．因此，该电路满足正弦波振荡的条件，振荡频率为

$$f_0 = \frac{1}{2\pi\sqrt{(L_1 + L_2 + 2M)C}} \tag{5-21}$$

式中，M 是 L_1、L_2 之间的互感系数．

电感三点式振荡电路中电感 L_1 与 L_2 之间耦合很紧，容易起振；当谐振电容 C 采用可变电容时，则振荡频率可调节，最高可达几十 MHz．但由于反馈由电感引入，使得输出波形中含有高次谐波，波形较差．

4．电容三点式振荡电路　由于电感三点式振荡电路中反馈电压取自电感，使得输出波形中高次谐波分量增多，波形变差．如果将反馈电压取自电容，则可使输出波形得到改善，按该思想设计的电路称为电容三点式振荡电路．如图 5-13 所示．

观察电路可知，该电路的选频网络由电容 C_1、电容 C_2 和电感 L 构成，反馈电压从 C_2 上获得．C_1 和 C_2 串联有三个端点 1、2、3 分别与晶体管 T 的集电极、射极、基极相连，故称之为电容三点式振荡电路．

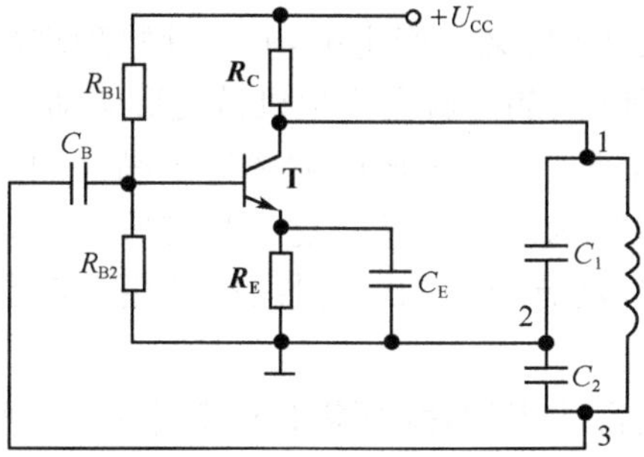

图 5-13　电容三点式振荡电路

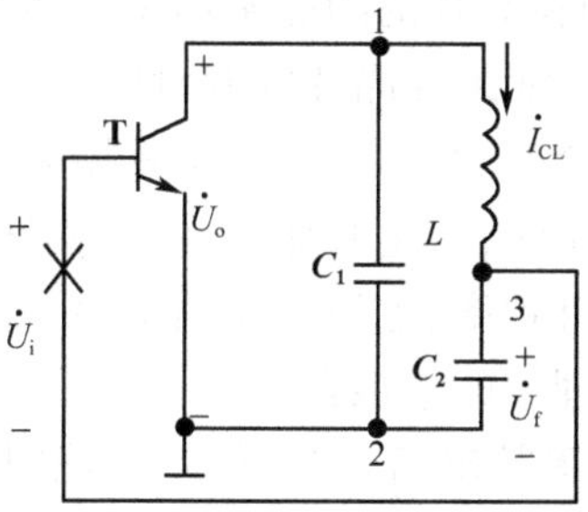

图 5-14　电容三点式振荡电路的交流通路

画出电容三点式振荡电路的交流通路，如图 5-14 所示．在图中标“×”处断开反馈回路，加对地瞬时极性为正的输入电压 $\dot{U}_i$，假设电路产生谐振，此时选频网络呈纯阻性且阻值最大，则输出电压 $\dot{U}_o$ 对地极性为负．由于整个 LC 并联回路谐振时呈纯阻性，那么电容 C_2 和电感 L 串联支路呈感性，则电流 $\dot{I}_{CL}$ 滞后输出电压 $\dot{U}_o 90°$，而反馈电压 $\dot{U}_f$ 滞后 $\dot{I}_{CL} 90°$．因此，$\dot{U}_f$ 与 $\dot{U}_o$ 反相而与 $\dot{U}_i$ 同相，满足相位平衡条件．同时，反馈电压取自 C_2，改变 C_1/C_2，调整反馈强弱和电路的放大倍数，容易满足幅度条件．故该电路可以产生正弦波振荡，其振荡频率近似为

$$f_0 = \frac{1}{2\pi\sqrt{L\dfrac{C_1C_2}{C_1 + C_2}}} \tag{5-22}$$

该电路的特点是容易起振，振荡频率高，由于反馈取自电容 C_2 使输出波形中高次谐波少，波形好．其缺点是改变电容来调节频率时容易停振．

5.2 石英晶体振荡电路

5.2.1 正弦波振荡电路的频率稳定问题

针对医学对象的特殊性，在各种医疗设备中所采用的振荡电路必须具有较高的频率稳定度．频率稳定度一般用振荡频率的相对变化量 $\Delta f/f_0$ 来表示，在本章 5.1 节中讲述的 RC 型和 LC 型正弦波振荡电路的频率稳定度分别为 10^{-2} 和 $10^{-3} \sim 10^{-4}$，且有时还会受到温度影响和制造工艺的限制．因此，为了寻求更高的频率稳定度，在医疗设备中常采用石英晶体振荡电路，其频率稳定度可高达 $10^{-9} \sim 10^{-11}$．

石英晶体振荡电路是用石英晶体取代 LC 振荡电路中的 L、C 元件组成的正弦波振荡电路，其极高的频率稳定性来自于所采用的石英晶体，其化学成分为 SiO_2 单晶体，它具有稳定的物理化学性质．下面先了解石英晶体的基本特性，然后分析由其构成的典型振荡电路．

5.2.2 石英晶体的基本特性及等效电路

1. 基本特性 石英晶体之所以能做振荡电路是源于它的压电效应．从一块 SiO_2 晶体上按一定的方位角切下的薄片称为晶片，在晶片的两对应面之间施加电场，就会产生机械变形，而在晶片的两侧施加压力使其发生机械变形时，又会产生电场，这种物理现象称为压电效应．如果在晶片的两对应面之间加交变电压时，晶片就会产生机械变形振动，同时机械振动又会产生交变电场，但其振幅都非常小．当外加交变电压的频率等于晶片的固有机械振动频率时，产生共振，振幅急剧增加，这种现象称为压电谐振．这一特定频率就是石英晶体的固有频率，也称谐振频率，由晶体尺寸决定，具有很好的稳定性，因此用石英晶体可以构成很理想的谐振器．

2. 等效电路 对石英晶体根据实际情况进行适当切片（所需振荡频率越高，则切片越薄，反之亦然．），再在晶片的两个对应面镀上银层，并引出两个电极，加上外壳封装，就构成了石英晶体谐振器．其电路符号和等效电路如图 5-15(a)、(b)所示．

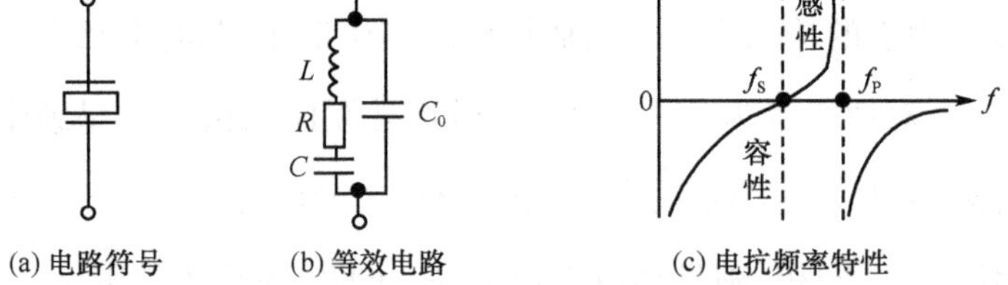

图 5-15 石英晶体谐振器

在图 5-15 所示石英晶体谐振器等效电路中，L 等效晶片振动时的惯性，一般为 $10^{-3} \sim 10^{2}$H；R 等效晶片振动时内部的摩擦损耗，约为 $10^2\Omega$，理想情况下为 0；C 等效晶片振动时的弹性，其值为 $10^{-2} \sim 10^{-1}$pF；C_0 等效晶体不振动时两金属电极间形成的静电电容，一般为几个到几十个皮法，则 $C_0 \gg C$．

当忽略 R 时，石英晶体谐振器的阻抗为

$$Z = \frac{1 - \omega^2 LC}{j\omega(C_0 + C - \omega^2 LCC_0)} \tag{5-23}$$

若 $1 - \omega^2 LC = 0$, $Z = 0$,电路呈纯阻性且阻抗最小,电路发生串联谐振,串联谐振频率为

$$f_s = \frac{1}{2\pi\sqrt{LC}} \tag{5-24}$$

当 $f < f_s$ 时, $Z < 0$,等效电路呈容性;当 $f > f_s$ 时, $Z > 0$,等效电路呈感性. 因此石英晶体谐振器的性质随频率的改变而变化.

若 $j\omega(C_0 + C - \omega^2 LCC_0) = 0$, $Z = \infty$,电路发生并联谐振,并联谐振频率为

$$f_P = \frac{1}{2\pi\sqrt{L\frac{CC_0}{C + C_0}}} = f_s\sqrt{1 + \frac{C}{C_0}} \tag{5-25}$$

由于 $C_0 \gg C$,所以 $f_P \approx f_S$.

由式(5-23)可画出石英晶体谐振器的电抗频率特性,如图 5-15(c)所示,由图可知,当 $f = f_S$ 或 $f = f_P$ 时,石英晶体呈阻性;当 $f < f_S$ 或 $f > f_P$ 时,石英晶体呈容性;当 $f_S < f < f_P$ 时,石英晶体呈感性,由于 $f_P \approx f_S$,呈感性的曲线非常陡峭表示 L 很大. 根据品质因数的表达式 $Q = \frac{1}{R}\sqrt{\frac{L}{C}}$,由于 L 很大, C 和 R 很小,所以 Q 值高达 $10^4 \sim 10^6$. 而且,因为振荡频率几乎由晶体尺寸决定,所以具有较高的频率稳定度.

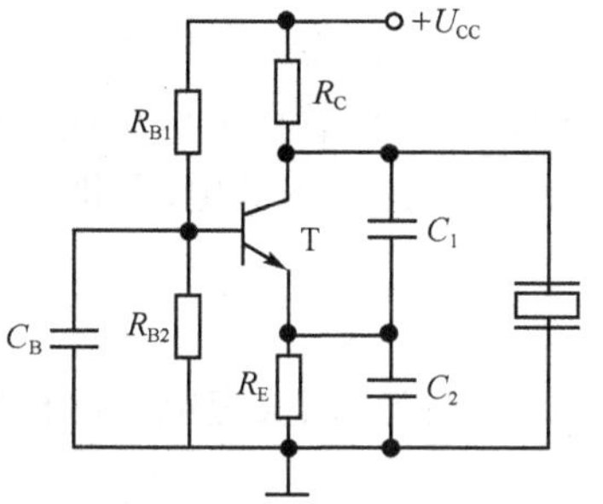

图 5-16　并联型石英晶体振荡电路

5.2.3　石英晶体振荡电路

1. 并联型石英晶体振荡电路　用石英晶体取代图 5-13 所示电容三点式振荡电路中的电感,就得到并联型石英晶体振荡电路,如图 5-16 所示. 图中电路要产生谐振,石英晶体必须呈感性,则谐振频率 f_0 必须在 $f_S \sim f_P$ 之间,此时由电容 C_2 引入的反馈为正反馈,满足正弦波振荡的相位平衡条件. 由式(5-25)及石英晶体谐振器的等效电路可得振荡频率

$$f_0 = \frac{1}{2\pi\sqrt{L\frac{C(C_0 + C')}{C + C_0 + C'}}} \tag{5-26}$$

式中, $C' = \frac{C_1 C_2}{C_1 + C_2}$. 由于 $C \ll (C' + C_0)$,所以

$$f_0 \approx \frac{1}{2\pi\sqrt{LC}} = f_S \tag{5-27}$$

上式表明,并联型石英晶体振荡电路振荡频率主要由 C 决定,与石英晶体本身的谐振频率非常接近,故频率稳定度很高.

2. 串联型石英晶体振荡电路　图 5-17 为串联型石英晶体振荡电路. 该电路是由两级放大电路组成, T_1 管构成第一级为共基级放大电路, T_2 管构成第二级为射极输出器. 输出信号通过晶体与可调电阻 R_W 构成的支路反馈到输入端,要实现正反馈,电路产生谐振时,晶体必须呈现纯阻性,且阻抗较小,因此电路必须工作在串联谐振状态,则电路的振荡频率

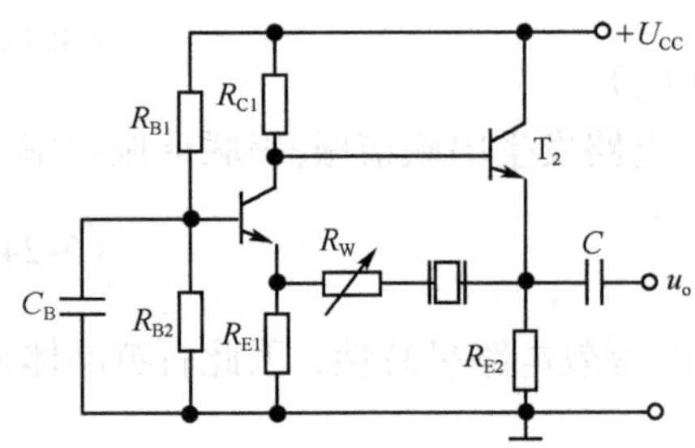

图 5-17　串联型石英晶体振荡电路

就是石英晶体的串联谐振频率 f_S ,所以串联型石英晶体振荡电路也具有极高的频率稳定性．调整 R_W 的值,可改变反馈量的大小,使电路满足正弦波振荡的幅度平衡条件．

5.3　非正弦振荡电路

在实际电路中,非正弦波信号被广泛应用．能产生非正弦信号的电路称为非正弦振荡电路,其主要由具有开关特性的电压比较器和具有延时作用的反馈网络组成．常见的非正弦振荡电路有方波、三角波和锯齿波产生电路．

5.3.1　方波产生电路

方波产生电路如图 5-18 所示, RC 充放电电路构成延时环节,集成运放、R_1、R_2、R_3 及双向稳压二极管构成电压比较器．由于双向稳压二极管的作用,输出电压 u_O 等于 $+U_Z$ 或 $-U_Z$,使得 R_1 上的电压(即参考电压)为

$$U_R = \pm \frac{R_1}{R_1 + R_2} U_Z \tag{5-28}$$

与 u_c 进行比较,决定电压比较器的翻转,从而在输出端产生高低电平,形成方波．

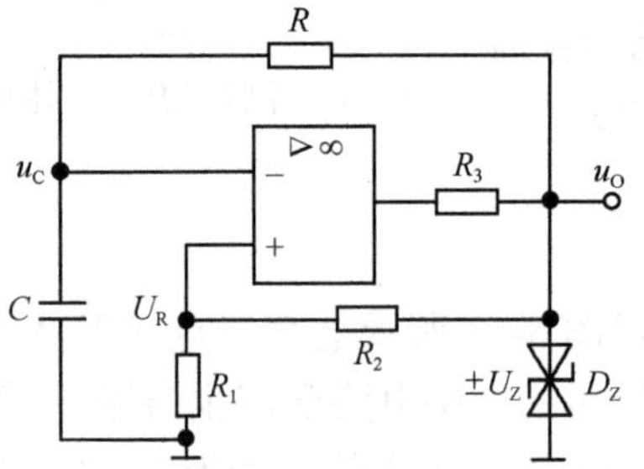

图 5-18　方波产生电路

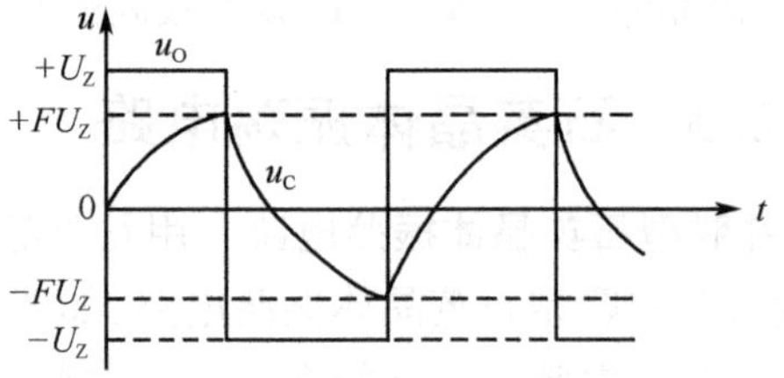

图 5-19　输出电压与电容电压波形图

假设初始时刻电容无充放电, $u_O = +U_Z$,则 $u_C = 0$, $U_R = +\frac{R_1}{R_1 + R_2}U_Z$．此时,集成运放同相输入端电压比反向输入端电压大, u_O 维持在高电平 $+U_Z$．u_O 通过 R 对电容 C 进行充电, u_C 按指数规律增长,当 u_C 增长到 $u_C = +\frac{R_1}{R_1 + R_2}U_Z$ 时,电压比较器状态翻转,输出电压迅速由 $+U_Z$ 变为 $-U_Z$．此时参考电压也迅速变为 $U_R = -\frac{R_1}{R_1 + R_2}U_Z$,使得集成运放反向输入端电压远大于同相输入端电压,输出维持在低电平 $-U_Z$．同时电容 C 通过电阻 R 反向放电, u_C 按照指数规律下降,当 u_C 下降到 $u_C = -\frac{R_1}{R_1 + R_2}U_Z$ 时,输出电压又迅速由 $-U_Z$ 变为 $+U_Z$,电容又被正向充电．如此周而复始,由于充放电时间常数相同,在输出端就可以得到方波,如图 5-19 所示,图中 $F = \frac{R_1}{R_1 + R_2}$．根据电路分析中的三要素法,可以求出方波产生电路的振荡频率为

$$f_0 = \frac{1}{2RC\ln\left(1 + \frac{2R_1}{R_2}\right)} \tag{5-29}$$

显然，调整 RC 的值可以改变电路的振荡频率，同时又不影响方波的幅度．

5.3.2　三角波产生电路

图 5-20 所示为三角波产生电路，集成运放 A_1、双向稳压二极管 D_Z、电阻 R_1、电阻 R_2 和电阻 R_3 构成电压比较器，集成运放 A_2 和 RC 支路构成积分电路．由图可知，集成运放 A_1 同相端输入电压 u_{+1} 为电压比较器输出 u_{o1} 和积分电路输出 u_o 的反馈叠加，根据叠加原理可得

$$u_{+1} = \frac{R_1}{R_1 + R_2}u_{o1} + \frac{R_2}{R_1 + R_2}u_o \tag{5-30}$$

且 $u_{o1} = \pm U_Z$．

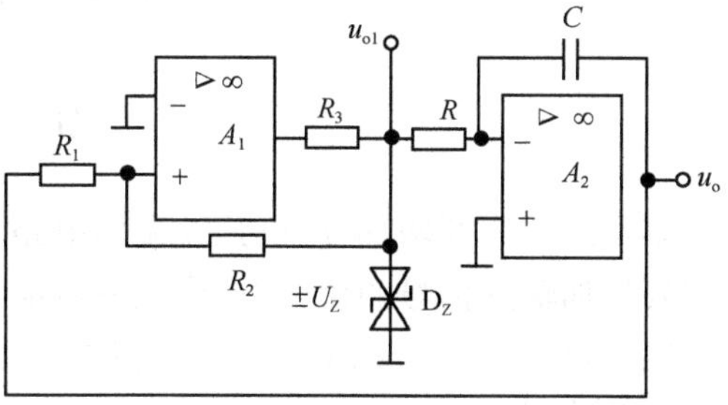

图 5-20　三角波产生电路

电路在接通直流电源的瞬间，电容两端电压为 0，当 $u_{o1} = + U_Z$ 时，电容 C 被充电，此时，积分电路输出电压表达式为 $u_0 = -\frac{U_Z}{RC}\Delta t$，$u_o$ 为负且随时间线性下降．当 u_o 下降到使 u_{+1} 为 0 时，u_{o1} 从 $+U_Z$ 翻转到 $-U_Z$．令当 $u_{o1} = + U_Z$ 时的式(5-30)等于零，可得到 u_{o1} 从 $+U_Z$ 翻转到 $-U_Z$ 时的输出电压

$$u_o = -\frac{R_1}{R_2}U_Z \tag{5-31}$$

u_{o1} 翻转后，$u_{+1} < 0$，电容放电，输出电压的表达式为 $u_0 = \frac{U_Z}{RC}\Delta t$，$u_o$ 且随时间线性上升．当 u_o 上升降到使 u_{+1} 再次为 0 时，u_{o1} 又从 $-U_Z$ 翻转到 $+U_Z$．令当 $u_{o1} = -U_Z$ 时的式(5-30)等于零，可得到 u_{o1} 从 $-U_Z$ 翻转到 $+U_Z$ 时的输出电压

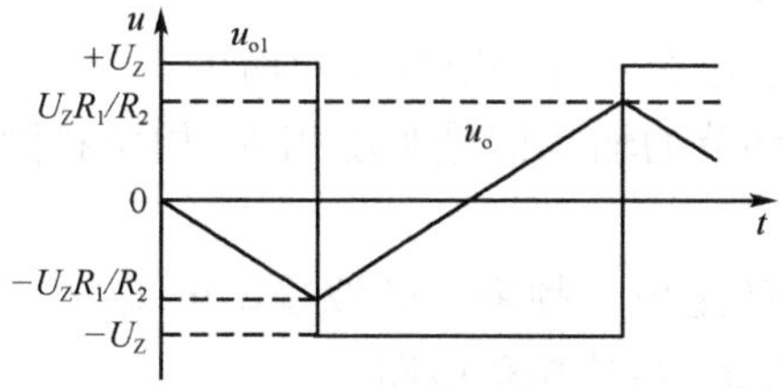

图 5-21　输出电压波形图

$$u_o = \frac{R_1}{R_2}U_Z \tag{5-32}$$

由以上分析可知，电路输出做周期性变化，电压比较器输出 u_{o1} 为方波，积分电路输出 u_o 为如图 5-21 所示的三角波．由积分电路的充放电时间可求出该电路的振荡频率为

$$f_0 = \frac{1}{T} = \frac{R_2}{4R_1RC} \tag{5-33}$$

改变 RC 或者 R_1 与 R_2 的比值都可以改变振荡频率，但是改变 R_1 与 R_2 的比值会影响到输出信号的幅值，因此，一般情况下采用改变 RC 来调节频率．

5.3.3　锯齿波产生电路

在图 5-20 所示的三角波产生电路中电阻 R 所在的支路串接由两个二极管 D_1、D_2 及电位器 R_W 组成的支路，就可得到锯齿波产生电路，如图 5-22 所示．该电路的工作原理是：通过调节电位器 R_W，使电容器充放电时间不同，导致输出端信号波形上升沿和下降沿斜率不

等,从而得到锯齿波.

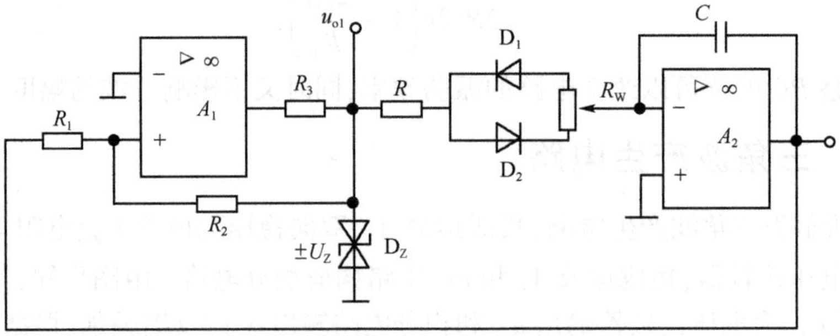

图 5-22　锯齿波产生电路

小　　结

本章的内容有两部分:正弦波振荡电路和非正弦波振荡电路. 正弦波振荡电路是指在不需要外加输入信号的情况下,通电后就能自动地在输出端产生具有确定频率和幅度的正弦电压(或电流)信号的电路. 它是按照自激振荡原理构成的,可分为 *RC* 正弦波振荡电路、*LC* 正弦波振荡电路和石英晶体振荡电路. 非正弦振荡电路主要由具有开关特性的电压比较器和具有延时作用的反馈网络组成,常见的非正弦振荡电路有方波、三角波和锯齿波产生电路. 在学习时,应掌握好以下要点:

(1) 产生正弦波振荡的条件.

幅度平衡条件为

$$AF = 1$$

相位平衡条件为

$$\varphi_A + \varphi_F = 2n\pi (n = 0,1,2,\cdots)$$

(2) 正弦波振荡电路的组成.

正弦波振荡电路必须由以下四个部分组成:

1) 放大环节:主要实现对输入微弱信号的放大,使电路获得一定幅度的输出.

2) 正反馈网络:引入正反馈,使反馈信号与放大环节的输入信号幅度相等,相位相同. 可以采用瞬时极性法来判断电路是否满足正反馈.

3) 选频网络:确定电路的振荡频率 f_0. 是电路能产生单一频率正弦波输出的前提. 在某些电路中,常将正反馈网络和选频网络集于一体,如 *RC* 桥式振荡电路.

4) 稳幅环节:使电路起振后在未出现非线性失真前达到幅度振荡平衡. 在某些电路中,稳幅环节包含在放大环节中.

(3) 典型的正弦波振荡电路如 *RC* 桥式正弦波振荡电路、*LC* 振荡电路和石英晶体振荡电路的电路组成、选频特性、工作原理及稳幅措施.

(4) 掌握有方波、三角波和锯齿波产生电路的电路结构、工作原理及频率分析.

习　　题

5-1　产生正弦波振荡的条件是什么? 它与负反馈放大电路的自激振荡条件是否相同,

为什么?

5-2 正弦波振荡器由那四部分组成?按选频网络不同可分为哪几类?各有什么特点?

5-3 电容三点式与电感三点式正弦波振荡电路相比,哪个电路输出的波形更好,为什么?

5-4 如果 *RC* 桥式正弦波振荡电路选频网络的电容 $C=0.01\mu F$,电阻 $R=10k\Omega$,则该电路的振荡频率为多少?

5-5 如图 5-23 所示 *RC* 桥式正弦波振荡电路:①保证电路振荡,求 R'_W 的最小值;②求振荡频率的 f_0 的调节范围.

5-6 电路如题图 5-24 所示,试用相位平衡条件判断是否会产生振荡,说明理由.

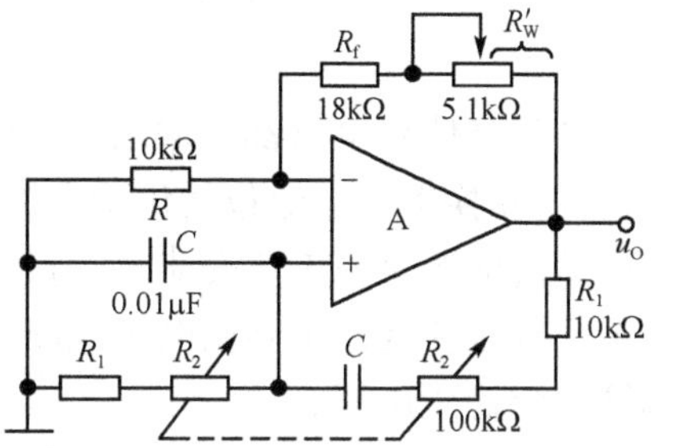

图 5-23 习题 5-5

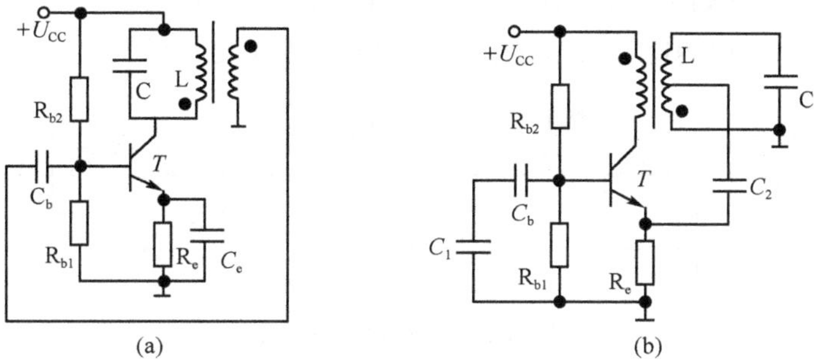

图 5-24 习题 5-6

5-7 在图 5-13 所示电容三点式 *LC* 振荡电路中,若 *LC* 并联选频网络的两个电容 C_1、C_2 分别为 1000pF 和 510pF,振荡频率为 100KHz,则电感 *L* 为多少?

5-8 石英晶体振荡电路有哪两种类型?在这两种类型的电路中,石英晶体分别起到什么元件的作用?

5-9 对照图 5-16 的电路,说明为什么并联型晶体振荡电路的频率稳定度非常高.

5-10 对图 5-18 所示方波产生电路如何改进,可改变信号占空比?且如何使占空比大于 50% ?

5-11 非正弦振荡电路的组成及工作原理与正弦波振荡电路有何区别?

5-12 如图 5-20 所示三角波产生电路中,$R=R_1=5.1k\Omega$,$R_2=15k\Omega$,$R_3=2k\Omega$,$\pm U_Z=\pm 8V$,$C=0.047\mu F$,试求出其振荡频率.

习题答案

习题 5-4 $f_0\approx 1.59KHz$

习题 5-5 ①$R'_W\geqslant 2k\Omega$;②1.6~145KHz

习题 5-6 (a)不能振荡;(b)可能振荡

习题 5-7 $L=7.5mH$

习题 5-10 $R_+ > R_-$

习题 5-12 $f_0=3067.6Hz$

第六章　直流稳压电源

各种晶体管电路都要求用稳定的直流电源来供电．常用直流电源有三类：电池，整流电源，直流变换器．电池包括化学电池和物理电池，适用于便携式电子装置，但其寿命短、成本高．整流电源是把工业交流电变换为所需直流电的装置，晶体管直流稳压电源便是其中的一种．直流变换器是利用电子线路将低压直流电变换为高压直流电的装置．本章只讨论晶体管直流稳压电源．

半导体直流电源是将电网提供的交流电通过变压、整流、滤波、稳压等环节变换成所需的直流电．其原理框图如图 6-1 所示．图中各环节的功能如下．

（1）变压：将交流电源电压变成符合整流要求的交流电压值．

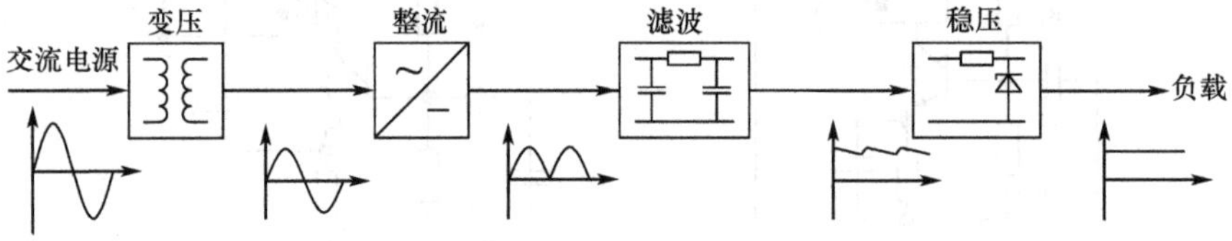

图 6-1　直流电源的组成

（2）整流：利用二极管的单向导电性将交流电压变成脉动的直流电压．

（3）滤波：滤去脉动直流电压中的高次谐波，使之成为平滑的直流电压．

（4）稳压：在电网电压波动或负载变化时，保持输出稳定的直流电压．

6.1　单相整流电路

整流电路是利用二极管的单向导电性，将正负交替的正弦交流输入电压转换成单向脉动电压的电路．在小功率直流电源中，经常采用单向半波和单向桥式整流电路．

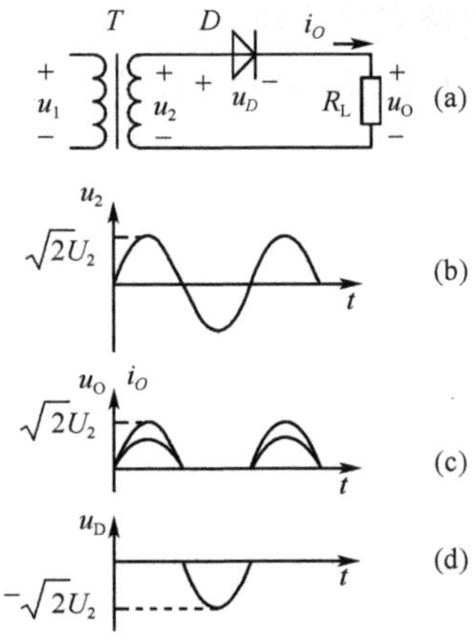

图 6-2　单相半波整流电路

6.1.1　单相半波整流电路

单相半波整流电路如图 6-2(a)所示．图中 T 为变压器，其作用是将工业电网的交流电压变换为整流电路所需的交流电压．二极管 D 作为整流元件与直流负载电阻 R_L 串联接至副绕组两端．分析时可将二极管看作理想二极管，正向导通时视为短路，截止时视为断路．

1. 电路工作原理　设变压器副边电压 $u_2=\sqrt{2}U_2\sin\omega t$，如图 6-2(b)所示．

副边电压正半周时：二极管 D 因承受正向电压而导通，电流 i_O 从上至下流过负载电阻 R_L，此时输出电压 u_O 等于变压器副边电压 u_2．副边电压负半周时：二极管 D 因承受反向电压而截止，没有电流流过 R_L，输出 u_O 为零．在一个周期中输出 u_O 的波形如图 6-2(c)所示．

由于输出电压极性始终上正下负，为脉动直流，且一个周期内只有半个周期有输出电压，故称半波整流电路．

2. 输出电压、电流平均值的计算　输出电压的平均值就是整流电路输出的直流电压．设 $u_2=\sqrt{2}U_2\sin\omega t$，则

$$U_O=\frac{1}{2\pi}\int_0^{\pi}\sqrt{2}U_2\sin\omega t d(\omega t)=\frac{\sqrt{2}U_2}{\pi}=0.45U_2 \tag{6-1}$$

$$I_O=\frac{U_O}{R_L}=0.45\frac{U_2}{R_L} \tag{6-2}$$

3. 脉动系数 S、纹波系数 γ

(1) 输出电压的脉动系数，定义为输出电压基波的最大值 U_{O1m} 与输出电压平均值 U_O 之比，即：$S=\frac{U_{O1m}}{U_O}$.

通过半波整流输出电压 u_O 的傅里叶级数可求得：$U_{O1m}=\frac{U_2}{\sqrt{2}}$，则

$$S=\frac{U_{O1m}}{U_O}=\frac{\frac{U_2}{\sqrt{2}}}{\frac{\sqrt{2}U_2}{\pi}}=\frac{\pi}{2}\approx 1.57 \tag{6-3}$$

即半波整流电路的脉动系数为 157%，所以脉动成分很大．

(2) 输出电压的纹波系数，定义为在额定负载电流下，输出纹波电压的有效值 U_{rms} 与输出电压平均值 U_O 之比，即：$\gamma=\frac{U_{rms}}{U_O}$．

纹波电压仅对输出为直流的电源起作用，输出纹波电压是指在额定负载电流下，直流电源输出的电压中所含的交流分量的有效值．纹波电压很容易用交流毫伏表测量得到，因此常用于实验数据来表示脉动成分的情况．

由于基波最大值是纹波电压的主要成分，因此脉动系数略小于纹波系数，但二者关系十分密切，都是用来表示输出的电压中所含交流分量的量值．对于理想稳压电源其值为零，表示输出电压中没有交流成分．

4. 选管原则　一般根据流过二极管的平均电流 I_D 和二极管承受的最高反向峰值电压 U_{DRM} 来选择二极管的参数．

(1) 正向平均电流 I_{Fm}：由于单相半波整流电路中流过二极管的电流 I_D 就是输出电流 I_O，所以

$$I_D=I_O=\frac{U_O}{R_L}=0.45\frac{U_2}{R_L} \tag{6-4}$$

(2) 最高反向电压 U_{Rm}：正半周时，二极管正向导通，相当于短路；负半周时，二极管反向截止，相当于断路．二极管承受反向电压，其波形如图 6-2(d)所示．由图可知

$$U_{DRM}=\sqrt{2}U_2 \tag{6-5}$$

可根据 I_D 和 U_{DRM} 选择整流电路二极管的 I_{Fm}、U_{Rm} 等参数,为了保证二极管能可靠工作,在选管时,应留有一定的余量.

半波整流电路结构简单,使用元件少.但存在较大的缺点:输出直流电压低,波形脉动大,输出功率小,且工作时只利用了电源的半个周期,变压器利用率低.因此,只适合小功率整流且对整流性能指标要求不高的场合.

6.1.2 单相桥式整流电路

单相桥式整流电路如图 6-3(a)所示.四个整流二极管组成电桥形式,故称桥式整流电路.图 6-3(b)是它的简化画法.

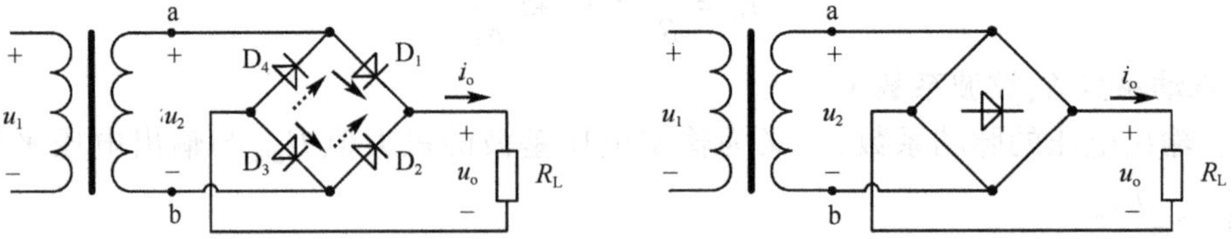

(a) 原图　　(b) 简化画法

图 6-3　桥式整流电路

1. 电路工作原理　设变压器副边电压 u_2,如图 6-3(a)所示.

副边电压正半周时:电压极性为 a 正 b 负,D_1 和 D_3 因承受正向电压而导通,D_2 和 D_4 因承受反向电压而截止.电流 i_o 从 a 出发,经过 D_1 从上至下流过负载电阻 R_L,再经过 D_3 回到 b 点构成回路,其电流方向如图 6-3(a)中带箭头的实线所示.

副边电压负半周时:电压极性为 b 正 a 负,D_2 和 D_4 因承受正向电压而导通,D_1 和 D_3 因承受反向电压而截止.电流 i_o 从 b 出发,经过 D_2 从上至下流过负载电阻 R_L,再经过 D_4 回到 a 点构成回路,其电流方向如图 6-3(a)中带箭头的虚线所示.

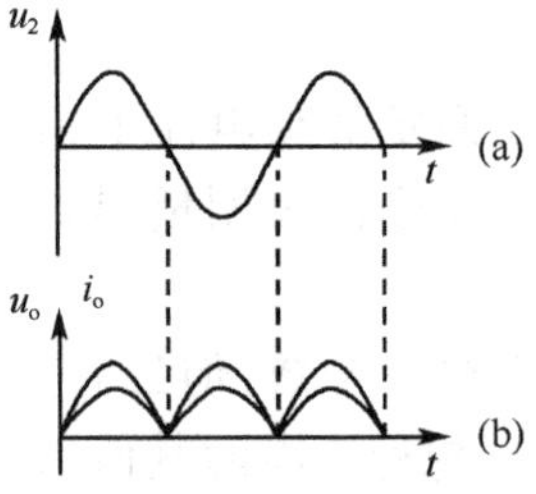

图 6-4　桥式整流电路波形图

负载电阻 R_L 上的电压和电流波形如图 6-4(b)所示.它们都是全波脉动直流波形.

2. 输出电压、电流平均值的计算　设 $u_2 = \sqrt{2}U_2\sin\omega t$,则输出电压平均值 U_O 为

$$U_O = \frac{1}{\pi}\int_0^{\pi}\sqrt{2}U_2\sin\omega t d(\omega t) = \frac{2\sqrt{2}U_2}{\pi} = 0.9U_2 \qquad (6\text{-}6)$$

$$I_O = \frac{U_O}{R_L} = 0.9\frac{U_2}{R_L} \qquad (6\text{-}7)$$

3. 脉动系数 S　由 u_O 的傅里叶级数求得:$U_{O1m} = \dfrac{4\sqrt{2}U_2}{3\pi}$,则

$$S = \frac{U_{O1m}}{U_O} = \frac{\dfrac{4\sqrt{2}U_2}{3\pi}}{\dfrac{2\sqrt{2}U_2}{\pi}} = \frac{2}{3} \approx 0.67 \qquad (6\text{-}8)$$

4. 选管原则

(1) 正向平均电流 I_{Fm}:由于桥式整流电路中每个二极管的导通时间均为半周,因此,流

过每一个二极管的正向平均电流 I_D 均为输出平均电流 I_O 的一半,即

$$I_D = \frac{1}{2} I_O \tag{6-9}$$

(2) 最高反向电压 U_{Rm}:每个二极管承受的最高反向电压可以从图 6-5 求出. 如正半周 D_1 和 D_3 导通,可视为短路,可以看出,此时 D_2 和 D_4 并联在变压器副边电源上,承受的最高反向电压就是变压器副边电压的最大值:$U_{DRM}=\sqrt{2}U_2$.

可根据 I_D 和 U_{DRM} 选择整流电路二极管的 I_{Fm}、U_{Rm} 等参数,为了保证二极管能可靠工作,在选管时应留有一定的余量.

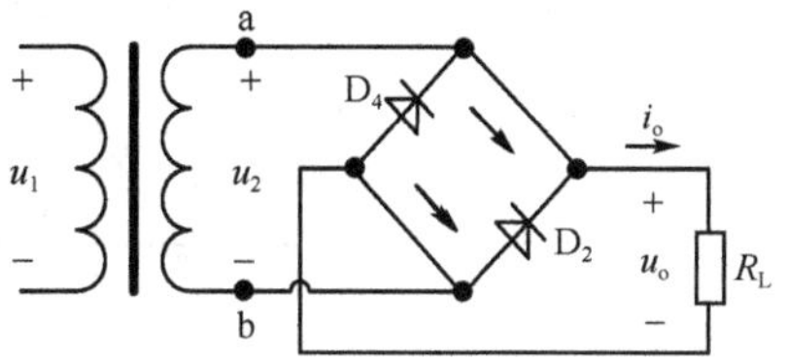

图 6-5 桥式整流电路的反向峰值电压

虽然单相桥式整流电路使用的整流元件较多,但它具有输出电压平均值高、输出功率大,对整流元件要求较低、变压器利用率高等一系列优点,因此,广泛应用在直流电源整流环节之中. 桥式整流电路仍然有较大的脉动系数.

6.2 滤波电路

滤波电路用于滤去整流输出电压中的谐波成分,它属于无源低通电路,一般由电抗元件组成. 利用电容器两端的电压不能跃变和流过电感元件的电流不能跃变的原理,将它们分别与负载电阻并联和串联,组成 C 型滤波电路、L 型滤波电路和 π 型滤波电路等,以达到使输出电压脉动减小的目的.

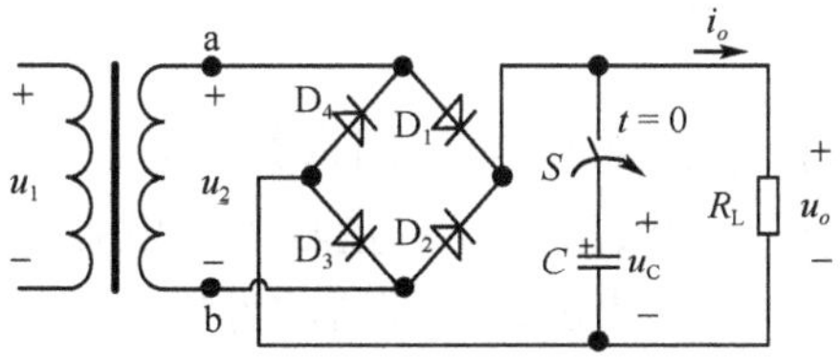

图 6-6 单相桥式整流电容滤波电路

6.2.1 电容滤波电路

1. 电路工作原理 图 6-6 为单相桥式整流电容滤波电路. 图 6-7 为变压器副边波形、输出波形和电容器充、放电电路图. 在没有加入滤波环节以前,整流电路的输出电压波形如图 6-7(b)所示. 设在 $u_2=0$ 时合上开关 S,接入电容 C,由整流电路的工作原理可知,在电源正半周时 D_1 和 D_3 导通,电源除通过 D_1 和 D_3 对负载 R_L 供电外,还对电容器 C 充电. 其充电回路如图 6-7(e)所示. 当电源内阻为零时,充电时间常数:$\tau_{充}=[R_L//(R_{D1}+R_{D2})]C$,由于二极管正向导通时电阻约为零,$\tau_{充}\approx 0$,电容电压 u_C 随着电源电压 u_2 增加,直到等于副边电压最大值 U_{2m}. 输出电压 u_O 波形对应于图 6-7(c)中 Oa 段. 电源电压在经过最大值后开始下降,此时电容器两端的电压 u_C 大于电源电压 u_2,二极管 D_1 和 D_3 因承受反向电压而截止,切断了电容以及负载电阻与电源的联系,电路如图 6-7(f)所示. 电容 C 开始对负载 R_L 放电,其放电时间常数 $\tau_{放}=R_LC$,u_O 按指数规律下降,其波形对应于图 6-7(c)中 ab 段. 当 u_2 进入负半周,且数值增加到大于 u_C 时,二极管 D_2 和 D_4 承受正向电压导通,u_2 又在对 R_L 供电的同时对 C 充电,输出电压 u_O 波形对应于图 6-7(c)中 bc 段. 以后的过程周而复始. 输出电压波形如图 6-7(c)中实线所示.

比较图 6-7(b)和图 6-7(c)可知,接入电容器 C 以后,输出电压脉动比原来减小,而且电压的平均值有较大的提高.

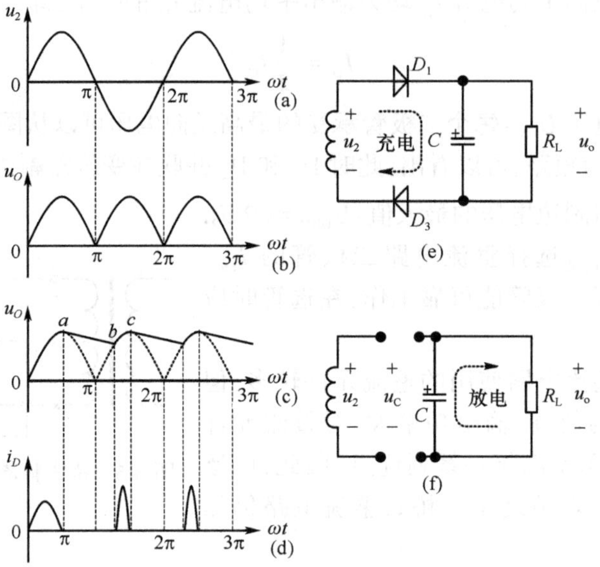

图 6-7　变压器副边波形、输出波形和电容器充、放电电路图

从图中还得知，电容滤波效果直接与负载电阻 R_L 的阻值有关，R_L 的阻值越大，滤波效果越好．当 R_L 的阻值下降时，输出电压平均值 u_o 下降，且脉动增加．R_L 的阻值的变化对电容滤波的影响如图 6-7 所示．电容一定，输出电流平均值 $I_O = 0$（R_L 为无穷大）时，$U_O = U_{2m}$；随着 I_O（R_L 减小）增加，输出电压 U_O 下降．而输出电流 I_O 一定时，输出电压 U_O 随电容 C 的减小而减小．从图中可以看出，电容滤波电路外特性差，所以电容滤波仅适于小负载（负载电阻 R_L 的阻值较大）或负载基本不变的场合．

2. 参数选择

（1）电容器的选择：电容器滤波的输出电压取决于电容器的放电时间常数：$\tau_{放} = R_L C$．$\tau_{放}$愈大，输出电压脉动愈小，且电压平均值也愈高．为此，应选择容量较大的电容器做滤波电容．为获得较好的滤波效果，在实际电路中，可参照下式选择电容器的容量．

$$\tau_{放} = R_L C \geqslant (3 \sim 5)\frac{T}{2} \tag{6-10}$$

式中：T 为交流电源电压的周期．电容器的耐压值应大于 $\sqrt{2}U_2$．

当电路的 $\tau_{放}$满足式(6-10)的条件时，输出电压平均值 U_O 与变压器副边电压有效值 U_2 的关系为

$$U_O = (1.1 \sim 1.4)U_2 \tag{6-11}$$

通常取系数 1.2.

（2）二极管的选择：在讨论滤波电路工作原理时，我们选择电源电压过零点时接入滤波电容器，但实际上开关合闸时间一般无法控制．如果合闸前电容器两端电压为零，而又正好在电源电压最大值时合闸，则电路将产生很大的冲击电流[见图 6-7(e)]；另外，整流电路二极管的导通时间为半个周期，引入滤波后，二极管导通时间缩短，且 $\tau_{放}$越大，导通时间越短；而且 $\tau_{放}$越大，输出电压越高，故整流管在短暂的时间内流过的电流比没有滤波时大大增加[见图 6-7(d)]．综合考虑以上各方面因素，在选用二极管时，其电流参数应考虑较大的余量．

在实际电路中,可参照下式选择二极管.

$$I_{\mathrm{Fm}} \geqslant (2 \sim 3)\frac{U_{\mathrm{O}}}{2R_{\mathrm{L}}} \tag{6-12}$$

【例 6-1】 如图 6-6 所示单相桥式整流和电容滤波电路中,已知交流电压频率 $f = 50\mathrm{Hz}$,负载电阻 $R_{\mathrm{L}} = 300\Omega$,要求输出直流电压 $U_{\mathrm{O}} = 12\mathrm{V}$,试求变压器副边电压有效值 U_2,选择整流二极管 D 及滤波电容 C 的数值.

解:(1) 求变压器副边电压有效值:取 $U_{\mathrm{O}} = 1.2U_2$,变压器副边电压有效值为

$$U_2 = \frac{U_{\mathrm{O}}}{1.2} = \frac{12}{1.2} = 10(\mathrm{V})$$

(2) 选整流二极管:流过二极管的平均电流为

$$I_{\mathrm{D}} = \frac{I_{\mathrm{O}}}{2} = \frac{1}{2} \times \frac{U_{\mathrm{O}}}{R_{\mathrm{L}}} = \frac{1}{2} \times \frac{12}{300} = 20(\mathrm{mA})$$

二极管的最高反向电压为

$$U_{\mathrm{DRM}} = \sqrt{2}U_2 = 14.14(\mathrm{V})$$

由于采用的是电容滤波,所以二极管电流参数的容量 I_{Fm} 应选大些,故选择 1N4001 作整流元件. 其最大整流电流 I_{Fm} 为 1A,最高反向工作电压 U_{Rm} 为 50V.

(3) 选滤波电容 C:根据式(6-10)取 $\tau = 4\frac{T}{2}$,则

$$\tau_{放} = R_{\mathrm{L}}C = 4 \times \frac{T}{2} = 4 \times 0.01 = 0.04(\mathrm{s})$$

$$C = \frac{0.04}{300} = 133.3(\mu\mathrm{F})$$

选 $C = 150\mu\mathrm{F}$,耐压为 40V 的电容作滤波元件.

6.2.2 电感滤波电路

电感滤波电路如图 6-8 所示, L 串联在 R_{L} 回路中. 根据电感具有阻止电流变化的特点,当电路中输出电流变化时,电感将产生反电势,其方向将阻止电流的变化. 所以输出电流和电压的脉动减小,起到和电容滤波相同的效果.

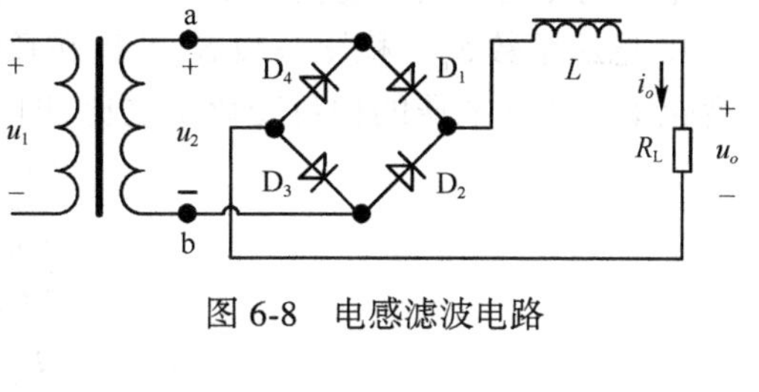

图 6-8　电感滤波电路

电感滤波也可以这样解释:经过整流后的脉动电压利用傅里叶级数可分解成直流分量与各次谐波分量的叠加. 由于电感对直流分量相当于短路,因此,电压中的直流分量全部降在负载电阻 R_L 的两端,而电感对各次谐波分量均存在一定的感抗,而且随着谐波频率的增加,感抗 $X_{\mathrm{L}} = 2\pi fL$ 也增加,交流电压在 X_{L} 上的压降增加. 因此,在 R_{L} 上的压降减小. 这样,串入电感 L 后使得负载电阻 R_{L} 两端直流分量的比例增加,各次谐波分量的比例减少,输出电压的脉动减小.

电感滤波电路具有良好的外特性,因此,在大功率滤波电路中常采用电感滤波电路. 但为了增大电感量,往往要带铁心,使得电感滤波电路笨重,体积大,也容易产生电磁干扰,使用不太方便. 一般只适用于低电压大电流的场合.

6.2.3 其他形式的滤波电路

为进一步提高滤波效果,常采用 π 型滤波. 负载电流小时,采用 $RC\pi$ 型滤波,如图 6-9 所示. 经过第一次电容 C_1 滤波后,电容 C_1 两端的电压中仍含有直流分量和交流分量. 而 RC 构成低通电路,使通过它的信号中大部分的交流分量降落在 R 上,从而使输出电压交流分量减小,进一步起到滤波的作用.

可以证明,R 越大,滤波效果越好,但由于电阻 R 的存在,又会使输出的直流电压降低,为了得到与电容滤波同样大小的输出电压,就需要增加变压器副边的电压 U_2,也就增加了电路的消耗.

负载电流大时,为避免上述现象,可采用 $LC\pi$ 型滤波电路,如图 6-10 所示. 由于电感对直流呈现很小的电阻,而对交流呈现的感抗很大,所以具有很好的滤波效果.

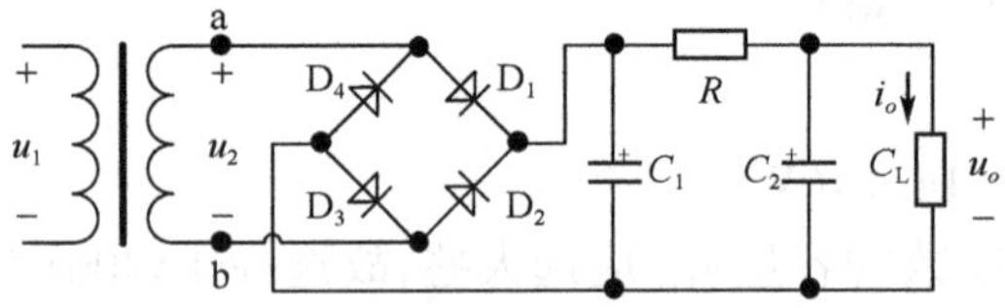

图 6-9 $RC\pi$ 型滤波电路

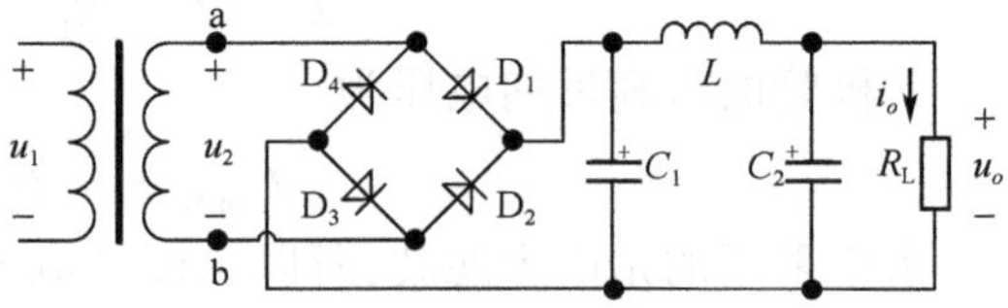

图 6-10 $LC\pi$ 型滤波电路

6.3 稳 压 电 路

经过整流和滤波后的直流电压虽然可对具有一般要求的直流电路供电,但和理想的直流电源还有相当的距离,主要存在两个方面的问题:第一,当负载电流变化时,由于整流滤波电路存在内阻,因此输出电压将随之发生变化;第二,当电网电压波动时,整流滤波电路的输出直接与变压器副边电压有关,因此输出电压也将发生相应的变化. 为了能够提供更加稳定的直流电源,需在滤波环节的后面还要加上一个稳压环节,以保证在交流电源电压波动或者在负载变化时,均能输出稳定的直流电压.

6.3.1 稳压电路的性能指标

稳压电路的主要性能指标是稳压系数、输出电阻和温度系数.

1. 稳压系数 S_r 稳压系数 S_r 是指在负载和环境温度不变时,稳压电路的输出电压相对变化率和输入电压的相对变化率之比,即

$$S_r = \left.\frac{\dfrac{\Delta U_O}{U_O}}{\dfrac{\Delta U_I}{U_I}}\right|_{\Delta I_O = 0, \Delta T = 0} \tag{6-13}$$

式中:U_I 为稳压电路的输入电压,即经过整流和滤波后的输出电压,与电网电压有一固定的比例关系. 稳压系数反映了稳压电路在电网电压波动时对输出电压的影响程度. 此值越小,说明电网电压波动对输出电压的影响越小,性能越好.

2. 稳压电路的输出电阻 r_o 稳压电路的输出电阻 r_o 是指在输入电压和环境温度不变时,稳压电路的输出电压的变化量和输出电流的变化量之比. 即

$$r_o = \left.\frac{\Delta U_O}{\Delta I_O}\right|_{\Delta U_I = 0, \Delta T = 0} \tag{6-14}$$

它反映了稳压电路受负载电阻的影响程度．其值越小越好．

3. 温度系数 S_T　温度系数 S_T 是指在输入电压和负载电阻不变时,且在规定的温度范围内,单位温度变化所引起的输出电压的相对变化量,即

$$S_T = \left.\frac{1}{U_O}\frac{\Delta U_O}{\Delta T}\right|_{\Delta I_O = 0, \Delta U_I = 0} \tag{6-15}$$

它反映了稳压电路受温度的影响程度．其值越小越好．

此外,其他的性能指标还有纹波电压等．

按照稳压元件与负载的联结方式,稳压电路可分为并联稳压和串联稳压两种．下面分别加以介绍．

6.3.2　并联稳压电路

并联稳压电路如图 6-11(a)所示．稳压电路由调节电阻 R 和稳压管 D_Z 组成,由于稳压管与负载电阻 R_L 并联,故称为并联稳压电路．

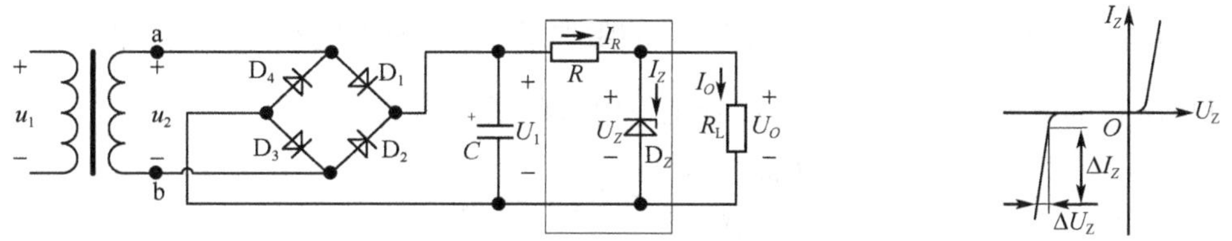

(a) 并联稳压电路　　(b) 稳压管伏安特性

图 6-11　并联稳压电路

1. 电路工作原理　由图 6-11(b)可以看出,当稳压管工作在反向击穿区时,流过稳压管的电流在较大范围内变化,稳压管两端的电压变化很小．所以将稳压管与负载并联,就能使输出电压稳定．

设经过桥式整流和滤波后的电压为 U_I,稳压管两端的电压为 U_Z,它等于输出电压 U_O. 电路中各量将满足以下两个方程

$$U_O = U_Z = U_I - I_R R \tag{6-16}$$

$$I_R = I_Z + I_O \tag{6-17}$$

现在分别讨论由于电源电压波动和负载电阻变化时并联稳压电路的稳压过程．

(1) 设负载电阻不变, U_I 增加．U_I 增加引起 U_O 即 U_Z 的增加,根据稳压管反向击穿特性,微小的 U_Z 变化将引起流过稳压管的电流 I_Z 较大的变化,因而 I_Z 增加较大,使得流过调节电阻的电流 I_R 增加也较大,调节电阻 R 两端的电压降增加,因此, U_O(即 U_Z)下降,基本保持不变．

(2) 设输入电压不变,R_L 减小．R_L 减小时,负载分压能力降低,使得输出电压 U_O(即 U_Z)下降,这一变化将引起流过稳压管的电流下降较大, I_R 也随之下降,调节电阻 R 两端的电压降减小, U_O(即 U_Z)恢复到原来数值．

在实际使用时,可能以上两种因素会同时存在．不管怎样,并联稳压电路的稳压过程都是:不论何种原因引起输出电压变化时,都将引起稳压管中流过的电流发生较大的变化,使得流过调节电阻 R 的电流亦发生较大的变化,调节电阻将调节自身两端电压降,最终达到保持输出电压基本不变的目的．

2. 元件的选择

(1) 稳压管的选择和输入电压的确定：由于输出电压就是稳压管的击穿电压，即

$$U_Z = U_O \tag{6-18}$$

根据负载电阻的变化范围可以求出输出电流的变化范围．为了保持有较好的稳压特性，稳压管的电流变化范围应大于输出电流的变化范围．一般取

$$I_{Zmax} \geqslant (2 \sim 3) I_{Omax} \tag{6-19}$$

可根据以上两个参数选择适当的稳压管．

根据公式：$U_I = U_O + I_R R$，在选择 U_I 数量时应大于输出电压 U_O．为了保证在 R 上有一定的电压调节余量，以便有较好的稳压特性，可取

$$U_I = (2 \sim 3) U_O \tag{6-20}$$

(2) 调节电阻 R 的选择：调节电阻两端的电压是借助流过稳压管的电流 I_Z 的变化来加以调整的．为使稳压电路能正常工作，必须保证在输入电压和负载电阻变化时，稳压管中的电流变化不超过它的正常工作范围，即

$$I_{Zmin} < I_Z < I_{Zmax}$$

由于 $I_Z = I_R - I_O$，则 R 的选择应满足以下两个极端情况：

1) 当输入电压 U_I 最低而负载电阻 R_L 的阻值最小（即输出电流 $I_O = \dfrac{U_Z}{R_L}$ 最大）时，要保证流过稳压管的电流 I_Z 不得小于稳压管工作电流的最小值 I_{Zmin}：

$$\frac{U_{Imin} - U_Z}{R} - I_{Omax} > I_{Zmin}$$

即

$$R < \frac{U_{Imin} - U_Z}{I_{Zmin} + I_{Omax}}$$

2) 当输入电压 U_I 最高而负载电阻 R_L 的阻值最大（即输出电流 $I_O = \dfrac{U_Z}{R_L}$ 最小）时，要保证流过稳压管的电流 I_Z 不得大于稳压管工作电流的最大值 I_{Zmax}：

$$\frac{U_{Imax} - U_Z}{R} - I_{Omin} < I_{Zmax}$$

即

$$R > \frac{U_{Imax} - U_Z}{I_{Zmax} + I_{Omin}}$$

由以上两式可得调节电阻 R 的取值范围为

$$\frac{U_{Imax} - U_Z}{I_{Zmax} + I_{Omin}} < R < \frac{U_{Imin} - U_Z}{I_{Zmin} + I_{Omax}} \tag{6-21}$$

电阻的额定功率为

$$P_R \geqslant \frac{(U_I - U_O)^2}{R}$$

3. 稳压性能指标计算　将图 6-11(a)中的稳压管用其等效电阻代替，可得并联稳压电路的交流等效电路如图 6-12 所示．

(1) 稳压系数 S_r

根据式(6-13)，可用交流等效电路求出 $\dfrac{\Delta U_O}{\Delta U_I}$：

$$\frac{\Delta U_O}{\Delta U_I} = \frac{r_Z//R_L}{R + r_Z//R_L} \approx \frac{r_Z}{R + r_Z}, R_L \gg r_Z \qquad (6\text{-}22)$$

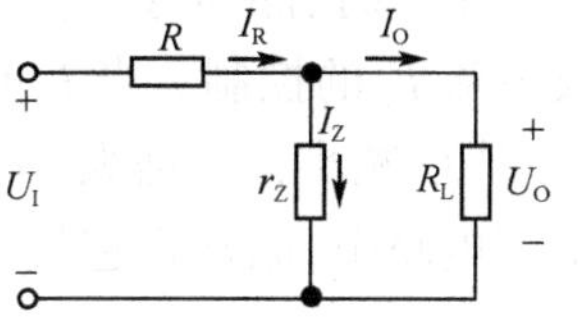

图 6-12　稳压电路的输出电阻 r_o

则

$$S_r = \frac{\Delta U_O}{\Delta U_I}\frac{U_I}{U_O} \approx \frac{r_Z}{R + r_Z}\frac{U_I}{U_O} \approx \frac{r_Z}{R}\frac{U_I}{U_O}, R \gg r_Z$$

由此可见，R 越大，r_Z 越小，电路的稳压系数越小．

（2）输出电阻 r_o：当断开负载电阻 R_L 后，从稳压电路的输出端看进去的无源二端网络的等效电阻即为稳压电路的输出电阻 r_o．由图 6-12 可知：

$$r_o = r_Z//R \approx r_Z \qquad (6\text{-}23)$$

一般采用 r_Z 较小的稳压管，稳压性能较好．

【例 6-2】　在图 6-11 所示稳压电路中．已知输出电压为 12V，负载电流在 0~8mA 的范围内变化，输入电压在±10%内变动．

（1）选择满足以上要求的稳压管和限流电阻．

（2）按选定的稳压元件计算电路的稳压系数及输出电阻．

解：（1）根据式（6-18）和式（6-19）得

$$U_Z = U_O = 12\text{V}\ ;\ I_{Z\max} = 2.5I_O = 20\text{mA}$$

选择稳压管 1N963. 其参数为：

$$I_Z = 10.5\text{mA}\ ,\ I_{Z\max} = 34\text{mA}\ ,\ r_Z = 11.5\Omega\ ,\ P = 0.5\text{W}\ .$$

再根据式（6-20）取　$U_I = 2.5U_O = 30\text{V}$

由已知条件　$U_{I\min} = (1 - 10\%)U_I = 90\% \times 30 = 27(\text{V})$

$$U_{I\max} = (1 + 10\%)U_I = 110\% \times 30 = 33(\text{V})$$

代入式（6-21）得

$$\frac{33 - 12}{34} < R < \frac{27 - 12}{1 + 8} \qquad (\text{取 } I_{Z\min} = 1\text{mA})$$

得　$618\Omega < R < 1.67\text{k}\Omega$

取　$R = 1.2\text{k}\Omega$

调节电阻功率：

$$P \geqslant \frac{(33-12)^2}{1.2} = 367.5(\text{mW})$$

（2）由式（6-22）和式（6-23）可知：

稳压系数　$S_r = \frac{11.5}{1200+11.5} \times \frac{30}{12} \approx 0.02$

电路输出电阻　$r_o = r_Z//R = 11.5//1200 = 11.4(\Omega)$

6.3.3　串联稳压电路

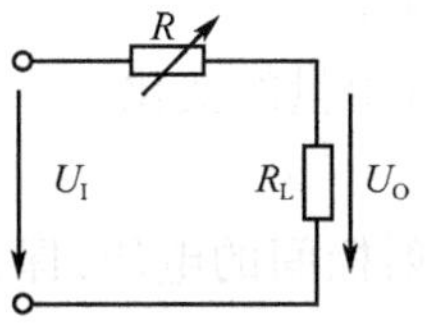

图 6-13　串联稳压原理图

1. 串联稳压原理　串联稳压原理如图 6-13 所示．图中 R 为可变电阻．当 U_I 增加或负载电阻 R_L 增大时，可增加电阻 R 以保持输出电压不变；反之，当 U_I 减小或负载电阻 R_L 减小时，则可使电阻 R 值减小，也能达到同样目的．以这种原理进行稳压的电路称为串联稳压电路.

工作时，晶体管处在放大状态，其集电极-发射极间的电压 U_{CE} 和集电极电流 I_C 均受基极电流 I_B 的控制．当 I_B 增加时，I_C 也增加，U_{CE} 下降，集-射极间的等效电阻减小；反之，减小 I_B，则 I_C 减小，U_{CE} 增大，集-射极间等效电阻增大．故晶体管具有可变电阻的特性．在串联稳压电路中，通常将它代替前述的可变电阻，称之为调节管．它是串联稳压的核心元件．

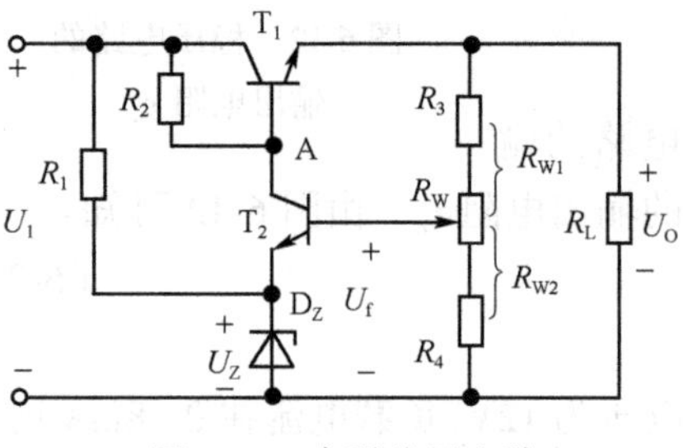

图 6-14　串联稳压电路

2. 串联稳压电路的工作原理　图 6-14 为一串联稳压电路．其中 T_1 为调整管，接成射极输出器形式．由于射极输出器具有电压串联负反馈作用，能够稳定输出电压 U_O．T_2 为放大管，组成比较放大器．其发射极的电位是 U_Z，它是由限流电阻 R_1 和稳压管 D_Z 构成的并联稳压电路提供的基准电压 U_R；而基极电位是电阻分压器的输出电压 U_f，由于此分压器与负载电阻并联，所以 U_f 正比于输出电压 U_O，故称之为采样电路．

电路的稳压过程如下：如由于某种原因使得输出电压 U_O 增加时，采样电压 U_f 也将相应增加，U_f 与基准电压 U_Z 比较后，使得比较放大管 T_2 的输入电压 U_{BE2} 增加，T_2 管的基极电流增加，集电极电流增加，电阻 R_2 上压降增加，A 点电位下降．而 A 点电位下降使得调整管 T_1 的发射结上的电压 U_{BE1} 减小，I_{B1} 减小，I_{C1} 减小，U_{CE1} 增加．从而使输出电压 $U_O=U_I-U_{CE1}$ 下降，使得输出电压基本保持不变．反之，当某种原因使得输出电压 U_O 下降时，通过类似上述过程，也能使得输出电压 U_O 基本不变．

可见，输出电压 U_O 的微小变化，都可以通过放大后影响到调整环节，通过电路的负反馈作用，从而实现对输出电压 U_O 的调整，所以串联稳压电路的稳压性能远远优于并联稳压电路．比较放大环节可由单管放大电路组成，也可由差动放大电路或集成运放电路组成，常用的串联稳压电路有图 6-15 的几种形式．串联稳压电路不论是什么形式，均包括以下四个基本环节：

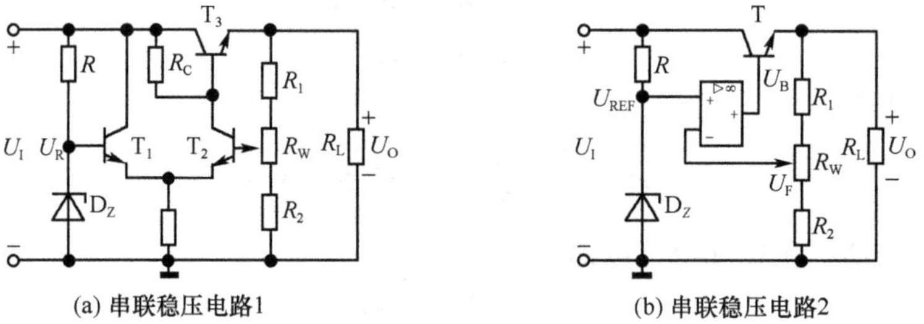

图 6-15　常用的串联稳压电路

(1) 基准电压：由稳压管和限流电阻组成，为电路提供一个稳定的电压．

(2) 采样电路：通常采用分压器将输出电压的一部分取出，它反映输出量的变化．

(3) 比较放大器：将采样电压与基准电压比较后加以放大．

(4) 调整管：将经过比较放大后的信号送入调整管，以调整管的集-射极间的电压，保证输出电压的稳定．

串联型稳压电路除了上述的四个基本环节外，还可加入过载或短路保护环节，以便在稳压电路发生过载或负载短路时保护调整管．常用的限流保护电路如图 6-16 所示．

其电路的工作原理如下:在稳压电路正常工作时,输出电流在检测电阻 R 两端的压降 U_R 较小,不能使保护管 T_2 导通,保护管不影响电路的正常工作. 当输出短路或负载电流过大时,R 两端的压降增加,保护管 T_2 导通,I_{C2} 的增加使得流过调整管的电流 I_{B1} 减小,从而限制了输出电流 I_O 的增加,达到了保护电路的目的.

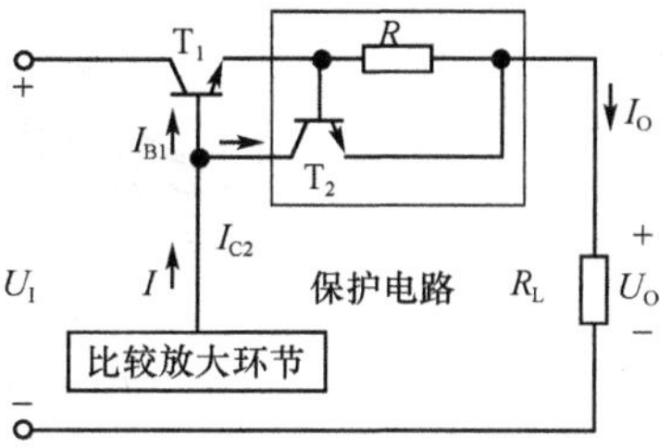

图 6-16　常用的限流保护电路

3. 输出电压的调节　从图 6-14 可知,采样电压为

$$U_f = U_{RW2} = U_Z + U_{BE} \approx U_Z$$

$$U_f = U_Z = \frac{R_{W2}}{R_{W1} + R_{W2}} U_O$$

故

$$U_O = \frac{R_{W1} + R_{W2}}{R_{W2}} U_f = \frac{R_{W1} + R_{W2}}{R_{W2}} U_Z$$

改变 R_{W1} 和 R_{W2} 的大小,即可改变输出电压 U_O 的大小. 当电位器调至最下端时,输出电压最大;电位器调至最上端时,输出电压最小. 它们分别是

$$U_{Omax} = \frac{R_3 + R_4 + R_W}{R_4} U_Z$$

$$U_{Omin} = \frac{R_3 + R_4 + R_W}{R_4 + R_W} U_Z \tag{6-24}$$

4. 调整管的选择　调整管是串联稳压电路的核心元件,为保证它能正常工作,一般应选择大功率管. 在选择时应注意它的参数要满足以下几点:

(1) 流过调整管中的电流 I_{CM} 应为

$$I_{CM} > I_{cmax} = I_{Omax} + I$$

式中:I_{cmax} 为调整管的最大集电极电流,I_{Omax} 为负载电流的最大额定值,I 为采样、比较放大和基准等环节所消耗的电流之和.

(2) 调整管的击穿电压 $U_{(BR)CEO}$ 应为

$$U_{(BR)CEO} > U_{CEmax} = U_{Imax}$$

式中:U_{CEmax} 为调整管的最大集-射极间电压. U_{Imax} 为输入电压的最大值,当电路输出端发生短路故障时,输入电压全部加在调整管上.

(3) 调整管的最大集电极功耗 P_{CM} 应为

$$P_{CM} > P_{cmax} = U_{CEmax} I_{cmax} = U_{Imax}(I_{Omax} + I)$$

6.3.4　集成稳压电路

目前集成稳压电路作为一个组件越来越多地使用在直流电源之中,其种类很多. 其中三端固定电压式集成稳压电路使用十分广泛. 它只有一个输入端、一个输出端和一个公共接地端,使用和安装十分方便,故常称为集成三端稳压器.

根据输出电压极性,集成三端稳压器分为 W78 ××× 系列(输出正电压)和 W79 ××× 系列(输出负电压)两种. 型号后面的两位数字表示输出电压的标称值. 如型号为 W7805, W7912 的稳压管,对应输出+5V、−12V 的电压. 其外形图对应的管脚含义分别如图 6-17(a)和图 6-17(b)所示.

集成三端稳压器的最大输出电流从 0.1~1.5A 分为三档:W78×××(W79×××)的最大输

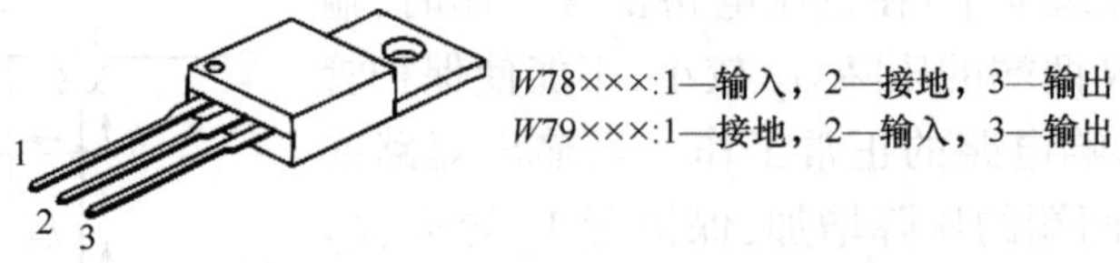

(a) 外形图 (b) 管脚说明

图 6-17 集成三端稳压器外形图及管脚说明

出电流为 1~1.5A，W78M××(W79M××)的最大输出电流为 0.5A，W78L××(W79L××)的最大输出电流为 0.1A. 使用时可根据实际需要选择相应的规格.

1. 基本应用举例 图 6-18 给出集成三端稳压器实际应用电路. 图 6-18(a)为输出正电压电路，图 6-18(b)为可同时输出正、负两种电压的电源. 一般在输入端和地之间接入一个 0.33μF 的电容防止电路自激，在输出端和地之间接入一个 0.1μF 的电容，以减小输出电压的波动和改善负载的瞬态响应.

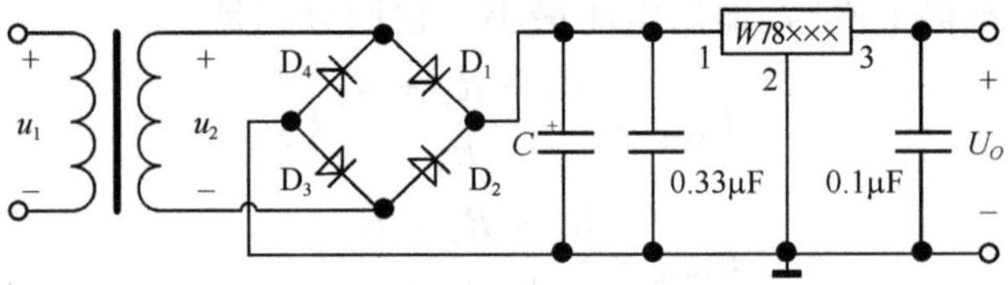

(a) 输出正电压

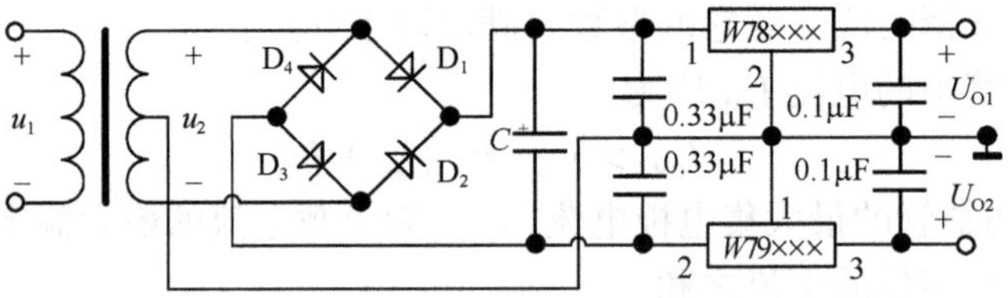

(b) 同时输出正、负电压

图 6-18 集成三端稳压器实际应用电

2. 扩大输出电压的电路 当要求输出电压值高于集成三端稳压器输出电压的额定值时，可采用电压扩展电路，如图 6-19 所示. 图中由 W78 ××× 稳压器的接地端 2 流出的电流是稳压器的静态工作电流 I_Q，其值很小，可视为零. 故输出电压 U_O 为

$$U_O \approx \left(1+\frac{R_2}{R_1}\right)U'_O$$

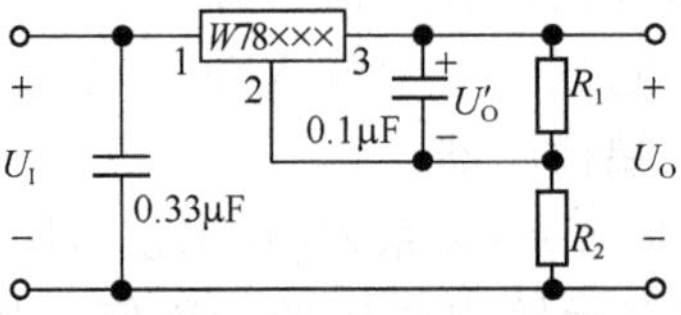

图 6-19 电压扩展电路

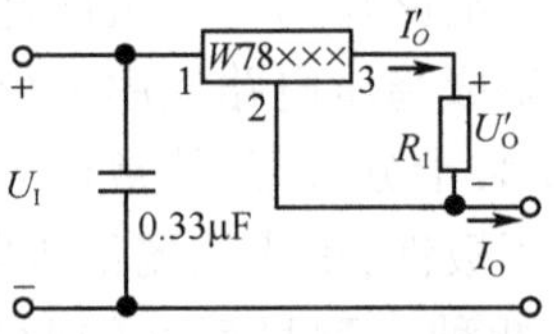

图 6-20 稳流电路

可通过改变电阻 R_1 和 R_2 的阻值达到改变输出电压 U_O 的目的.

3. 稳流电路 当要求输出一个稳定电流值时，可采用稳流电路，如图 6-20 所示. 图中

输出电流 I_O 为

$$I_O = I_Q + I'_O \approx I'_O$$

$$I'_O = \frac{U'_O}{R_1}$$

I_Q 越小，则输出电流 I_O 越稳定．可通过调节电阻 R 达到改变输出稳定电流 I_O 的目的．

4. 电流扩展电路　当所需的输出电流大于稳压器的标称电流时，可利用集成三端稳压器和晶体管组成电流扩展电路，如图 6-21 所示．

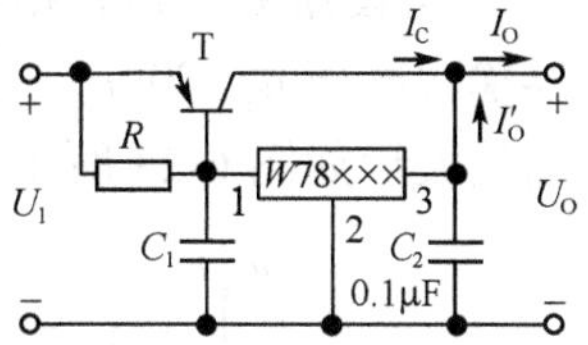

图 6-21　电流扩展电路

电路输出电流 I_O 为 $I_O = I'_O + I_C$

改变电阻 R 可改变晶体管 T 的工作状态，即可改变输出电流的大小．

6.4　开关稳压电路

前面介绍的串联型稳压电路中，调整管一直处于线性放大工作状态，故又称为线性稳压电路．这种电路工作时有数值较大的连续电流通过调整管，管耗大，一般要用散热器件．整个稳压电路功率转换效率（输出功率与输入功率之比）低，体积大，比较笨重．开关型稳压电路的调整管工作在开关状态，正常工作时它的功耗较小，且体积较小，目前在电子设备中得到广泛应用．常用的开关稳压器有串联型和并联型两大类，本书仅介绍串联型开关稳压电路．

6.4.1　串联型开关稳压电路的电路结构

串联型开关稳压电路与串联型线性稳压电路的主要区别是：用工作于开关状态的高频功率调整管代替工作于放大状态的功率调整管．工作时，由采样环节检查输出电压 U_O 的变化，将它输入到脉宽调制器，脉宽调制器的输出控制开关调整管 T 的基极电平 u_B，以控制开关调整管 T 的饱和导通和截止的时间，最后达到使输出直流电压 U_O 稳定的目的．其电路原理图如图 6-22 所示．

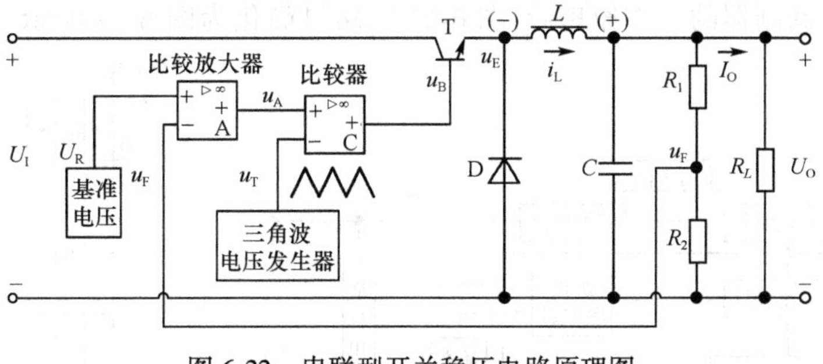

图 6-22　串联型开关稳压电路原理图

6.4.2　脉宽调制器的工作原理

在串联型开关稳压电路中，脉宽调制器是一个重要的组成部分．它由以下两部分组成：

1. 比较放大器 A 其同相输入端输入基准电压 U_R，反相输入端输入采样电压 u_F，当 $u_F = U_R$ 时，比较放大器输出 $u_A = 0$；当 $u_F < U_R$ 时，$u_A > 0$；当 $u_F > U_R$ 时，$u_A < 0$. 图 6-22 中，$u_F = \dfrac{R_2}{R_1 + R_2} U_O$.

2. 比较器 C 其同相输入端输入比较放大器输出 u_A，反相输入端输入三角波电压发生器输出电压 u_T，当 $u_A < u_T$ 时，输出 u_B 为低电平 u_{BL}；当 $u_A > u_T$ 时，输出 u_B 为高电平 u_{BH}. 其输出波形如图 6-23 所示.

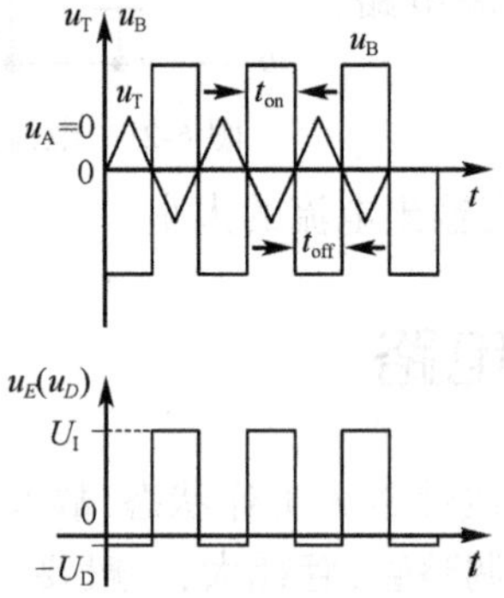

(a) u_A=0时的输入、输出波形

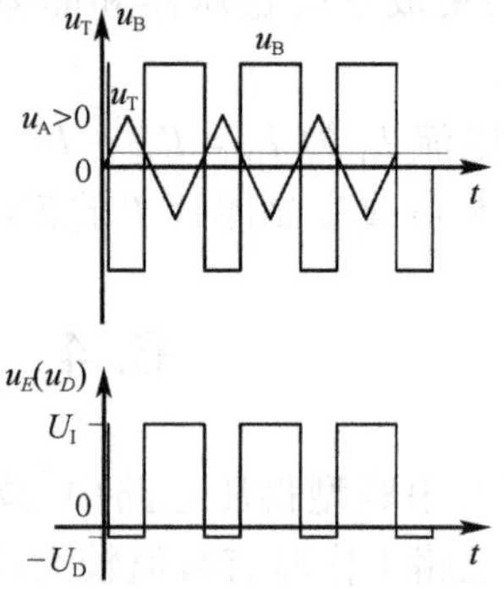

(b) u_A>0时的输入、输出波形

图 6-23 比较器的输入、输出波形

由图中输出波形 u_B 可以看出，当 $u_A = 0$ 时，比较器输出电压 u_B 的占空比 q 为

$$q = \frac{T_{on}}{T_{on} + T_{off}} = \frac{T_{on}}{T} = 50\%$$

$u_A > 0$ 时，u_B 的占空比 $q > 50\%$；$u_A < 0$ 时，u_B 的占空比 $q < 50\%$.

总之，当 $u_F = U_R$ 时，$u_A = 0$，u_B 的占空比 $q = 50\%$；当 $u_F < U_R$ 时，$u_A > 0$，u_B 的占空比 $q > 50\%$；当 $u_F > U_R$ 时，$u_A < 0$，u_B 的占空比 $q < 50\%$.

6.4.3 串联型开关稳压电路的工作原理

在理解脉宽调制器的工作原理后，图 6-22 电路可简化为图 6-24 所示. 在图 6-22 电路

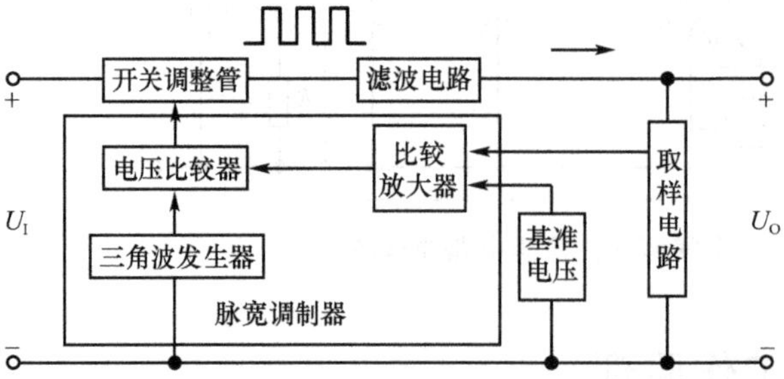

(a) 串联型开关稳压电源

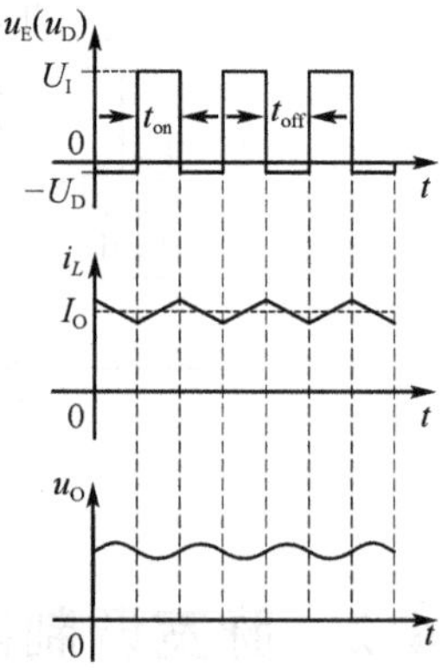

(b) 波形图

图 6-24 串联型开关稳压电路原理图

中，U_I 为输入电压，即前面整流滤波电路的输出电压，u_B 为脉宽调制器的输出电压．利用 u_B 使调整管 T 工作于高频开关状态，将 U_I 转换成高频的方波脉冲电压．当 u_B 为高电平时，T 饱和导通，忽略饱和管压降 U_{CES}，T 管的发射极电平 $u_E = U_I$；当 u_B 为低电平时，T 管截止．脉冲电压 u_E 经过 LC 平滑滤波器与负载 R_L 串联，D 为续流二极管．LC 平滑滤波器与续流二极管 D 配合工作，将开关调整管的射极输出脉冲电压 u_E 转换为平滑的直流输出电压 U_O．

当脉冲电压 u_E 为高电平 U_I 时，续流二极管 D 反向截止．这时输入电压 U_I 经调整管 T、电感 L 向负载电阻 R_L 供电．电感 L 的励磁电流 i_L 平稳线性增长，电容 C 充电；当调整管 T 截止时，电感 L 两端的瞬时极性反向（左负右正），使续流二极管 D 正偏工作，脉冲电压 u_E 由高电平 U_I 向下跳变至低电平 $-U_D$．电感 L 经续流二极管 D 向负载 R_L 提供电流 i_L，i_L 平稳线性衰减，同时电容 C 参与向负载电阻 R_L 放电，向负载电阻 R_L 提供一个纹波很小的平滑直流电压，u_E、i_L 和 U_O 的波形如图 6-24（b）所示．

当 T 管饱和导通时，$u_E = U_I - U_{CES} \approx U_I$，当 T 管截止时，$u_E = -U_D$．$U_D$ 为 T 管截止时续流二极管 D 的正向导通压降．在近似分析计算中，续流二极管 D 的导通压降和滤波电感 L 的直流压降均可忽略不计．则输出电压 U_O 的平均值 $U_{O(AV)}$ 为

$$U_{O(AV)} \approx U_{e(AV)} = (U_I - U_{CES})\frac{T_{on}}{T} - U_D\frac{T_{off}}{T} \approx U_I\frac{T_{on}}{T} = qU_I \qquad (6\text{-}25)$$

式（6-25）中：q 为脉冲波形的占空比．

电路在闭环工作时，能自动地调整输出电压．设工作时输出电压为 U_O，当采样电压 $u_F = \dfrac{R_2}{R_1 + R_2}U_O$ 等于基准电压 U_R 时，则此时比较放大器输出电压 $u_A = 0$，u_B 的占空比 $q = 50\%$，$U_O = 0.5U_I$．

如果输入电压 U_I 增加，输出电压 U_O 也增加，经采样环节使 $u_F > U_R$，$u_A < 0$，u_B 的占空比 $q < 50\%$，T 管饱和导通时间缩短，u_E 的占空比 $q < 50\%$，使得输出电压 U_O 减小；反之，U_I 下降．输出电压 U_O 也下降，电路进行反方向调整，保持输出电压基本不变．总之，不论是什么原因引起输出电压变化时，均可自动调节脉冲电压 u_E 的占空比，使得输出电压保持基本稳定．

开关直流稳压电路中，调整管工作于开关状态，调整管饱和导通时，饱和导通压降 U_{CES} 很小，截止时，穿透电流 I_{CEO} 很小．使调整管的集电结损耗与温升较线性稳压的调整管大为降低，电源效率显著提高．对于低电压、小功率开关直流稳压电源，电源效率可提高到 85% 以上．

开关直流稳压电路中，开关频率 f_T 越高，平滑滤波器所需的 L、C 值越小，但开关频率的增加又使开关调整管每秒钟转换次数增加，使得开关管功耗增加，电源效率下降．一般选在 10~100kHz 比较合适．

电源效率是直流稳压电路的主要性能指标．开关直流稳压电路以其体积小、重量轻、效率高的优点，得到愈来愈广泛的应用．

小　结

（1）直流稳压电路由变压器、整流环节、滤波环节和稳压环节等四个主要环节组成．

（2）整流电路的主要任务是将交流电变成单向脉动的直流电．由于二极管具有单向导

电性,所以整流电路一般由二极管构成. 整流电路有半波整流、桥式全波整流等. 半波整流电路输出电压的平均值为 $U_0 \approx 0.45U_2$,桥式全波整流电路输出电压的平均值为 $U_0 \approx 0.9U_2$. 其中 U_2 是变压器次级输出电压的有效值.

(3) 滤波电路的主要任务是滤除脉动直流电中的交流成分. 电容滤波电路具有输出电压高、外特性和脉动特性差的特点,它一般适用于要求输出电压高而输出电流小的场合. 对桥式整流电容滤波,当 $R_LC \geqslant (3 \sim 5)\dfrac{T}{2}$ 时,经电容滤波电路输出的直流电压近似取为 $U_0 \approx 1.2U_2$.

电感滤波电路具有输出电压低、外特性和脉动特性较好的特点,它适用于要求输出电压不高而输出电流较大的场合. 经电感滤波电路输出的直流电压与整流电路输出的平均直流电压相同.

(4) 稳压电路的主要任务是自动稳定输出电压. 对于稳压电路,要求理解和掌握并联稳压环节的组成和工作原理,计算限流电阻的取值范围;带放大环节的串联型晶体管稳压电路的组成和工作原理.

(5) 目前广泛使用集成稳压电路,较典型的固定输出电压集成稳压电路是 W78 ×××、W79 ××× 系列集成稳压电路. 三端固定式的集成稳压电源具有体积小,重量轻、价格便宜、安装方便等特点,目前使用非常广泛.

(6) 开关直流稳压电路用工作于开关状态的高频功率调整管代替工作于放大状态的功率调整管,因而有较高的效率. 由于开关直流稳压电路有体积小、重量轻、效率高的优点,得到愈来愈广泛的应用.

习　题

6-1　桥式整流滤波电路如图 6-25 所示,$u_2 = 10\sqrt{2}\sin\omega t(V)$. 求:①在图中补画出四个整流二极管;②求输出电压的直流分量 U_0 = ? ③若电容 C 脱焊,U_0 = ? ④若 R_L 开路,U_0 = ?

6-2　桥式整流电路如图 6-26,若电路出现下述各情况,会有什么问题? ①二极管 D_1 开路,未接通;②二极管 D_1 被短路;③二极管 D_1 极性接反;④二极管 D_1,D_2 极性都接反;⑤二极管 D_1 开路,D_2 被短路.

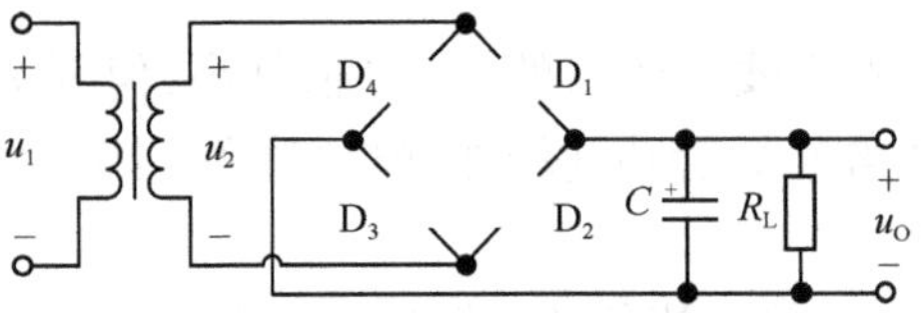

图 6-25　习题 6-1

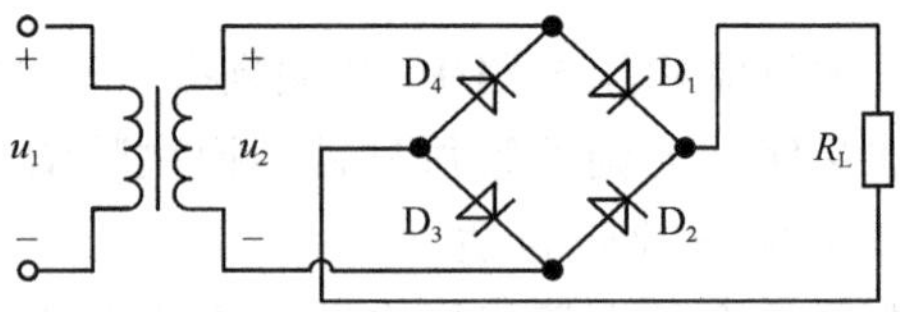

图 6-26　习题 6-2 和习题 6-3

6-3　在图 6-26 所示电路中,若已知变压器副边电压有效值 $U_2 = 30V$,负载电阻 $R_L = 100\Omega$,试问:①输出电压与输出电流平均值各为多少? ②当电网电压波动范围为±10%,二极管的最大整流平均电流与最高反向工作电压至少应选取多少?

6-4　稳压管稳压电路如图 6-27 所示. 已知 $U_i = 20V$,变化范围±20%,稳压管稳压值 $U_Z = +10V$,负载电阻 R_L 变化范围为 1~2kΩ,稳压管的电流范围 I_Z 为 10~60mA. 试确定限流

电阻 R 的取值范围.

6-5　整流滤波电路如图 6-28 所示. 已知交流电频率 $f = 50\text{Hz}$, 负载电阻 $R_L = 120\Omega$, 输出直流电压 $U_O = 30\text{V}$. ①求输出直流电流 I_O; ②求二极管的平均电流 I_D 和反向电压 U_{DRM}; ③选择滤波电容的容量.

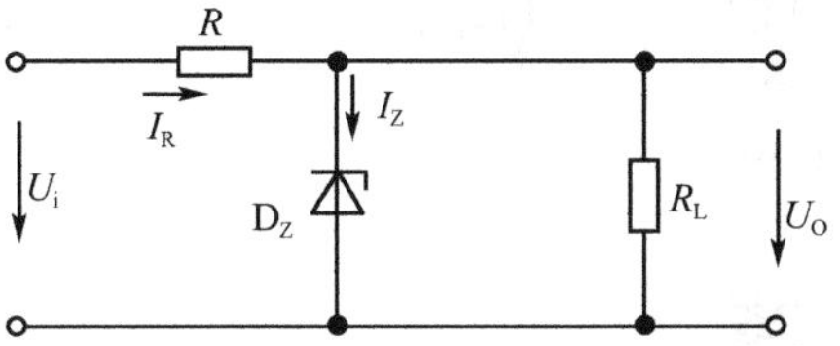

图 6-27　习题 6-4

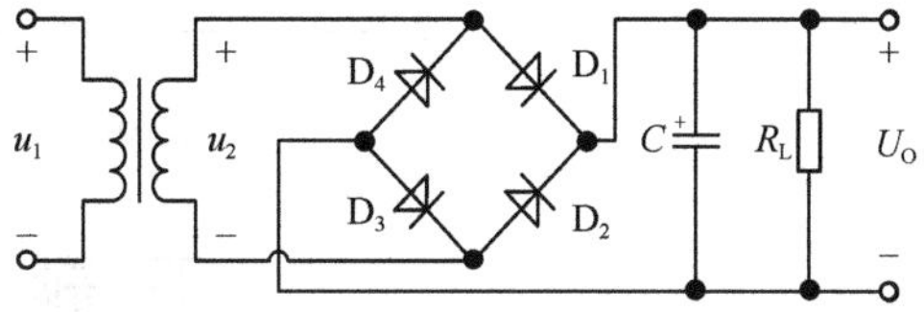

图 6-28　习题 6-5

6-6　在图 6-29 所示的串联型稳压电路中, 已知 $U_Z = 6\text{V}$, 三极管 T 饱和时 $U_{CES} = 2\text{V}$, 试求: ①输出电压的范围; ②整流滤波后的电压 U_I 及变压器次级电压 U_2; ③调整管的管压降变化范围.

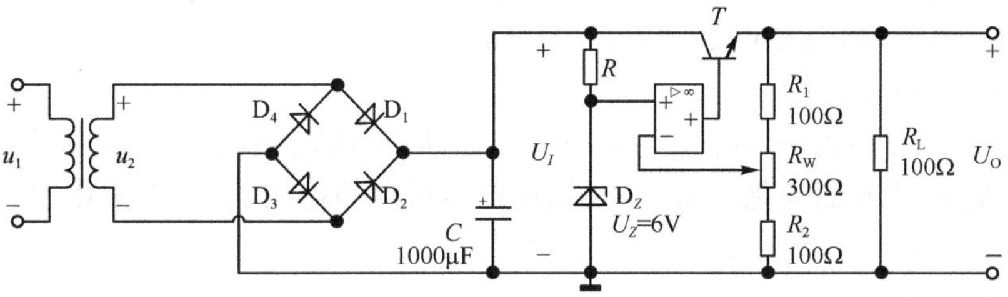

图 6-29　习题 6-6

6-7　如图 6-30 所示的串联稳压电路, 已知三极管为硅管, $U_Z = 6.3\text{V}$, $R_2 = 350\Omega$, 若要求 U_O 的调节范围为 10~20V, 求电阻 R_1、R_W 的阻值.

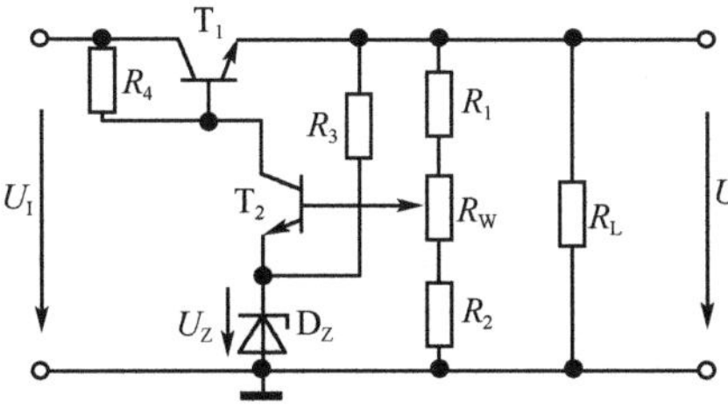

图 6-30　习题 6-7

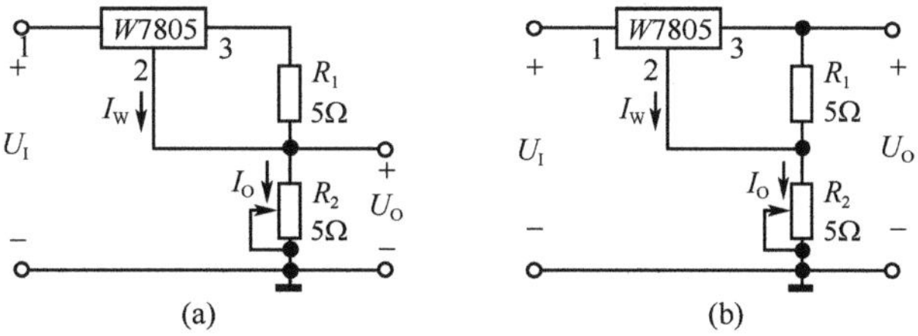

图 6-31　习题 6-8

6-8　图 6-31 为用三端集成稳压器组成的电路, 已知 $I_W = 5\text{mA}$. 试求: ①图(a)电路 I_O 的表达式及数值; ②图(b)电路 U_O 的表达式及数值; ③说明两个电路的功能.

6-9　用三端稳压器构成电路如图 6-32 所示, 三极管为硅管, 试求输出电压 U_O.

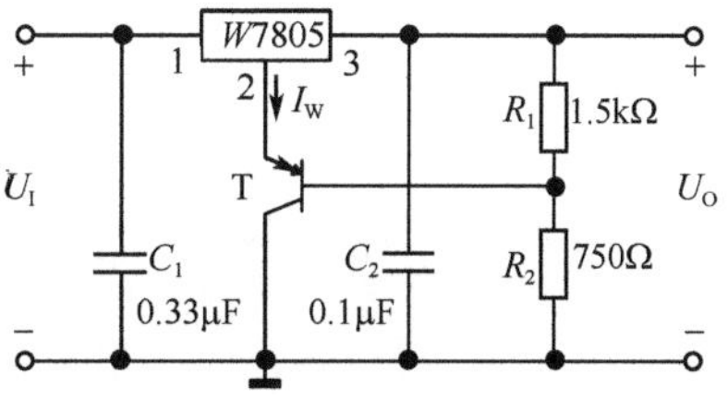

图 6-32　习题 6-9

6-10　电路如图 6-33 所示. ①求输出电压的调节范围; ②说明电路中各电容的作用.

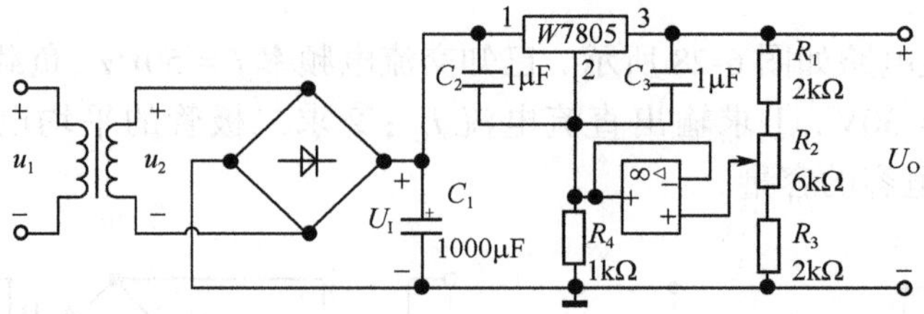

图 6-33　习题 6-10

习题答案

习题 6-1　$U_O = 1.2U_2$；$U_O \approx 0.9U_2$；$U_O = 1.4U_2$

习题 6-3　$I_O = 0.27\text{A}$；$I_{FM} > 0.15\text{A}$；$U_{DRM} > 46.7\text{V}$

习题 6-4　$215\Omega<R<300\Omega$

习题 6-5　$I_O = 250\text{mA}$；$I_D = 125\text{mA}$，$U_{DRM} \approx 35\text{V}$；$C = 417\mu\text{F}$

习题 6-6　7.5～30V；32V，26.7V；2～24.5V

习题 6-7　300Ω，350Ω

习题 6-8　$I_O = I_{R1} + I_W \approx 1\text{A}$；$U_O = U_{32} + (I_W + I_{R1})R_2 \approx 10\text{V}$；图(a)是恒流源电路，输出电流 I_O 不随负载 R_L 的改变而变化．图(b)是输出电压可调的稳压电路，改变 R_2、R_1 的比值可改变输出电压

习题 6-9　8.55V

习题 6-10　6.25～25V；电容 C_1 是滤波电容，用于减小整流后的脉动程度；C_2、C_3 是为了防止产生自激振荡的电容

第七章　数字逻辑电路基础

电子电路可以分为模拟电路(analog circuit)和数字电路(digital circuit)两部分．前面部分的内容是属于模拟电路的知识，接下来将进一步讲解数字电路的知识．数字电路主要包括数字信号(digital signal)的传送、编译、控制、记忆、计数、波形产生和整形等内容．数字电路在结构、分析方法、功能和特点等方面与模拟电路有很大的差异．数字电路的基本单元是逻辑门电路，分析工具是逻辑代数，在功能上更为侧重于电路输入与输出之间的因果逻辑．由于数字电路结构比较简单、抗干扰性强、精度高、便于集成，因而在医疗电子、自动化控制、测量设备、电子计算机等领域的应用日益广泛．

本章主要介绍数字电路中的基础知识，其中包括模拟信号(analog signal)、数字信号、模拟电路、数字电路的基本概念、码制和数制、表征电路输入与输出关系的逻辑函数、逻辑代数、逻辑函数的化简以及简单的门电路等．

7.1　数字电路基础

电子技术中的信号可分为模拟信号和数字信号，由于这两种信号的处理方法不相同，因此电子电路又可以分为模拟电路和数字电路．数字信号一般是以数码的形式给出．不同的数码可以表示数量的不同大小．由于在表征数量大小时，仅仅一位数码是不够的，因而经常需要用进位计数的方法组成的多位数码来表示．这种计数方法叫数制(numeration system)．与此同时，数码还可以来表示不同的事物或事物的不同状态．用于这种情况，数码具备的不是表示数量的大小，而仅仅代表着不同的事物而已．为了便于记忆和查找，不同数码在表征不同的事物或事物的不同状态时，总要遵循一定的规则，这些规则叫码制(code system)．

7.1.1　基本概念

1. 模拟信号与数字信号　在现实生活中存在许多物理量，它们在时间上和数值上是连续的，这类物理量称为模拟量．用来表示模拟量的信号称为模拟信号．医学常见到的模拟信号有心电图、脑电波图．图7-1给出了两种常见的模拟信号．其中图7-1(a)为正弦波，图7-1(b)为三角波．由图可见，虽然这两种模拟信号的形状不相同，然而它们的共同点是：在$0\sim t_1$期间，信号电压慢慢上升，在$t_1\sim t_2$期间，信号电压慢慢下降，即模拟信号的幅度随时间连续变化的．

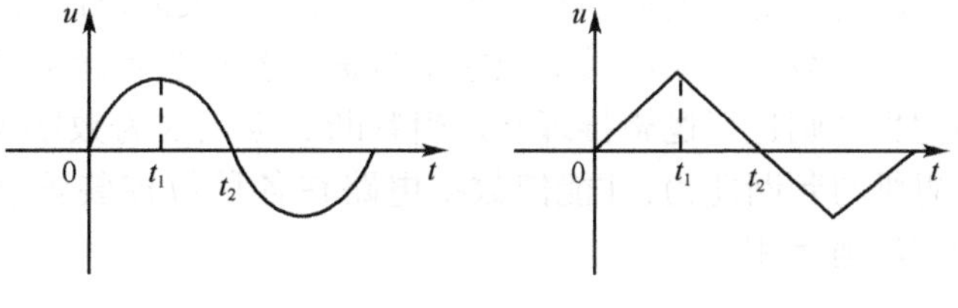

图7-1　模拟信号

与之对应，现实生活中也存在许多物理量，它们在时间上和数值上是离散的，也就是说，它们的变化是不连续的，总是发生在一系列离散的瞬间．这类物理量称为数字量．用来表示数字量的信号称为数字信号．医学常见到的数字信号有中低频电疗用到的方波和梯形图.

数字信号通常用数字波形来表示,数字波形表示的是逻辑电平与时间的关系. 当某波形仅有两个离散值时,可以称为脉冲波形. 数字波形和脉冲波形是数字信号的两种不同表达方式,前者用逻辑电平表示,后者用电压值表示. 图 7-2 表示这两类波形,其中图 7-2(a)为数字波形,图 7-2(b)为脉冲波形. 由图 7-2(b)可见,在 $0 \sim t_1$ 期间,信号电压始终保持 0.1V,在 t_1 时刻,电压瞬间由 0.1V 上升到了 3V,$t_1 \sim t_2$ 期间,信号电压始终保持 3V,在 t_2 时刻,电压瞬间由 3V 下降到了 0.1V,即数字信号的幅度随时间不是连续变化的.

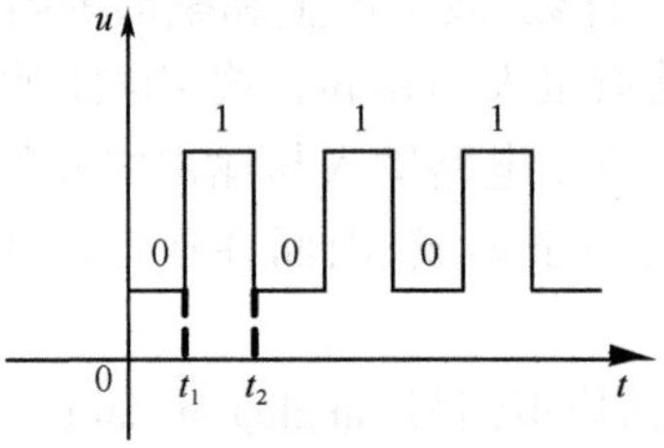

(a) 数字波形

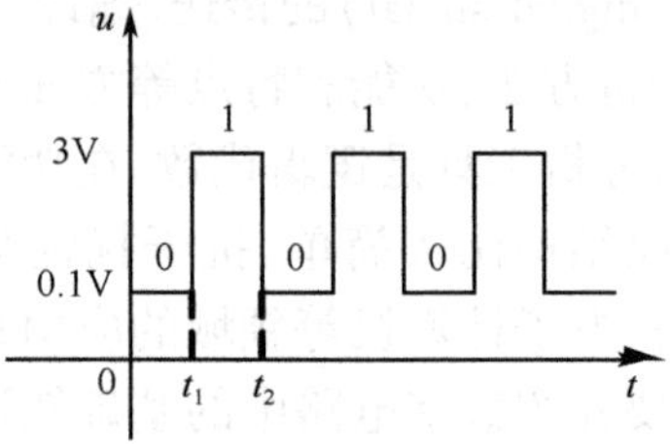

(b) 脉冲波形

图 7-2 数字信号

2. 模拟电路与数字电路 用于传递、加工和处理模拟信号的电子电路称为模拟电路. 如前面学过的基本放大电路、集成运算放大电路、波形产生与变换电路、直流稳压电源电路等都属于模拟电路.

用于传输和处理数字信号的电子电路称为数字电路. 数字电路主要是对数字信号进行逻辑的运算和数字处理,具有以下特点:

(1) 数字信号采用二值逻辑信息——高电平和低电平,只有两种取值,所以数字电路在结构、工作状态、研究内容和分析方法等各个方面都与模拟电路不同.

(2) 数字电路中的晶体管只是工作于饱和与截止两种状态,即工作于"开关"状态. 这些状态的外部表现是电流的有、无,电压的高、低,因此,有和无、高和低的两种对立状态可以与电路中的二值逻辑信息相对应,这两个值通常记为"1"和"0".

(3) 数字电路是由几种最基本的单元电路组成的,这些基本单元电路对元件的精度要求并不高,允许有较大的误差范围. 因为数字信号仅仅需要"1"和"0"两种状态表达就可以了,因而组成数字电路的单元结构比较简单,便于集成化,具备工作准确可靠、成本低廉、使用方便等优点.

(4) 对于数字电路,主要的研究问题是输入信号的状态"1"和"0"和输出信号的状态"1"和"0"之间的逻辑关系,以反映电路的逻辑功能. 因此在数字电路当中,模拟电路的分析方法,例如,微变等效电路等方法就不适用了. 数字电路的主要分析工具是逻辑代数,表达电路的功能主要使用真值表、逻辑表达式及波形图等.

(5) 数字电路能够对数字信号进行各种逻辑运算和算术运算. 所谓逻辑运算,就是按照逻辑规则进行逻辑推理和逻辑判断. 也正因为数字电路不仅仅具备运算能力,还具有逻辑思维与判断能力,才能使数字电路在各种数控装置、医疗智能仪器以及电子计算机上得到广泛地运用.

7.1.2 数制和码制

数制是表示数值大小的各种方法的统称. 按照进位方式计数的数制称为进位计数制.

大家熟悉的十进制(decimal),就是一种典型的进位计数制．在数字系统中,广泛采用的是二进制(binary)、八进制(octal)和十六进制(hexadecimal).

一种进位计数包含着两个基本的因素:基数和位权．基数是计数制中所用到的数码的个数,如十进制中使用的0~9十个字符,所以十进制数的基数为10. 一般地说,基数为R的计数制中,包含的是0,1,…,$R-1$数码．位权则表示在一个进位计数制表示的数中,处在不同数位的数码代表着不同的数值,某一个数位的数值是由这一位数码的值乘上处在该位的一个固定常数．不同数位上的固定常数称为位权值,简称位权．例如,十进制数个位的位权值是10^0,十位的位权值是10^1,百位的位权值是10^2等．一个R进制数,可以有两种表示方式:

(1) 并列表示方式或位置计数法:

$$(N)_R=(K_{n-1}K_{n-2}\cdots K_1K_0.K_{-1}K_{-2}\cdots K_{-m})_R \tag{7-1}$$

其中,n是整数部分,m为小数部分,R表示基数,K_i为不同数位的数值,其取值范围为$0\leqslant K_i\leqslant R-1$.

(2) 多项式表示法或以权展开式:

$$(N)_R=K_{n-1}R^{n-1}+K_{n-2}R^{n-2}+\cdots+K_1R^1+K_0R^0+K_{-1}R^{-1}+K_{-2}R^{-2}+\cdots+K_{-m}R^{-m}$$

也可以写成:

$$(N)_R=\Big(\sum_{i=-m}^{n-1}K_iR^i\Big)_R \tag{7-2}$$

其中,n是整数部分,m为小数部分,R表示基数,K_i为不同数位的数值,其取值范围为$0\leqslant K_i\leqslant R-1$.

1. 常用数制

(1) 十进制:在十进制中,计数采用“逢十进一”的规则,数字符号用0,1,2,3,4,5,6,7,8,9这十个符号,位权为10的n次幂,其中n对应于数字符号所在的位置．

例如,数66.8按十进制的方式表示可以写成:

$$(66.8)_{10}=6\times10^1+6\times10^0+8\times10^{-1}=(66.8)_{10}$$

由此可见任何一个数N表示为十进制的一般表达式为:

$$\begin{aligned}N_{10}&=K_{n-1}\times10^{n-1}+K_{n-2}\times10^{n-2}+\cdots+K_1\times10^1+K_0\times10^0\\&\quad+K_{-1}\times10^{-1}+K_{-2}\times10^{-2}+\cdots+K_{-m}\times10^{-m}=\sum_{i=-m}^{n-1}K_i\times10^i\end{aligned} \tag{7-3}$$

其中K_i为0~9中的某一个数．

(2) 二进制:在二进制中,计数采用“逢二进一”的规则,数字符号用0,1这两个符号,位权为2的n次幂,其中n对应于数字符号所在的位置．

例如,数66按二进制的方式表示可以写成:

$$(66)_{10}=1\times2^6+0\times2^5+0\times2^4+0\times2^3+0\times2^2+1\times2^1+0\times2^0=(1000010)_2$$

由此可见任何一个数N表示为二进制的一般表达式为:

$$N_2=\Big(\sum_{i=-m}^{n-1}K_i\times2^i\Big)_2 \tag{7-4}$$

其中K_i为0或者1.

(3) 十六进制:在十六进制中,计数采用“逢十六进一”的规则,数字符号用0,1,…,9和A,B,…,F(或a,b,…,f)这16个符号,位权为16的n次幂,其中n对应于数字符号所在的位置.

例如,数 66 按十六进制的方式表示可以写成:

$$(66)_{10}=4\times16^1+2\times16^0=(42)_{16}$$

由此可见任何一个数 N 表示为十六进制的一般表达式为:

$$N_{16}=\left(\sum_{i=-m}^{n-1}K_i\times16^i\right)_{16} \tag{7-5}$$

其中 K_i 为 0,1,…,9 和 A,B,…,F(或 a,b,…,f)这 16 个符号中的某一个数.

(4) 八进制:在八进制中,计数采用"逢八进一"的规则,数字符号用 0,1,2,3,4,5,6,7 这 8 个符号,位权为 8 的 n 次幂,其中 n 对应于数字符号所在的位置.

例如,数 66 按八进制的方式表示可以写成:

$$(66)_{10}=1\times8^2+0\times8^1+2\times8^0=(102)_8$$

由此可见任何一个数 N 表示为八进制的一般表达式为:

$$N_8=\left(\sum_{i=-m}^{n-1}K_i\times8^i\right)_8 \tag{7-6}$$

其中 K_i 为 0~7 中的某一个数.

2. 数制间的转换

(1) 十进制数转换为其他进制数:十进制数转换为其他进制数的方法是把十进制数分为整数部分和小数部分两部分进行. 整数部分采用基数除法,具体将十进制数整数部分循环除以新进制数的基数,直至商为 0. 同时以先得到的余数为低位,后得到的余数为最高位. 小数部分采用基数乘法,具体将十进制数小数部分乘以新进制数的基数,得到的整数部分为系数,剩下小数部分继续乘以新进制数的基数,重复以上的过程,同时以先得到的整数为高位,后得到的整数为低位,直至纯小数部分为零或者满足一定精度为止. 十进制数转换为八进制数或十六进制数的方法也可以先将十进制数转换为二进制数,然后再由二进制数转为八进制数或十六进制数.

【例 7-1】 将十进制数 25.7 转换为二进制数(精度要求保留小数点后四位数).

解:(1)整数部分 25 采用基数相除法;(2)小数部分 0.7 采取基数相乘法

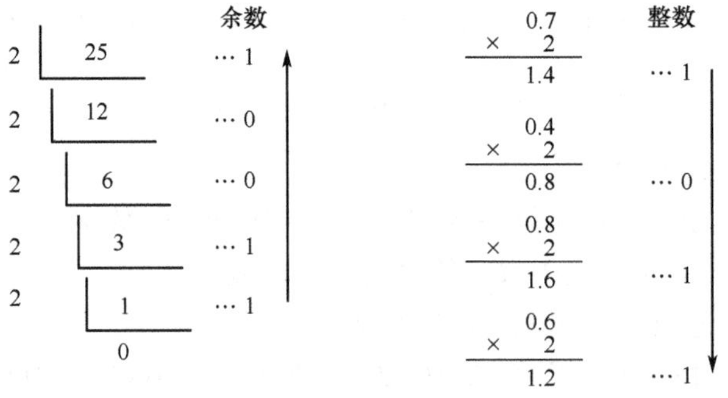

故得 $(25.7)_{10}=(11001.1011)_2$

(2) 其他进制数转换为十进制数:采用多项式替代法把其它的进制数按权展开,利用十进制运算法则求出其值,即可将其他进制数转换为十进制数.

例如,将八进制 $(102)_8$ 转换为十进制:

$$(102)_8=1\times8^2+0\times8^1+2\times8^0=(66)_{10}$$

例如，将十六进制$(42)_{16}$转换为十进制：

$$(42)_{16}=4\times16^{1}+2\times16^{0}=(66)_{10}$$

(3) 非十进制间的转换：二进制和八、十六进制满足 2^3、2^4 关系，因此可以用 3 位二进制数表示 1 位八进制数，4 位二进制数表示 1 位十六进制数，按照以下的规则可以直接进行二进制与八进制、十六进制间的转换：首先，将某二进制数从小数点分左右两部分，整数部分从低位到高位向左每 3 位（八进制）或者 4 位（十六进制）为一组，不足 3 位或 4 位的在最高位左边补零；小数部分从高位到低位向右每 3 位（八进制）或者 4 位（十六进制）为一组，不足的在最低位右边补零．而八进制与十六进制间的转换可以先转换为二进制再进行转换．

【例 7-2】 将二进制数$(101100.110011)_2$转换为十六进制数．

解：由于整数部分的第二组的二进制数不满 4 位，所以在最左边补上两个 0；而小数部分的第二组的二进制数也不满 4 位，所以在最右边补上两个 0，具体过程如下．

$$(101100.110011)_2=(0010\ 1100.1100\ 1100)_2=(2C.CC)_{16}$$

3. 码制　虽然计算机是采用二进制数进行处理，但人们输入的不仅仅是二进制数，而是数字、字母甚至符号，这些数字、字母和符号也必须用二进制数来表示，各种不同的表示方法就称为编码．编制代码所遵循的规则称为码制．

用一个四位二进制代码表示一位十进制数的编码方法，称为二-十进制编码，简称 BCD 码．在 BCD 码中选取 0000～1001 来表示十进制数 0～9．其四位的位权从高到低依次为 8、4、2、1．因而也被称为 8421BCD 码．其编码方式如表 7-1 所示．

表 7-1　8421BCD 码

十进制数码	8421BCD 码
0	0000
1	0001
2	0010
3	0011
4	0100
5	0101
6	0110
7	0111
8	1000
9	1001

【例 7-3】 用 8421BCD 码对十进制数 668 进行编码．

解：用 8421BCD 码表示十进制数的 0～9，每位均需要四位二进制，则十进制数 668 用 8421BCD 码表示分别为

十进制数：	6	6	8
8421BCD 码：	0110	0110	1000

故 668 用 8421BCD 码可表示为 011001101000.

7.2　逻辑函数

不同的数码不仅可以表示数量的大小，而且还可以用来表示不同的事物或者同一事物的不同状态．在数字逻辑电路中，用 1 位二进制数码的 0 和 1 来表示一个事物的两种不同逻辑状态．例如，可以用 1 和 0 来分别表示一件事情的是和非、真和伪、好和坏，或者表示电路的通和断、电灯的亮和灭、人的生病和不生病等等．这种只有两种对立逻辑的状态称为二值逻辑．所谓的逻辑即为事物间的因果关系．当两个二进制数码表示不同的逻辑状态时，它们之间可以按照某种因果关系来进行推理运算．这种推理运算称为逻辑运算（logic opration）．对于数字电路系统而言，逻辑可以被刻画为在数字电路系统在什么样的输入条件下，就会有什么样的输出，其中输出和输入是相对应而不是孤立的，通常可以用逻辑函数（logic faction）来描述输入和输出之间的逻辑关系．

7.2.1 逻辑电平与正、负逻辑

在数字电路中分析逻辑函数的工具是逻辑代数,其中逻辑变量的取值只有 0 和 1 两种取值,逻辑体制有正逻辑和负逻辑两种. 逻辑变量(logic variable)的逻辑状态对应不同的逻辑体制是不同的,在同一个电路中,逻辑状态只能取其中一种体制,不能混合使用. 当数字电路的输入、输出电压的高电平定义为逻辑“1”,低电平定义为逻辑“0”. 这种逻辑称为正逻辑;而输入、输出电压的低电平定义为逻辑“1”,高电平定义为逻辑“0”. 这种逻辑称为负逻辑.

7.2.2 基本逻辑运算

逻辑代数的基本运算有与、或、非三种运算.

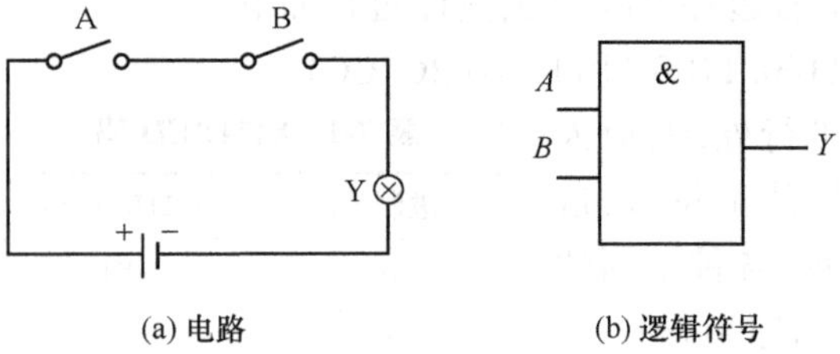

图 7-3 与逻辑电路和逻辑符号

1. 与逻辑(逻辑乘) 当决定某一事件的所有条件都同时具备时,这件事情才发生,这样的逻辑关系称为与逻辑(AND logic). 如图 7-3(a)为一个两个串联开关控制一个灯亮灭的电路. 在这个电路中,由串联电路的知识可以得知,只有当开关 A、B 同时处于闭合状态时候,电灯 Y 才会亮. 而当开关 A、B 有一个处于断开状态时候,电灯 Y 熄灭. 图 7-3(b)为与逻辑的逻辑符号(logic symbol).

与逻辑的输入变量 A 、B 和输出变量 Y 的逻辑表达式(logic expression)为

$$Y = A \cdot B \tag{7-7}$$

式(7-7)中的“·”代表“与”运算,即逻辑乘,在运算时,一般可省略.

若用 A 、B 两个输入变量来表示两个开关的工作状态,1 表示开关闭合,0 表示开关断开. Y 输出变量来表示灯的工作状态,1 表示灯亮,0 表示灯灭. 并把输入变量和输出变量所对应的所有逻辑变量取值(状态)用一个表格来表达其逻辑关系. 所得到的表格称为逻辑函数真值表,简称真值表(truth table). 通过与逻辑的真值表 7-2,可以很直观地观察到与逻辑输入与输出之间的逻辑规律:有 0 出 0,全 1 出 1.

表 7-2 真值表

A	B	Y
0	0	0
0	1	0
1	0	0
1	1	1

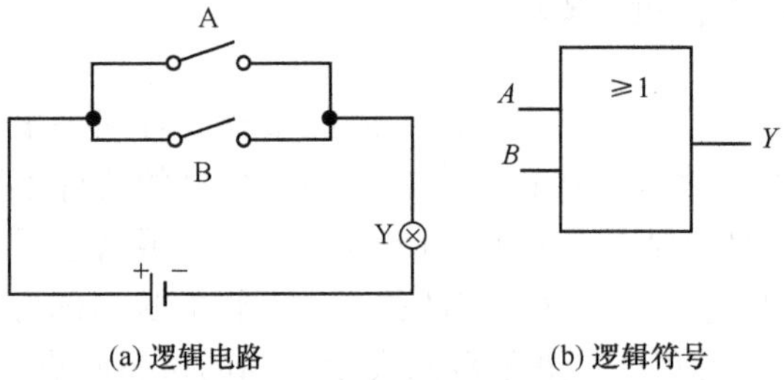

图 7-4 或逻辑电路和逻辑符号

2. 或逻辑(逻辑加) 当决定某一事件的所有条件,有其中一个或一个以上的条件具备时,这件事情发生,这样的逻辑关系称为或逻辑(OR logic). 图 7-4(a)为一个两个并联开关控制一个灯亮灭的电路,图 7-4(b)为或逻辑的逻辑符号. 在这个电路中,由并联电路的知识可以得知,只需开关 A、B 至少有一个处于闭合状态时候,电灯 Y 会亮;而当开关 A、B 两个都处于断开状态时候,电灯 Y 熄灭.

或逻辑运算的输入逻辑变量 A 、B 和输出逻辑变量 Y 的逻辑关系如下:

$$Y = A + B \tag{7-8}$$

式(7-8)中的"+"代表"或"运算,即逻辑加.

通过或逻辑的真值表7-3,可以很直观地观察到或逻辑输入与输出之间的逻辑规律:有1出1,全0出0.

表 7-3　真值表

A	B	Y
0	0	0
0	1	1
1	0	1
1	1	1

3. 非逻辑　只要具备某一个条件时,这件事情不发生,这样的逻辑关系称为非逻辑(NOT logic). 如图7-5(a)为一个开关控制一个灯亮灭的电路. 在这个电路中,当开关A处于断开状态时候,电灯Y亮,而当A处于闭合状态时候,电灯Y熄灭. 图7-5(b)为非逻辑的逻辑符号.

表 7-4　真值表

A	Y
0	1
1	0

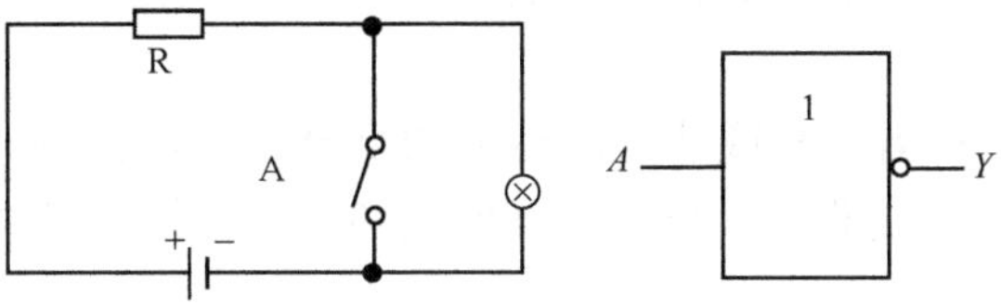

(a) 逻辑电路　　(b) 逻辑符号

图 7-5　非逻辑电路和逻辑符号

非逻辑运算的输入逻辑变量 A 和输出逻辑变量 Y 的逻辑关系如下:

$$Y = \overline{A} \tag{7-9}$$

式(7-9)中的"−"代表"非"运算,即逻辑取反.

通过非逻辑的真值表7-4,可以很直观地观察到非逻辑输入与输出之间的逻辑规律:输出与输入的逻辑状态相反.

7.2.3　复合逻辑运算

根据以上三种基本的逻辑运算,可以组合实现更为复杂的复合逻辑运算. 常见的复合逻辑函数有与非逻辑、或非逻辑、与或非逻辑、异或逻辑、同或逻辑.

1. 与非逻辑　与非逻辑(NAND logic)是与逻辑运算和非逻辑运算的复合,将输入变量先进行与运算,然后再进行非运算. 其真值表和逻辑符号分别如表7-5和图7-6所示,逻辑表达式为:

表 7-5　真值表

A	B	Y
0	0	1
0	1	1
1	0	1
1	1	0

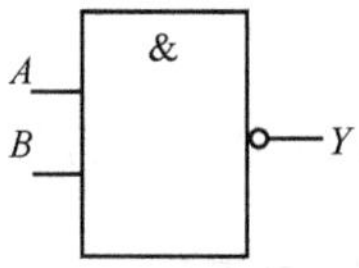

图 7-6　与非逻辑符号

$$Y = \overline{A \cdot B} \tag{7-10}$$

通过与非逻辑的真值表7-5,可以很直观地观察到与非逻辑输入与输出之间的逻辑规律:有0出1,全1出0.

2. 或非逻辑　或非逻辑(NOR logic)是或逻辑运算和非逻辑运算的复合,将输入变量先进行或运算,然后再进行非运算. 其真值表和逻辑符号分别如表7-6和图7-7所示,逻辑表达式为:

表 7-6　真值表

A	B	Y
0	0	1
0	1	0
1	0	0
1	1	0

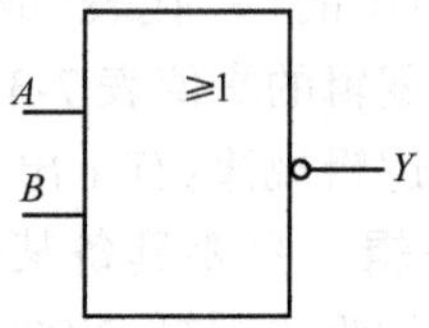

图 7-7　或非逻辑符号

$$Y = \overline{A + B} \tag{7-11}$$

通过或非逻辑的真值表 7-6，可以很直观地观察到或非逻辑输入与输出之间的逻辑规律：有 1 出 0，全 0 出 1.

3. 与或非逻辑　与或非逻辑是与逻辑运算和或非逻辑运算的复合，它是先将输入变量 A、B 和 C、D 分别先进行与运算，然后再进行或非的运算．其真值表和逻辑符号分别如表 7-7 和图 7-8 所示，逻辑表达式为：

表 7-7　真值表

A	B	C	D	Y	A	B	C	D	Y
0	0	0	0	1	1	0	0	0	1
0	0	0	1	1	1	0	0	1	1
0	0	1	0	1	1	0	1	0	1
0	0	1	1	0	1	0	1	1	0
0	1	0	0	1	1	1	0	0	0
0	1	0	1	1	1	1	0	1	0
0	1	1	0	1	1	1	1	0	0
0	1	1	1	0	1	1	1	1	0

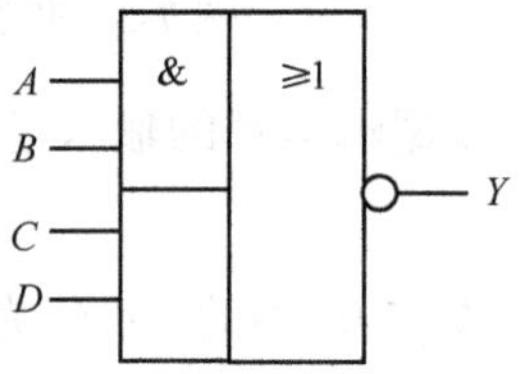

图 7-8　与或非逻辑符号

$$Y = \overline{A \cdot B + C \cdot D} \tag{7-12}$$

4. 异或逻辑　当两个输入变量 A、B 取值不同时，输出 Y 才为 1，否则输出 Y 为 0. 这种逻辑关系称为异或逻辑．其真值表和逻辑符号分别如表 7-8 和图 7-9 所示，逻辑表达式为：

$$Y = A \oplus B = A \cdot \overline{B} + \overline{A} \cdot B \tag{7-13}$$

式(7-12)中“$\oplus$”符号为异或的运算符号．

表 7-8　真值表

A	B	Y
0	0	0
0	1	1
1	0	1
1	1	0

表 7-9　真值表

A	B	Y
0	0	1
0	1	0
1	0	0
1	1	1

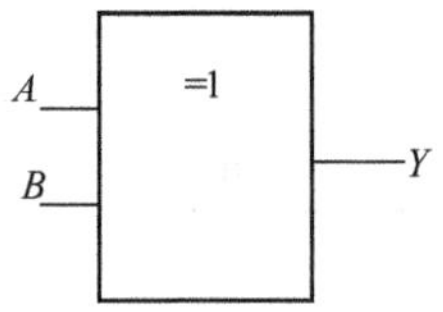

图 7-9　异或逻辑符号

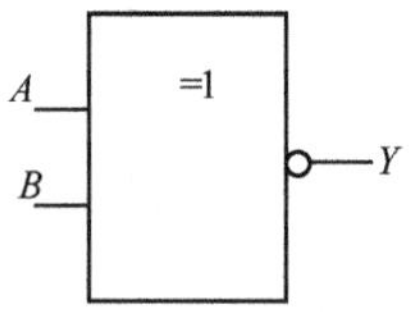

图 7-10　同或逻辑符号

5. 同或逻辑　当两个输入变量 A、B 取值相同时，输出 Y 才为 1，否则输出 Y 为 0. 这种逻辑关系称为同或逻辑．其逻辑符号和真值表分别如图 7-10 和表 7-9 所示，逻辑表达式为：

$$Y = A \odot B = A \cdot B + \overline{A} \cdot \overline{B} \tag{7-14}$$

式(7-14)中“⊙”符号为同或的运算符号.

同或和异或相反,互为反运算,即

$$A \oplus B = \overline{A \odot B};A \odot B = \overline{A \oplus B}$$

7.2.4　逻辑函数

当输入逻辑变量 A、B、C …确定后,输出逻辑变量 Y 的值也随之确定,则称 Y 是 A、B、C … 的逻辑函数,可记为:

$$Y = F(A,B,C,\cdots)$$

逻辑函数有多种表达式,常见的有逻辑表达式、真值表、逻辑图及时序图.

1. 逻辑表达式　把输出逻辑变量表示为输入逻辑变量运算组合的函数式,称为逻辑函数表达式,简称逻辑表达式.

2. 真值表　把输入逻辑变量的各种取值和相应的函数值列在一起而组成的表格,称为真值表.

3. 逻辑图　在逻辑电路中,并不要求画出具体电路,而用逻辑符号表示. 用逻辑符号表示的逻辑电路的电路原理图,称为逻辑图(logic diagram).

4. 时序图　把一个逻辑电路的输入逻辑变量的波形和输出逻辑变量的波形按照时间顺序画出来的图形,称为时序图,又称波形图.

只要已知逻辑函数、逻辑图和真值表中的任何一种表示方式,都可以转化出其他两种表达方式.

【例 7-4】　已知逻辑函数的逻辑图如图 7-11 所示,请列出其真值表.

解:(1) 根据逻辑图从左到右逐级写出逻辑函数,即

$$Y = A \cdot B + \overline{A} \cdot \overline{B} = A \odot B$$

(2) 根据逻辑函数列出真值表:按照由小到大的顺序列出 2 个输入变量 A、B 的四($2^2=4$)种逻辑状态的组合,分别将其值带入逻辑函数中,可得出对应输出变量 Y 的逻辑值,然后填入真值表中,即表 7-10.

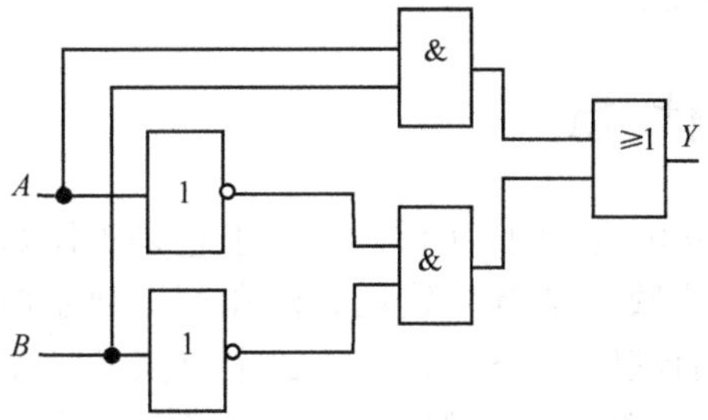

图 7-11　例 7-4 电路逻辑图

表 7-10　真值表

A	B	Y
0	0	1
0	1	0
1	0	0
1	1	1

【例 7-5】　已知逻辑函数 $Y = A \cdot B + A \cdot C$,请列出其逻辑函数的逻辑图和真值表.

解:(1) 由逻辑函数画逻辑图,如图 7-12 所示.

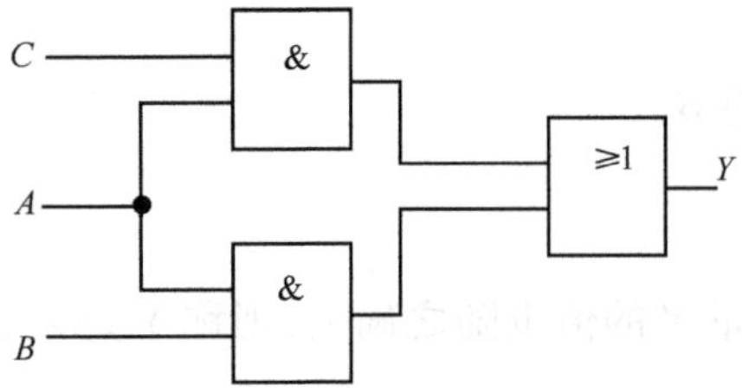

图 7-12　例 7-5 电路逻辑图

表 7-11　真值表

A	B	C	Y
0	0	0	0
0	0	1	0
0	1	0	0
0	1	1	0
1	0	0	0
1	0	1	1
1	1	0	1
1	1	1	1

表 7-12　真值表

A	B	C	Y
0	0	0	0
0	0	1	0
0	1	0	0
0	1	1	0
1	0	0	1
1	0	1	0
1	1	0	1
1	1	1	1

(2) 由逻辑函数列真值表,按照由小到大的顺序列出 3 个输入变量 A、B、C 的八种($2^3=8$)逻辑状态的组合,将各个输入变量值分别带入逻辑函数式中就能得出相应输出变量 Y 的逻辑值,填入真值表中,即表 7-11.

【例 7-6】 已知真值表如表 7-12 所示,请写出其逻辑函数,并画出逻辑图.

解:(1) 将真值表中函数值为 1 的那些输入变量的先进行与运算,然后在进行或运算.输入变量为 1 的写为原变量,反之为反变量,则逻辑表达式为

$$Y=A\cdot\overline{B}\cdot\overline{C}+A\cdot B\cdot\overline{C}+A\cdot B\cdot C$$

(2) 由逻辑函数画逻辑图,如图 7-13 所示

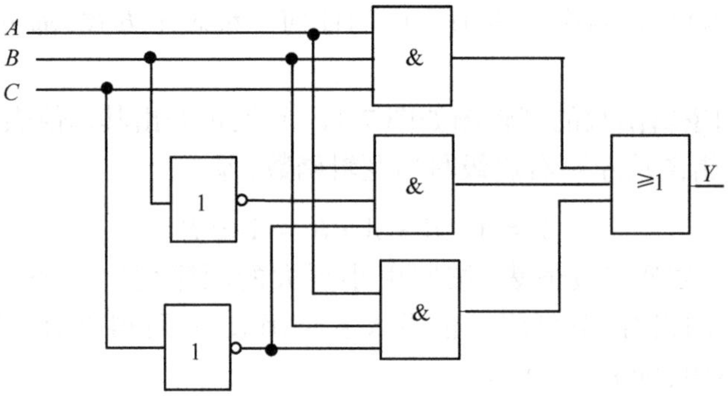

图 7-13　例 7-6 电路逻辑图

7.3 逻 辑 代 数

逻辑代数(logic algebra)是研究逻辑变量及其相互关系的一门科学,由于它是英国数学家乔治·布尔于 1894 年提出的.因此也称为布尔代数.逻辑代数是分析和设计数字电路的基础.逻辑代数是按一定的逻辑关系进行运算的代数,是分析和设计数字电路的数学工具.虽然有些逻辑代数的运算公式在形式上和普通代数运算相似,但是两者还是存在着本质性的差异.逻辑代数中也用字母表示变量,这种变量称为逻辑变量.逻辑运算表示的是逻辑变量以及常量之间逻辑状态的推理运算而不是数量之间的运算.

7.3.1 基本定律

1. 逻辑常量运算

(1) 与运算 $0\cdot0=0;0\cdot1=0;1\cdot0=0;1\cdot1=1$

（2）或运算 $0+0=0;0+1=1;1+0=1;1+1=1$

（3）非运算 $\overline{1}=0;\overline{0}=1$

2. 逻辑变量与常量运算

（1）与运算 $A\cdot 0=0$; $A\cdot 1=A$; $A\cdot A=A$; $A\cdot \overline{A}=0$

（2）或运算 $A+0=A$; $A+1=1$; $A+A=A$; $A+\overline{A}=1$

（3）非运算 $\overline{\overline{A}}=A$

7.3.2　常用公式

根据以上的基本运算,可以推导出以下的常用公式：

1. 交换律　$A+B=B+A;A\cdot B=B\cdot A$

2. 结合律　$(A+B)+C=A+(B+C);(A\cdot B)\cdot C=A\cdot(B\cdot C)$

3. 分配律　$A\cdot(B+C)=A\cdot B+A\cdot C;A+B\cdot C=(A+B)\cdot(A+C)$

4. 反演律　$\overline{A\cdot B\cdot C}=\overline{A}+\overline{B}+\overline{C};\overline{A+B+C}=\overline{A}\cdot\overline{B}\cdot\overline{C}$

5. 吸收律　$A+A\cdot B=A;A\cdot(A+B)=A;A+\overline{A}\cdot B=A+B;(A+B)\cdot(A+C)=A+B\cdot C$

7.3.3　逻辑函数公式化简法

在逻辑设计中,逻辑函数最终都要用逻辑电路来实现．然而,逻辑函数的形式又往往不是唯一的．若逻辑表达式越简单,则实现它的电路越简单,成本也随之减少,电路工作也越稳定可靠．由于与或式使用较为广泛,同时也容易与其他的函数形式进行转换,下面介绍逻辑函数化简为最简与或式的例子．最简与或式是指逻辑函数表达式中所包含的乘积项数目最少,而且每个乘积项中变量的个数也是最少的与或式．

【例 7-7】　用公式化简法将逻辑函数 $Y=A\cdot B\cdot C+A\cdot B\cdot\overline{C}+\overline{A}\cdot B$ 化简为最简与或式．

解:（并项法）由公式 $A\cdot B+A\cdot\overline{B}=A$,将两个乘积项合并起来,消去一个变量,即

$$Y=A\cdot B\cdot C+A\cdot B\cdot\overline{C}+\overline{A}\cdot B=A\cdot B\cdot(C+\overline{C})+\overline{A}\cdot B=A\cdot B+\overline{A}\cdot B=(A+\overline{A})\cdot B=B$$

【例 7-8】　用公式化简法把逻辑函数 $Y=\overline{A\cdot B}+\overline{A}\cdot D+\overline{B}\cdot E$ 化简为最简与或式．

解:利用 $A+1=1$ 吸收掉多余的乘积项．

$$Y=\overline{A\cdot B}+\overline{A}\cdot D+\overline{B}\cdot E=\overline{A}+\overline{B}+\overline{A}\cdot D+\overline{B}\cdot E=\overline{A}\cdot(1+D)+\overline{B}\cdot(1+E)=\overline{A}+\overline{B}$$

【例 7-9】　用公式化简法把逻辑函数 $Y=\overline{A\cdot B}+A\cdot C+B\cdot D$ 化简为最简与或式．

解:（消去法）利用公式,消去乘积项中 $A+\overline{A}\cdot B=A+B$ 多余的因子．

$$Y=\overline{A\cdot B}+A\cdot C+B\cdot D=\overline{A}+\overline{B}+A\cdot C+B\cdot D=(\overline{A}+A\cdot C)+(\overline{B}+B\cdot D)=\overline{A}+\overline{B}+C+D$$

7.4　逻辑函数卡诺图化简法

由于逻辑函数公式化简法,不仅要求熟练地掌握逻辑代数的基本定律和基本公式,并且在化简过程中需要一定地技巧,特别是经化简所得的逻辑表达式是否是最简的表达式较难确定．下面介绍一种卡诺图化简法,运用这种方法,可以便捷地求得逻辑函数的

最简表达式.

7.4.1 逻辑函数的形式

1.“与-或”和“或-与”式 在逻辑函数表达式中,包含若干个与项,每个与项中各变量以原变量或反变量的形式出现,每个与项之间以或的形式运算,这种表达式称为与或表达式. 如:

$$F(A,B,C,D)=A\cdot B+C+A\cdot \overline{D}$$

在函数表达式中,包含若干个或项,其中每个或项可有一个或多个变量,每个变量以原变量或反变量形式出现,这些或项以逻辑与的形式连在一起,这种表达式称为或与表达式. 如: $F(A,B,C,D)=(A+B)(A+C)(B+C+\overline{D})$.

表 7-13 三变量最小项的编号

最小项	A	B	C	十进制数	编号
$\overline{A}\,\overline{B}\,\overline{C}$	0	0	0	0	m_0
$\overline{A}\,\overline{B}C$	0	0	1	1	m_1
$\overline{A}B\overline{C}$	0	1	0	2	m_2
$\overline{A}BC$	0	1	1	3	m_3
$A\overline{B}\,\overline{C}$	1	0	0	4	m_4
$A\overline{B}C$	1	0	1	5	m_5
$AB\overline{C}$	1	1	0	6	m_6
ABC	1	1	1	7	m_7

2. 最小项表达式 最小项(minterm)是指该与项中包含自变量的所有变量,且每个变量仅出现一次,其可以是原变量形式也可以是反变量的形式. n 个自变量的最小项有 2^n 个. 例如,二变量 A、B 有($2^2=4$)4 个最小项,分别为 $\overline{A}\cdot\overline{B}$、$A\cdot\overline{B}$、$\overline{A}\cdot B$、$A\cdot B$. 三个变量 A、B、C 的最小项有($2^3=8$)8 个,分别为 $\overline{A}\,\overline{B}\,\overline{C}$、$\overline{A}\,\overline{B}C$、$\overline{A}B\overline{C}$、$\overline{A}BC$、$A\overline{B}\,\overline{C}$、$A\overline{B}C$、$AB\overline{C}$、$ABC$.

为了便于使用,对最小项进行编码,其规则为使输入变量的每一组取值都使得一个对应的最小项的值等于 1. 例如在三个变量 A、B、C 中的最小项 $A\overline{B}C$,其编码为 $A=1$、$B=0$、$C=1$,把 101 看成一个二进制数,那么它所表示的十进制数为 5. 我们可以把最小项 $A\cdot\overline{B}\cdot C$ 记为 m_5. 以此类推,可以得到三个变量最小项的编号表,具体如表 7-13 所示.

首先将给定的逻辑函数式化为与或表达式的形式,然后再利用公式 $A+\overline{A}=1$ 将每个乘积项中缺少的因子补全,这样就可以将与或式化成最小项之和的标准形式.

【例 7-10】 把逻辑函数 $Y=\overline{A+\overline{B}}+\overline{A}\cdot\overline{B}\cdot\overline{C}$ 化为最小项表达式.

解: 先运用反演定律去掉多变量非号,使得表达式成为只有单个变量非的与或表达式,再配项去除括号,直至得到一个最小项表达式.

$$\begin{aligned}Y&=\overline{A+\overline{B}}+\overline{A}\cdot\overline{B}\cdot\overline{C}=\overline{A}\cdot B+\overline{A}\cdot\overline{B}\cdot\overline{C}=\overline{A}\cdot B(C+\overline{C})+\overline{A}\cdot\overline{B}\cdot\overline{C}\\&=\overline{A}\cdot B\cdot C+\overline{A}\cdot B\cdot\overline{C}+\overline{A}\cdot\overline{B}\cdot\overline{C}\\&=\sum m(0,2,3)\end{aligned}$$

7.4.2 卡诺图的化简

1. 卡诺图的构成 将 n 个变量的全部最小项各用一个小方块表示,并使具有逻辑相邻的最小项在几何位置上也相邻,所得图形称为 n 变量全部最小项的卡诺图,简称卡诺图(Karnaugh map). 所谓逻辑相邻,是指两个最小项中除了一个变量取值不同外,其余都相同．例如在三个变量的卡诺图中，$m_3=\overline{A}\cdot B\cdot C$ 和 $m_7=A\cdot B\cdot C$ 是逻辑相邻．而所谓的几何相邻，是指在卡诺图中排列位置相邻的那些最小项．要把逻辑相邻用几何相邻实现，在排列卡诺图上输入变量的取值顺序时，就不能按自然二进制顺序排列，而应对排列顺序进行适当调整．对行或列是两个变量的情况，变量取值按 00、01、11、10 排列．

二变量的最小项有 $2^2=4$ 个，其对应的二变量卡诺图由 4 个小方格组成，对应表示 4 个最小项为 $m_0\sim m_3$．如图 7-14(a)所示；三变量的最小项有 $2^3=8$ 个，对应的三变量卡诺图由 8 个小方格组成，对应表示 8 个最小项为 $m_0\sim m_7$，如图 7-14(b)或 7-14(c)所示．四变量最小项的个数为 $2^4=16$ 个，对应的四变量卡诺图由 16 个小方格组成，对应表示 16 个最小项为 $m_0\sim m_{15}$，如图 7-14(d)所示．

Y　A\B	0	1
0	m_0	m_1
1	m_2	m_3

(a) 二变量的卡诺图

Y　A\BC	00	01	11	10
0	m_0	m_1	m_3	m_2
1	m_4	m_5	m_7	m_6

(b) 三变量的卡诺图

Y　AB\C	0	1
00	m_0	m_1
01	m_2	m_3
11	m_6	m_7
10	m_4	m_5

(c) 三变量的卡诺图

Y　AB\CD	00	01	11	10
00	m_0	m_1	m_3	m_2
01	m_4	m_5	m_7	m_6
11	m_{12}	m_{13}	m_{15}	m_{14}
10	m_8	m_9	m_{11}	m_{10}

(d) 四变量的卡诺图

图 7-14　二、三、四变量的卡诺图

2. 逻辑函数卡诺图的表示　一个逻辑函数不仅可以用逻辑表达式、真值表、逻辑图来表示，而且还可以用卡诺图表示．用卡诺图来表示逻辑函数的基本方法是：首先，根据给定逻辑函数转换成为最小项的表达式，再画出对应的卡诺图框，最后按构成逻辑函数最小项的下标在相应的方格中填写“1”，其余的方格填写“0”，其中“0”也可省略不写．便得到相应逻辑函数的卡诺图．

【例 7-11】　画出逻辑函数 $Y=\overline{A+\overline{B}}+\overline{A}\cdot\overline{B}\cdot\overline{C}$ 的卡诺图．

解：首先将逻辑函数转化为单个变量的与或表达式，即

$$Y=\overline{A}\cdot B+\overline{A}\cdot\overline{B}\cdot\overline{C}$$

从表达式已知是 3 个变量，卡诺图为 8 个方格，2 行 4 列如图 7-15(a)所示，或 4 行 2 列如图 7-15(b)所示，将最小项填入三变量的卡诺图中，在(a)中，第 1 个与式的最小项在图中位置为第 1 行第 3、4 列，第 2 个与式的最小项在图中位置为第 1 行第 1 列；在(b)中第 1 个与式的最小项在图中位置为第 2 行第 1、2 列，第 2 个与式的最小项在图中位置为第 1 行第 1 列．

3. 逻辑函数卡诺图的化简　根据卡诺图的逻辑相邻和几何相邻特性，将图 7-14(b)中

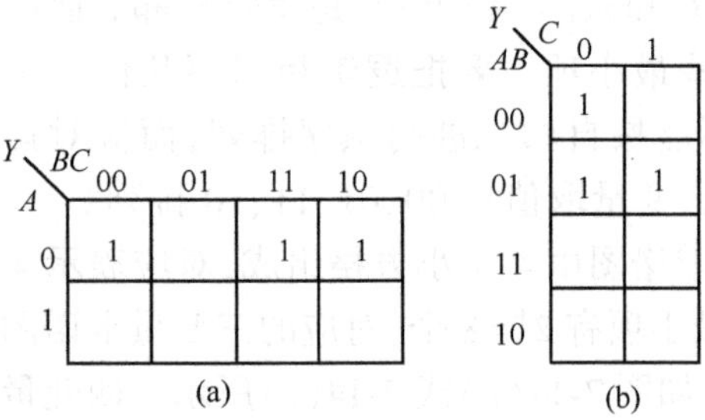

图 7-15 例 7-11 卡诺图

的 $m_3=\overline{A}\cdot B\cdot C$ 和 $m_7=A\cdot B\cdot C$ 这两个相邻小方格的最小项进行合并化简，从而消除一个互反变量 A，具体的化简如下：

$$m_3+m_7=\overline{A}\cdot B\cdot C+A\cdot B\cdot C=(\overline{A}+A)\cdot B\cdot C=B\cdot C$$

同理，当选择 2^n 个相邻小方格的最小项合并时，则可以消去 n 个互反变量，从而实现逻辑函数的化简．

用卡诺图化简逻辑函数一般按以下三个步骤进行：

（1）根据输入变量的个数画卡诺图方格并填入最小项．

（2）画包围圈（或复合圈）并写出乘积项：①包围圈的个数越少，乘积项就越少，表达式就越简单；②包围圈越大，乘积项中的变量个数就越少，表达式就越简单．包围圈内最小项个数必须为 2^n；③最小项可以被重复使用，但每个包围圈至少要有一个最小项是新的（尚未被圈过）．

（3）将每个包围圈所得的乘积项进行或运算，就可得到逻辑函数最简“与或”表达式．

【例 7-12】 用卡诺图法化简逻辑函数

$$Y=\overline{B}\cdot\overline{D}+A\cdot\overline{B}\cdot D+A\cdot B\cdot C\cdot D+\overline{A}\cdot B\cdot\overline{C}\cdot D+\overline{A}\cdot\overline{B}\cdot C\cdot\overline{D}$$

解：（1）从函数表达式已知是 4 个变量，画卡诺图，4 行 4 列 16 个方格，如图 7-16 所示，将最小项填入方格中；

（2）画包围圈，写每个包围圈的乘积项．4 个角的包围圈有 4 个 1，乘积项为 $\overline{B}\cdot\overline{D}$，最后一行包围圈有 4 个 1，乘积项为 $A\cdot\overline{B}$，第 3、4 行与第 3 列的包围圈有 2 个 1，乘积项为 $A\cdot C\cdot D$，第 2 行与第 2 列的包围圈有 1 个 1，乘积项为 $\overline{A}\cdot B\cdot\overline{C}\cdot D$；

（3）最后将所有乘积项进行或运算，得

$$Y=\overline{B}\cdot\overline{D}+A\cdot\overline{B}+A\cdot C\cdot D+\overline{A}\cdot B\cdot\overline{C}\cdot D$$

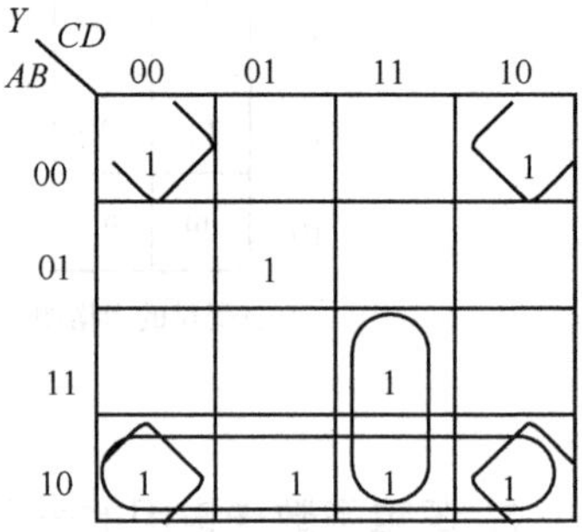

图 7-16 例 7-12 卡诺图

【例 7-13】 用卡诺图法化简逻辑函数 $Y=A\cdot\overline{B}\cdot\overline{C}+\overline{A}\cdot\overline{B}+\overline{A}\cdot D+C+B\cdot D$．

解：（1）从函数表达式已知是 4 个变量，画卡诺图，4 行 4 列共 16 个方格，如图 7-17 所示，将最小项填入方格中；

$$Y=\sum m(0,1,2,3,5,6,7,8,9,10,11,13,14,15)$$

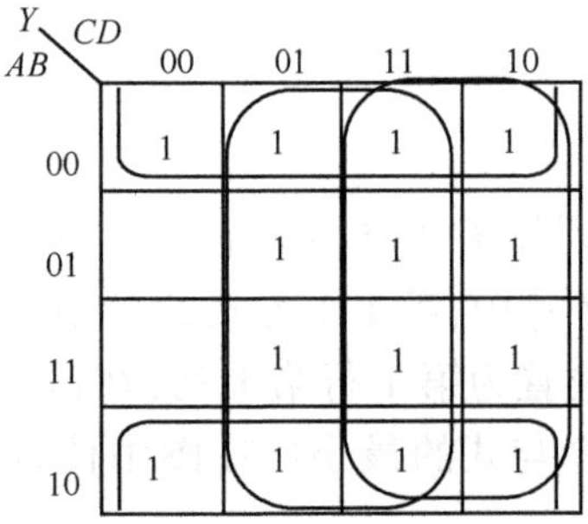

图 7-17 例 7-13 卡诺图

（2）画包围圈写乘积项．第 1、4 行的包围圈有 8 个 1，乘积项为 $\overline{B}$，第 2、3 列的包围圈有 8 个 1，乘积项为 D，第 3、4 列的包围圈有 8 个 1，乘积项为 C；

（3）最后将所有乘积项进行或运算，得

$$Y=\overline{B}+D+C$$

最后，需要特别指出的是，用卡诺图化简逻辑函数时，由于对最小项画包围圈的方式不同，得到的最简与或式也往往不同. 再之,卡诺图法化简逻辑函数的优点是简单、直观,容易掌握,但不适用于五变量以上逻辑函数的化简.

7.5 分立元件门电路

门电路(gate circuit)是指用以实现基本逻辑运算和复合逻辑运算的单元电子电路. 从功能上看,"门"电路类似于一个开关,能按照一定的逻辑关系去控制输入信号"通过"或者"不通过". 即规定各个输入信号之间满足某种逻辑关系时,才有信号输出. 因此,有时也把它称为"开关电路". 从逻辑关系上看,门电路的输入端或输出端只有两种状态,无信号以"0"表示,有信号以"1"表示. 也可以这样规定:低电平为"0",高电平为"1". 本教材无特别说明逻辑体系采用正逻辑.

数字电路和模拟电路是两种不同类型的电子电路. 前者工作于非线性区,而后者则工作于线性区,故数字电路工作于开关状态. 虽然,目前的数字集成电路内部结构相当复杂,但是它仍然可以由分立门电路组成.

基本的逻辑关系有三种,即与逻辑、或逻辑、非逻辑. 与此相对应,基本的门电路有与门、或门、非门. 而复合逻辑门电路有与非门、或非门,它们都可以由基本分立元件演变得到.

7.5.1 二极管与三极管的开关特性

1. 二极管开关特性 由于半导体二极管具备单向导电性,即外加正向电压时导通,外加反向电压时截止,所以它相当于一个受外电压极性控制的开关,图 7-18 所示的是二极管的开关电路.

假设输入信号的高电平为 $U_{IH}=U_{CC}$,低电平为 $U_{IL}=0$,并假设二极管 D 为理想的开关元件,即正向电阻为 0,反向电阻为无穷大,则当 $u_i=U_{IH}$时,D 截止,$u_o=U_{CC}$;而当 $u_i=U_{IL}$时,D 导通,$u_o=0$.

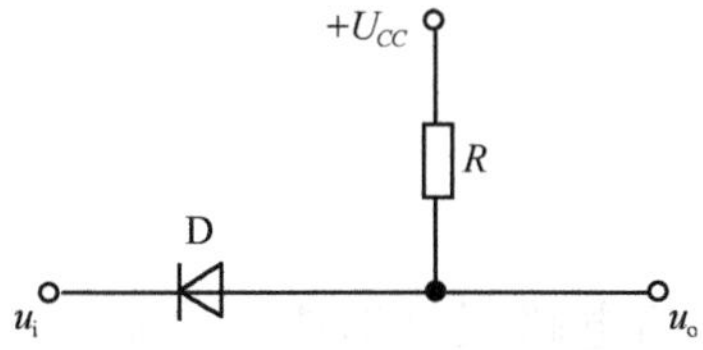

图 7-18 二极管开关电路

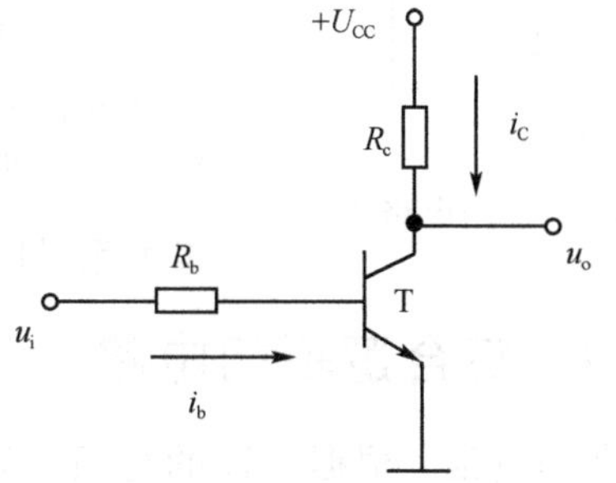

图 7-19 三极管开关电路

2. 三极管开关特性 由三极管的输入输出特性曲线可知,当三极管工作于截止区是相当于开关断开,输入信号不能通过;而当三极管工作于饱和区是相当于开关闭合,输入信号可以通过;图 7-19 所示的是三极管的开关电路.

假设输入信号的高电平为 $U_{IH}=U_{CC}$,低电平为 $U_{IL}=0$. 当 $u_i=U_{IL}$时, $i_b\approx 0$, $i_c=I_{CEO}\approx 0$,三极管 T 截止,相当于电路断开,此时输出 $u_o=U_{CC}$;而当 $u_i=U_{IH}$并调节电阻 R_b 使得基极电流大于或者等于三极管基极临界饱和电流,三极管饱和,集电极和发射极之间近似于短路，相当于开关处于闭合状态，此时输出为 $u_o = 0$.

7.5.2 分立元件门电路

1. 与门电路 与门电路可以由两个二极管并联构成．图 7-20 为一个由两个二极管 D_1、D_2 组成的与门电路．根据对其电路的工作状态分析，仅当输入端 A、B 的输入均为高电平时，二极管 D_1、D_2 同时截止，此时电路的输出为高电平．当输入端 A、B 的输入有一端为低电平时，该二极管导通，此时电路的输出为低电平．根据输入输出的逻辑关系，该电路满足“与”逻辑关系，即 $Y = A \cdot B$.

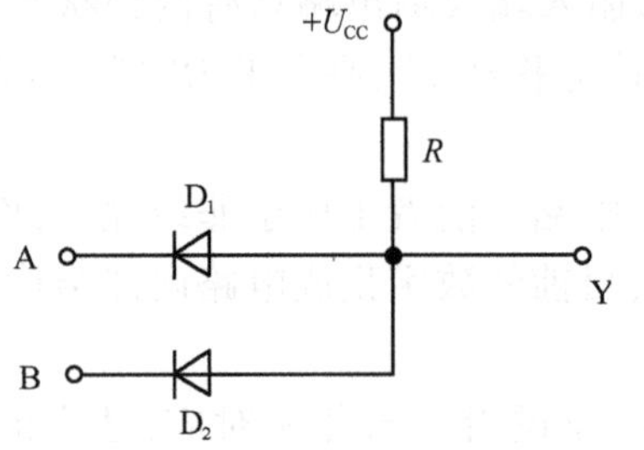

图 7-20 与门电路图

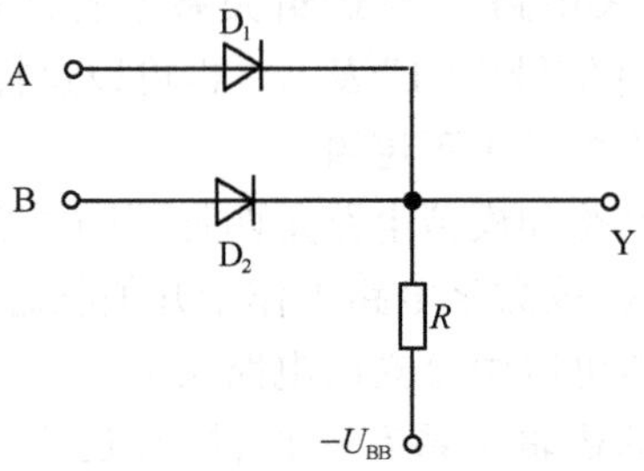

图 7-21 或门电路图

2. 或门电路 或门电路也可以由两个二极管并联构成．图 7-21 为一个由两个二极管 D_1、D_2 并列组成的或门电路．根据对其电路的工作状态分析，仅当输入端 A、B 的输入均为低电平时，二极管 D_1、D_2 同时导通，此时电路的输出为低电平．当输入端 A、B 的输入有一端为高电平时，此时电路的输出为高电平．根据输入输出的逻辑关系，该电路满足“或”逻辑关系，即 $Y = A + B$.

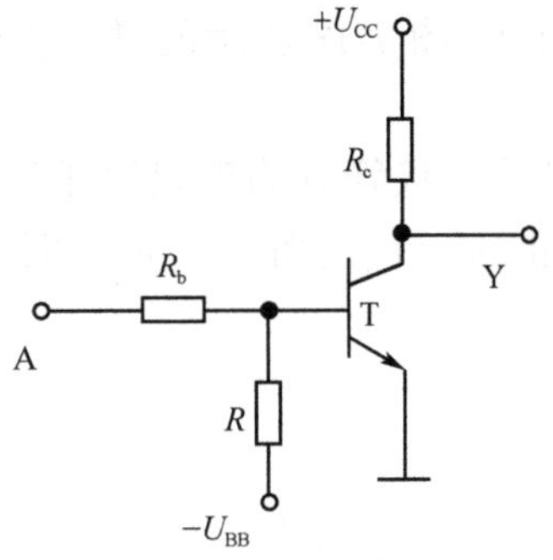

图 7-22 非门电路图

3. 非门电路 图 7-22 为一个由一个三极管 T 所组成的非门电路．一般为了保证三极管开关工作在低电平状态下可靠截止，须在基极加上一个负电源 $-U_{BB}$，同时电阻 R_b、R 的参数必须搭配得当．根据对其电路的工作状态分析，当输入端 A 为低电平时，三极管截止，此时输出信号为高电平．当输入信号为高电平时，三极管处于饱和状态，此时输出信号为低电平．根据输入输出的逻辑关系，该电路满足“非”逻辑关系，即 $Y = \overline{A}$.

7.5.3 复合逻辑门电路

1. 与非门电路 根据上述的与门电路串联非门电路便可形成一个如图 7-23 所示的与非门电路．其电路的工作状态可以结合上述与门和非门的工作状态分析，这里不做详细讨论．

2. 或非门电路 根据上述的或门电路串联非门电路进行有机地组合便可形成一个如图 7-24 所示的或非门电路．其电路的工作状态可以结合上述或门和非门的工作状态分析，这里不做详细讨论．

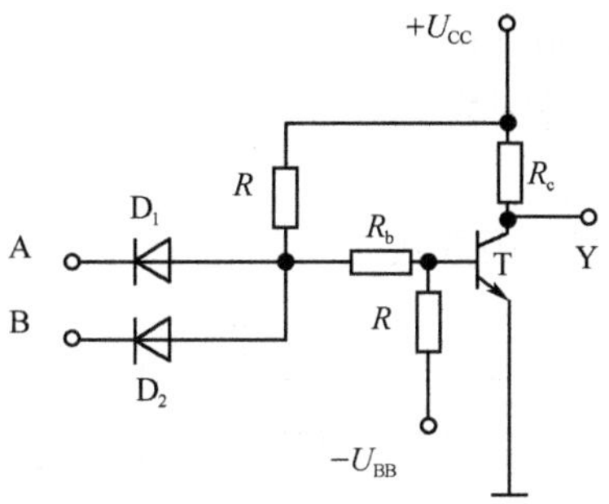

图 7-23　与非门电路图

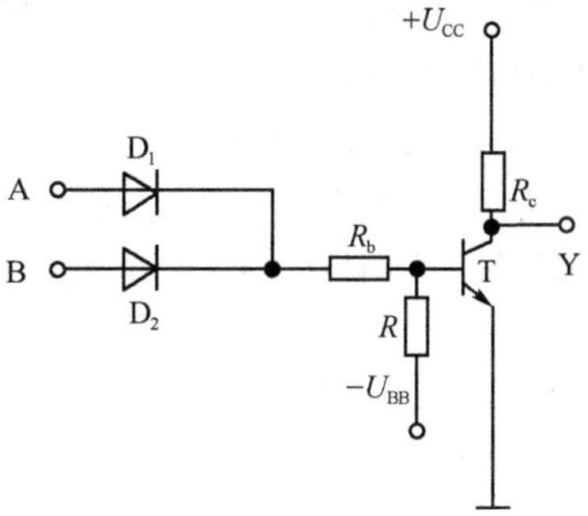

图 7-24　或非门电路图

小　　结

数字电子电路在结构、分析方法、功能和特点等方面与模拟电路有很大的差异．在数字电路当中,数字信号可以用数码来表示．不同的数码既可以用来表示不同数量的大小,又可以用来表示不同的事物,或者同一事物的不同状态．在表示数量的大小时,采用的各种技术规则称为数制．常用的数制有二进制、八进制、十进制和十六机制几种．而数码在表示不同的事物,或者同一事物的不同状态时,这些数码已经没有了数量大小的含义,而仅仅是一种代号标记．

数字电路中分析逻辑函数的工具是逻辑代数,逻辑代数中有 3 个基本的逻辑关系(与、或、非)和常见的 5 个复合逻辑(与非、或非、与或非、同或、异或)．逻辑代数中的基本定理和基本公式是进行逻辑函数化简的基础．而逻辑函数则是用来刻画数字电路中输入与输出关系的工具,它通常可以用逻辑表达式、真值表、逻辑图、波形图和卡诺图表示．

若逻辑表达式越简单,则实现它的电路越简单,成本也随之减少,电路工作也越稳定可靠．而逻辑函数的化简方法有公式化简法和卡诺图化简法两种．其中由于卡诺图化简法使用便捷而广泛被使用于逻辑函数化简中．

门电路是指用以实现基本逻辑运算和复合逻辑运算的单元电子电路．基本的门电路有与门、或门、非门．而复合逻辑门电路有与非门、或非门,它们都可以由基本分立元件演变得到．

习　　题

7-1　某医院现有 500 个病人,为了给这些病人顺序编号,如果采用二进制的代码来编码,则最少需要多少位数?

7-2　数字信号的波形如图 7-25 所示,若采用波形的高、低电平的正逻辑赋值,试用二进制序列表示该脉冲波形(每个时间段对应一位二进制数)．

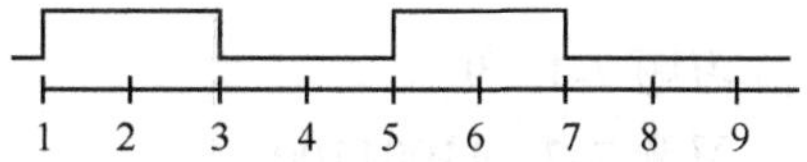

图 7-25　习题 7-2 脉冲波形

7-3　将下列二进制数转换为十进制数．

(1) $(100.011)_2$; (2) $(110.101)_2$; (3) $(1010.1111)_2$; (4) $(1100.0101)_2$

7-4　将下列二进制数转换为八进制数和十六进制数．

(1) $(1110.0111)_2$;　　　　(2) $(1001.1101)_2$;

(3) $(0110.1001)_2$;　　　　(4) $(101100.110011)_2$

7-5　将下列十进制数转换为二进制数和十六进制数.

(1) $(25.7)_{10}$;(2) $(188.875)_{10}$;(3) $(107.39)_{10}$

7-6　写出图 7-26 (a)、(b)所示电路的输出逻辑函数式.

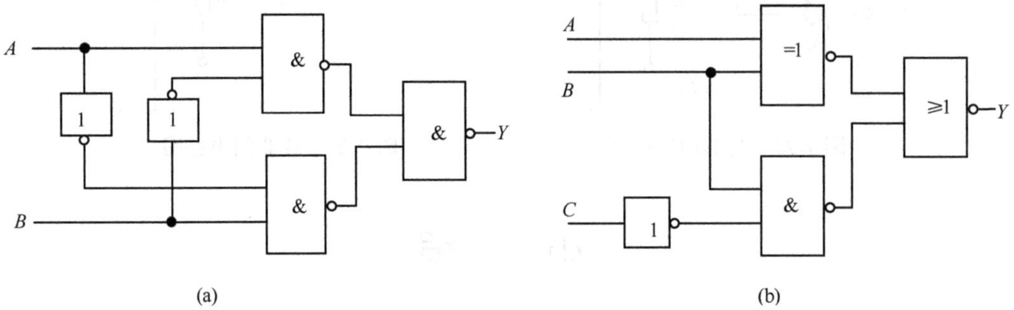

图 7-26　习题 7-6 电路图

7-7　试画出给定函数 $Y=\bar{A}B\bar{D}+\bar{A}C\bar{D}+\bar{B}C$ 的逻辑图.

7-8　利用基本运算公式、定律化简下列逻辑表达式.

(1) $Y=(\bar{A}\cdot B+C\cdot\bar{D})\cdot(A\cdot B+C\cdot\bar{D})$;

(2) $Y=(A\cdot B\cdot D+A\cdot C)(A\cdot B+A\cdot C)$;

(3) $Y=A\cdot\bar{B}\cdot D+A\cdot C\cdot D+A\cdot B\cdot D$;

(4) $Y=B\cdot\overline{C\cdot D}+B\cdot C\cdot D+C\cdot\bar{D}+\bar{C}\cdot D$

7-9　将下列各函数式化简.

(1) $Y=\bar{A}\cdot B\cdot C+A\cdot C+\bar{B}\cdot C$;(2) $Y=A\cdot\bar{B}\cdot C\cdot D+B\cdot C\cdot D+\bar{A}\cdot D$;

(3) $Y=A\cdot B+\overline{(\overline{B\cdot C}(\bar{C}+\bar{D}))}$;(4) $Y=(A\oplus B)+(C\oplus D)$

7-10　用卡诺图化简法化简以下逻辑函数.

(1) $Y=C+A\cdot B\cdot C$;

(2) $Y=A\cdot\bar{B}\cdot C+B\cdot C+\bar{A}\cdot B\cdot\bar{C}\cdot D$;

(3) $Y(A,B,C)=\sum m(1,2,3,7)$;

(4) $Y(A,B,C,D)=\sum m(0,1,2,3,4,6,8,10,11,14)$

习题答案

习题 7-1　9

习题 7-2　11001100

习题 7-3　(1)4.375;(2)6.625;(3)10.9375;(4)12.3125

习题 7-4　(1) $(16.34)_8$, $(E.7)_{16}$;(2) $(11.64)_8$, $(9.D)_{16}$;(3) $(6.44)_8$, $(6.9)_{16}$;
(4) $(54.63)_8$, $(2C.CC)_{16}$

习题 7-5　(1)$(11001.1011)_2$,$(19.B)_{16}$;(2)$(10111100.1110)_2$,$(BC.E)_{16}$;
(3)$(1101011.0110)_2$,$(6B.6)_{16}$

习题 7-6　(a) $Y=\overline{(\overline{(A\bar{B})}\ \overline{(\bar{A}B)})}=A\bar{B}+\bar{A}B=A\oplus B$;

(b) $Y=\overline{((A\oplus B)+\overline{(B\bar{C})})}=\bar{A}B\bar{C}$

习题 7-8　(1) $Y=C\bar{D}$;(2) $Y=ABD+AC$;(3) $Y=AD$;(4) $Y=B+C\oplus D$

习题 7-9　(1) $Y=C$;

(2) $Y=\bar{A}D+CD$;

(3) $Y=AB+BC+CD$;

(4) $Y=AB+\bar{A}\bar{B}+CD+\bar{C}\bar{D}$

习题 7-10　(1) C;(2) $Y=A\cdot C+B\cdot C+\bar{A}\cdot B\cdot D$;(3) $Y=B\cdot C+\bar{A}\cdot C+\bar{A}\cdot B$;
(4) $Y=\bar{A}\cdot\bar{B}+\bar{A}\cdot\bar{D}+\bar{B}\cdot\bar{D}+\cdot C\cdot\bar{D}+\bar{B}\cdot C$

第八章　组合逻辑电路

组合逻辑电路(combinational logic circuit)的特点是电路任意时刻的输出信号仅由该时刻输入信号决定，与电路原来的状态无关，这种电路无记忆功能，无反馈延迟回路．把各种门电路组合起来就可构成具有一定逻辑功能的组合逻辑电路．本章首先介绍集成门电路，然后介绍常用的组合逻辑电路(包括半加器和全加器、编码器和译码器、数据选择器等)及组合逻辑电路的分析与设计等．

8.1　集成门电路

前面所讨论的基本门电路是由分立元件组成的，这些电路虽然形式简单，但是速度低，带负载能力差，电气性能不好，目前已很少使用．在数字技术领域里，目前广泛采用的电路都是集成门电路．它的优点包括体积小，功耗低，故障率低，输出特性好，输出电阻低，抗干扰能力强，稳定性高等．集成门电路按制作工艺的不同分为双极型和单极型两类．双极型集成门电路由双极型晶体管组成，单极型集成门电路由 MOS 场效应管组成．TTL 逻辑门电路和 CMOS 逻辑门电路是目前应用最为广泛的两大集成电路．

8.1.1　TTL 门电路

TTL(transistor-transistor logic gate，简称 TTL)门电路的输入端和输出端是三极管结构，用多发射极三极管代替二极管，是双极型集成电路．从逻辑功能上，TTL 电路也具有与门、或门、非门及与非门等复合门电路特点，但 TTL 与非门可以根据需要转换或组合成其他形式的逻辑门，因而使用灵活，应用普遍．这里只介绍 TTL 与非门电路．

1. TTL 与非门　整个电路由三个部分组成，即输入级、中间级和输出级，如图 8-1(a)所示．输入级由多发射极三极管 T_1 和电阻 R_1 组成，T_1 的 3 个发射结看成 3 个二极管，集电结看成是 1 个与发射结的二极管背靠背的二极管，这样输入级就相当于 1 个与门电路；中间级由 T_2、R_2 和 R_3 组成，由于 T_2 的发射极和集电极总是产生一对反相信号，所以它是一个倒相电路，在电路的开通过程中利用 T_2 的放大作用，为输出管 T_3 提供较大的基极电流，加速输出管的导通．输出级由 T_3、T_4、T_5 组成，由于 T_2 的倒相作用使得受控制的输出级的 T_4 和 T_5 总是一个导通而另一个截止，构成推拉电路．

TTL 与非门工作原理：在分析中假设输入低电平、高电平分别为 0.3V、3.6V，PN 结导通的压降为 0.7V，工作电源 $+U_{CC}=5.0V$．当输入端 A、B 中至少有一个为低电平 0.3V(逻辑 0)时，则 T_1 管的所有发射结正偏，基极电位被钳位在 1.0 V($U_{b1}=0.3V+0.7V$)．T_1 管的集电极、T_2、T_5 导通，相当于 3 个 PN 结导通，需要 $3\times0.7V=2.1V$，而基极电位现为 1.0V，所以 T_2、T_5 截止．由于 T_2 截止，工作电源 U_{CC} 经过 R_2 的电流为 T_3 的基极电流，这个电流较小，可以忽略 R_2 上的压降，则 $U_{c2}\approx5V$，使 T_3、T_4 足以导通，输出端电位为 $Y\approx5-2\times0.7V=3.6V$，即输出高电平(逻辑 1)．

由于 T_5 截止，输出接上负载后，电流从 U_{CC} 经 R_4 和 T_4 流向负载，这种电流称为“拉”电流．分析表明，当输入端 A、B 至少有一个为低电平时，输出端从 T_4 输出高电平．

当输入端 A、B 全为高电平时，T_1 管的所有发射结均导通，T_1 的基极电位为 $U_{b1}=3.6V+0.7V=4.3V$，T_1 基极这个电位足可以使 T_1 的集电结、T_2、T_5 导通，T_2、T_5 一旦导通，T_1 的基极电位反而立即被钳在 $U_{b1}=3\times0.7V=2.1V$，从而使 T_1 中的所有发射结均反偏．由于 T_1 集电结正偏，使 T_1 向 T_2 供给足够的基极电流，促使 T_2、T_5 饱和导通，因为 T_2 的发射极电位等于 T_5 的管压降 $U_{e2}=U_{be5}=0.7V$，于是 T_2 的集电极电位降为 $U_{c2}=U_{e2}+U_{ce2}=0.7V+0.3V=1.0V$，$T_2$ 集电极这个电位可以使 T_3 导通，但至少 T_4 截止，因此，T_5 饱和导通输出低电平，即 $Y=0.3V$（逻辑 0）．

由于 T_2 的饱和导通，T_4 截止，T_5 饱和导通，此时若输出接上负载，则 T_5 的集电极电流全部由外接负载灌入，这种电流称为"灌"电流．分析表明，当输入端 A、B 全为高电平时，输出端从 T_5 输出低电平．

由以上讨论可知，该电路完成的是"与非"门的逻辑功能．其逻辑符号如图 8-1(b) 所示．逻辑函数表达式为 $Y=\overline{A\cdot B}$．

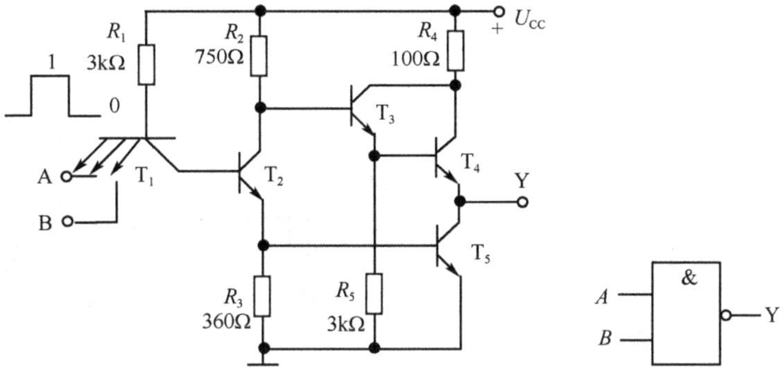

(a) TTL与非门电路　　(b) 逻辑符号

图 8-1　TTL 与非门电路及逻辑符号

图 8-2 是两种常用 TTL 与非门的引脚排列图，分别为二个 4 输入与非门和四个 2 输入与非门．同一块集成电路内的各逻辑门相对独立，可以单独使用，但必须共用一根电源引线与地线．

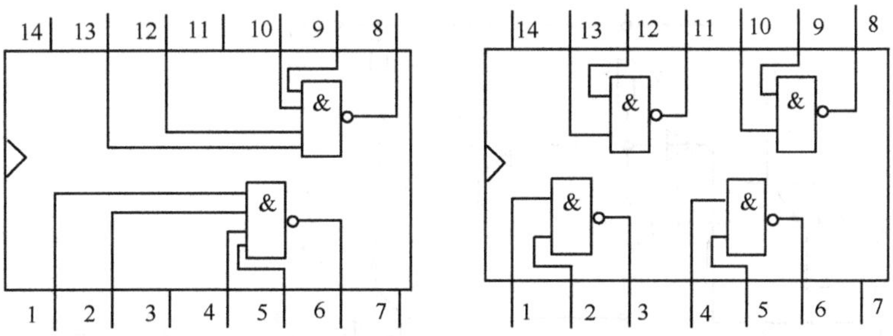

(a) 二个4输入与非门　　(b) 四个2输入与非门

图 8-2　TTL 与非门引脚图

在实际应用中，常需要把多个与非门的输出端直接并联连接，这种连接方式称为线与

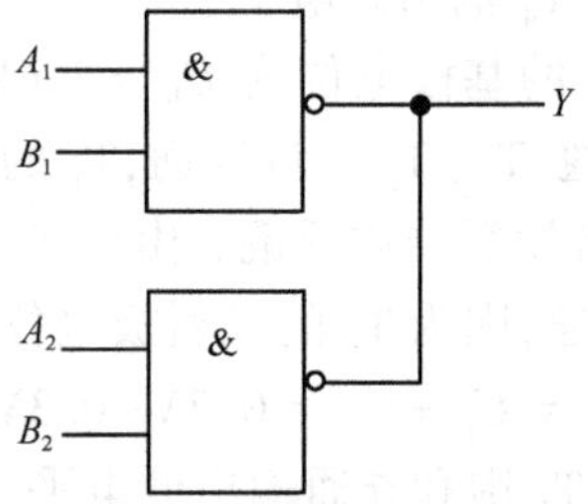

图 8-3 TTL 与非门线与

(wire-and). 如图 8-3 所示. 而一般 TTL 与非门因输出级的推拉式电路使很大的负载电流同时流过线与门的输出端,可能损坏门电路. 如果要实现线与的功能,不能采用推拉输出,必须采用 OC 门或 TSL 门(三态门),下面分别介绍.

2. OC 门 集电极开路与非门简称为 OC 门(open collector gate). OC 门的电路图与逻辑符号如图 8-4(a)、(b)所示. OC 门输出三极管 T_3 不是接有源负载 T_4 而是悬空的,它可以承受高电压和较大电流. OC 门电路的线与连接如图 8-5 所示. 它在工作时必须在输出端与电源间外接一集电极电阻 R_C,称为上拉电阻. 电源 U_{CC} 可以是 TTL 工作电源,也可以是其他电压值的电源. 上拉电阻 R_C 的作用有两个,一是限制低电平输出时的灌电流;二是为高电平输出时为负载提供拉电流. 上拉电阻既不能太小,也不能太大.

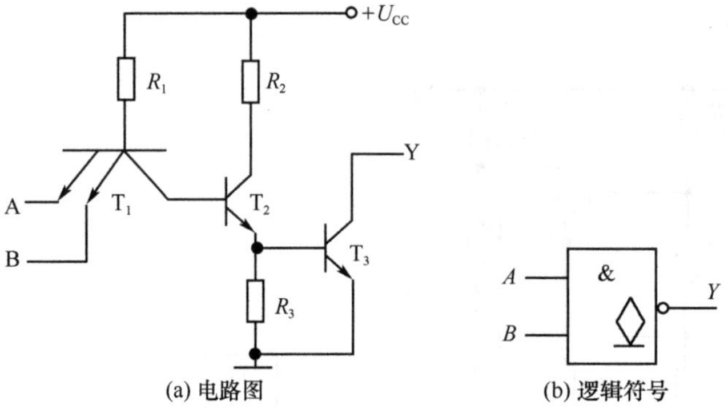

图 8-4 OC 门

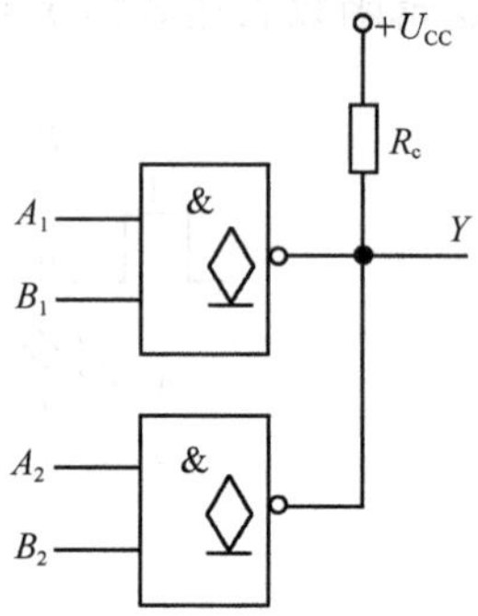

图 8-5 OC 门线与连接

OC 门的缺点是失去了推拉式电路输出电阻小的优点,而且由于上拉电阻限制了灌电流的输入,导致了输出电位的上升或下降时间延长,影响了工作速度,牺牲了输出特性.

3. 三态门 为了解决 OC 门的缺点,兼顾 TTL 与非门的推拉式输出和 OC 门输出的优点,人们设计出了三状态输出逻辑门电路(three-state output logic gate circuit),简称三态门或 TSL 门. 三态门电路如图 8-6(a)所示,与 TTL 与非门相比,仅增加了一只二极管 D 和使能控制端 E. 在使能端的控制下,三态门具有高电平、低电平、高电阻三种状态,广泛用于数据传输的总线结构中.

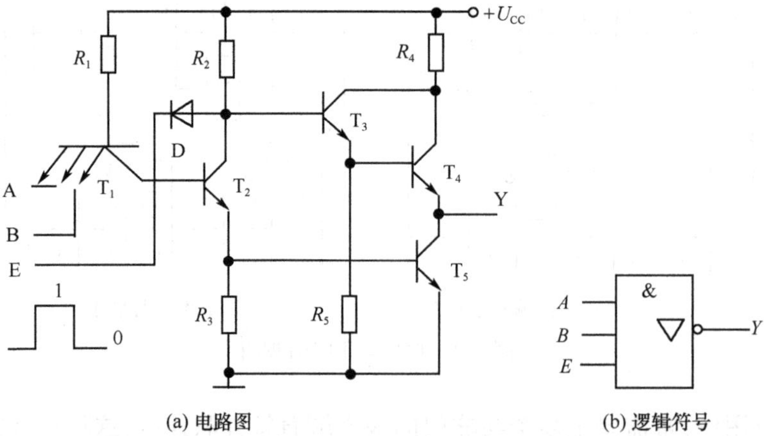

图 8-6 三态门(高电平有效)

由图 8-6(a)可知，当控制信号 E 为高电平($E=1$)时，二极管 D 截止，此时电路功能与一般与非门并无区别，输出 $Y=\overline{A\cdot B}$. 因为该电路是在 $E=1$ 时为正常工作状态，所以称为使能控制端高电平有效. 高电平有效的三态与非门逻辑符号如图 8-6(b)所示.

当控制信号 E 为低电平($E=0$)时，二极管 D 导通. 一方面因为 T_1 有一个输入端为低电平，故 T_2、T_3 截止. 另一方面由于二极管 D 导通，使 T_4 的基极电位被箝位在低电平，致使 T_4、T_5 也截止. 这时，无论输入 A、B 状态如何，输出端 Y 被悬空，即处于高阻状态.

把几个三态与非门的输出端作线与连接，可以实现用一条导线轮流传送几个不同的数据或控制信号，这根导线称为母线或总线. 三态与非门主要应用于多个门输出共享数据总线的数据传送，它既可用于单向数据传送，也可用于双向数据传送. 如图 8-7 所示为用三态与非门构成的单向数据总线，当某个三态门的控制端为 1 时，该逻辑门处于工作状态，输入数据经反相后送至总线. 为了保证数据传送的正确性，任意时刻，n 个三态门的控制端只能有一个为 1，其余均为 0，即只允许一个数据端与总线接通，其余均断开，以便实现 n 个数据的分时传送. 多路数据通过三态门共享总线，实现数据分时传送的方法，在计算机和其他数字系统中被广泛使用.

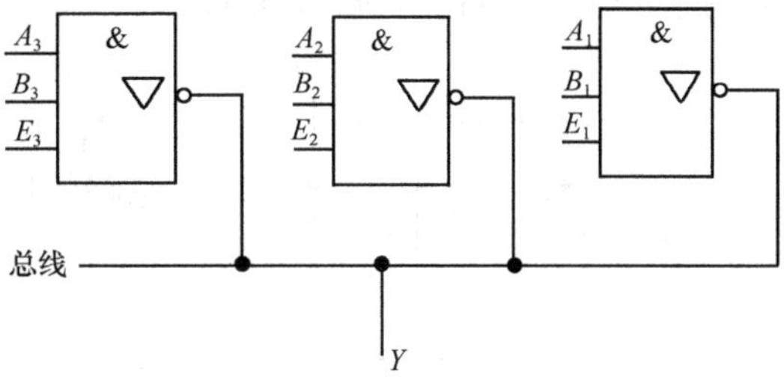

图 8-7　三态门的线与

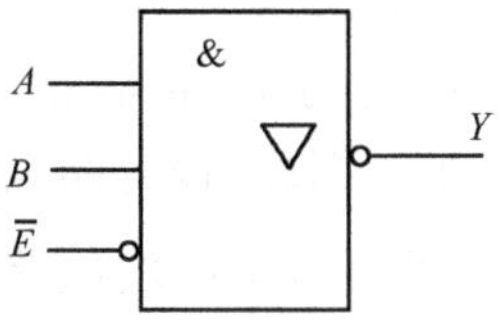

图 8-8　三态门逻辑符号(低电平有效)

如图 8-8 所示是三态与非门的逻辑符号，控制端加个小圆圈，表明电路在 $\overline{E}=0$ 时为正常工作状态，该三态与非门的使能控制端低电平有效.

8.1.2　CMOS 门电路

由单极型 MOS 管构成的门电路称为 MOS 门电路. MOS 门电路具有制造工艺简单、功耗低、集成度高、电源电压使用范围宽、抗干扰能力强等优点，特别适用于大规模集成电路. MOS 门电路按所用 MOS 管的不同可分为三种类型：第一种是由 PMOS 管构成的 PMOS 门电路，其工作速度较慢；第二种是由 NMOS 管构成的 NMOS 门电路，工作速度比 PMOS 电路要快，但比不上 TTL 电路；第三种是 CMOS(complementary-symmetry metal-oxide-semiconductor circuit)集成门电路，它是由 PMOS 和 NMOS 成对构成的逻辑门电路，是单极型集成电路. 与 TTL 相比较，虽然 CMOS 门电路工作速度较慢，但具有输入阻抗高(>100MΩ)，功耗极低(<100mW)，成本低，电源电压范围宽(3～18V)，抗干扰能力强，扇出能力强等诸多优点，虽然开发较 TTL 晚，目前应用最多，可以实现非、与非、与或等逻辑功能，也可以作为近似理想开关使用. 下面介绍一下由 CMOS 管组成的非、与非、或非门电路.

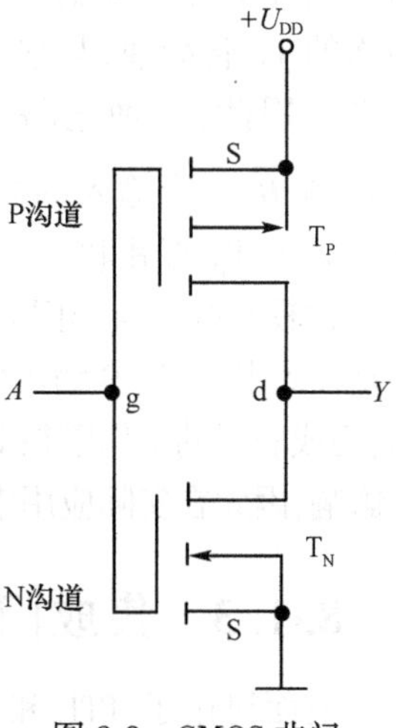

图 8-9　CMOS 非门

1. CMOS 非门　如图 8-9 所示，由两只互补的增强型场效应管组成，其中 T_N 为 N 沟道结构，T_P 为 P 沟道结构. 为了电路

能正常工作，要求电源电压大于两个管子的开启电压的绝对值之和，即 $U_{DD}>U_{TN}+|U_{TP}|$，其中 U_{TN}是 T_N 管的开启电压，U_{TP}是 T_P 管的开启电压．

当输入电压小于 U_{TN}时，即 $A=0$ 时，T_N 截止，T_P 导通，此时 T_N 的截止漏极电流近似为零，等效电阻约为 $10^8\sim10^9\Omega$，T_P 导通的电阻小于 $1k\Omega$，因此，输出电压 $U_O\approx U_{DD}$，即 $Y=1$. 当输入电压大于 U_{TN}时，即 $A=1$ 时，T_N 导通，T_P 截止，此时 T_P 的截止电阻比 T_N 高很多，因此，输出电压 $U_O\approx0$，即 $Y=0$. 即该电路输入低电平时输出高电平，而输入高电平时输出为低电平，$Y=\overline{A}$，实现了“非”的功能．

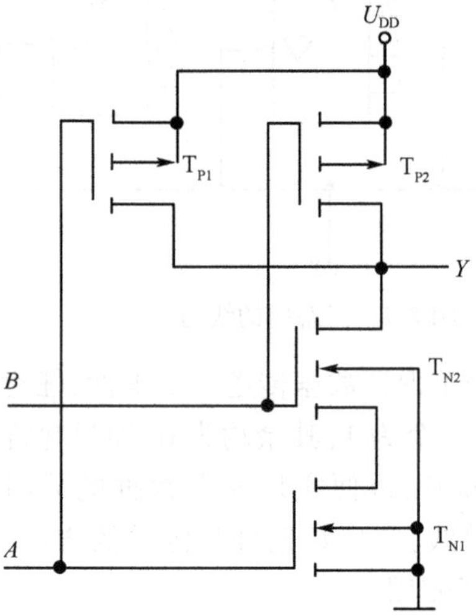

图 8-10　CMOS 与非门

管 T_N 与管 T_P 总是工作在互补的开关状态，即 T_N 与 T_P 工作状态互补，此电路称为互补型 MOS(CMOS) 电路的原因也在于此．

2. CMOS 与非门　如图 8-10 所示，为二输入 CMOS 与非门电路，包括两个串联的 T_{N1}、T_{N2}管和两个并联的 T_{P1}、T_{P2}管．每个输入端连接一个 T_N 管和一个 T_P 管的栅极．由于 T_{N1}、T_{N2}管的串联，仅当 A、B 全为高电平时，才会使两个串联的 T_N 管都导通，使两个并联的 T_P 管都截止，输出为低电平；当输入端 A、B 中只要有一个为低电平时，就会使与它相连的 T_N 管截止，与它相连的 T_P 管导通，输出为高电平．因此，该电路具有“有 0 为 1，全 1 为 0”的逻辑功能，即 $Y=\overline{A\cdot B}$，电路实现了与非功能．

n 个输入端的与非门必须有 n 个 T_N 管串联和 n 个 T_P 管并联，但串联的 T_N 管越多，则输出低电平越高，一般最多为 4 个．

3. CMOS 或非门　如图 8-11 所示，为二输入 CMOS 或非门，包括两个并联的 T_N 管和两个串联的 T_P 管．当输入端 A、B 全为低电平时，两个并联 T_N 管都截止，两个串联的 T_P 管都导通，输出为高电平；输入端 A、B 中只要有一个为高电平时，就会使与它相连的 T_N 管导通，与它相连的 T_P 管截止，输出为低电平．因此，这种电路实现了或非的逻辑功能，即 $Y=\overline{A+B}$. n 个输入端的或非门必须有 n 个 T_N 管并联和 n 个 T_P 管并联．

比较 CMOS 与非门和或非门可知，与非门的工作管是彼此串联的，其输出电压随管子个数的增加而增加，而或非门的工作管彼此并联，对输出电压没有明显的影响，因此在实际应用中 CMOS 或非门用得较多．

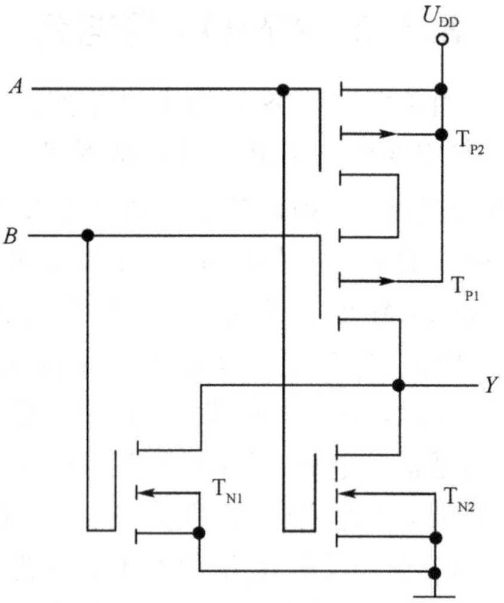

图 8-11　CMOS 或非门

8.1.3　集成门电路使用的一些实际问题

前面讨论了 TTL 和 CMOS 两种电路，在具体的应用中可以根据要求来选用哪种器件．器件的主要技术参数有传输延迟时间、功耗、噪声容限及带负载能力等，可根据实际情况正确地选用一种器件或两种器件混用．下面对几个应用过程中应注意的实际问题及不同门电路之间的接口问题等进行介绍．

1. TTL门电路使用几点注意事项

(1) TTL电路的电源均采用+5V,使用时,不能直接与高于+5.5V或低于-0.5V的低内阻电源连接,电路的输入端会因为低内阻电源供给较大电流而烧坏器件．

(2) 多余输入端一般不采用悬空,为防止干扰信号从多余输入端引入,前级驱动也允许可将多余输入端与其他使用端并联使用．与门和与非门可把多余输入端接高电平,通常接电源正端,或通过一个上拉电阻(1~3kW)接电源正端．或门和或非门可把多余输入端接低电平,通常接地．

(3) 输出端不允许与电源或地短接,必须通过电阻与电源连接,以提高输出电平．在使用中要按逻辑要求正确选择该电阻值．

(4) 插入或拔出集成电路时,务必切断电源,否则会因电源冲击而造成永久损坏．

2. CMOS门电路使用几点事项

(1) 为了防止输入端反向击穿,输入电压必须处在U_{DD}和Uss之间．

(2) 多余输入端不允许悬空,否则输入受外界干扰,破坏正常逻辑关系,甚至损坏电路．与非门的多余输入端应接U_{DD}或与使用的输入端并联．对于或门、或非门多余的输入端应接地或低电平．

(3) 存放CMOS集成电路时要屏蔽,一般放在金属容器中,或用导电材料将引脚短路,以防被静电荷产生的高压损坏．

3. 门电路接口的几点注意事项　在数字电路或计算机系统等设计、应用中,由于工作速度或功耗指标的要求,需要采用多种逻辑器件混合使用，这时要采用接口电路,一般需要注意以下事项:一是逻辑电路的扇出问题,即驱动器件必须能对负载器件提足够的灌电流或拉电流;二是逻辑电平兼容性问题,即驱动器件的输出电压必须处在负载器件所要求的输入电压范围,包括高、低电压值．其余事项,如噪声容限、输入和输出电容以及开关速度等参数在某些设计应用中也必须予以考虑．

8.2　半加器和全加器

半加器(half adder)和全加器(full adder)是常用的组合逻辑电路．在数字系统中,除进行逻辑运算之外,还经常做数值的算术运算,而二进制数间的加法、减法、乘法、除法等运算都是分解为加法运算进行的,所以加法器是算术运算器最基本和最常用的运算单元．

8.2.1　半加器

半加器是只对两个二进制数相加而不考虑低位的进位的不完全加法运算电路．两个一位二进制数的半加运算真值表如表8-1所示,其中A、B为加数,S是相加后的和,C是向高位的进位数．

表8-1　半加器真值表

输入		输出	
A	B	S	C
0	0	0	0
0	1	1	0
1	0	1	0
1	1	0	1

由真值表可写出逻辑表达式

$S=\overline{A}B+A\overline{B}=A\oplus B$

$C=A\cdot B$

由表达式知,半加器由一个异或门和一个与门组成,逻辑图和逻辑符号如图 8-12 所示．半加器是实现两个一位二进制码相加的电路,因此只能用于两个二进制码最低位的相加．

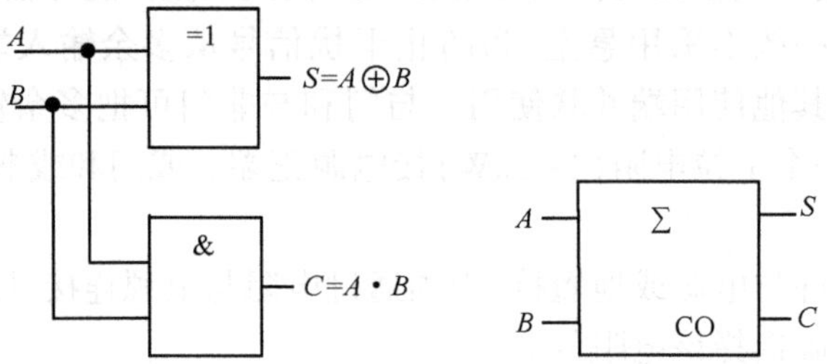

(a) 逻辑图　　(b) 逻辑符号

图 8-12　半加器

8.2.2　全加器

高位二进制码相加时,有可能出现低位的进位,所以要计算低位的进位,需要比半加器多进行一次相加运算．能计算低位进位的两个一位二进制码的相加电路,称为全加器．

两个一位二进制数的全加运算真值表如表8-2所示,其中 A、B 为加数,C_i 是相邻位来的进位数,S 是相加后的和,C 是向高位的进位数．

表 8-2　全加器真值表

输入			输出	
A	B	C_i	S	C
0	0	0	0	0
0	0	1	1	0
0	1	0	1	0
0	1	1	0	1
1	0	0	1	0
1	0	1	0	1
1	1	0	0	1
1	1	1	1	1

由真值表可写出逻辑表达式

$S=\overline{A}\,\overline{B}C_i+\overline{A}B\overline{C_i}+A\overline{B}\,\overline{C_i}+AB\overline{C_i}=A\oplus B\oplus C_i$

$C=\overline{A}BC_i+A\overline{B}C_i+AB\overline{C_i}+ABC_i=(A\oplus B)C_i+AB$

全加器的逻辑图和逻辑符号如图 8-13 所示．常用的集成全加器有 74LS183 和 C661,分别集成了两个全加器,又称集成双全加器．

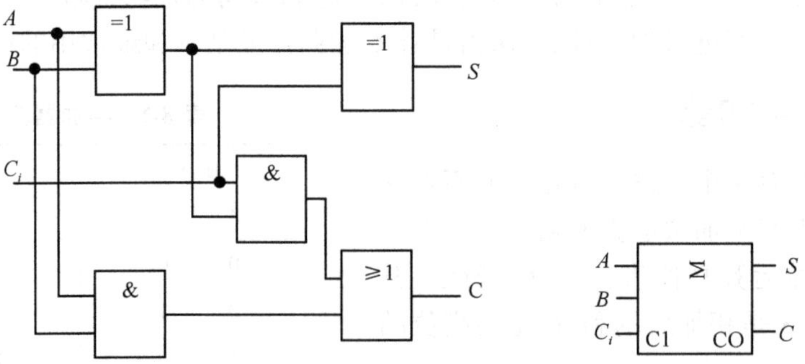

(a) 逻辑图　　(b) 逻辑符号

图 8-13　全加器

8.3　编码器和译码器

广义上说,编码是指用特定的文字、符号或数码表示特定的对象的过程．在数字电路中,将具有特定意义的信息转换成一位或多位二进制码,这就是编码．具有编码功能的逻辑电路称为编码器(encoder)．译码又称解码,与编码的过程相反．译码把具有特定意义的二进制码译成与原码的意义相对应的控制信号输出．具有译码功能的逻辑电路称为译码器(decoder)．

8.3.1　编码器

1. 普通二进制编码器　用 n 位二进制数对 2^n 个信号进行编码的电路称为二进制编码器,又称普通编码器．在普通编码器中,任何时候只允许输入一个有效编码信号,否则将引起输出混乱．现以3位二进制编码器为例说明其工作原理．

3位二进制编码器是用3位二进制数对8个输入信号进行编码,因此该编码器有8个输入量和3个输出量,又称8/3线编码器．表8-3为8/3线编码器真值表,I_0~I_7 为8个输入量,Y_2~Y_0 为3个输出量,在任何时刻只有一个输入量为1,即输入输出信号均为高电平有效．

表8-3　8/3线编码器真值表

输入								输出		
I_0	I_1	I_2	I_3	I_4	I_5	I_6	I_7	Y_2	Y_1	Y_0
1	0	0	0	0	0	0	0	0	0	0
0	1	0	0	0	0	0	0	0	0	1
0	0	1	0	0	0	0	0	0	1	0
0	0	0	1	0	0	0	0	0	1	1
0	0	0	0	1	0	0	0	1	0	0
0	0	0	0	0	1	0	0	1	0	1
0	0	0	0	0	0	1	0	1	1	0
0	0	0	0	0	0	0	1	1	1	1

根据编码器真值表,可以得出输出逻辑表达式

$$Y_2 = I_4 + I_5 + I_6 + I_7 = \overline{\overline{I_4} \cdot \overline{I_5} \cdot \overline{I_6} \cdot \overline{I_7}}$$

$$Y_1 = I_2 + I_3 + I_6 + I_7 = \overline{\overline{I_2} \cdot \overline{I_3} \cdot \overline{I_6} \cdot \overline{I_7}}$$

$$Y_0 = I_1 + I_3 + I_5 + I_7 = \overline{\overline{I_1} \cdot \overline{I_3} \cdot \overline{I_5} \cdot \overline{I_7}}$$

由以上逻辑表达式,知8/3线编码器可以由三个或门或三个与非门来实现．由三个与非门实现的该逻辑电路如图8-14所示．

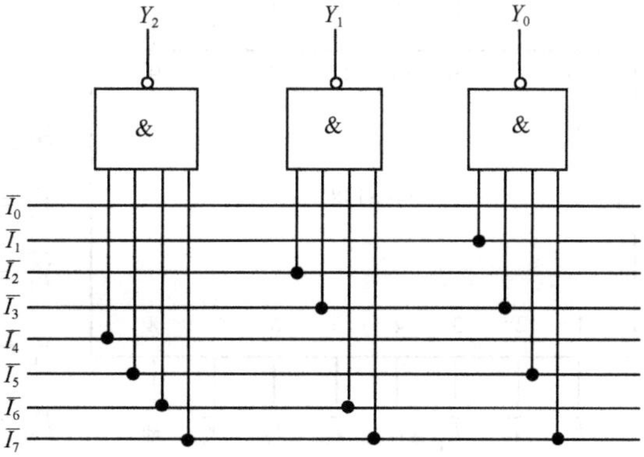

图8-14　8/3线编码器逻辑图

2. 优先编码器 由于普通编码器同时输入多个逻辑信号时将引起输出逻辑混乱,因此使用受到限制．优先编码器(priority encoder)是能根据优先顺序进行编码的电路,它能根据事先安排好的优先顺序对输入的信号进行编码．当几个信号同时出现时,只输出优先级别最高的信号的编码．下面以 8/3 线优先编码器为例说明其工作原理．

表 8-4 为 74LS148 型 8/3 线优先编码器真值表,逻辑变量上的非号表示变量是低电平有效．$\bar{I}_7 \sim \bar{I}_0$ 为 8 个输入量,设 $\bar{I}_7$ 的优先级别最高,$\bar{I}_7 \sim \bar{I}_0$ 优先级别依次降低．当 $\bar{I}_7=0$ 有效时,无论其它端有无编码信号,输出端只给出 $\bar{I}_7$ 的编码 $\bar{Y}_2\bar{Y}_1\bar{Y}_0=000$. 表中“×”表示任意态,当有优先级别比它高的信号存在时,该输入信号对输出无影响．$\bar{Y}_2 \sim \bar{Y}_0$ 为 3 个输出量．表中的 $\overline{E_I}$、$\overline{E_O}$、$\overline{G_S}$ 是附加控制端,是为扩展电路功能、增加编码器使用灵活性而设置的．其中 $\overline{E_I}$ 是选通输入端,低电平有效(只有在 $\overline{E_I}=0$ 条件下,编码器才能工作;而在 $\overline{E_I}=1$,所有编码输出端均被锁定在高电平状态,编码器不工作);$\overline{E_O}$ 是选通输出端,又称输出使能端;$\overline{G_S}$ 是扩展端,在级联时作输出位的扩展端,低电平有效,$\overline{G_S}=0$ 表示电路工作,且有编码输入．74LS148 型 8/3 线优先编码器引脚如图 8-15 所示．

表 8-4 74LS148 型 8/3 线优先编码器真值表

输入									输出				
$\overline{E_I}$	$\bar{I}_7$	$\bar{I}_6$	$\bar{I}_5$	$\bar{I}_4$	$\bar{I}_3$	$\bar{I}_2$	$\bar{I}_1$	$\bar{I}_0$	$\bar{Y}_2$	$\bar{Y}_1$	$\bar{Y}_0$	$\overline{E_O}$	$\overline{G_S}$
1	×	×	×	×	×	×	×	×	1	1	1	1	1
0	1	1	1	1	1	1	1	1	1	1	1	0	1
0	0	×	×	×	×	×	×	×	0	0	0	1	0
0	1	0	×	×	×	×	×	×	0	0	1	1	0
0	1	1	0	×	×	×	×	×	0	1	0	1	0
0	1	1	1	0	×	×	×	×	0	1	1	1	0
0	1	1	1	1	0	×	×	×	1	0	0	1	0
0	1	1	1	1	1	0	×	×	1	0	1	1	0
0	1	1	1	1	1	1	0	×	1	1	0	1	0
0	1	1	1	1	1	1	1	0	1	1	1	1	0

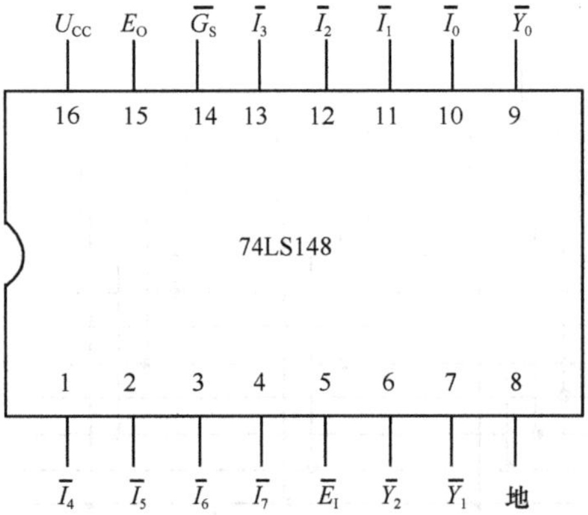

图 8-15 74LS148 型 8/3 线优先编码器引脚

根据真值表写出输出与输入变量之间的逻辑函数式分别为

$$\overline{Y_2}=\overline{(I_4+I_5+I_6+I_7)\cdot E_I};$$

$$\overline{Y_1}=\overline{(I_2\cdot\overline{I_4}\cdot\overline{I_5}+I_3\cdot\overline{I_4}\cdot\overline{I_5}+I_6+I_7)\cdot E_I}$$

$$\overline{Y_0}=\overline{(I_1\cdot\overline{I_2}\cdot\overline{I_4}\cdot\overline{I_6}+I_3\cdot\overline{I_4}\cdot\overline{I_6}+I_5\cdot\overline{I_6}+I_7)\cdot E_I}$$

$$\overline{E_O}=\overline{I_0}\cdot\overline{I_1}\cdot\overline{I_2}\cdot\overline{I_3}\cdot\overline{I_4}\cdot\overline{I_5}\cdot\overline{I_6}\cdot\overline{I_7}\cdot E_I$$

$$\overline{G_S}=\overline{(I_0+I_1+I_2+I_3+I_4+I_5+I_6+I_7)\cdot E_I}$$

8.3.2 译码器

译码器(decoder)在数字系统中应用广泛,不仅用于代码的转换、数字的显示,还用于数据分配、存储器寻址和组合控制信号等. 按逻辑功能的不同,译码器可分为通用译码器和显示译码器. 通用译码器包括二进制译码器和二-十进制译码器,它的逻辑功能是将具有特定意义的二进制码转换成另一种代码或转换成与之一一对应的有效信号. 显示译码器是将数字或符号的代码翻译成所显示的相应内容,用以驱动各类显示器件,如液晶数码管、辉光数码管、荧光数码管等. 目前已广泛使用集成电路译码器,译码器、驱动器和数码管等集成在一起,使用非常方便. 下面介绍二进制译码器和显示译码器.

1. 二进制译码器 74LS138 型 3/8 线译码器是最常用的 3 位二进制译码器,它可以把输入的 3 位二进制代码 $A_2A_1A_0$ 译成对应的 8 个输出信号 $\overline{Y_0}\sim\overline{Y_7}$. 用 TTL 与非门实现的该译码器电路如图 8-16 所示,其中 E_1 为附加使能端,高电平有效; $\overline{E_2}$ 和 $\overline{E_3}$ 是两个控制端,低电平有效. 即当 $E_1=1$, $\overline{E_2}=\overline{E_3}=0$ 时允许译码器工作. G_E 门的输入端的符号"o"表示输入信号低电平有效. 表 8-5 为其真值表.

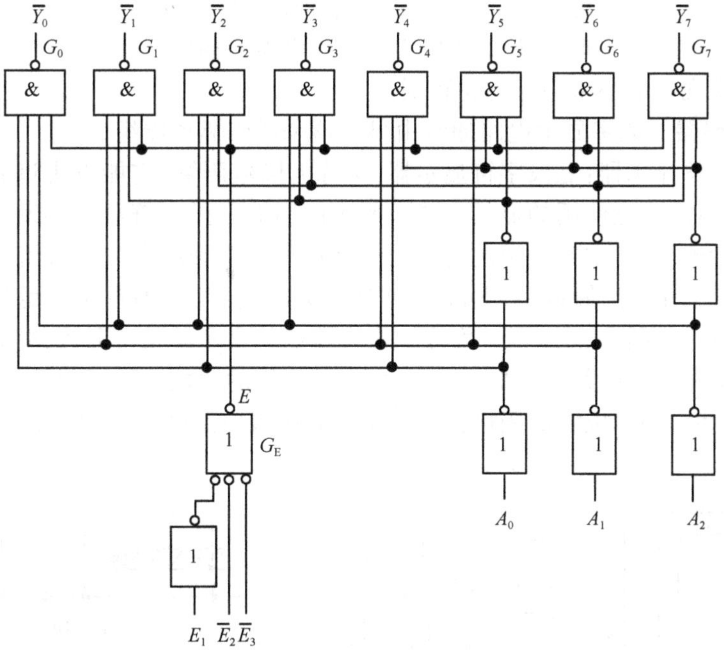

图 8-16　74LS138 型 3/8 线译码器

表 8-5　74LS138 型 3/8 线译码器真值表

输入					输出							
E_1	$\overline{E_2}+\overline{E_3}$	A_2	A_1	A_0	$\overline{Y_0}$	$\overline{Y_1}$	$\overline{Y_2}$	$\overline{Y_3}$	$\overline{Y_4}$	$\overline{Y_5}$	$\overline{Y_6}$	$\overline{Y_7}$
0	×	×	×	×	1	1	1	1	1	1	1	1
×	1	×	×	×	1	1	1	1	1	1	1	1
1	0	0	0	0	0	1	1	1	1	1	1	1
1	0	0	0	1	1	0	1	1	1	1	1	1
1	0	0	1	0	1	1	0	1	1	1	1	1

续表

输入					输出							
E_1	$\overline{E_2}+\overline{E_3}$	A_2	A_1	A_0	$\overline{Y_0}$	$\overline{Y_1}$	$\overline{Y_2}$	$\overline{Y_3}$	$\overline{Y_4}$	$\overline{Y_5}$	$\overline{Y_6}$	$\overline{Y_7}$
1	0	0	1	1	1	1	1	0	1	1	1	1
1	0	1	0	0	1	1	1	1	0	1	1	1
1	0	1	0	1	1	1	1	1	1	0	1	1
1	0	1	1	0	1	1	1	1	1	1	0	1
1	0	1	1	1	1	1	1	1	1	1	1	0

根据真值表,可以写出各输出的逻辑表达式:

$$\overline{Y_0}=\overline{\overline{A_2}\cdot\overline{A_1}\cdot\overline{A_0}}=\overline{m_0}$$

$$\overline{Y_1}=\overline{\overline{A_2}\cdot\overline{A_1}\cdot\overline{A_0}}=\overline{m_1}$$

$$\overline{Y_2}=\overline{\overline{A_2}\cdot A_2\cdot\overline{A_0}}=\overline{m_2}$$

同理可得:$\overline{Y_3}=\overline{m_3}$, $\overline{Y_4}=\overline{m_4}$, $\overline{Y_5}=\overline{m_5}$, $\overline{Y_6}=\overline{m_6}$, $\overline{Y_7}=\overline{m_7}$

由输出的逻辑表达式知,74LS138 型 3/8 线译码器的输出就是各最小项的表达式,因此它可以方便地实现由最小项构成的逻辑函数.

2. 显示译码器 数字显示电路通常由显示器和译码驱动器组成.

(1) 七段字符显示器:七段字符显示器,又称七段数码管,它能以十进制数码直观地显示二进制数,是目前广泛使用的显示方式.普遍使用的七段字符显示器发光器件有发光二极管和液晶显示器,这里主要介绍前者.七段字符显示器利用发光二极管不同发光段的组合,可以显示 0~9 等阿拉伯数字,七段分别为 a、b、c、d、e、f、g,有些数码管还在右下角处设置了一个小数点.如图 8-17 所示.发光二极管构成的显示器又可分为共阴极、共阳极两种电路,如图 8-18 所示.共阴极电路中,七个发光二极管的阴极连在一起接低电平,如需要某一段发光,就将相应的二极管的阳极接高电平.共阳极电路则刚好相反.

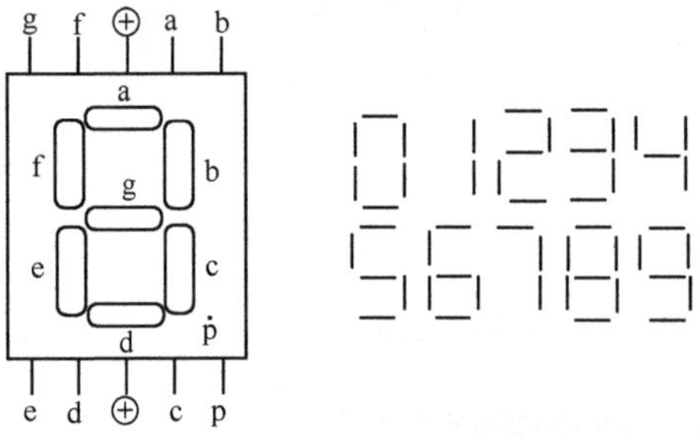

(a) 分段图　　(b) 字形图

图 8-17　七段字符显示器

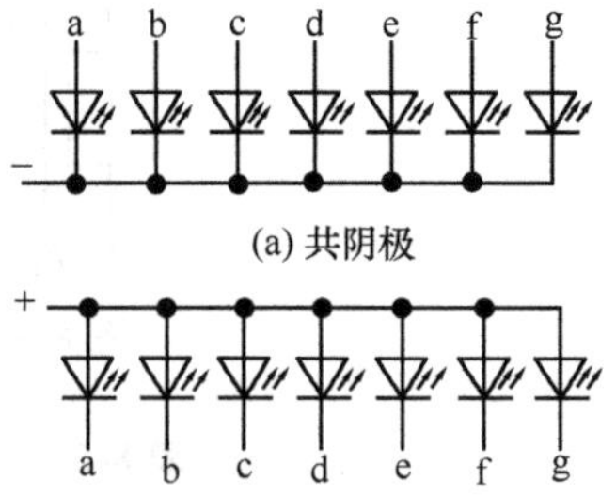

(b) 共阳极

图 8-18　发光二极管电路

(2) BCD 码七段显示译码器:BCD 码七段显示译码器是能把 BCD 码(0000~10001)直接译成十进制数码(0~9)并显示出来的译码器,它不但能完成译码的功能,还具有相当的驱动能力.类型有 74LS248、7447、7448、CD4511、74HC4511 等.表 8-6 为 74LS248 七段译码器的真值表,其中 $\overline{LT}$ 、$\overline{RBI}$ 、$\overline{BI}/\overline{RBO}$ 为附加控制端.$\overline{LT}$ 为灯测试输入,用于检查译码器本身及显示器各段的好坏．$\overline{RBI}$ 为灭零输入端，$\overline{BI}/\overline{RBO}$ 为灭灯输入/灭零输出端．为方便多片译码器连接使用或扩展到多位显示，该译码器设有多个附加控制端，控制级别从高到低依次为：$\overline{BI}/\overline{RBO} \to \overline{LT} \to \overline{RBI}$．

表 8-6　74LS248 七段译码器的真值表

输入						$\overline{BI}/\overline{RBO}$	输出							字型显示
$\overline{LT}$	$\overline{RBI}$	D	C	B	A		Y_a	Y_b	Y_c	Y_d	Y_e	Y_f	Y_g	
1	1	0	0	0	0	1	1	1	1	1	1	1	0	0
1	×	0	0	0	1	1	0	1	1	0	0	0	0	1
1	×	0	0	1	0	1	1	1	0	1	1	0	1	2
1	×	0	0	1	1	1	1	1	1	1	0	0	1	3
1	×	0	1	0	0	1	0	1	1	0	0	1	1	4
1	×	0	1	0	1	1	1	0	1	1	0	1	1	5
1	×	0	1	1	0	1	1	0	1	1	1	1	1	6
1	×	0	1	1	1	1	1	1	1	0	0	0	0	7
1	×	1	0	0	0	1	1	1	1	1	1	1	1	8
1	×	1	0	0	1	1	1	1	1	1	0	1	1	9
×	×	×	×	×	×	0	0	0	0	0	0	0	0	灭灯
1	0	0	0	0	0	0	0	0	0	0	0	0	0	灭零
0	×	×	×	×	×	1	1	1	1	1	1	1	1	8

74LS248 七段译码器驱动共阳极数码管电路如图 8-19 所示．$Y_a \sim Y_g$ 高电平有效，可以驱动数码管对应的字段发光进行字型显示．

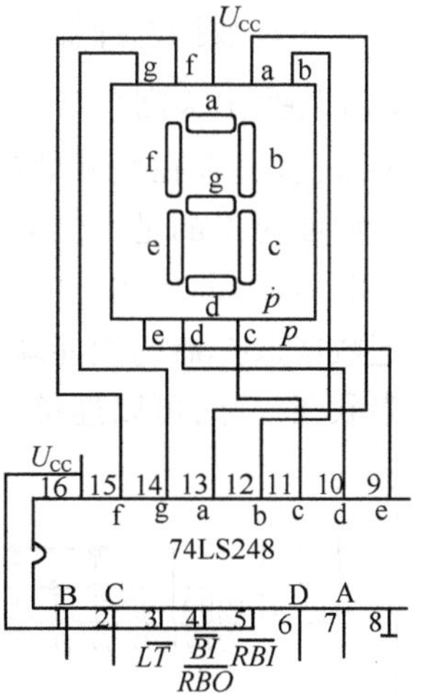

图 8-19　74LS248 驱动数码管电路

8.4　数据选择器

数据选择器(channel date selector)是能根据电路需要，把多个通道的信号之一选中并送到输出端的电路，是一种多输入、单输出的组合逻辑器件，又称多路转换开关，它的作用相当于单刀多掷开关．

数据选择器是根据地址输入信号来选择确定的数据信号进行输出的．4 选 1 数据选择器有 74LS153、74LS253 等，8 选 1 数据选择器有 74LS151、74LS251 等．下面以 4 选 1 数据选择器为例说明其工作原理和基本功能．

要对 4 个数据信号进行选择，使用 2 位地址码输入，产生 4 个地址信号，如图 8-20 所示，其真值表如表 8-7 所示．A_1A_0 为 2 位地址码，产生 00、01、10、11 等四个组合地址，分别控制 4 个与门的关闭．因为任何时候 A_1A_0 只有一种取值，所以只有一个与门打开，使对应的那一路数据通过．$\overline{E}$ 端为使能输入端，低电平有效，即当 $\overline{E}=1$ 时，所有与门都封锁，无论输入地址码取任何值，输出 Y 总等于 0；当 $\overline{E}=0$ 时，解除封锁，由地址码决定打开哪个与门，即决定哪组数据输出．

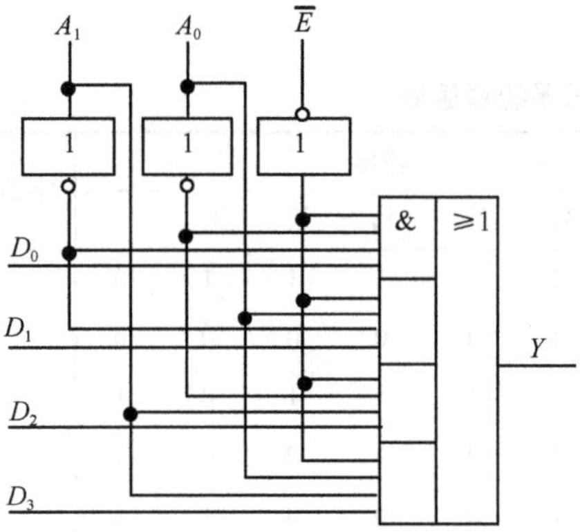

图 8-20　4 选 1 数据选择器逻辑图

表 8-7　4 选 1 数据选择器真值表

输入			输出
$\overline{E}$	A_1	A_0	Y
1	×	×	0
0	0	0	D_0
0	0	1	D_1
0	1	0	D_2
0	1	1	D_3

4 选 1 数据选择器逻辑图如图 8-20 所示．由逻辑图写出逻辑表达式

$$Y=[D_0\cdot(\overline{A_1}\cdot\overline{A_0})+D_1\cdot(\overline{A_1}\cdot A_0)+D_2\cdot(A_1\cdot\overline{A_0})+D_3\cdot(A_1\cdot A_0)]\cdot E$$

如果地址用最小项表示，则

$$Y=[D_0(m_0)+D_1(m_1)+D_2(m_2)+D_3(m_3)]\cdot E$$

同理，可以组成更多输入通道的数据选择器．被选择的信号越多，所需地址码的位数越多．对于采用二进制编码的选择控制信号，若有 n 个地址选择信号，则可控制 2^n 个地址输入信号．

有一些数据选择器具有三态输出功能，如 74×257、74×253、74×251 等．当使能输入端 $\overline{E}=1$ 时，输出为高阻状态，利用此特点可以将多个芯片的输出端线与在一起，共用一根数据传输线，且不存在负载效应问题．

前面讨论的是 1 位数据选择器，如果需要选择多位数据信号时，可由几个 1 位数据选择器并联而成，即将相应的使能端连在一起，选择输入端连在一起，从而实现位的扩展．也可以把数据选择器的使能端作为地址输入，从而实现字的扩展．例如将两片 8 选 1 数据选择器串联在一起，可以连接成 16 选 1 的数据选择器．

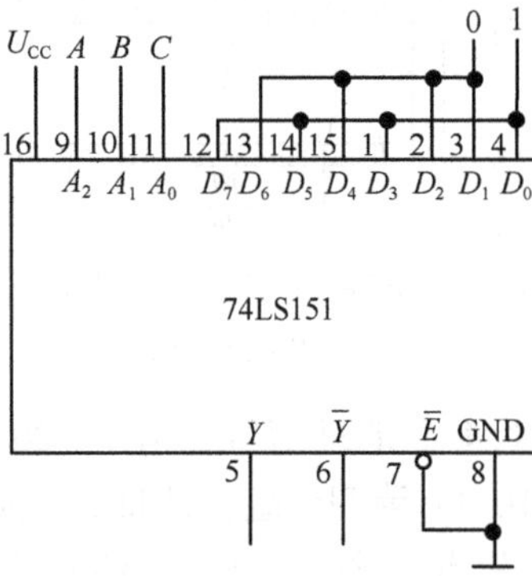

图 8-21　74LS151 引脚

【例 8-1】 用 74LS151 实现逻辑函数 $Y=\overline{A}\cdot\overline{B}\cdot\overline{C}+\overline{A}\cdot B\cdot C+A\cdot C$．

解：将要实现的逻辑函数用最小项表示出来，

$$Y=\overline{A}\cdot\overline{B}\cdot\overline{C}+\overline{A}\cdot B\cdot C+A\cdot C=\overline{A}\cdot\overline{B}\cdot\overline{C}+\overline{A}\cdot B\cdot C+A\cdot\overline{B}\cdot C+A\cdot B\cdot C=m_0+m_3+m_5+m_7$$

74LS151 为 8 选 1 数据选择器，引脚图如图 8-21 所示．把输入变量 A、B、C 分别接到三个地址选择端 A_2、A_1、A_0．式中没有出现的最小项对应的数据输入端应为 0，即取输入数据 $D_1=D_2=D_4=D_6=0$，而式中出现的最小项对应的数据输入端应为 1，即 $D_0=D_3=D_5=D_7=1$，则可实现

逻辑函数 $Y=\overline{A}\cdot\overline{B}\cdot\overline{C}+\overline{A}\cdot B\cdot C+A\cdot C$.

8.5　组合逻辑电路的分析与设计

8.5.1　组合逻辑电路的分析

对组合逻辑电路的分析,就是找出该电路的逻辑功能. 其分析步骤一般分为如下四步:

(1) 由逻辑电路写出输出端的逻辑表达式.

(2) 化简和变换各逻辑表达式.

(3) 列出真值表.

(4) 根据真值表和逻辑表达式对逻辑电路进行分析,最后确定其功能.

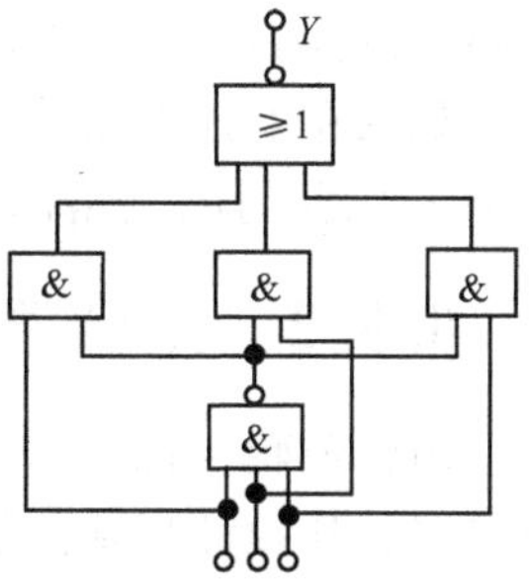

图 8-22　例 8-2 逻辑电路图

【例 8-2】　已知组合逻辑电路如图 8-22 所示,试分析其逻辑功能.

解:由逻辑电路得输出函数的逻辑表达式为

$$Y=\overline{\overline{A\cdot B\cdot C}\cdot A+\overline{A\cdot B\cdot C}\cdot B+\overline{A\cdot B\cdot C}\cdot C}$$

化简得

$$Y=\overline{\overline{A\cdot B\cdot C}\cdot A+\overline{A\cdot B\cdot C}\cdot B+\overline{A\cdot B\cdot C}\cdot C}=A\cdot B\cdot C+\overline{A}\cdot\overline{B}\cdot\overline{C}$$

由表达式得真值表 8-8.

表 8-8　例 8-2 的真值表

A	B	C	Y	A	B	C	Y
0	0	0	1	1	0	0	0
0	0	1	0	1	0	1	0
0	1	0	0	1	1	0	0
0	1	1	0	1	1	1	1

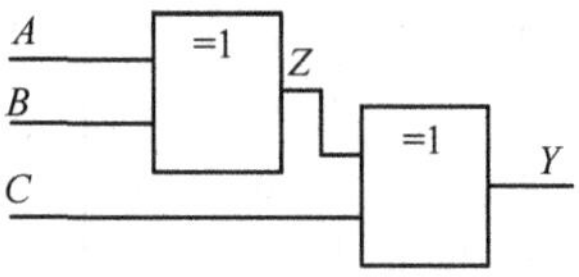

图 8-23　例 8-3 逻辑图

由真值表知,只有当 A,B,C 全为"0"或全为"1"时,输出为"1",否则全为"0",所以该路为"一致电路",用于判定三个输入信号的极性是否相同.

【例 8-3】　组合逻辑电路如图 8-23 所示,试分析其逻辑功能.

解:由逻辑电路得中间变量 Z 的逻辑表达式

$$Z=A\oplus B$$

输出函数 Y 的逻辑表达式为

$$Y=Z\oplus C=A\oplus B\oplus C$$

该表达式为最简形式,无需化简,由表达式得真值表 8-9.

表 8-9　例 8-3 的真值表

A	B	C	Y	A	B	C	Y
0	0	0	0	1	0	0	1
0	0	1	1	1	0	1	0
0	1	0	1	1	1	0	0
0	1	1	0	1	1	1	1

由真值表知,当 A、B、C 三输入变量取值有奇数个 1 时,输出结果为 1,否则为 0,所以该电路可以检验 3 位二进制码的奇偶性,所以称为奇校验电路.

如果在上述电路输出端加一级反相器,则电路变为输入的二进制码中有偶数个 1 时输出为 1,则此时的电路称为偶校验电路.

8.5.2　组合逻辑电路的设计

组合逻辑电路的设计,就是根据实际的逻辑问题,设计出最终解决逻辑问题的最简逻辑电路.其设计步骤一般分为如下三步:

(1) 根据问题对电路逻辑功能的要求,确定输入变量、输出变量及表示符号,列出真值表.

(2) 由真值表写出逻辑表达式.

(3) 化简和变换逻辑表达式,并画出逻辑电路图.

【例 8-4】　某学校对四门课程考试规定如下:课程 A 及格得 1 分,课程 B 及格得 2 分,课程 C 及格得 4 分,课程 D 及格得 5 分,所有课程不及格均得 0 分.四门课程总分大于或等于 8 分的学生就可结业.设计实现上述要求的逻辑电路.

解:四门课程 A、B、C、D 为电路四个输入变量,设变量为“1”代表该门课程及格,而变量为“0”代表该门课程不及格,N 为四门课程的总得分数,Y 为输出变量,Y 等于“1”代表四门课程总分大于或等于 8 分,Y 等于“0”则表示四门课程总分少于 8 分.由题意列出真值表如表 8-10 所示.

表 8-10　例 8-4 的真值表

A	0	1	0	1	0	1	0	1	0	1	0	1	0	1	0	1
B	0	0	1	1	0	0	1	1	0	0	1	1	0	0	1	1
C	0	0	0	0	1	1	1	1	0	0	0	0	1	1	1	1
D	0	0	0	0	0	0	0	0	1	1	1	1	1	1	1	1
N	0	1	2	3	4	5	6	7	5	6	7	8	9	10	11	12
Y	0	0	0	0	0	0	0	0	0	0	0	1	1	1	1	1

由真值表写出逻辑表达式

$$Y = A \cdot B \cdot \overline{C} \cdot D + \overline{A} \cdot \overline{B} \cdot C \cdot D + A \cdot \overline{B} \cdot C \cdot D + \overline{A} \cdot B \cdot C \cdot D + A \cdot B \cdot C \cdot D$$

化简逻辑表达式得

$$Y = A \cdot B \cdot D + C \cdot D$$

用与门和或门实现的逻辑电路图如图 8-24(a)所示.

用与非门实现,则

$$Y = ABD + CD = (AB + C) \cdot D = \overline{\overline{(AB + C) \cdot D}} = \overline{\overline{AB} \cdot \overline{C} + \overline{D}} = \overline{\overline{\overline{AB} \cdot \overline{C}} \cdot D}$$

用与非门实现的逻辑电路如图 8-24(b)所示.

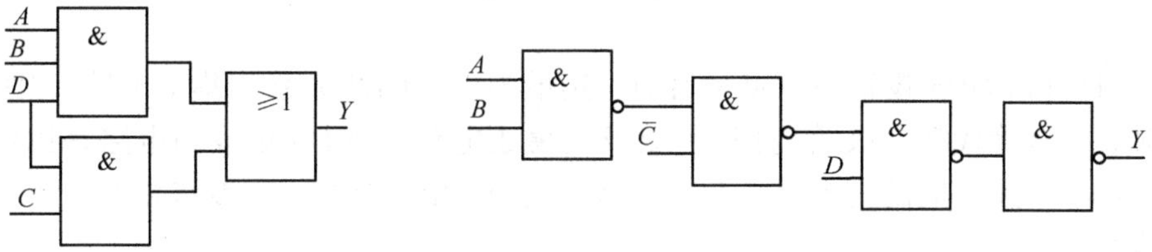

(a) 与或门　　　　(b) 与非门

图 8-24　例 8-4 逻辑电路图

【例 8-5】 某火车站的列车优先通行顺序为动车、特快、直快,且在同一时间只能有一趟列车从车站开出,即只能给出一个开车信号. 试用与非门和反相器设计满足题目控制要求的指示列车出站的逻辑电路.

解:设动车、特快、直快的出站请求分别为 A、B、C 三个输入信号. 有出站请求时为“1”,没有请求时为“0”. 对应指示灯的状态为 Y_0、Y_1、Y_2 三个输出信号,灯亮为“1”,表示可以出站,灯灭为“0”,表示不可以出站.“×”表示变量为取任意值. 由题意列出真值表如表 8-11 所示.

表 8-11　例 8-5 的真值表

输入变量			输出变量		
A	B	C	Y_0	Y_1	Y_2
0	0	0	0	0	0
1	×	×	1	0	0
0	1	×	0	1	0
0	0	1	0	0	1

由真值表写出逻辑表达式

$$Y_0 = A\ ;\ Y_1 = \overline{A}B\ ;\ Y_2 = \overline{A}\,\overline{B}C$$

将上式变换为与非形式

$$Y_0 = A\ ;\ Y_1 = \overline{A}B = \overline{\overline{\overline{A}B}}\ ;\ Y_2 = \overline{A}\,\overline{B}C = \overline{\overline{\overline{A}\,\overline{B}\cdot C}}$$

逻辑电路如图 8-25 所示.

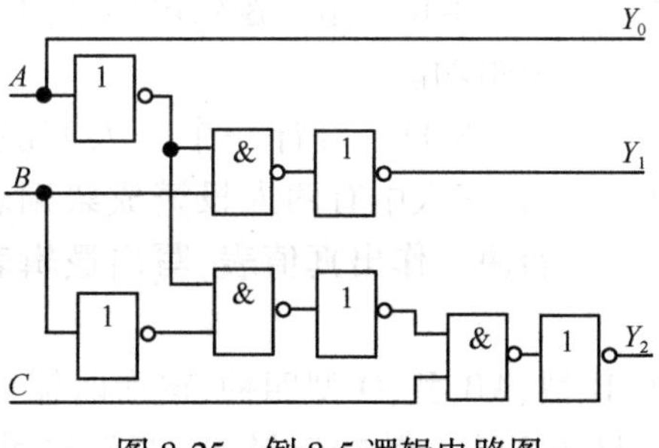

图 8-25　例 8-5 逻辑电路图

小　结

(1) TTL 和 CMOS 逻辑门电路是目前应用最为广泛的两大系列集成电路 . TTL 电路是用多发射极三极管代替二极管与门,是双极型集成电路 . CMOS 集成门电路是以绝缘栅场效应管为基本单元组成的门电路 . 只有一种载流子(电子或空穴)参与导电 . 也称单极型集成电路 .

(2) 组合逻辑电路的特点是,电路的输出信号只是该时刻输入信号的函数,与以前的电路状态无关 . 这种电路无记忆功能,无反馈回路 . 常用的组合逻辑电路包括半加器和全加器、编码器和译码器、数据选择器等 .

(3) 组合逻辑电路的分析方法,首先由逻辑电路写出各输出端的逻辑表达式;然后化简和变换各逻辑表达式;再根据逻辑表达式列出真值表;最后根据真值表和逻辑表达式对逻辑电路进行分析,最后确定其功能 .

(4) 组合逻辑电路的设计方法是根据对电路逻辑功能的要求,列出真值表;由真值表写出逻辑表达式;化简和变换各逻辑表达式,最后画出逻辑电路图 .

习　题

8-1 组合逻辑电路的特点是什么?

8-2 说明 TTL 与非门的工作原理 .

8-3 TTL 与非门和 CMOS 门多余的输入端如何处理? 为什么 CMOS 门多余输入端不能悬空?

8-4 半加器与全加器各有何特点?

8-5 什么是编码? 编码器的主要功能是什么?

8-6 什么是译码? 发光二极管构成的七段显示器有哪两种?

8-7 用 8 选 1 数据选择器选择数据,若选择输入的输入数据为 D_7, D_4, D_3, D_0,试依次写出对应的地址码 .

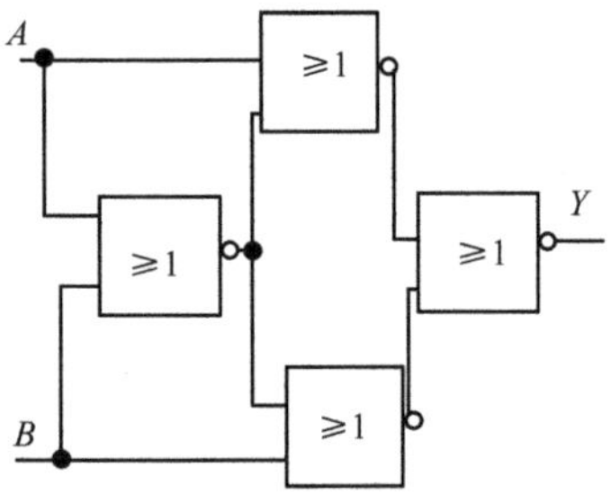

图 8-26　习题 8-10 电路图

8-8 试用 8 选 1 数据选择器 74LS151 产生逻辑函数 $Y = \bar{A}BC + A\bar{B}C + AB$

8-9 分别列出分析组合逻辑电路和设计组合逻辑电路的步骤 .

8-10 组合逻辑电路如图 8-26 所示,试分析该电路的逻辑功能 .

8-11 设计一个三人表决器,表决者有 A 、B 、C 三人,三人中有两人投赞成票则表决通过,否则最后结果为否决 . 作出真值表,写出逻辑表达式,画出用与非门构成的逻辑电路图 .

8-12 人的血型有 A 型、B 型、AB 型、O 型四种,输血时输血者与受血者的血型必须符合图 8-27 所示的授受关系 . 试用 8 选 1 数据选择器 74LS151 设计一个逻辑电路判断输血者与受血者的血型是否满足上述关系.

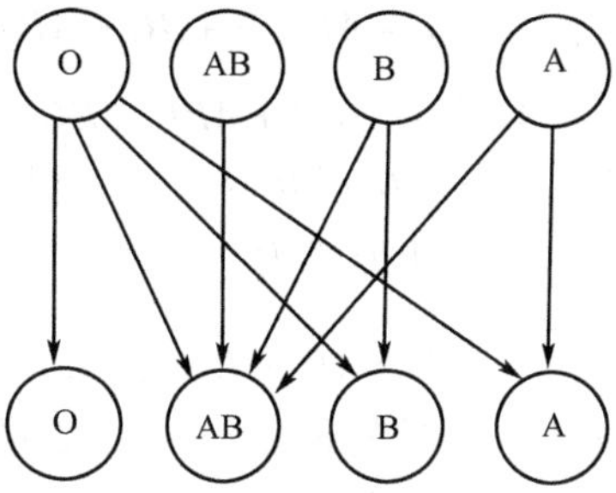

图 8-27 习题 8-12 示意图

习题答案

习题 8-7 $ABC, A\overline{BC}, \overline{A}BC, \overline{ABC}$

习题 8-8 将要实现的逻辑函数用最小项表示出来,

$$Y=\overline{A}BC+A\overline{B}C+AB=\overline{A}BC+A\overline{B}C+AB\overline{C}+ABC=m_3+m_5+m_6+m_7$$

把输入变量 A、B、C 分别接到三个地址选择端 A_2、A_1、A_0. 式中没有出现的最小项对应的数据输入端应为 0,即取输入数据 $D_0=D_1=D_2=D_4=0$,而式中出现的最小项对应的数据输入端应为 1,即 $D_3=D_5=D_6=D_7=1$,则可实现逻辑函数 $Y=\overline{A}BC+A\overline{B}C+AB$.

表 8-12 习题 8-10 真值表

A	*B*	*Y*
0	0	1
0	1	0
1	0	0
1	1	1

习题 8-10 $Y=\overline{\overline{\overline{A+B}+A}+\overline{\overline{A+B}+B}}$,真值表如表 8-12所示.

由真值表可知只有当 A,B 全为"0"或全为"1"时,输出为"1",否则全为"0",所以该路为"一致电路",用于判定二个输入信号的极性是否相同.

习题 8-11 根据实践中提出的逻辑要求,作真值表(表 8-13). 设个人(A、B、C)投赞成票为 1,投反对票为 0,表决结果(Y)通过为 1,否决为 0. 这就是 A、B、C 自变量和因变量 Y 之间的一种逻辑关系.

表 8-13 习题 8-11 三人表决逻辑真值表

A	*B*	*C*	*Y*	*A*	*B*	*C*	*Y*
0	0	0	0	1	0	0	0
0	0	1	0	1	0	1	1
0	1	0	0	1	1	0	1
0	1	1	1	1	1	1	1

找出真值表中 $Y=1$ 的变量组合;把每一个对应于 $Y=1$ 的变量组合写成一个乘积项;把这些乘积项相加,就得到了相应的逻辑表达式

$$Y=\overline{A}BC+A\overline{B}C+AB\overline{C}+ABC$$

把上逻辑函数进行化简

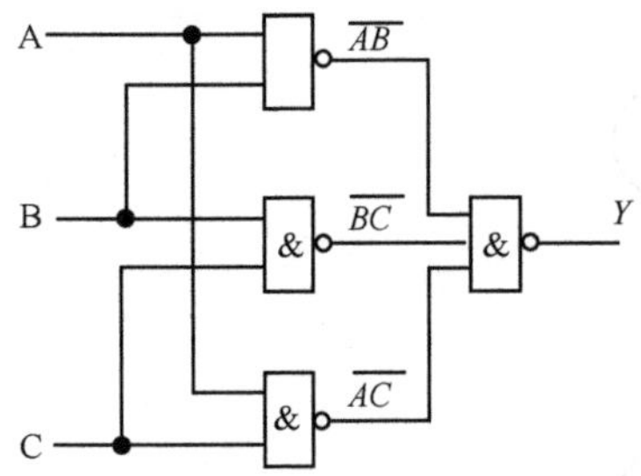

图 8-28 习题 8-11 答案逻辑电路图

由逻辑函数作逻辑电路如图 8-28 所示．

$Y=\bar{A}BC+A\bar{B}C+AB\bar{C}+ABC=\bar{A}BC+ABC+A\bar{B}C+ABC+AB\bar{C}+ABC=BC(\bar{A}+A)+AC(\bar{B}+B)+AB(\bar{C}+C)=AB+BC+AC$ 对上式二次求非，再用反演律得所求与非形式为

$$Y=\overline{\overline{AB+BC+AC}}=\overline{\overline{AB}\cdot\overline{BC}\cdot\overline{AC}}$$

习题 8-12 用二变量 A_TB_T 表示输血者血型，C_RD_R 表示受血者血型．设当二变量取值分别为 00、01、10、11 时分别表示 A、B、AB、O 血型，输出为 Y. 当输血者与受血者血型合适时输出为 1，否则为 0. 由题意得真值表(表 8-14).

表 8-14 习题 8-12 真值表

A_T	0	0	0	0	0	0	0	0	1	1	1	1	1	1	1	1
B_T	0	0	0	0	1	1	1	1	0	0	0	0	1	1	1	1
C_R	0	0	1	1	0	0	1	1	0	0	1	1	0	0	1	1
D_R	0	1	0	1	0	1	0	1	0	1	0	1	0	1	0	1
Y	1	0	1	0	0	1	1	0	0	0	1	0	1	1	1	1

由真值表写出逻辑表达式

$Y=\overline{A_T}\,\overline{B_T}\,\overline{C_R}\,\overline{D_R}+\overline{A_T}\,\overline{B_T}C_R\overline{D_R}+\overline{A_T}B_T\overline{C_R}D_R+\overline{A_T}B_TC_R\overline{D_R}+A_T\overline{B_T}C_R\overline{D_R}+A_TB_T\overline{C_R}\,\overline{D_R}+A_TB_T\overline{C_R}D_R+A_TB_TC_R\overline{D_R}+A_TB_TC_RD_R$

$Y=\overline{A_T}\,\overline{B_T}\,\overline{C_R}\,\overline{D_R}+\overline{A_T}\,\overline{B_T}C_R\overline{D_R}+\overline{A_T}B_T\overline{C_R}D_R+\overline{A_T}B_TC_R\overline{D_R}+A_T\overline{B_T}C_R\overline{D_R}+A_TB_T\overline{C_R}\cdot 1+A_TB_TC_R\cdot 1$

若把 $A_TB_TC_R$ 对应接到 74LS151 的三个地址端 $A_2A_1A_0$，并用最小项表示 Y 的表达式：

$Y=m_0\overline{D_R}+m_1\overline{D_R}+m_2D_R+m_3\overline{D_R}+m_5\overline{D_R}+m_6\cdot 1+m_7\cdot 1$

由上式知 74LS151 对应的数据端 $D_7\sim D_0$ 分别为：

$D_0=D_1=D_3=D_5=\overline{D_R}$；$D_2=D_R$；$D_4=0$；$D_6=D_7=1$

根据以上分析，画出逻辑电路如图 8-29 所示．

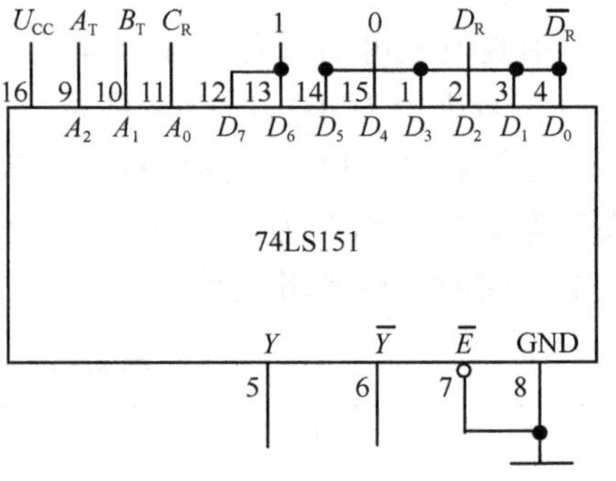

图 8-29 习题 8-12 答案图

第九章　时序逻辑电路

在复杂的数字电路和计算机系统中，不仅仅需要对数字信号进行算术运算和逻辑运算，还经常需要将这些信号和运算的中间结果存储起来．为此，除了基本的逻辑门电路之外，还需要使用大量具有记忆和存储功能的逻辑器件．触发器是这种逻辑器件的基本单元，它在某一时刻的输出不仅仅取决于当时的输入状态，而且与电路原来的状态有关．

在数字电路中，当某一个数字逻辑电路在某一刻的输出不仅取决于该时刻电路的输入，而且还与它原来的状态相关，这种电路称为时序逻辑电路(sequential logic circuit)．时序逻辑电路一般由组合逻辑电路和存储电路两部分组成．根据其存储电路中各个触发器发生变化的特点，时序电路可以分为两大类：同步时序电路和异步时序电路．在同步时序电路中，电路只有一个公共的时钟信号，所有触发器受它统一控制，并且都在这个时钟信号的作用下同时发生变化．而在异步时序电路中，电路没有统一的时钟信号，各触发器受不同的时钟信号控制，有先有后，因而各个触发器的变化不是同时发生，也有先有后．

本章首先介绍基本 RS 触发器、同步 RS 触发器、JK 主从触发器、D 触发器、T 触发器和 T' 触发器，然后，简要介绍两种典型的时序逻辑电路寄存器和计数器．

9.1　集成触发器

触发器(flip-flop)是构成时序逻辑电路的基本单元，具备记忆功能．在没有有效控制信号输入的情况下，触发器能保持原来的状态，而在有效控制信号输入的情况下，能根据输入信号和电路原来的状态相应地进行置 0、置 1 或者翻转．确切而言，触发器具备三个基本特点：①有两个稳定状态，用来表示逻辑状态的 0 和 1 或二进制数码 0 和 1；②两个稳定状态在外触发下可以相互转换；③有两个互补输出端．

按照工作方式来分，无时钟信号的是基本 RS 触发器，属于异步的工作方式，而有时钟信号的称为时钟触发器，既有同步的工作方式，又有异步的工作方式．根据触发方式的不同，触发器可以分为电平触发、脉冲触发(主从触发)和边沿触发三种．而按照触发器的逻辑功能不同，触发器又可以分为 RS 触发器、JK 触发器、D 触发器和 T 触发器等．

9.1.1　*RS* 触发器

基本 RS 触发器是一种结构最简单的触发器，其他类型触发器大多是在基本 RS 触发器的基础上进行改进得到的．

1. 基本 *RS* 触发器　如图 9-1(a)所示，基本 RS 触发器由两个交叉的与非门组成，它具有两个输入端 $\overline{R_D}$ 和 $\overline{S_D}$．其中 $\overline{R_D}$ 端称为直接置 0 端或者直接复位端，$\overline{S_D}$ 端称为置 1 端或者直接置位端，字母上标“-”表示该输入变量端是低电平有效．图 9-1(b)是它的逻辑符号，逻辑符号输入端加上圆圈也表示低电平有效．另外，RS 触发器有两个输出端 Q 和 $\overline{Q}$．

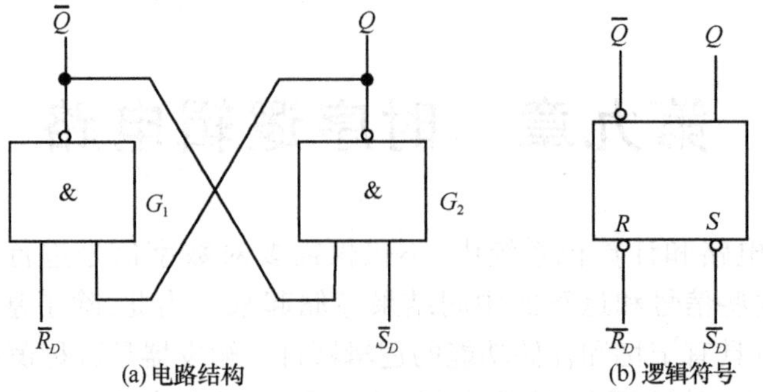

图 9-1　与非门组成的 RS 触发器

通常约定以 Q 端的输出值作为触发器的状态：当 $Q=0$ 称为触发器置 0 或复位状态，而 $Q=1$ 称为触发器置 1 或置位状态；并且 Q 和 $\overline{Q}$ 具有逻辑非关系，逻辑状态总是相反，若有一个为 0 则另一个相应为 1.

触发器原来的状态称为初态，用 Q^n 表示，触发器新状态称为次态，用 Q^{n+1} 表示，触发器状态发生变化称为翻转．根据与非门“全 1 出 0，有 0 出 1”的逻辑规律来分析基本 RS 触发器工作原理，具体可以分以下四种情况进行讨论：

(1) 当 $\overline{S_D}=1,\overline{R_D}=0$ 时，触发器状态置 0 或复位．

当 $\overline{S_D}=1,\overline{R_D}=0$ 时，与非门 G_1 的两个输入端有一端为 0，即 $\overline{R_D}=0$，输出 $\overline{Q^{n+1}}$ 为 1，与非门 G_2 两个输入端全为 1，输出 $Q^{n+1}=0$. 因此，不论触发器原来的状态 Q^n 如何，在置 0 端 $\overline{R_D}$ 信号有效（$\overline{R_D}=0$）、置 1 端 $\overline{S_D}$ 信号无效（$\overline{S_D}=1$）时，触发器状态一定会置 0（$Q^{n+1}=0$），所以 $\overline{R_D}$ 端才称为置 0 端．

(2) 当 $\overline{S_D}=0,\overline{R_D}=1$ 时，触发器状态置 1 或置位．

当 $\overline{S_D}=0,\overline{R_D}=1$ 时，与非门 G_2 两个输入端有一端为 0，即 $\overline{S_D}=0$，输出 $Q^{n+1}=1$；与非门 G_1 两个输入端的输入全为 1，输出 $\overline{Q^{n+1}}=0$. 因此，不论触发器原来的状态 Q^n 如何，在置 1 端 $\overline{S_D}$ 信号有效（$\overline{S_D}=0$）、置 0 端 $\overline{R_D}$ 信号无效（$\overline{R_D}=1$）时，触发器状态一定会置 1（$Q^{n+1}=1$），所以 $\overline{S_D}$ 端才称为置 1 端．

(3) 当 $\overline{S_D}=1,\overline{R_D}=1$ 时，触发器的状态保持原来的状态不变，即 $Q^{n+1}=Q^n$．

若 $Q^n=1$，则 $\overline{Q^n}=0$. 与非门 G_1 的两个输入端输入全为 1（$\overline{R_D}=1$、$Q^n=1$），输出 $\overline{Q^{n+1}}=0$；与非门 G_2 两个输入端有一端为 0，则输出 $Q^{n+1}=1=Q^n$，此时触发器的状态始终保持稳定不变．若 $Q^n=0$，$\overline{Q^n}=1$. 与非门 G_1 的两个输入端有一端为 0，输出 $\overline{Q^{n+1}}=1$；与非门 G_2 两个输入端的输入全为“1”，输出 $Q^{n+1}=0=Q^n$，电路维持稳定的状态保持不变．因此，当 $\overline{S_D}=1,\overline{R_D}=1$，即触发器的两个输入端信号都为无效信号时，触发器的状态保持原来的状态不变，即 $Q^{n+1}=Q^n$．

(4) 当 $\overline{S_D}=0,\overline{R_D}=0$ 时，触发器的状态出现 $\overline{Q^{n+1}}=1$、$Q^{n+1}=1$ 的逻辑混乱状态，触发器的状态不定．

当触发器的两个输入端信号都为有效控制信号($\overline{S_D}=0, \overline{R_D}=0$)时,与非门 G_1、G_2 的输入端都至少有一个为 0,触发器状态出现 $Q^{n+1}=1, \overline{Q^{n+1}}=1$ 的逻辑混乱状态,违反了 Q^{n+1} 和 $\overline{Q^{n+1}}$ 的逻辑状态总是相反的原则,触发器既不是 0 状态也不是 1 状态,而且当 $\overline{R_D}$ 和 $\overline{S_D}$ 有效信号同时撤除($\overline{S_D}=1, \overline{R_D}=1$)时,触发器输出状态无法确定是置 1 还是置 0,完全是随机的,因此,在这种情况下触发器状态不定. 要避免这种情况出现,一般可以加约束条件 $\overline{S_D}+\overline{R_D}=1$ 进行限制.

基本 *RS* 触发器的真值表也称为触发器的功能表或特性表,如表 9-1 所示,表中的 * 表示触发器状态不定.

表 9-1　基本 RS 触发器的功能表

$\overline{S_D}$	$\overline{R_D}$	Q^n	Q^{n+1}	$\overline{S_D}$	$\overline{R_D}$	Q^n	Q^{n+1}
1	1	0	0	0	1	0	1
1	1	1	1	0	1	1	1
1	0	0	0	0	0	0	1*
1	0	1	0	0	0	1	1*

基本 *RS* 触发器还可以用两个或非门来交叉连接组成,其电路结构和图形符号见图 9-2,其工作的原理与前面由两个与非门组成的基本 *RS* 触发器的工作原理相似,不同的是,由或非门组成的基本 *RS* 触发器的输入端是高电平有效. 其功能表见表 9-2 所示,表中的 * 表示触发器状态不定,具体工作过程请读者自行分析.

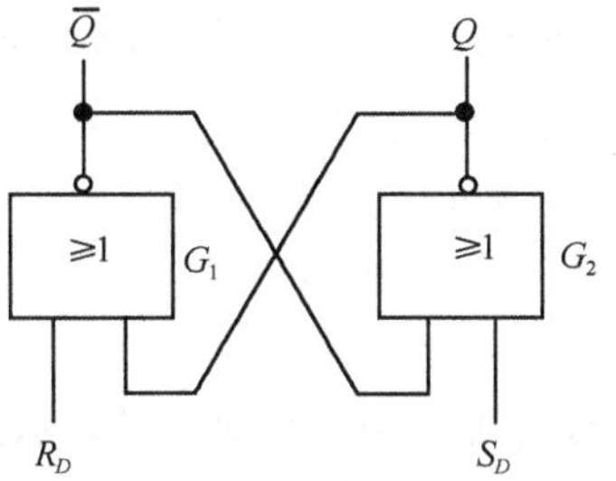

(a) 电路结构

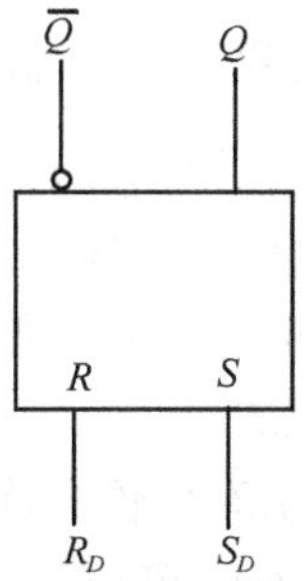

(b) 逻辑符号

图 9-2　或非门组成的 RS 触发器

表 9-2　基本 RS 触发器的功能表

S_D	R_D	Q^n	Q^{n+1}	S_D	R_D	Q^n	Q^{n+1}
0	0	0	0	0	1	0	0
0	0	1	1	0	1	1	0
1	0	0	1	1	1	0	1*
1	0	1	1	1	1	1	1*

【例 9-1】　在图 9-1(a)的基本 *RS* 触发器中,已知 $\overline{R_D}$ 和 $\overline{S_D}$ 的电压波形如图 9-3 所示,画

出 Q 和 $\overline{Q}$ 的电压波形．假定触发器初态为 0.

解：根据基本 RS 触发器的逻辑功能可知：

当 $\overline{S_D}=\overline{R_D}=1$ 时，触发器的状态不变，即 $Q^{n+1}=Q^n$；当 $\overline{S_D}=0,\overline{R_D}=1$ 时，触发器状态置 1，即 $Q^{n+1}=1$；当 $\overline{S_D}=1,\overline{R_D}=0$ 时，触发器状态置 0，即 $Q^{n+1}=0$；当 $\overline{S_D}=\overline{R_D}=0$ 时，触发器的状态出现 $\overline{Q^{n+1}}=1$、$Q^{n+1}=1$ 的逻辑混乱状态，一旦接着出现 $\overline{S_D}=\overline{R_D}=1$ 情况时，触发器的状态不定，Q 和 $\overline{Q}$ 的电压波形见图 9-3 所示．

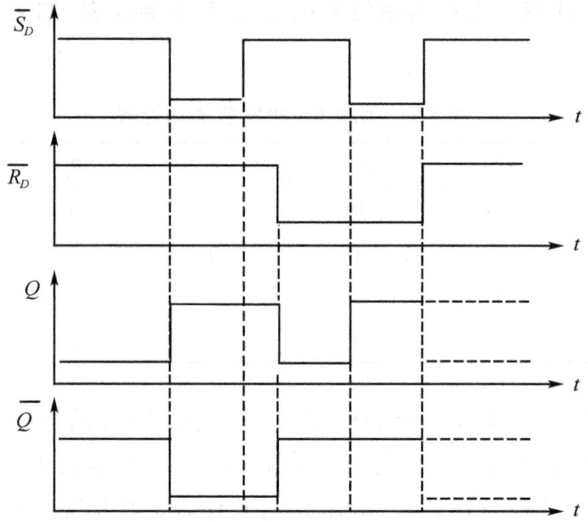

图 9-3　例 9-1 工作波形

2. 同步 RS 触发器　基本触发器的结构简单，它是其它触发器的基础电路．它的输出状态直接受到输入 $\overline{R_D}$ 和 $\overline{S_D}$ 的直接控制．所以，这种触发器有时也被称为直接置位、复位触发器．然而，在数字电路系统中，为了使多个触发器能按统一的节拍工作，同时提高其抗干扰能力，大多需要加上一个控制脉冲来控制各个触发器工作，该控制脉冲称为时钟脉冲（clock pulse），简称 CP．

由低电平 0 变为高电平 1 称为上升沿，有时可以用"⎍"或"⌈"表示；由高电平 1 变为低电平 0 称为下降沿，有时可以用"⎍"或"⌉"表示．一般来说，时钟脉冲 CP 每个周期可分为 4 个部分：低电平 0 部分、高电平 1 部分、上升沿部分和下降沿部分，其波形如图 9-4 所示．

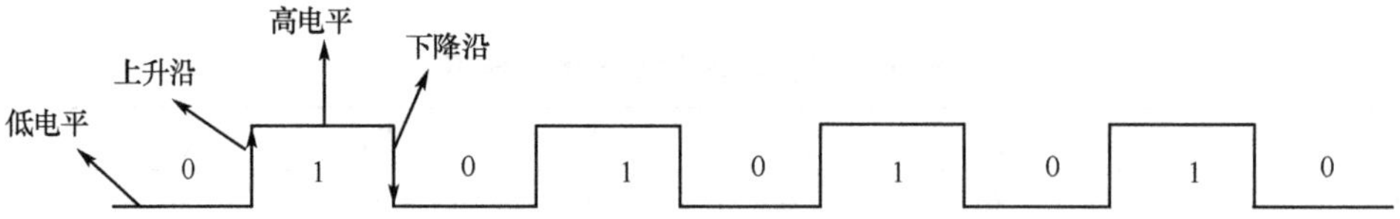

图 9-4　时钟脉冲四个部分示意图

如图 9-5(a) 是同步 RS 触发器的电路结构，它是在基本 RS 触发器的基础上增加了两个与非门和一个时钟脉冲输入端构成的，其中与非门 G_1、G_2 构成基本的触发器，与非门 G_3、G_4 是控制门．它具有两个输入端 R 和 S，其中 R 端称为置 0 端或者直接复位端，高电平有效，S 端称为置 1 端或者置位端，高电平有效．CP 时钟脉冲是输入的控制信号，Q 和 $\overline{Q}$ 是它的输出端．其逻辑符号如图 9-5(b)所示．

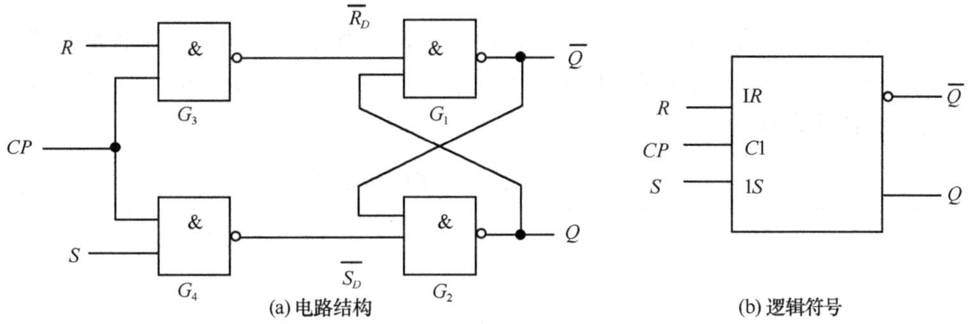

图 9-5　同步 RS 触发器

由图 9-5 可知，同步 RS 触发器有下列关系

$$\overline{S_D}=\overline{S\cdot CP}\ ,\ \overline{R_D}=\overline{R\cdot CP}$$

触发器的工作过程受到 CP 脉冲的控制，触发器的 R 、S 输入端是高电平有效．根据与非门“全 1 出 0，有 0 出 1”的逻辑规律来分析同步 RS 触发器工作原理．

（1）当 $CP=0$ 时，控制门被封锁，触发器保持原来状态不变．

当 $CP=0$ 时，有 $\overline{S_D}=\overline{S\cdot CP}=1$，$\overline{R_D}=\overline{R\cdot CP}=1$，这时无论 R、S 端输入什么信号，与非门 G_3、G_4 输出都为 1，基本 RS 触发器的状态保持不变．即没有时钟脉冲 CP 时，控制门被封锁，触发器保持原来的状态不变．

（2）当 $CP=1$ 时，控制门被打开，触发器的状态随输入信号的变化而改变．

当时钟脉冲 CP 到来时，时钟脉冲高电平加到与非门 G_3、G_4 的输入端，相当于两个与非门 CP 端都输入为 1. R、S 端输入的信号到与非门 G_3、G_4，与时钟脉冲的高电平进行与非运算后再送到基本 RS 触发器输入端．这时的同步 RS 触发器就相当一个基本的 RS 触发器．

1）当同步 RS 触发器输入端信号的 R 为有效控制信号（$R=1$）而 S 为无效控制信号（$S=0$）时，有 $\overline{R_D}=0$，$\overline{S_D}=1$，这就相当于基本 RS 触发器的 $\overline{R_D}$ 端输入为 0，所以，此时输出端 $Q^{n+1}=0$. 也就是说，当 $R=1$，$S=0$ 时，不管触发器原状态如何，触发器状态都将被复位为 0，所以 R 端称为置 0 端或复位端．

2）当同步 RS 触发器输入端信号的 S 为有效控制信号（$S=1$）而 R 为无效控制信号（$R=0$）时，有 $\overline{R_D}=1$，$\overline{S_D}=0$，这就相当于基本 RS 触发器的 $\overline{S_D}$ 端输入为 0，所以，此时输出端 $Q^{n+1}=1$. 也就是说，当 $S=1$，$R=0$ 时，不管触发器原状态如何，触发器状态都将被置位为 1，所以 S 端称为置 1 端或置位端．

3）当同步 RS 触发器 S 、R 两个输入端信号都为无效控制信号（$S=0$，$R=0$）时有 $\overline{S_D}=\overline{R_D}=1$，同步 RS 触发器的输出状态不变，即 $Q^{n+1}=Q^n$.

4）当同步 RS 触发器 S 、R 两个输入端信号都为有效控制信号（$S=R=1$）时，有 $\overline{S_D}=\overline{R_D}=0$，基本 RS 触发器的 $\overline{R_D}$ 、$\overline{S_D}$ 端输入为 0，所以，此时输出端状态出现 $\overline{Q^{n+1}}=1$、$Q^{n+1}=1$ 的逻辑混乱状态，一旦接着出现 R 和 S 有效信号同时撤除情况，即 $S=0$，$R=0$ 时，触发器输出状态不定．

同步 RS 触发器在工作时应当避免触发器的输出状态不定这种情况的发生，加约束条

件 $S \cdot R=1$ 进行限制，使 R、S 不能同时为 1，就能避免触发器工作状态出现逻辑混乱的情况.

同步 RS 触发器的功能表如表 9-3 所示，表中 * 表示当 R 和 S 同时撤除后触发器的状态不定，根据表 9-3 可以写出同步 RS 触发器次态 Q^{n+1} 与输入信号 CP、R、S 以及初态 Q^n 之间逻辑关系的特征方程为

表 9-3 同步 RS 触发器的功能表

CP	S	R	Q^n	Q^{n+1}	CP	S	R	Q^n	Q^{n+1}
0	×	×	0	0	1	1	0	1	1
0	×	×	1	1	1	0	1	0	0
1	0	0	0	Q^n	1	0	1	1	0
1	0	0	1	Q^n	1	1	1	0	1*
1	1	0	0	1	1	1	1	1	1*

$$Q^{n+1} = S + \overline{R}Q^n \tag{9-1}$$

【例 9-2】 已知同步 RS 触发器的 CP、R、S 的电压波形如图 9-6 所示，画出 Q 和 $\overline{Q}$ 的电压波形．假定触发器初态为 0.

解：根据同步 RS 触发器的逻辑功能：即当 $CP=0$ 时，触发器保持原来状态；当 $CP=1$ 时，触发器的置 1 端和置 0 端高电平有效，由功能表 9-3 可画出图 9-6 的工作波形.

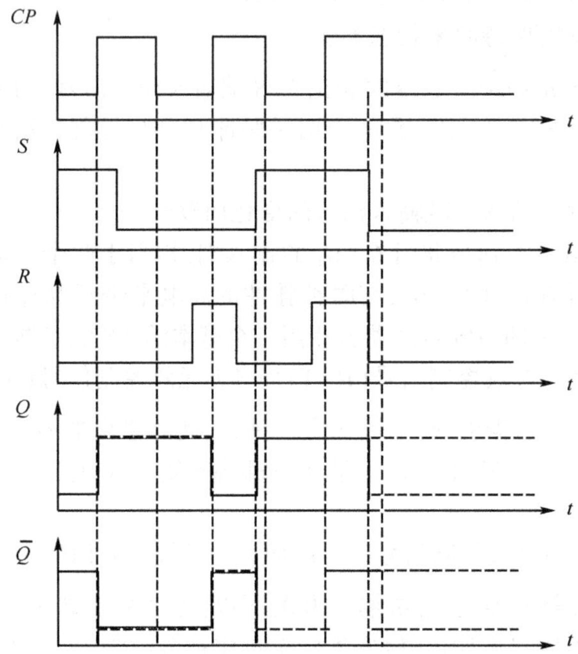

图 9-6 例 9-2 工作波形

在图 9-6 中，可以发现同步 RS 触发器存在着以下几个问题，使得它的应用受到限制.

1）存在着约束条件．如图 9-6 中的第 3 个脉冲 $CP=1$ 的期间，R、S 同时为 1 时，触发器的状态出现 $\overline{Q}=1$、$Q=1$ 的逻辑混乱状态，触发器处于非正常的工作状态，在 R 和 S 有效信号同时撤除，即 $S=0$、$R=0$ 时，触发器的状态不定.

2）存在空翻的可能性．在 $CP=1$ 的期间，由于控制门是打开的，此时如果输入信号发生两次或者两次以上的变化，那么触发器的状态有可能会随之翻转．触发器的状态发生两次或两次以上的变化称为空翻现象．如图 9-6 中第 2 个脉冲 $CP=1$ 的期间，由于输入信号 R、S 的变化，使得触发器的输出在此期间发生了空翻现象．对于触发器而言，空翻现象意味着触发器不能严格按照时钟信号的控制来运作，形成了逻辑上的混乱，使得电路无法正常的工作．为了解决空翻的现象，有效的方法是改进电路结构.

9.1.2　主从 JK 触发器

主从 JK 触发器既不存在输入信号的约束条件，也不会出现空翻现象．它是在同步 RS 触发器的基础上进一步完善得到的性能更为稳定的触发器．

主从 JK 触发器是由两级同步 RS 触发器通过一个与非门和两条反馈线连接而成，具体的电路结构如图 9-7(a) 所示．其中与非门 $G_1 \sim G_4$ 构成的触发器称为从触发器，与非门 $G_5 \sim G_8$ 构成的触发器称为主触发器．非门 G_9 的输入端加在与非门 G_7、G_8 的时钟脉冲信号输入端，输出端加在与非门 G_3、G_4 的时钟脉冲信号输入端，使得主从触发器的时钟脉冲信号始终保持逻辑非的关系，主触发器先翻转，从触发器后翻转，从而避免了空翻的现象．因为在 $CP=1$ 期间，非门 G_9 的输出为 0，从触发器的状态不会改变，而主触发器则根据输入信号进行翻转；当 CP 的下降沿到来时（$CP=0$），主触发器不会变化，从触发器根据主触发器的状态进行翻转，即主触发器的状态在上升沿时发生变化，从触发器的状态在下降沿时发生变化，所以说主从 JK 触发器的状态只可能在下降沿时发生变化，不可能在上升沿时发生变化．

主从 JK 触发器电路结构的简化图如图 9-7(b) 所示，从触发器的输出 Q 和 $\overline{Q}$ 分别接到了主触发器的置 0 端 R 和置 1 端 S，即 $S_{主}=J\overline{Q^n}$、$R_{主}=KQ^n$，则无论 J、K 为何值，输入端的信号 R、S 都不可能同时为 1，从而解除了对输入信号的约束．从触发器的输入有 $S_{从}=Q_{主}$，$R_{从}=\overline{Q}_{主}$下面简要地分析主从 JK 触发器的工作原理：

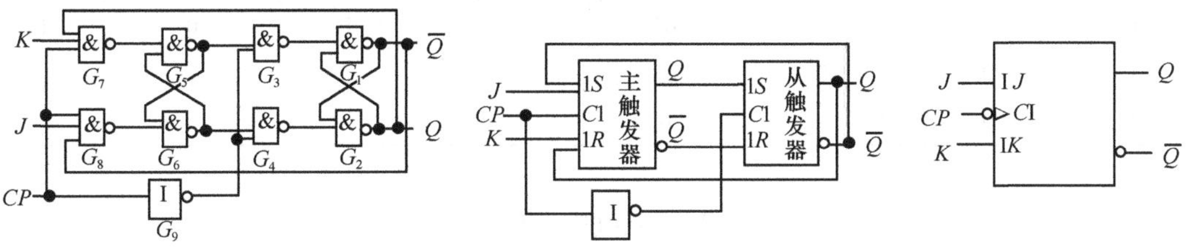

(a) 电路结构图　(b) 电路结构简化图　(c) 逻辑符号

图 9-7　JK 触发器

(1) 当 $J=K=1$ 时，触发器在下降沿时翻转．

若 $Q^n=1$，在 $CP=1$ 时，主触发器工作，此时由于 $S_{主}=J\overline{Q^n}=0$、$R_{主}=KQ^n=1$，所以主触发器输出为0. 当 CP 下降沿到来时，由于从触发器 $S_{从}=Q_{主}^{n+1}=0$，$R_{从}=\overline{Q_{主}^{n+1}}=1$，所以从触发器输出为 0，即 $Q^{n+1}=\overline{Q^n}=0$，触发器状态翻转．

若 $Q^n=0$，在 $CP=1$ 时，主触发器工作，此时由于 $S_{主}=J\overline{Q^n}=1$、$R_{主}=KQ^n=0$，所以主触发器输出为 1. 当 CP 下降沿到来时，由于从触发器 $S_{从}=Q^{n+1}=1$、$R_{从}=\overline{Q^{n+1}}=0$，所以从触发器输出为 1，即 $Q^{n+1}=\overline{Q^n}=1$，触发器状态翻转．

由以上的分析可以看出，当 $J=K=1$ 时，每来一个时钟脉冲，触发器翻转一次，即 $Q^{n+1}=\overline{Q^n}$．因而在这种输入信号下，触发器具备计数的功能．

(2) 当 $J=K=0$ 时，触发器状态在下降沿时保持不变．

若 $Q^n=1$，在 $CP=1$ 时，主触发器工作，此时由于 $S_{主}=J\overline{Q^n}=0$、$R_{主}=KQ^n=0$，主触发器输

出为 1. 当 CP 下降沿到来时，由于从触发器 $S_{从}=Q^{n+1}=1$，$R_{从}=\overline{Q^{n+1}_{主}}=0$，所以从触发器输出为 1. 若 $Q^n=0$，同理也可以分析其状态将保持 0 态．即当 $J=K=0$ 时，$Q^{n+1}=Q^n$.

（3）当 $J\neq K$ 时，触发器状态在下降沿时与 J 相同．

若 $J=0$、$K=1$、$Q^n=1$. 在 $CP=1$ 时，主触发器工作，此时由于 $S=J\overline{Q^n}=0$、$R=KQ^n=1$，所以主触发器输出为 0. 当 CP 下降沿到来时，由于从触发器 $S=0$、$R=1$，所以从触发器输出为 0 与 J 相同．若 $Q^n=0$，同理也可以分析其状态将复位为 0 态．即当 $J=0$、$K=1$ 时，$Q^{n+1}=J^n$.

若 $J=1$、$K=0$ 时，同理可分析，无论触发器的初态是 0 还是 1，它的次态都将被置 1. 即当 $J=1$、$K=0$ 时，$Q^{n+1}=J^n$.

由以上的分析可以看出，当 $J\neq K$ 时，每来一个时钟脉冲，触发器状态保持与 J 相同，即 $Q^{n+1}=J^n$.

综上所述，对主从 JK 触发器当时钟脉冲的上升沿到来之时，主触发器根据输入的信号确定并保存新状态；当时钟脉冲的下降沿到来之时，从触发器才开始接收主触发器保存的新状态．图 9-7(c) 是主从 JK 触发器逻辑符号，其中时钟脉冲 CP 前的小圆圈表示触发器是由时钟脉冲的下降沿触发的．

主从 JK 触发器的功能表如表 9-4 所示．根据表 9-4 可写出主从 JK 触发器的特征方程：

表 9-4　JK 触发器的功能表

CP	J	K	Q^{n+1}	CP	J	K	Q^{n+1}
×	×	×	Q^n	↓	1	0	1
↓	0	0	Q^n	↓	1	1	$\overline{Q^n}$
↓	0	1	0				

$$Q^{n+1}=J\overline{Q^n}+\overline{K}Q^n \tag{9-2}$$

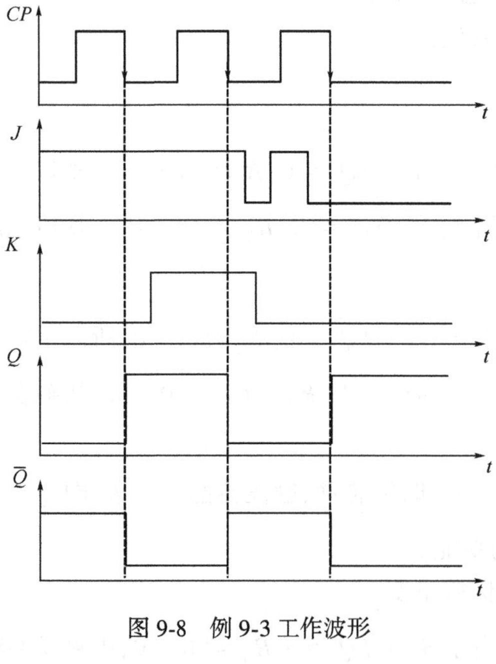

图 9-8　例 9-3 工作波形

【例 9-3】　已知主从 JK 触发器的 CP、J、K 的电压波形如图 9-8 所示，画出 Q 和 $\overline{Q}$ 相应的电压波形．假定触发器初态为 0.

解：根据主从 JK 触发器的逻辑功能：$J\neq K$，$Q^{n+1}=J^n$；$J=K=1$，$Q^{n+1}=\overline{Q^n}$；$J=K=0$，$Q^{n+1}=Q^n$；可得图 9-8 的工作波形：第 1 个 CP 的下降沿，$J=1$、$K=0$，$Q^{n+1}=J^n=1$，所以在 CP 下降沿处，触发器被置 1；第 2 个 CP 的下降沿，$J=K=1$，$Q^{n+1}=\overline{Q^n}=0$，所以在 CP 下降沿处，触发器由 1 翻转为 0；第 3 个 CP 的下降沿，$J=K=0$，触发器输出保持不变，但是由于在第 3 个 CP 的上升沿时 $J=1$，$K=0$，主触发器状态已经翻转为 1 了，覆盖了上一个脉冲所产生的 0 态，所以在下降沿时触发器输出要与第 3 个 CP 所导致的主触发器最新状态 1

保持一致,而不是与第 2 个 CP 的下降沿时从触发器的状态一致,即 $Q^{n+1} = Q^n = 1$.

从上面的例题分析可知特别需要注意,主从 JK 触发器的输出状态的改变发生在 CP 的下降沿,只有在输入信号是 $J=K=0$ 时,触发器的状态与上升沿时主触发器的最新状态保持一致,而不是与上一个 CP 的下降沿时的触发器状态一致. 因此,所有输入信号(除 $J=K=0$)只需要看下降沿时的输入端信号就能确定输出的状态,唯有输入信号为 $J=K=0$ 时,一定要返回去看上升沿时主触发器的状态,触发器的最终状态与这时的主触发器的状态保持一致.

9.1.3　边沿触发器

边沿触发器的状态只取决于时钟脉冲 CP 的上升沿或下降沿到达时刻输入信号的状态,这种电路结构的触发器大大提高了抗干扰能力和工作的可靠性.

1. D 触发器　将 JK 触发器的输入端 J 与 K 通过一个非门连接,就把 JK 触发器转化为 D 触发器,即 $J=\overline{K}$,令 $D=J=\overline{K}$,则有 $Q^{n+1}=J\overline{Q^n}+\overline{K}Q^n=D(\overline{Q^n}+Q^n)=D$,$D$ 触发器的特征方程为

$$Q^{n+1} = D \tag{9-3}$$

为了简化电路图,D 触发器的直接置 1 端 $\overline{S_D}$ 和直接置 0 端 $\overline{R_D}$ 可以省略不画. 图 9-9 是其逻辑符号,其中 CP 输入端处的边框内的">"表示触发器为边沿触发方式. 在 D 触发器工作的期间,$\overline{R_D}$ 和 $\overline{S_D}$ 一般均设置为高电平,即无效状态. 边沿 D 触发器的功能表如表 9-5 所示.

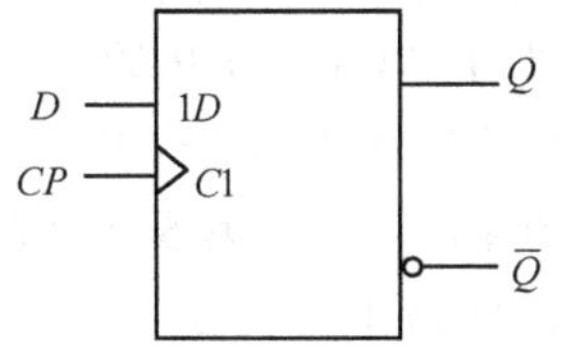

图 9-9　D 触发器逻辑符号

表 9-5　D 触发器的功能表

CP	D	Q^{n+1}
×	×	Q^n
↑	0	0
↑	1	1

D 触发器状态是在 CP 的上升沿时发生变化,触发器的状态取决于 CP 上升沿 D 端的信号,而在上升沿后,输入 D 端的信号变化对触发器的输出状态没有任何影响. 若忽略触发器的延迟时间,在 CP 的上升沿到来时,$D=0$,触发器置 0,在 CP 的上升沿到下一个 CP 的上升沿时间段,触发器一直为 0;如在 CP 的上升沿到来时,$D=1$,在 CP 的上升沿到下一个 CP 的上升沿时间段,触发器置 1.

【例 9-4】　已知边沿 D 触发器的 CP、D 的电压波形如图 9-10 所示,画出 Q 的电压波形. 假定触发器初态为 0.

解:根据 D 触发器的逻辑功能可得到图 9-10 的工作波形:第 1 个 CP 的上升沿到来时 $D=1$,所以 $Q=1$,因此,输出状态由 0 翻转为 1;第 2 个 CP 的上升沿到来时 $D=0$,所以 $Q=0$,因此,输出状态由 1 翻转为 0;第 3 个 CP 的上升沿到来时 $D=1$,所以 $Q=1$,因此,输出状态由 0 再翻转为 1.

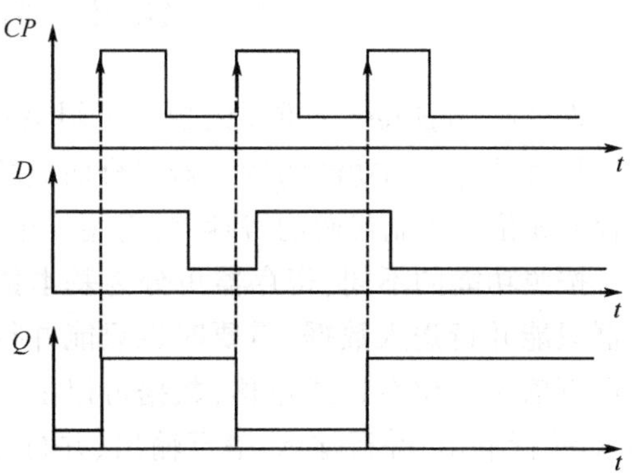

图 9-10　例 9-4 工作波形

2. T 触发器 将 JK 触发器的两个输入端 J、K 直接相接就转变为只有一个输入端的触发器,输入端用 T 表示,即 $J = K = T$,此时就把 JK 触发器转化为 T 触发器. 当控制信号 $T = 1$ 时,每来一次 CP 时钟脉冲 T 触发器的状态也随之翻转一次;而当 $T = 0$ 时,T 触发器的状态保持不变. 边沿 T 触发器的逻辑符号如图 9-11 所示,功能表如表 9-6 所示. T 触发器的特性方程为

$$Q^{n+1} = T\overline{Q^n} + \overline{T}Q^n \tag{9-4}$$

【例 9-5】 已知边沿 T 触发器的 CP、T 的电压波形如图 9-12 所示,画出 Q 的电压波形. 假定触发器初态为 0.

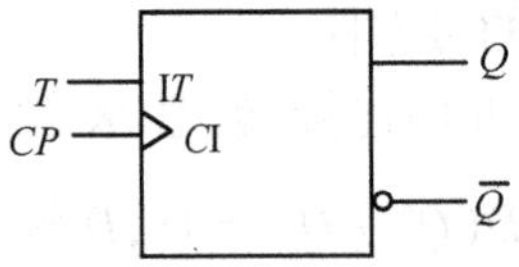

图 9-11 T 触发器的逻辑符号

表 9-6 T 触发器的功能表

CP	T	Q^{n+1}
×	×	Q^n
↑	0	Q^n
↑	1	$\overline{Q^n}$

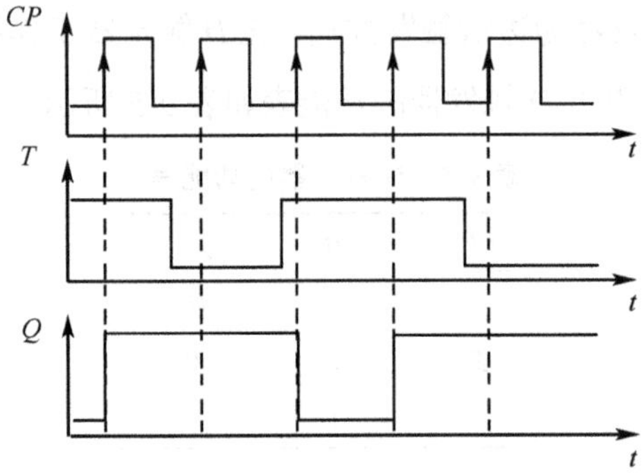

图 9-12 例 9-5 工作波形

解:根据 T 触发器的逻辑功能,$T=1$,Q 翻转;$T=0$,Q 保持不变,可画出 Q 的电压波形如图 9-12 所示:第 1 个 CP 的上升沿到来时 $T=1$,Q 由 0 翻转为 1;第 2 个 CP 的上升沿到来时 $T=0$,Q 保持不变为 1;第 3 个 CP 的上升沿到来时 $T=1$,Q 由 1 翻转为 0,第 4 个 CP 的上升沿到来时 $T=1$,Q 由 0 翻转为 1;第 5 个 CP 的上升沿到来时 $T=0$,Q 保持不变为 1.

3. T'触发器 将 D 触发器的输入端 D 与输出端 $\overline{Q}$ 直接连接,D 触发器就转化为 T' 触发器,T' 触发器的特征方程为

$$Q^{n+1} = D = \overline{Q^n} \tag{9-5}$$

式(9-5)说明每来一个 CP 脉冲,T' 触发器的状态就翻转一次.

9.2 寄 存 器

寄存器(register)是重要的数字逻辑器件,常被用来存放数据、指令等二进制代码. 寄存器是由具有存储功能的触发器组合而成的. 由于一个触发器可以存储 1 位二进制代码,故存放 n 位二进制代码的寄存器,需用 n 个触发器来构成.

按照功能的不同,寄存器可分为基本数码寄存器和移位寄存器两大类. 基本数码寄存器只能并行送入数据,需要时也只能并行输出. 移位寄存器中的数据可以在移位脉冲作用下依次逐位右移或左移,数据可以由四种方式输入和输出:串行输入-串行输出、串行输入-并行输出、并行输入-串行输出、并行输入-并行输出. 移位寄存器十分灵活,用途也很广泛.

9.2.1　数码寄存器

能够存放二进制代码的电路称为数码寄存器(digital registers). 具备存储功能的寄存器都可以构成数码寄存器,它具备接收、暂时存放和清除原有代码的功能.

数码寄存器主要由触发器组成,图 9-13 所示是一个由 4 个 D 触发器构成的 4 位数码寄存器的电路图,4 个 D 触发器的 CP 脉冲连接在一起,作为数码的控制端. $D_0 \sim D_3$ 为数据的输入端,$Q_0 \sim Q_3$ 为数据的输出端, $\overline{R_D}$ 为复位端. 这些触发器在 CP 脉冲上升沿到来时才能工作,其工作过程如下:

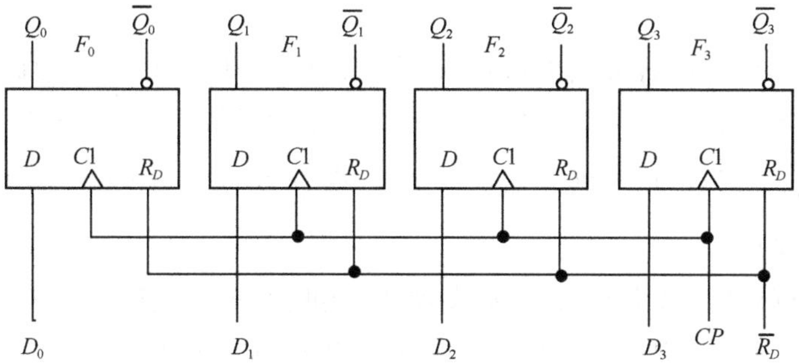

图 9-13　4 位数码寄存器

(1) 清除原来的数码:令 $\overline{R_D}=0$、$\overline{S_D}=1$,数码寄存器先进行清零,$Q_0 \sim Q_3$ 端输出均为 0. 即 $Q_0Q_1Q_2Q_3=0000$,而当数码寄存器在工作时, $\overline{R_D}$ 、$\overline{S_D}$ 置高电平,即 $\overline{R_D}=\overline{S_D}=1$.

(2) 寄存数码. 假设要存放的数为“0101”,可以将“0101”相应地加到数码寄存器的输入端 $D_0D_1D_2D_3$,由于 D 触发器的工作特点,在 CP 脉冲的上升沿到来时,触发器的状态与输入端的数据相同,则 $Q_0Q_1Q_2Q_3=0101$,于是数码“0101”被存入寄存器中.

(3) 保持数码. 当 $\overline{R_D}=\overline{S_D}=1$、且 CP 脉冲上升沿过后,各个触发器都处于保持状态.

由于该寄存器可以同时输入各位数码,并且可以同时输出各位数码,故又称为并行输入-并行输出数码寄存器. 与之相反,一位一位地依次输入各位数码,并且一位一位地依次输出各位数码的数码寄存器称为串行输入-串行输出数码寄存器,而一位一位地依次输入各位数码,并且可以同时输出各位数码的数码寄存器称为串行输入-并行输出数码寄存器,与之相反的是并行输入-串行输出数码寄存器.

9.2.2　移位寄存器

移位寄存器(shift register)除了具有存储数据的功能外,还有对数据进行移位的功能. 这种寄存器可以用来对数据进行计算和处理,所以广泛地被应用于计算机中. 移位寄存器又可以分为单向移位寄存器、双向移位寄存器. 单向移位寄存器又分为左移和右移两种.

1. 单向移位寄存器　如图 9-14 所示是一个由 4 个 D 触发器构成的 4 位单向右移寄存器, $\overline{R_D}$ 为复位端,它同时接到了 4 个触发器的复位端. 与此同时所有触发器的时钟输入都接到了一起,由同一个移位脉冲 CP 所控制. 触发器 F_0 的 Ds 端为输入端接收输入信号,而其余的每个触发器的输入端均与上一个触发器的输出端相连.

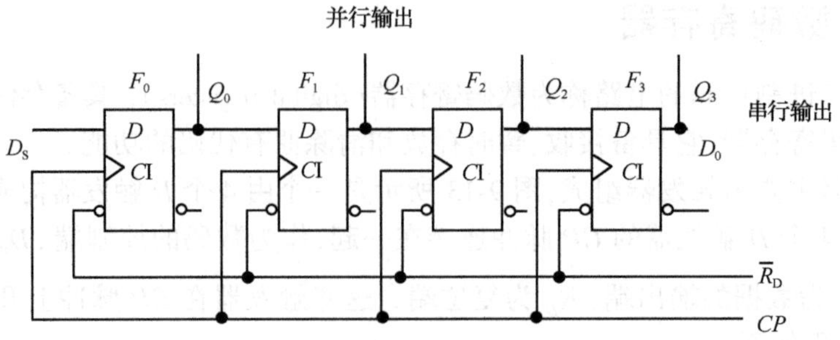

图 9-14　4 位移位寄存器

图 9-14 单向移位寄存器采用串行输入-并行输出，若假设输入的数码为“1011”. 单向移位寄存器与数码寄存器一样，为了保持移位寄存器能正常工作，需在工作前先将其清零，令 $\overline{R_D}=0$、$\overline{S_D}=1$，寄存器的所有触发器进行清零，即 $Q_0Q_1Q_2Q_3=0000$. 而当数码寄存器在工作时，令 $\overline{R_D}=\overline{S_D}=1$.

当第 1 个 CP 脉冲上升沿到来时，触发器 F_0 接收第 1 位数码 D_0，Q_0 输出的状态与 D_0 一致，而触发器 F_1、F_2、F_3 则按照 $Q_1Q_2Q_3$ 原来的状态 000 输出，即 $Q_0Q_1Q_2Q_3=1000$. 第二个移位脉冲 CP 的作用下，F_0 接收第 2 位数码 0，Q_0 输出为 0，F_1 接收 F_0 的原来输出 1，Q_1 输出为 1，F_2、F_3 保持原来的 0 状态，则输出 $Q_0Q_1Q_2Q_3=0100$. 第三个移位脉冲 CP 的作用下，F_0 接收第 3 位数码 1，Q_0 输出为 1，F_1 接收 F_0 的原来输出 0，Q_1 输出为 0，F_2 接收 F_1 原来的输出 1，Q_2 输出为 1，F_3 保持原来的 0 状态，输出 $Q_0Q_1Q_2Q_3=1010$. 第四个移位脉冲 CP 的作用下，F_0 接收第 4 位数码 1，Q_0 输出为 1，F_1 接收 F_0 原来的输出 1，Q_1 输出为 1，F_2 接收 F_1 原来的输出 0，Q_2 输出为 0，F_3 接收 F_2 原来的输出 1，Q_3 输出为 1，输出 $Q_3Q_2Q_1Q_0=1011$. 移位寄存器的数码移动情况如表 9-7 所示，各触发器工作的波形如图 9-15 所示 .

表 9-7　移位寄存器

CP	D	Q_0	Q_1	Q_2	Q_3
0	0	0	0	0	0
1	1	1	0	0	0
2	0	0	1	0	0
3	1	1	0	1	0
4	1	1	1	0	1

2. 双向移位寄存器　前面介绍的单向移位寄存器只能单独向左或向右移动数据，而双向移位寄存器在移位方向控制信号的控制下，既可以左移又可以右移 .

如图 9-16 所示是一个 4 位双向移位寄存器 . 该寄存器主要由 4 个 D 触发器和一些与或非门及非门构成 . 双向移位寄存器有左移串行输入端 D_{SL}、左移串行输出端 D_{OL} 和右移串行输入端 D_{SR}、右移串行输出端 D_{OR}，另外还有并行输出端 $Q_0Q_1Q_2Q_3$. S 是控制双向移位寄存器的移位方向的移拉控制信号 .

根据图 9-16 所示的逻辑电路，触发器 F_0、F_1、F_2、F_3 所对应的输入端的逻辑表达式为：

$$
\begin{cases}
D_0 = \overline{\overline{S\,\overline{D_{SR}} + \overline{S}Q_1}} \\
D_1 = \overline{\overline{S\,\overline{Q_0} + \overline{S}Q_2}} \\
D_2 = \overline{\overline{S\,\overline{Q_1} + \overline{S}Q_3}} \\
D_2 = \overline{\overline{S\,\overline{Q_2} + \overline{S}D_{SL}}}
\end{cases}
\tag{9-6}
$$

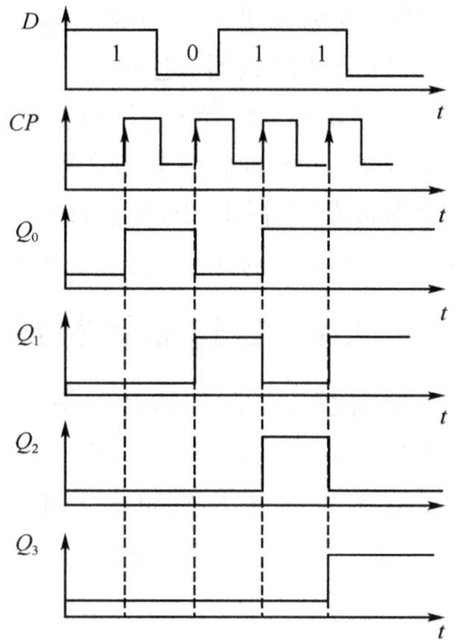

图 9-15　移位寄存器的工作波形

由上面的式子，可以推导出双向移位寄存器的逻辑功能如下：

（1）当 $S=1$ 时，$D_0=D_{SR}$，$D_1=Q_0$，$D_2=Q_1$，$D_3=Q_2$，此时移位脉冲的作用下，数据由 D_{SR} 输入，可以从 D_{OR} 或者 $Q_0Q_1Q_2Q_3$ 输出，相当于一个串行输入-串行输出或者串行输入-并行输出右移的单向移位寄存器；

（2）当 $S=0$ 时，$D_0=Q_1$，$D_1=Q_2$，$D_2=Q_3$，$D_3=D_{SL}$，此时移位脉冲的作用下，数据由 D_{SL} 输入，可以从 D_{OR} 或者 $Q_0Q_1Q_2Q_3$ 输出，相当于一个串行输入-串行输出或者串行输入-并行输出左移的单向移位寄存器．

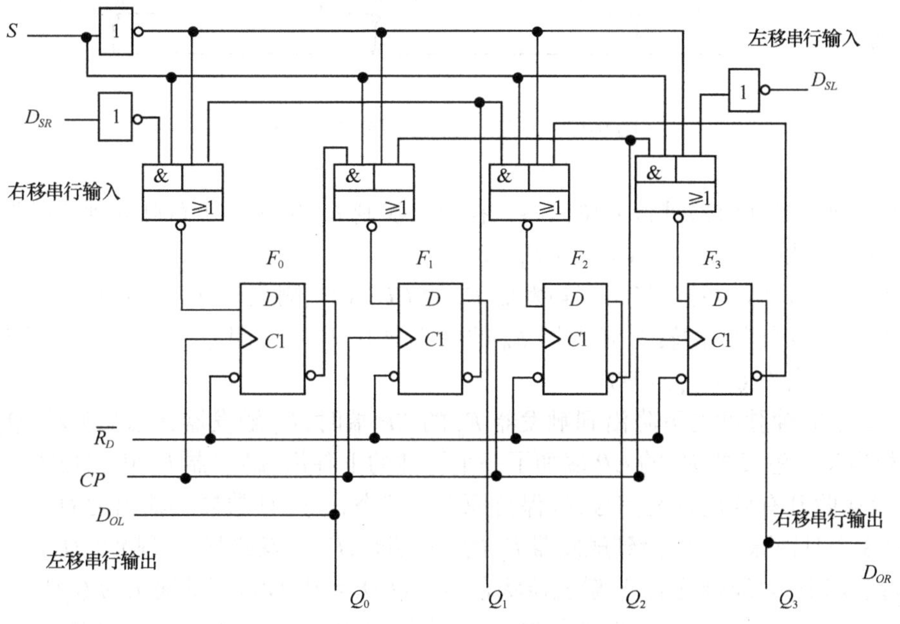

图 9-16　双向 4 位移位寄存器

9.3　计　数　器

计数器（counter）是一种具有计数功能的电路，它主要由触发器和门电路组成，是数字系统中使用最多的时序逻辑电路之一．计数器不但可用来对脉冲的个数进行计数，还具备数字运算、分频、定时控制等功能．计数器种类有二进制计数器、十进制计数器和任意进制计数器(或称 N 进制计数器),这些计数器中又有加法计数器(又称递增计数器)和减法计数器(也称递减计数器)之分.

按照其触发的特点,计数器可分为异步计数器和同步计数器. 所谓“异步”是指计数器中各电路(一般为触发器)没有统一时钟脉冲控制,或者没有时钟脉冲控制,各触发器状态变化不是发生在同一时刻. 而“同步”是指计数器中的各触发器都受到同一时钟脉冲的控制,所有触发器的状态变化都在同一时刻发生.

9.3.1 二进制计数器

1. 异步二进制加法计数器 二进制加法计数器是一种遵循二进制计数原则的计数器. 图 9-17 所示是一个 3 位二进制异步加法计数器的逻辑电路,它由 3 个下降沿触发的 JK 触发器组成,其中 J、K 端都悬空,相当于 $J=K=1$. 触发器 F_1、F_2 的时钟脉冲均与前一个触发器 F_0、F_1 的输出 Q_0、Q_1 相连接. 而 $\overline{R_D}$ 为复位端.

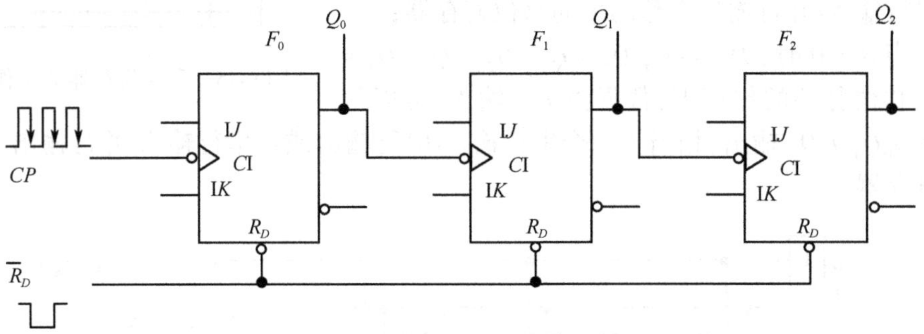

图 9-17 3 位二进制异步加法计数器

在工作前先对计数器进行复位清零. 在复位控制 $\overline{R_D}$ 端送一个负脉冲到各触发器的 $\overline{R_D}$ 端,各个触发器状态都变为 0,即 $Q_2Q_1Q_0=000$.

当第 1 个时钟脉冲的下降沿到触发器 F_0 的 CP 端时,触发器 F_0 开始工作,由于 $J=1$, $K=1$,触发器的功能是“翻转”,触发器 F_0 的状态自 0 变为 1,即 $Q_0=1$,其他触发器状态不变,计数器的输出为 $Q_2Q_1Q_0=001$.

当第 2 个时钟脉冲的下降沿到触发器 F_0 的 CP 端时,F_0 触发器状态又翻转,Q_0 由 1 变为 0,这相当于给触发器 F_1 的 CP 端加了一个脉冲的下降沿,触发器 F_1 状态翻转,Q_1 由 0 变为 1,F_2 没接收到有效地触发信号,故保持原来 0 状态,此时计数器的输出为 $Q_2Q_1Q_0=010$.

当第 3 个时钟脉冲下降沿到触发器 F_0 的 CP 端时,F_0 触发器状态又翻转,Q_0 由 0 变为 1, F_1、F_2 没接收到有效地触发信号,触发器状态不变 $Q_2Q_1=01$,计数器的输出为 $Q_2Q_1Q_0=011$.

同理可知,当第 4~7 个脉冲到来时,计数器的 $Q_2Q_1Q_0$ 依次变为 100、101、110、111. 由此可见,随着脉冲的不断到来,计数器的计数值不断递增,这种计数器称为加法计数器. 当输入第 8 个脉冲时,计数器的状态又变为 000,随着后续时钟脉冲的不断到来,计数器又重新开始对脉冲进行计数. 3 位二进制异步加法计数器的时钟脉冲输入个数与计数器的状态见表 9-8 所示.

表 9-8　状态变换表

CP	Q_2	Q_1	Q_0	十进制数
0	0	0	0	0
1	0	0	1	1
2	0	1	0	2
3	0	1	1	3
4	1	0	0	4
5	1	0	1	5
6	1	1	0	6
7	1	1	1	7
8	0	0	0	0

n 位二进制加法器计数器的最大计数为 2^n-1 个，所以 3 位异步二进制加法计数器最大计数为 7 个．另外，异步二进制加法计数器除了能计数外，还具有分频作用．

根据在 CP 的下降沿时刻 F_0 触发器的输出翻转，在 Q_0 的下降沿时刻 F_1 触发器的输出翻转，在 Q_1 的下降沿时刻 F_2 触发器的输出翻转，可得到 3 位异步二进制加法计数器的 CP 脉冲和各触发器输出波形如图 9-18 所示．从波形图可以看出，当第 1 个时钟脉冲下降沿来时，Q_0 由 0 翻转为 1，Q_1、Q_2 状态不变，当第 2 个时钟脉冲下降沿来时，Q_0 由 1 翻转为 0，Q_1 由 0 翻转为 1，Q_2 状态不变，而第 4 个时钟脉冲下降沿来时，Q_0 由 1 翻转为 0 ，Q_1 由 1 翻转为 0 ，Q_2 状态由 0 翻转为 1. 由图 9-18 可以看出：每个触发器输出端（Q 端）的脉冲信号频率只有输入端（CP 端）脉冲信号一半，也就是说，信号每经一个触发器后频率会降低一半，这种功能称为“二分频”．由于每个触发器能将输入信号的频率降低一半，3 位二进制计数器采用 3 个触发器，它最多能将信号频率降低 8 倍．如果 CP 脉冲频率为 1000Hz，那么 Q_0、Q_1、Q_2 端输出的脉冲频率分别是 500Hz、250Hz、125Hz.

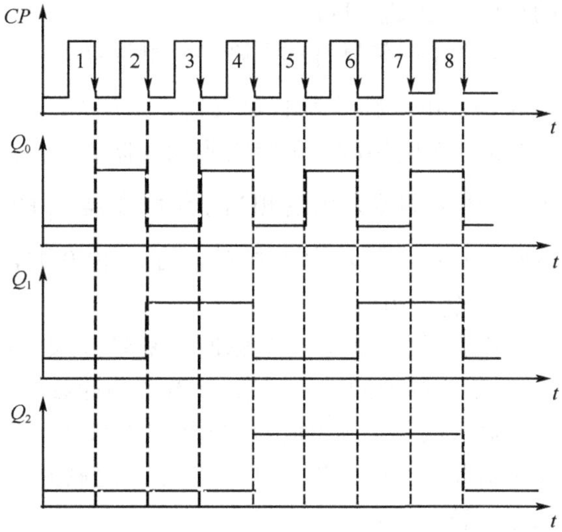

图 9-18　3 位二进制异步加法计数器的工作波形

2. 异步二进制减法计数器　在上述 3 位异步二进制加法计数器的基础上，只需把触发器 F_1 的时钟脉冲与前一个触发器 F_0 的输出 Q_0 改为 $\overline{Q_0}$ 连接、触发器 F_2 的时钟脉冲与前一个触发器 F_1的输出 Q_1 改为 $\overline{Q_1}$ 连接，则构成了 3 位异步二进制减法计数器，具体如图 9-19 所示．

其工作原理与 3 位异步二进制加法计数器相似．首先，在工作前先对计数器进行复位清零．在复位控制 $\overline{R_D}$ 端送一个负脉冲到各触发器 $\overline{R_D}$ 端，各个触发器状态都变为 0，即 $Q_2Q_1Q_0=000$，$\overline{Q_2}\ \overline{Q_1}\ \overline{Q_0}=111$.

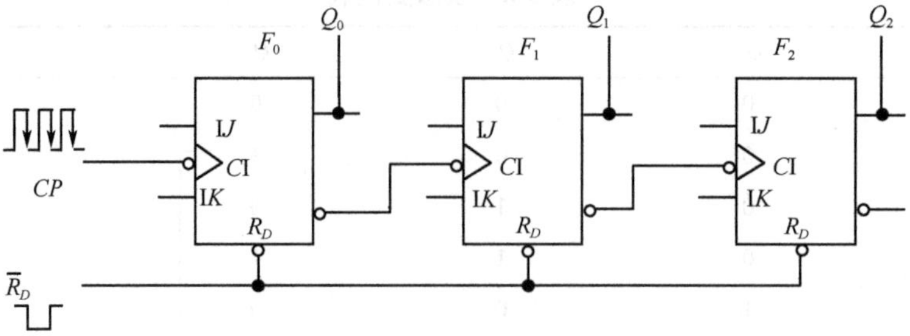

图 9-19　3 位二进制异步减法计数器

当第 1 个时钟脉冲的下降沿到触发器 F_0 的 CP 端时，触发器 F_0 开始工作，由于 $J=1$，$K=1$，触发器的功能是“翻转”，触发器 F_0 的状态自 0 翻转为 1，即 $Q_0=1$，$\overline{Q_0}$ 自 1 翻转为 0，这相当于给触发器 F_1 的 CP 端加了一个脉冲的下降沿，触发器 F_1 状态翻转，Q_1 由 0 翻转为 1，相对应的 $\overline{Q_1}$ 自 1 翻转为 0；同样的分析可知，触发器 F_2 最后的状态为 1．而 $\overline{Q_2}=0$．计数器的输出 $Q_2Q_1Q_0=111$．

当第 2 个时钟脉冲的下降沿到触发器 F_0 的 CP 端时，F_0 触发器状态又翻转，Q_0 由 1 翻转为 0，$\overline{Q_0}$ 由 0 翻转为 1，触发器 F_1、F_2 状态保持不变，计数器的输出为 $Q_2Q_1Q_0=110$．

当第 3 个时钟脉冲下降沿到触发器 F_0 的 CP 端时，F_0 触发器状态又翻转，Q_0 由 0 翻转为 1，$\overline{Q_0}$ 由 1 翻转为 0，这相当于给触发器 F_1 的 CP 端加了一个脉冲的下降沿，触发器 F_1 状态翻转，Q_1 由 1 翻转为 0，相对应的 $\overline{Q_1}$ 由 0 翻转为 1；触发器 F_2 状态保持不变，计数器的输出为 $Q_2Q_1Q_0=101$．

同样道理，当第 4~7 个脉冲到来时，计数器的 $Q_2Q_1Q_0$ 依次变为 100、011、010、001．由此可见，随着脉冲的不断到来，计数器的计数值不断递减，这种计数器称为减法计数器．

当输入第 8 个脉冲时，计数器的状态又变为 000，随着后续时钟脉冲的不断到来，计数器又重新开始对脉冲进行计数．3 位二进制异步减法计数器的时钟脉冲输入个数与计数器的状态见表 9-9 所示．

表 9-9　状态变换表

CP	Q_2	Q_1	Q_0	十进制数
0	0	0	0	0
1	1	1	1 ←	7
2	1	1	0	6
3	1	0	1	5
4	1	0	0	4
5	0	1	1	3
6	0	1	0	2
7	0	0	1	1
8	0	0	0	0

异步二进制电路虽然电路简单，但是也存在明显的缺点：因为异步二进制电路是以串

行的方式连接的，所以在最坏的情况下要等待所有各级触发器的延迟之和之后，新的状态才得以稳定，这样使得工作的效率降低，也使得其应用受到了很大的限制．

3. 同步二进制计数器 由于同步二进制计数器的计数脉冲同时接到了每个触发器的时钟脉冲输入端，计数器中所有的触发器都可以在一个计数脉冲的下降沿或者上升沿完成翻转，从而提高了计数器的效率．

3 位同步二进制加法计数器如图 9-20 所示，它由 3 个 *JK* 触发器和一个与门组成．与异步计数器不同的是，它将计数脉冲同时送到每个触发器的 *CP* 端，计数脉冲到来时，各个触发器同时工作，这种形式的计数器称为同步计数器．

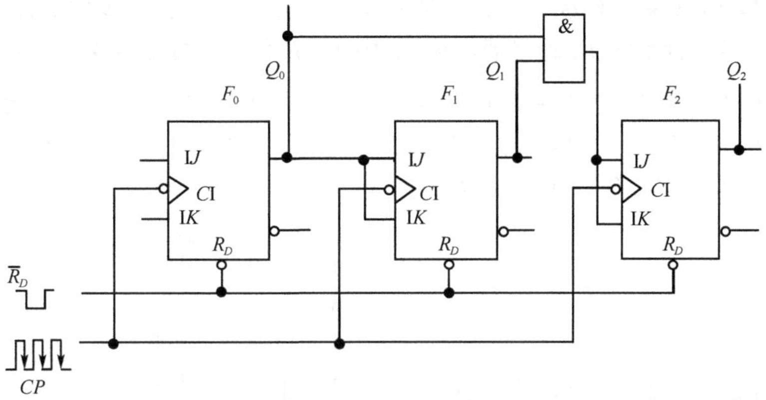

图 9-20 3 位二进制同步加法计数器

首先，在工作前先对计数器进行复位清零．在复位控制 $\overline{R_D}$ 端送一个负脉冲到各触发器 $\overline{R_D}$ 端，各个触发器状态都变为 0，即 $Q_2Q_1Q_0=000$.

当第 1 个时钟脉冲的下降沿到来时，3 个触发器同时工作．在时钟脉冲下降沿到来时，由于触发器 F_0 的 $J=K=1$，触发器的功能是“翻转”，触发器 F_0 的状态自 0 变为 1，又因为触发器 F_0 从接收 *CP* 脉冲上升沿到达开始到其输出端新状态的建立需要经过一段延迟的时间，所以，此时触发器 F_1 的输入 $J=K=0$，触发器 F_1 状态保持不变仍为 0，而触发器 F_2 的 $J=K=Q_0Q_1=0$，触发器 F_2 状态保持不变，仍为 0. 第 1 个时钟脉冲过后，计数器的输出为 $Q_2Q_1Q_0=001$.

当第 2 个时钟脉冲的下降沿到来时，3 个触发器同时工作．在时钟脉冲下降沿到来时，由于触发器 F_0 的 $J=K=1$，触发器的功能是“翻转”，触发器 F_0 的状态自 1 变为 0，触发器 F_1 的输入 $J=K=1$，触发器的功能是“翻转”，触发器 F_1 的状态自 0 变为 1，而触发器 F_2 的 $J=K=Q_0Q_1=0$，触发器 F_2 状态保持不变，仍为 0. 第 2 个时钟脉冲过后，计数器的输出为 $Q_2Q_1Q_0=010$.

以此类推，当第 3～7 个时钟脉冲下降沿到来时，计数器状态故次变为 011、100、101、110、111. 当输入第 8 个脉冲时，计数器状态又变为 000. 随着后续时钟脉冲的不断到来，计数器又重新开始对脉冲进行计数．3 位二进制同步加法计数器的时钟脉冲输入个数与计数器的状态见表 9-7 所示．

从上面的分析可以看出，同步计数器的各个触发器在时钟脉冲的控制下同时工作，计数速度加快．如果将图 9-20 的 3 位二进制同步加法计数器的触发器 F_1、F_2 的时钟脉冲均

与前一个触发器 F_0、F_1 的输出 Q_0、Q_1 相连接的部分改为均与前一个触发器 F_0、F_1 的输出 $\overline{Q_0}$、$\overline{Q_1}$ 相连接,则构成了 3 位同步二进制减法计数器 .

9.3.2 十进制异步计数器

二进制计数器虽然结构简单,运算符合计算机内部的计算特点,但是,这与人们一直以来的计数习惯还是有很大出入 . 十进制计数器是一种符合人们长久以来计数习惯的计数器 . 十进制计数器与 4 位二进制计数器有些相似,但 4 位二进制计数器需要计数到 1111 然后才能返回到 0000. 而十进制计数器要求计数到 1001 就返回 0000.

1. 十进制异步加法计数器 图 9-21 所示是一个 4 位十进制异步加法计数器的逻辑电路,它由 4 个下降沿触发的 JK 触发器组成,其中 F_0、F_2 的输入端 J、K 悬空,相当于接入高电平,而触发器 F_1 的 K 端悬空,J 端与 F_3 的 $\overline{Q_3}$ 连接,触发器 F_3 的 K 端悬空,J 端与 F_1、F_2 的输出端 Q_1、Q_2 连接,此时相当于 $J=Q_1Q_2$. F_0 的 CP 端接入时钟脉冲,F_1、F_3 的 CP 端接入 F_0 的输出端 Q_0,F_2 的 CP 端接入 F_1 的输出端 Q_1.

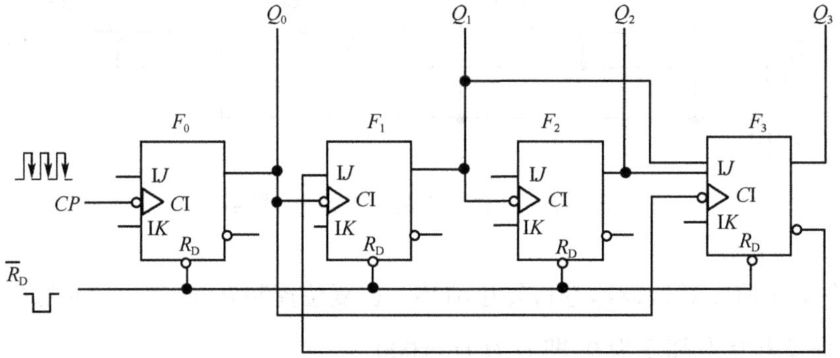

图 9-21 4 位十进制异步加法计数器

首先,在工作前先对计数器进行复位清零 . 在复位控制 $\overline{R_D}$ 端送一个负脉冲到各触发器 $\overline{R_D}$ 端,各个触发器状态都变为 0,即 $Q_3Q_2Q_1Q_0=0000$.

当第 1 个时钟脉冲的下降沿到触发器 F_0 的 CP 端时,触发器 F_0 开始工作,由于 $J=K=1$,触发器的功能是“翻转”,触发器 F_0 的状态由 0 变为 1,即 $Q_0=1$,而其他触发器 F_1、F_2、F_3 没接收到有效地触发信号保持原来的 0 状态,故计数器的输出为 $Q_3Q_2Q_1Q_0=0001$.

当第 2 个时钟脉冲的下降沿到触发器 F_0 的 CP 端时,F_0 触发器状态又翻转,Q_0 由 1 变为 0,这相当于给触发器 F_1、F_3 的 CP 端加了一个脉冲的下降沿,触发器 F_1、F_3 开始工作,此时触发器 F_1 的 $J=\overline{Q_3}=1$,$K=1$,则 Q_1 由 0 翻转为 1,而触发器 F_2 没接收到有效地触发信号保持原来的 0 状态 . 根据与门运算“有 0 出 0”的规律,触发器 F_3 的 $J=Q_1Q_2=0$,$K=1$,则输出 $Q_3=0$,故计数器的输出为 $Q_3Q_2Q_1Q_0=0010$.

当第 3 个时钟脉冲的下降沿到触发器 F_0 的 CP 端时,F_0 触发器状态又翻转,触发器 F_0 的状态由 0 变为 1,即 $Q_0=1$,而其他触发器 F_1、F_2、F_3 没接收到有效地触发信号保持原来的状态,故计数器的输出为 $Q_3Q_2Q_1Q_0=0011$.

当第 4 个时钟脉冲的下降沿到触发器 F_0 的 CP 端时,F_0 触发器状态又翻转,Q_0 由 1 变为 0,这相当于给触发器 F_1、F_3 的 CP 端加了一个脉冲的下降沿,触发器 F_1、F_3 开始工作,此时

触发器 F_1 的 $J=\overline{Q_3}=1, K=1$，则 Q_1 由 1 翻转为 0，这使得 F_2 的 CP 端也接收到了一个脉冲的下降沿，Q_2 由 0 翻转为 1. 根据与门运算"有 0 出 0"的规律，触发器 F_3 的 $J=Q_1Q_2=0, K=1$，则输出 $Q_3=0$，故计数器的输出为 $Q_3Q_2Q_1Q_0=0100$.

采用类似的分析方法，当依次输入第 5～9 个计数脉冲时，计数器则依次输出 0011、0100、0101、0110、0111、1000、1001.

当第 10 个计数脉冲下降沿送到触发器 F_0 的 CP 端时，F_0 触发器状态又翻转，Q_0 由 1 变为 0，这相当于给触发器 F_1、F_3 的 CP 端加了一个脉冲的下降沿，触发器 F_1、F_3 开始工作，此时触发器 F_1 的 $J=\overline{Q_3}=0, K=1$，则输出 $Q_1=0$，而触发器 F_2 没接收到有效地触发信号保持原来的 0 状态. 根据与门运算"有 0 出 0"的规律，触发器 F_3 的 $J=Q_1Q_2=0, K=1$，则输出 $Q_3=0$，故计数器的输出为 $Q_3Q_2Q_1Q_0=0000$.

第 11 个之后的计数脉冲下降沿到来时，计数器又重复上述过程进行计数. 从上述过程可以看出，当输入 1～9 计数脉冲时，计数器依次输出 0000～1001，当输入第 10 个计数脉冲时，计数器输出变为 0000，然后重新开始计数，它跳过了 4 位二进制数计数时出现的 1010、1011、1100、1101、1110、1111 这 6 个数. 4 位十进制同步加法计数器的时钟脉冲输入个数与计数器的状态见表 9-10 所示.

表 9-10　状态变换表

CP	Q_3	Q_2	Q_1	Q_0	十进制数
0	0	0	0	0	0
1	0	0	0	1	1
2	0	0	1	0	2
3	0	0	1	1	3
4	0	1	0	0	4
5	0	1	0	1	5
6	0	1	1	0	6
7	0	1	1	1	7
8	1	0	0	0	8
9	1	0	0	1	9
10	0	0	0	0	10

2. 十进制同步加法计数器　图 9-22 是由 4 个边沿 T 触发器(JK 触发器转换而成)和一些与门、与或门组成的十进制同步加法计数器. 时钟脉冲同时接在触发器的 CP 端. 最低位触发器 F_0 的输入端 T_0 接入高电平 1，F_0 的输出端 Q_0 与 F_3 的反相输出端 $\overline{Q_3}$ 经过与门 G_1 接到 F_1 的输入端 T_1，F_0 与 F_1 的输出端 Q_0 与 Q_1 经过与门 G_2 接到 F_2 的输入端 T_2，F_0、F_1、F_2 的输出端 Q_0、Q_1、Q_2 与 F_0、F_3 的输出端 Q_0、Q_3 经过与或门 G_3 接到 F_3 的输入端 T_3.

根据图 9-22 可以写出各个触发器的逻辑方程：

$$\begin{cases} T_0 = 1 \\ T_1 = Q_0^n \overline{Q_3^n} \\ T_2 = Q_0^n Q_1^n \\ T_3 = Q_0^n Q_1^n Q_2^n + Q_0^n Q_3^n \end{cases} \tag{9-7}$$

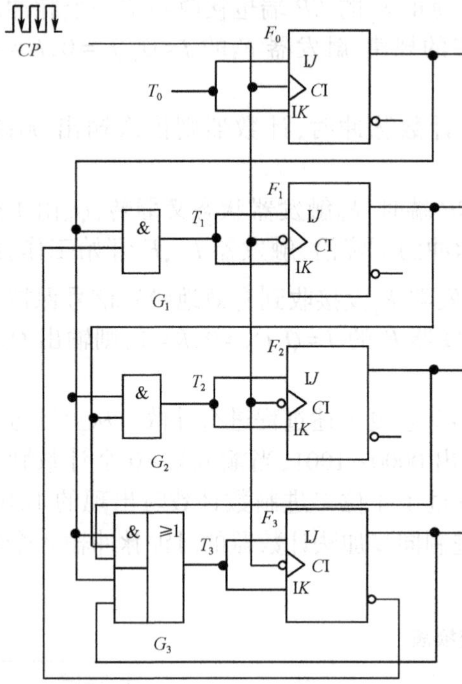

图 9-22　4 位十进制同步减法计数器

下面分析图 9-22 所示的十进制同步加法计数器的工作过程．

由上式可以推知，假设计数器一开始清 0，即计数器从 0000 开始计数，则从第 1～7 个时钟脉冲到来时触发器 F_3 的输入端 $T_3=0$，所以还没有开始工作．计数器的工作过程与图 9-20 的 3 位二进制同步加法计数器很相似，计数的输出为 0000～0111．当第 8 个计数脉冲下降沿到来时，此时由于触发器 F_0、F_1、F_2、F_3 的输入端 $T_0\sim T_3$ 都为 1，所以此时计数器的状态翻转为 1000．当第 9 个计数脉冲下降沿到来时，此时由于触发器 F_0、F_1、F_2、F_3 的输入端为 $T_0=1, T_1=T_2=T_3=0$，所以触发器 F_0 翻转，由 0 变为 1．其它触发器 F_1、F_2、F_3 保持原来的状态，计数器的状态为 1001．当第 10 个计数脉冲下降沿到来时，由于触发器 F_0、F_1、F_2、F_3 的输入端为 $T_1=T_2=0, T_0=T_3=1$，所以触发器 F_0、F_3 翻转，由 1 变为 0，触发器 F_1、F_2 保持原来的状态，计数器返回 0000 状态．随着时钟脉冲的不断到来，计数器又重新开始对脉冲进行计数．4 位十进制同步加法计数器的时钟脉冲输入个数与计数器的状态见表 9-10 所示．

小　结

触发器和门电路一样是组成数字电路的基本逻辑单元．在输入信号的作用下，触发器能被触发保持 0 或者 1 两种稳定的状态，在输入信号还没到来之前，触发器保持原来的状态．它是具备记忆存储功能的电路单元．

基本 *RS* 触发器是各种触发器的基础电路，它不受时钟信号的控制，能直接置 0 或 1；而同步 *RS* 触发器、主从 *JK* 触发器、*D* 触发器、*T* 触发器和 *T′* 触发器共五种时钟触发器则受到时钟信号的控制．

RS 触发器具有置 0 或置 1、保持电路原来状态的功能；*JK* 触发器除了具备置 0 或置 1、保持电路原来状态的功能之外，还有翻转计数的功能；*D* 触发能使得触发器的输出状态与输入状态保持一致；*T* 触发器能使触发器的输出状态与输入状态的不同而保持原来状态或者翻转计数；*T′* 触发器具有翻转计数的功能．

时序电路的特点是电路在任何时刻的输出不仅仅与当时的输入信号有关，而且还与原来电路的状态有关，由具备记忆存储功能的触发器和基本门电路组成的具有逻辑运算和记忆功能的电路．通常，时序电路可以分成同步时序电路和异步时序电路，常见的时序逻辑电路有寄存器和计数器．

寄存器是计算机和数字电路系统用来存放二进制代码的重要器件，按照其功能来分可以分为数码寄存器和移位寄存器．数码寄存器只能简单地用来存放数码，具有接收数码、保持并清除数码等功能．一个多位的寄存器可以看成是多个触发器的并行使用．移位寄存器是一种同步时序电路，具备存放数码和数码移位的功能，它在控制脉冲的作用下能依次左移、右移．按存放数码输入输出方式的不同，移位寄存器的工作方式有四种：串行输入-串行输出、串行输入-并行输出、并行输入-串行输出、并行输入-并行输出．

计数器是一种可对输入的脉冲信号进行加法或者减法计数、分频、定时、运算、控制的时序电路．计数器按照不同的分类方法，可以分为二进制、十进制等计数器，可以分为同步计数器、异步计数器，加法计数器和减法计数器等．其中二进制计数器是构成其他进制计数器的基础电路．十进制计数器由于符合人们长期以来的习惯因而应用也非常广泛．

习　题

9-1　试画出图 9-23(a) 中由与非门组成的 RS 触发器输出端 Q 、$\overline{Q}$ 的电压波形，$\overline{S_D}$ 、$\overline{R_D}$ 的电压波形如图 9-23(b) 中所示．

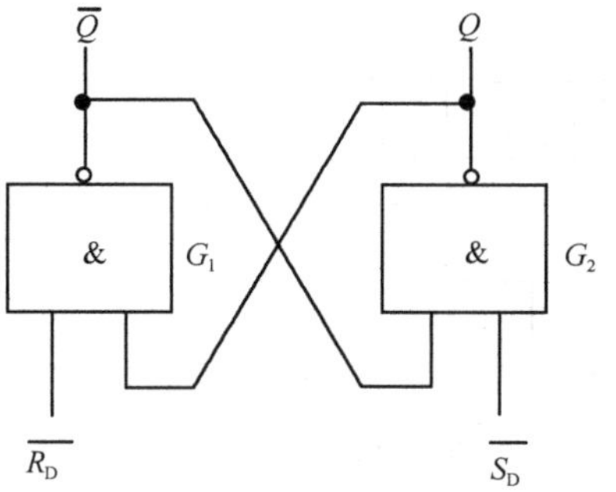

(a) RS触发器

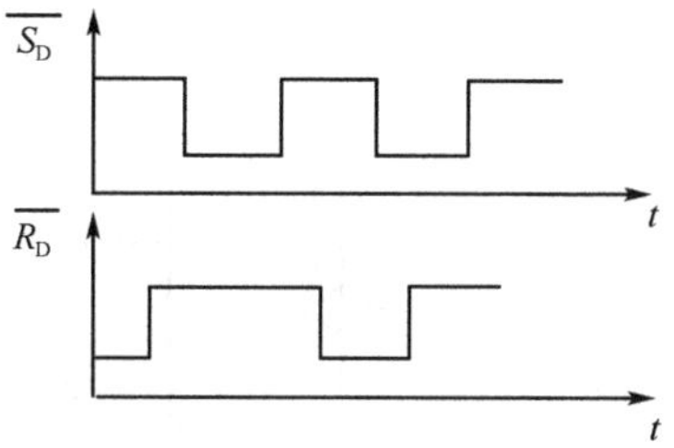

(b) 电压波形

图 9-23　习题 9-1

9-2　在图 9-24(a) 电路中，假设 CP 、S 、R 的电压波形如图 9-24(b) 中所示，试画出 Q 、$\overline{Q}$ 的电压波形．假定触发器的初始状态为 $Q=0$.

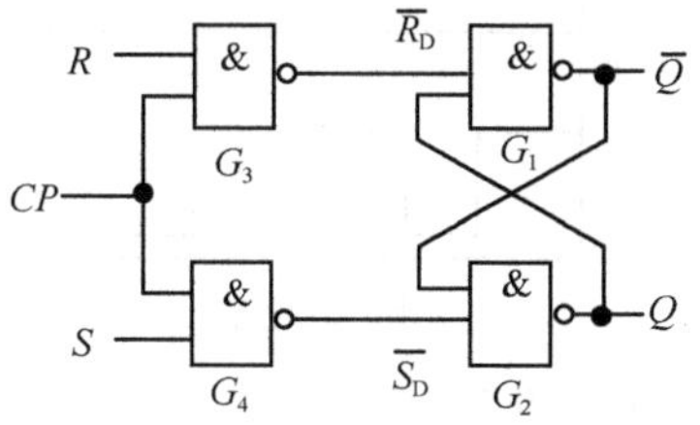

(a) 同步RS触发器

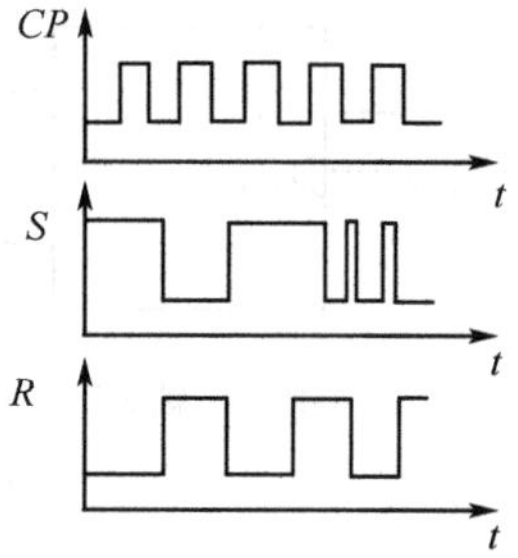

(b) 电压波形

图 9-24　习题 9-2

9-3　在如图 9-25(a) 所示主从 JK 触发器中，假设 CP、J、K 的电压波形如图中 9-25(b) 所示，试画出 Q 、$\overline{Q}$ 的电压波形．假定触发器的初始状态为 $Q=0$.

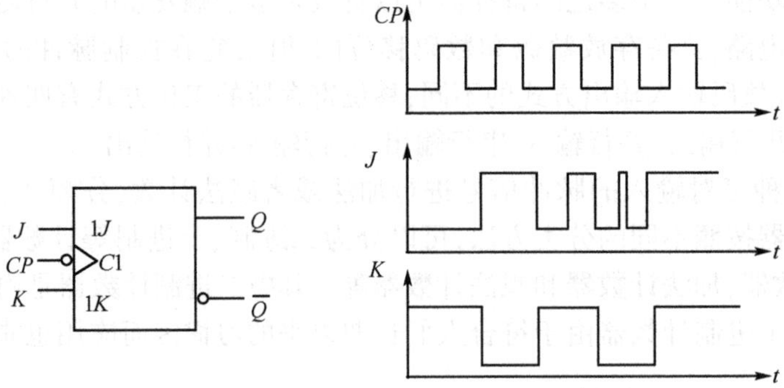

(a) 主从JK触发器　　(b) 电压波形

图 9-25　习题 9-3

9-4　在如图 9-26(a)所示边沿 D 触发器中,假设 CP 和输入端 D 的电压波形如图 9-26(b)中所示,试画出 Q 的电压波形．假定触发器的初始状态为 $Q=0$.

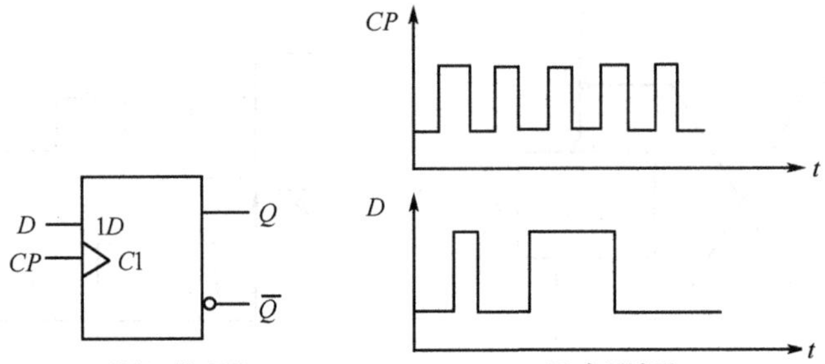

(a) 边沿D触发器　　(b) 电压波形

图 9-26　习题 9-4

9-5　在如图 9-27(a)所示边沿 T 触发器中,假设 CP 、T 的电压波形如图中 9-27(b)所示,试画出 Q 的电压波形．假定触发器的初始状态为 $Q=0$.

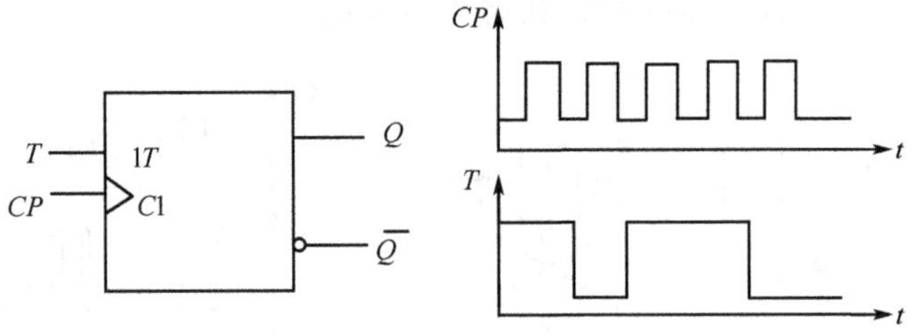

(a) 边沿T触发器　　(b) 电压波形

图 9-27　习题 9-5

9-6　什么是同步计数器,什么是异步计数器,它们之间有何区别?

9-7　时序逻辑电路如图 9-28(a)所示,设各触发器的初始状态为 0. ①请画出在输入信号如图 9-28(b)所示作用下,对应的输出 Q_0、Q_1 的波形;②描述电路实现的功能．

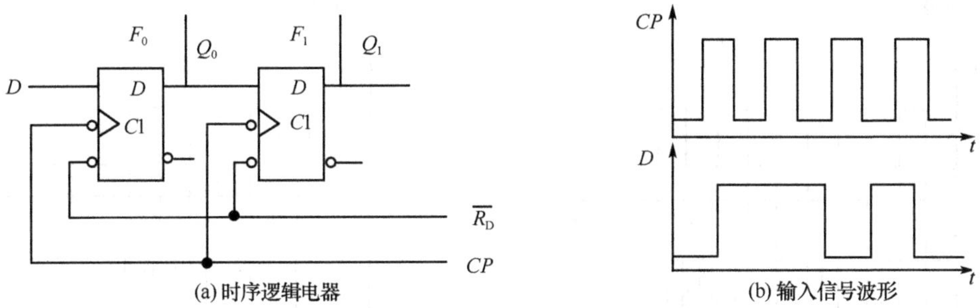

图 9-28　习题 9-7

9-8　已知某逻辑电路如图 9-29 所示，求①电路的时序图；②说明是几进制计数器．设各触发器的初态均为 0.

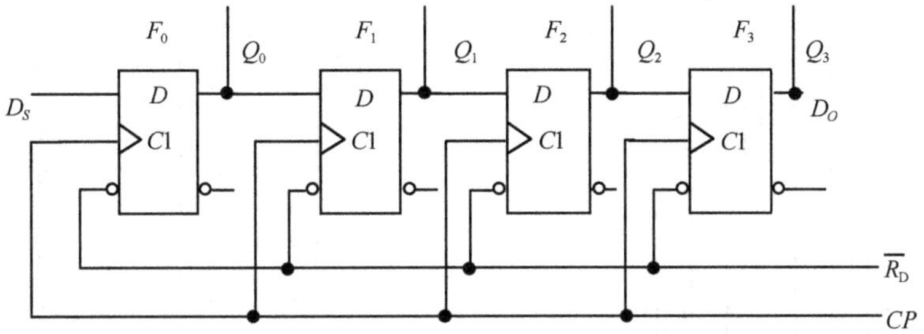

图 9-29　习题 9-8

习题答案

习题 9-1

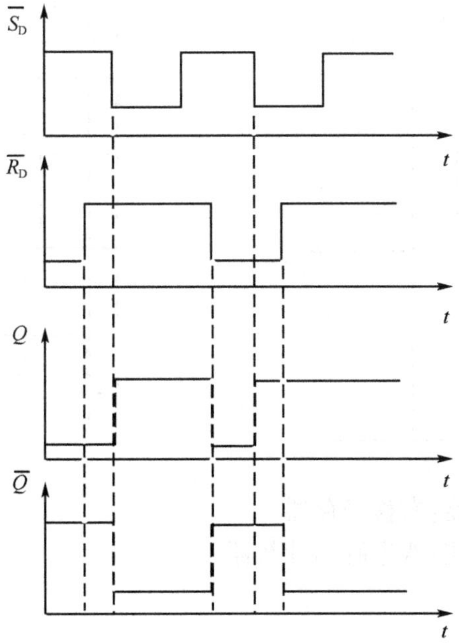

习题 9-2

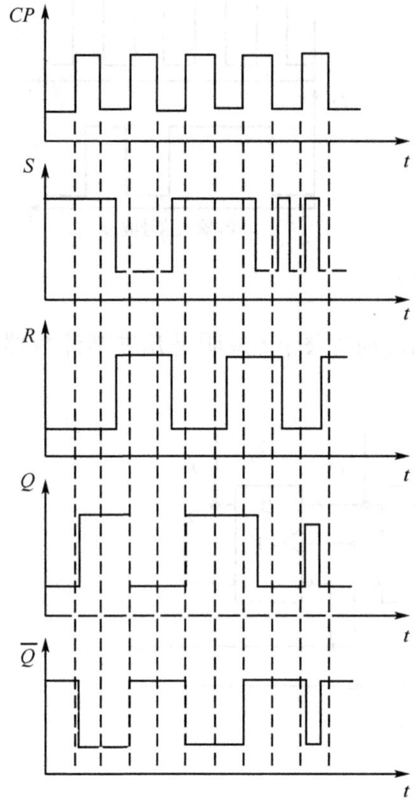

习题 9-3

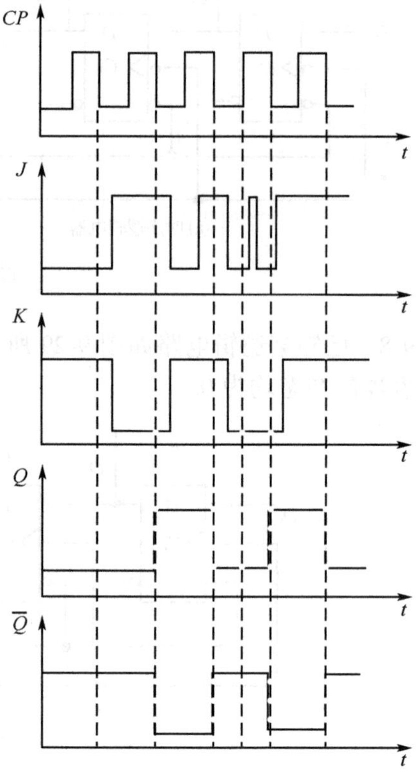

习题 9-4

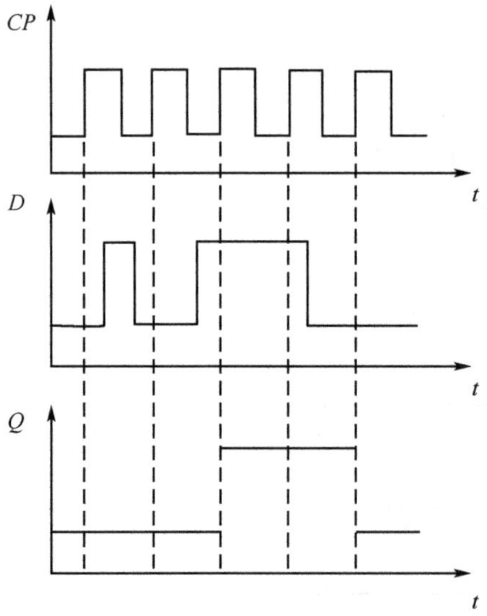

习题 9-5

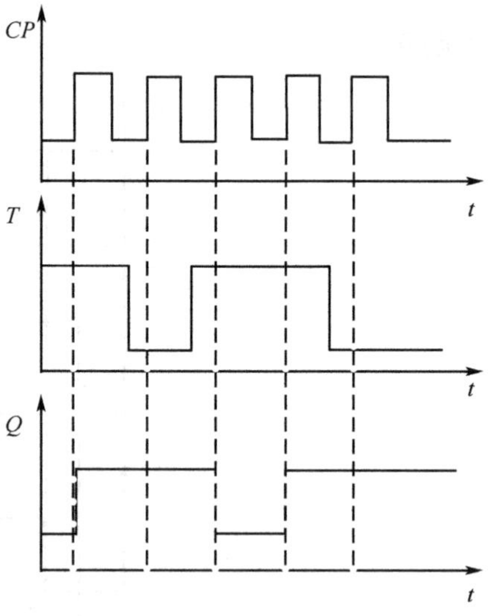

习题 9-7　①略;②功能:右移寄存器

习题 9-8　①略;②功能:八进制的计数器

第十章　D/A 和 A/D 转换电路

随着电子技术的迅速发展，数字化处理技术在各个领域的应用越来越广泛．自动控制、自动检测以及家用电器、医疗仪器等许多领域都普遍采用数字技术．

数字信号具有抗干扰能力强、易于存储和远距离传送等特性，用计算机和专用数字信号处理器件对数字信号进行处理具有很大优势，而且可以多路复用，即用一台计算机可以同时处理多路信号．尽管数字信号有许多优点，但自然界中存在的信号大都是模拟信号，计算机不能直接处理模拟信号，必须首先将其转换成数字信号，然后才能进行处理．而经处理后的信号一般都需再转换成模拟信号后才能显示或记录下来，或驱动执行机构．我们把能将模拟信号转换为数字信号的器件称为模数转换器，简称 A/D 转换器或 ADC(analog to digital converter)；能将数字信号转换为模拟信号的器件称为数模转换器，简称 D/A 转换器或 DAC(digital to analog converter)．本章对 D/A 与 A/D 转换器的工作原理、性能指标和应用等作简单介绍．

10.1　D/A 转换器

10.1.1　D/A 转换器的工作原理

D/A 转换器实质上是一种解码器，是一个能将 n 位二进制数转换成模拟信号的电路．

D/A 转换器的结构框图如图 10-1 所示，一个 n 位 D/A 转换器由数码寄存器、模拟电子开关、解码网络与求和电路组成．框图中的参考电压 U_{REF} 多由外电路提供，它的大小决定了输出满量程的大小．n 位数字量输入并保存在数码寄存器中，每位数码控制对应数位上的模拟电子开关在解码网络中获得相应的权值送入求和电路，求和电路输出的电压即是转换后的输出信号．

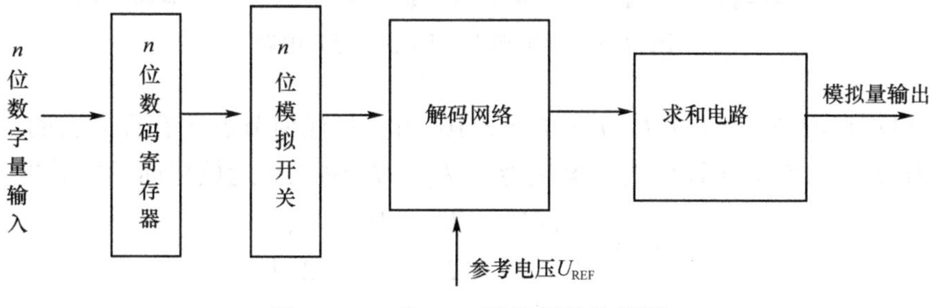

图 10-1　n 位 D/A 转换器结构框图

按解码网络结构不同，D/A 转换器可分为倒 T 形电阻网络 D/A 转换器、权电流 D/A 转换器、权电阻 D/A 转换器等．按模拟电子开关电路的不同，D/A 转换器又可分为双极型开关 D/A 转换器和 CMOS 开关型 D/A 转换器．本节仅介绍倒 T 形电阻网络和权电流 D/A 转换器的结构及工作原理．

1. 倒 T 形电阻网络 D/A 转换器　在单片集成 D/A 转换器中，使用最多的是倒 T 形电阻网络 D/A 转换器．现以 4 位倒 T 形电阻网络 D/A 转换器为例说明其结构和工作原理．

（1）电路结构：4 位倒 T 形电阻网络 D/A 转换器的原理图如图 10-2 所示．图中 $S_0 \sim S_3$ 为单刀双掷模拟电子开关，由三极管或场效应管组成；解码网络由三个阻值为 R 和五个阻值为 $2R$ 的电阻组成；运算放大器 A 和反馈电阻 R_f 及电阻网络组成加法器电路，四位二进制码 D_3(HSB) ~ D_0(LSB) 由数码寄存器输出，控制电子开关的开闭．$D_i = 0$ 时，S_i 接到“1”端，即接地；$D_i = 1$ 时，S_i 接到“2”端，即接运放的反相输入端．因电阻解码网络呈倒 T 形，故得此名．图中未将寄存器单元画出．

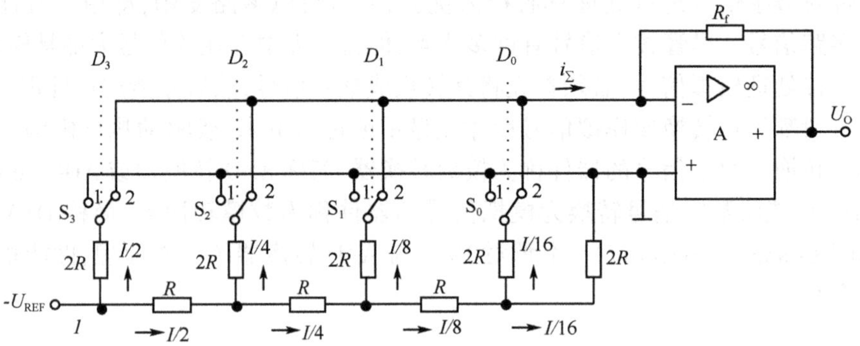

图 10-2　倒 T 形电阻网络 D/A 原理图

（2）工作原理：由图 10-2 可以看出，这是一个有 4 个输入端的加法电路．根据运算放大器线性运用时虚地的概念可知，模拟开关 S_i 的“1”端接地，“2”端接“虚地”．

因此无论 S_i 接到“1”端还是“2”端，阻值为 $2R$ 的电阻都经过开关接地，流经 $2R$ 电阻的电流与开关位置无关．倒 T 形电阻网络的等效电路如图 10-3 所示．

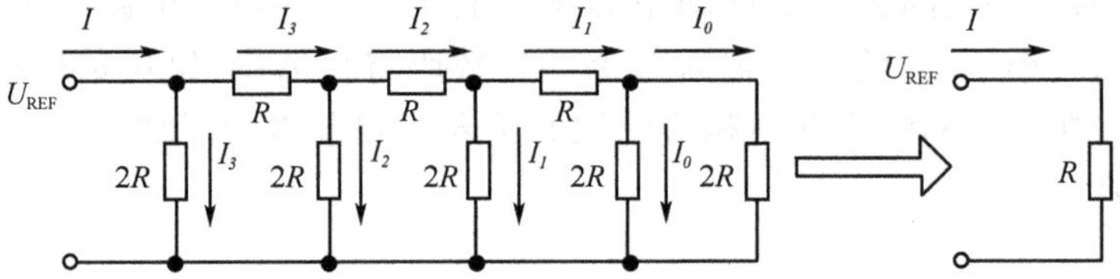

图 10-3　倒 T 形电阻网络的等效电路

由图可见，$I_3 = I/2$，$I_2 = I/4$，$I_1 = I/8$，$I_0 = I/16$，由于从任何节点向右看进去的二端网络等效电阻均为 R，由参考电压提供的总电流为 $I = U_{REF}/R$，输入到运放反向端的总电流为

$$i_\Sigma = \frac{U_{REF}}{R}\left(\frac{D_0}{2^4} + \frac{D_1}{2^3} + \frac{D_2}{2^2} + \frac{D_3}{2^1}\right)$$

$$= \frac{U_{REF}}{2^4 \times R}(D_0 \cdot 2^0 + D_1 \cdot 2^1 + D_2 \cdot 2^2 + D_3 \cdot 2^3)$$

$$= \frac{U_{REF}}{2^4 \times R}\sum_{i=0}^{3}(D_i \cdot 2^i)$$

输出电压为

$$U_O = -i_\Sigma R_f = -\frac{U_{REF}R_f}{2^4 \times R}\sum_{i=0}^{3}(D_i \cdot 2^i) \tag{10-1}$$

如选取 $R_f = R$,则

$$U_O = -\frac{U_{REF}}{2^4}\sum_{i=0}^{3}(D_i \cdot 2^i) \tag{10-2}$$

即输出电压为与 4 位二进制数成比例的值,U_{REF} 也就决定了 D/A 转换器能输出的电压范围.

如果将电阻网络扩展到 n 位,就可实现 n 位 D/A 转换,输出为

$$U_O = -\frac{U_{REF}}{2^n}\sum_{i=0}^{n-1}(D_i 2^i) \tag{10-3}$$

倒 T 形电阻网络各支路电流不受模拟开关的影响,不需要电流的建立时间,各支路电流流入运算放大器不存在时间差,所以倒 T 形电阻网络 D/A 转换器是转换速度较快的一种,也是用得最多的一种.

2. 权电流 D/A 转换器　由于倒 T 形电阻网络 D/A 转换器电路中存在模拟开关电压降,引起求和的电流误差,为进一步提高转换器的精度,可以采用权电流 D/A 转换器.

(1) 电路结构:4 位权电流 D/A 转换器结构电路图如 10-4 所示. 在电路中,用一组恒流电源代替了图 10-2 中倒 T 形网络. 从高位到低位恒流源电流大小依次为 $I/2, I/4, I/8, I/16$.

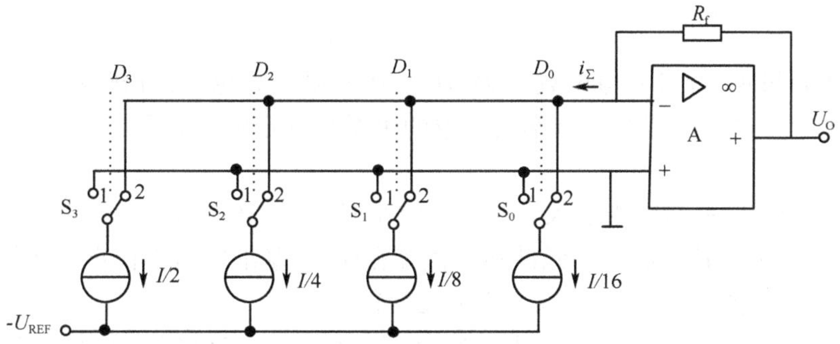

图 10-4　权电流型 D/A 转换器结构电路图

(2) 工作原理:在图 10-4 所示电路中,当输入数字量的某一位代码 $D_i = 1$ 时,开关 S_i 接运算放大器的反向端,相应权电流流入求和电路;当 $D_i = 0$ 时,开关 S_i 接地. 分析该电路,可得出

$$\begin{aligned} U_O &= i_\Sigma R_f = R_f\left(\frac{I}{2^1}D_3 + \frac{I}{2^2}D_2 + \frac{I}{2^3}D_1 + \frac{I}{2^4}D_0\right) \\ &= \frac{I}{2^4}R_f(D_3 \cdot 2^3 + D_2 \cdot 2^2 + D_1 \cdot 2^1 + D_0 \cdot 2^0) \\ &= \frac{I}{2^4} \cdot R_f \sum_{i=0}^{3} D_i \cdot 2^i \end{aligned}$$

权电流 D/A 转换器各支路的电流不受开关导通电阻和压降的影响,因此提高了转换精度.

10.1.2　D/A 转换器的输出方式

常用的 D/A 转换器绝大部分输出量是电流. 如要实现电压输出,在实际应用时还需增

加输出电路将电流转换成电压．电流-电压可以直接在输出引脚上连接一个负载电阻，实现电流-电压转换，但多采用的是外接运算放大器的形式，而且根据输出电压范围的不同，D/A转换器可以工作于单极性或双极性输出方式．

1. 单极性输出 根据电路形式或参考电压的极性不同，输出电压或为0V到正满度值，或为0V到负满度值，此时D/A转换器处于单极性输出方式．采用单极性输出方式时，数字输入量采用自然二进制码．

2. 双极性输出 在实际应用中，D/A转换器输入的数字量有正极性也有负极性．这就要求D/A转换器工作于双极性方式，能将不同极性的数字量对应转换为正、负极性的模拟电压．D/A转换器通常采用输出电压偏移的方法实现双极性输出．采用双极性输出时常用的编码有2的补码、偏移二进制码和符号-数值码等．

10.1.3 D/A 转换器的主要技术指标

在实际应用中常用如下几项主要技术指标来衡量D/A转换器的性能．

1. 分辨率 分辨率是D/A转换器分辨输入信号微小变化能力的表征．其定义为D/A转换器模拟输出电压可能被分离的等级数，也可用D/A转换器最小输出电压与最大输出电压之比描述．对于n位D/A转换器分辨率可表示为

$$\text{分辨率} = \frac{1}{2^n - 1} \tag{10-4}$$

由式(10-4)可见，分辨率与位数有关，D/A转换器位数越多，分辨率越高，即能分辨的输入信号的变化量越小．因为分辨率与位数的关系是固定的，因而常用位数间接代表分辨率．

2. 转换精度 转换精度指输入满量程数字量时，D/A转换器实际输出值与理论输出值之差．这是由于D/A转换器中各元件参数值存在误差，基准电压不稳定和运算放大器的零漂等各种因素的影响，这些误差的最大值定义为转换精度．一般应小于$\pm(1/2)LSB$.

3. 转换时间 转换时间指从输入数字信号到输出稳定模拟信号所需时间．因为当D/A转换器输入的数字量发生变化时，输出的模拟量并不能立即达到对应的量值，它要延迟一段时间．高速D/A转换器的转换时间可小于1μs.

4. 温度系数 温度系数定义为在满刻度输出条件下，温度每升高1℃，输出变化的百分数．

10.1.4 集成 D/A 转换器

目前D/A转换电路已集成在一块芯片上，称为集成D/A转换器，简称D/A转换器．D/A转换器芯片品种很多，位数主要有8位、10位、12位、14位和16位．下面以8位DAC0832为例介绍集成D/A转换器芯片结构、工作原理及应用．

1. DAC0832 芯片结构及工作原理 DAC0832是美国模拟器件公司生产的8位数模转换器，用CMOS工艺制成，采用20脚双列直插式封装．可直接与单片机、微型机连接．内部结构如图10-5(a)所示．

DAC0832芯片内有一个8位输入数码寄存器和一个8位DAC寄存器，形成二级缓冲，可在D/A转换器输出前一个数据的同时，接收下一个数据并保存在8位输入寄存器中，以提高转换速度．片内不含运算放大器，但求和放大器的反馈电阻集成在芯片内部，且阻值为R.

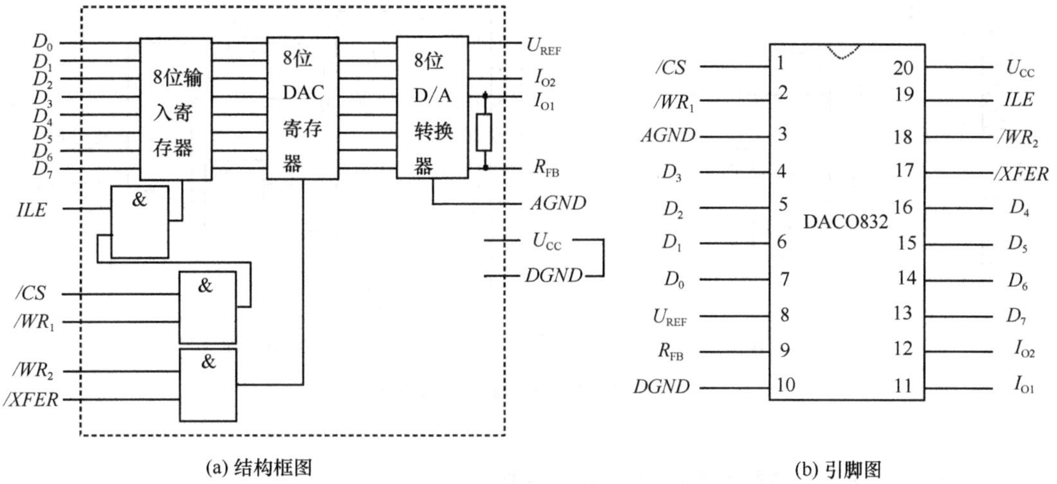

图 10-5　DAC0832 结构框图与引脚图

2. DAC0832 芯片引脚功能　DAC0832 芯片的引脚如图 10-5(b)所示,各引脚功能如下:

· D_0 ~ D_7:8 位数字量输入. D_0 为最低有效位,D_7 为最高有效位.

· /CS:片选,低电平有效.

· ILE:允许输入锁存,高电平有效.

· $/WR_1$:写信号 1,低电平有效. 用来将输入二进制数据锁存到输入寄存器中. ILE、/CS和$/WR_1$ 同时有效时,输入数据才能输入到输入数码寄存器.

· $/WR_2$:写信号 2,低电平有效. 用来将输入寄存器中的数据传送到 8 位 DAC 寄存器中并锁存.

· /XFER:传送控制信号,低电平有效. 用来控制$/WR_2$,选通 DAC 寄存器. $/WR_2$ 和/XFER应同时有效.

· I_{O1}、I_{O2}:DAC 电流输出.

· R_{FB}:集成在芯片内的反馈电阻,作为外部运算放大器的反馈电阻.

· U_{REF}:参考电压输入. 此引脚将外加高精度电压源引入芯片内电阻网络,其值可在 -10 ~ +10V 之内选择.

· U_{CC}:电源.

· AGND:模拟地. 模拟电路接地端.

· DGND:数字地. 数字电路接地端,应与模拟地点相接.

DAC0832 用于单极性与双极性电压输出电路如图 10-6(a)、(b)所示.

10.2　A/D 转换器

A/D 转换器是一个能将模拟信号转换成数字信号的器件,主要功能是对模拟信号进行采样、保持、量化和编码. 在实际电路中,这些过程有的是合并进行的. 例如采样与保持、量化和编码往往都是在转换过程中同时实现. 在信号的数字化处理过程中,A/D 转换器是核心器件.

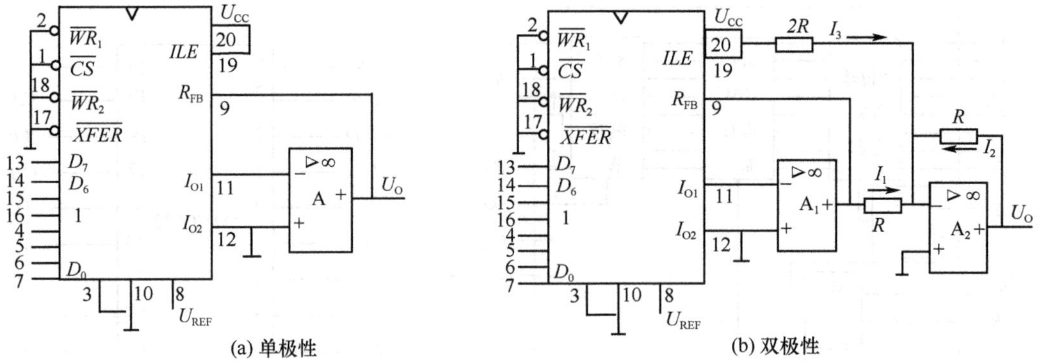

图 10-6　DAC0832 的工作方式

10.2.1　A/D 转换器的工作原理

A/D 转换电路的结构框图如图 10-7 所示 .

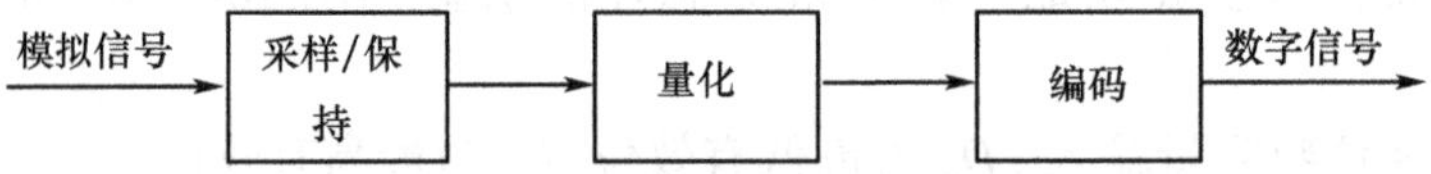

图 10-7　A/D 转换电路的结构框图

图 10-8 表示了对一段模拟信号 $y(t)$ 采样的过程 . 间隔一定时间对模拟信号抽取一个样本 . 两个采样点之间的时间间隔称为采样周期,用 T_S 表示,单位为秒 . 单位时间内采样次数称为采样频率,用 f_S 表示,单位为赫兹(Hz). 采样频率 f_S 与模拟信号的最高频率分量 f_{imax} 必须满足

$$f_S \geqslant 2f_{imax} \tag{10-5}$$

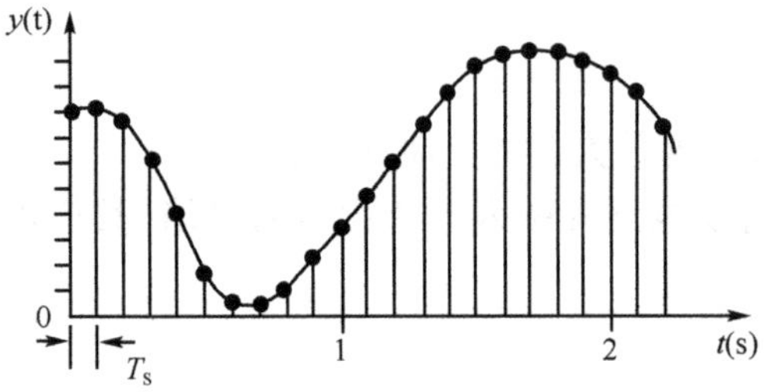

图 10-8　信号的采样

采样周期和采样频率互为倒数关系,即: $f_S = 1/T_S$. 图 10-8 中所示信号在两秒钟内采样点数为 20,即采样频率 f_S = 10Hz,采样周期 $T_S = 1/10 = 0.1$(s).

经过采样,得到了几个不连续的点 nT_S 上与 $y(t)$ 相应点数值相同的信号,称为采样信号,用 $y(nT_S)$ 表示 . 其中 $n = 0,1,2,3,\cdots,N-1$,N 是采样点数 . 这样连续信号 $y(t)$ 就可以用有限点数的采样信号来逼近 . 采样频率越高,采样信号越接近原信号 . 对模拟信号进行模数转换时,从启动转换到转换结束需要一定的时间 . 在这段时间内,输入模拟信号应保持不变 . 否则会影响转换精度,特别是当输入信号频率较高时,会造成很大转换误差 . 为防止这种误差,必须使用一个器件能在 A/D 转换开始前将输入信号电压保持住,而在转换结束后又能跟随输入信号的变化 . 能实现这种功能的器件称为采样/保持器(sample/hold, S/H). 采样/保持器如图 10-9 所示 .

采样/保持器主要由模拟开关 K、保持电容 C_H 和缓冲放大器组成 . 模拟开关由控制信号 S/H 控制,S/H 高电平时,开关闭合,S/H 低电平时,开关打开 . 采样保持器的作用就是实现模数转换过程中的"采样"功能.

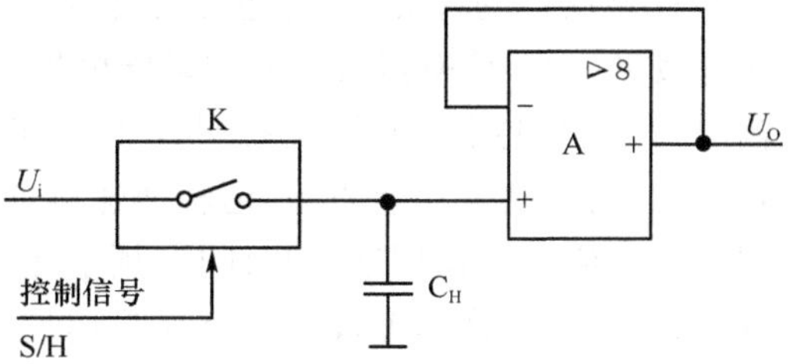

图 10-9 采样/保持器

量化是用某一最小单位的整数倍来表示采样信号数值的过程. 由于采样信号在幅值上仍是连续的,必须将其变成有限长度的数值. 可以选取一个最小数量单位 Δ,最小数量单位 Δ 称为量化单位. 量化单位定义为量化器满量程电压 *FSR*(full scale range, *FSR*)与 2^n 的比值. 即

$$\Delta = FSR/2^n \tag{10-6}$$

将各采样点的信号 $y(nT_S)$ 与 Δ 的整数倍进行比较,并以最接近于采样信号幅值的 Δ 的整数倍来代替该点信号的幅值,这样就可将各点幅值变成有限长度. 设量化器的 $FSR=10\text{V}$,取 $n=4$,则量化单位 $\Delta=0.625\text{V}$.

量化的方法一般有四舍五入法和舍尾取整法. 实际应用中,由于前者量化误差小,所以大都采用"四舍五入"法进行量化,即将采样信号幅值中小于 Δ/2 的部分舍去取整,而将大于或等于 Δ/2 的部分计入,即其量化单位在原数上加一个 Δ.

经过量化,我们就得到了在时间和幅值上都不连续的 N 点信号,用它来逼近原始信号 $y(t)$.

编码是用数字代码表示量化信号电平的过程. 编码的方式很多,最常用的是二进制编码,即用 1 和 0 组成的 n 位数码来代表量化信号电平. 设一个 n 位二进制数为 $d_{n-1}d_{n-2}\cdots d_2d_1d_0$,其中最右边的一位 d_0 称为最低有效位(least significant bit, LSB),最左边的一位 d_{n-1} 称为最高有效位(most significant bit, MSB). 由于 n 位二进制数共可表示 2^n 个数值,而 1LSB 就对应于量化单位 Δ,即

$$1\text{LSB} = \Delta = FSR/2^n$$

如果一个量化器的满量程为 *FSR*,其量化后的信号电平可用下式表示

$$U_o = FSR/2^n \times (D_{n-1}\times 2^{n-1} + D_{n-2}\times 2^{n-2} + \cdots + D_2\times 2^2 + D_1\times 2^1 + D_0\times 2^0) \tag{10-7}$$

于是,可以用 n 位二进制数码 $D_{n-1}D_{n-2}\cdots D_2D_1D_0$ 来代表量化后的信号.

注意,编码后的二进制数并不等于实际信号电平,必须知道二进制数的位数和满量程电压,才能由式(10-7)得到实际信号的数值.

A/D 转换器输出的二进制位数称为 A/D 转换器的位数. 常用 A/D 转换器的位数有 4 位、8 位、10 位、12 位和 16 位. 不同位数 A/D 转换器的量化单位及主要数值如表 10-1. 在实际应用中要根据具体情况选用不同位数的 A/D 转换器.

表 10-1 不同位数 ADC 的量化单位和输出二进制码范围($FSR=10\text{V}$)

位数(n)	级数(2^n)	量化单位 Δ (mV)	输出二进制码范围
4	16	625	0000~1111
8	256	39. 1	0000 0000~1111 1111
10	1024	9. 76	00 0000 0000~11 1111 1111
12	4096	4. 88	0000 0000 0000~1111 1111 1111
16	65536	0. 15	0000 0000 0000 0000~1111 1111 1111 1111

A/D 转换器的种类很多，通常按转换原理将其分为直接比较型和间接比较型两大类．直接比较型 A/D 转换器将输入的采样模拟量直接与作为标准的基准电压相比较，得到数字量输出，其典型电路有并行比较型 A/D 转换器和逐次比较型 A/D 转换器．这种类型的特点是瞬时比较，抗干扰能力差，但转换速度快．而间接比较型 A/D 转换器是将输入的采样模拟量转换成中间物理量，如时间或频率等，然后再转换为数字信号．这种类型的特点是抗干扰能力强，但转换速度较慢．其典型电路有双积分型 A/D 转换器、电压频率转换型A/D 转换器．下面介绍并行比较型 A/D 转换器、逐次比较型 A/D 转换器和双积分型 A/D 转换器．

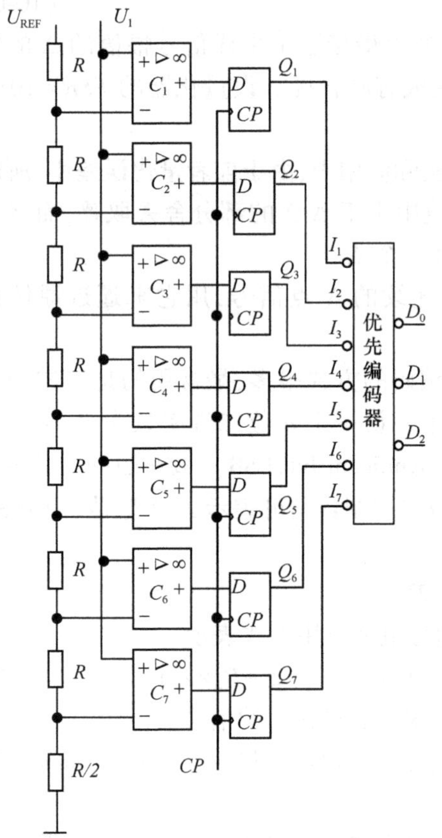

图 10-10　3 位并行比较型 A/D 转换器

1. 并行比较型 A/D 转换器　采用多个比较器，仅作一次比较而实行转换，又称 FLash（快速）型．由于转换速率极高，n 位的转换需要 $2n-1$ 个比较器，因此电路规模大，价格高，只适用于视频 A/D 转换器等速度特别高的领域．

3 位并行比较型 A/D 转换器原理电路如图 10-10所示．它由分压器、电压比较器、寄存器及优先编码器组成．分压器将电压 U_{REF} 分成 8 个等级，其中 7 个等级的电压分别作为 7 个比较器 $C_7 \sim C_1$ 的参考电压，其数值分别为 $U_{REF}/15$、3 $U_{REF}/15$、…13 $U_{REF}/15$. 输入电压 U_I 的大小决定各比较器的输出状态，例如，$0 \leqslant U_I \leqslant \frac{U_{REF}}{15}$ 时，$C_7 \sim C_1$ 的输出状态都为 0；当 $\frac{U_{REF}}{15} \leqslant U_I \leqslant \frac{3U_{REF}}{15}$，$C_7$ 的输出等于 1，其余各比较器的状态均为 0；$\frac{3U_{REF}}{15} \leqslant U_I \leqslant \frac{5U_{REF}}{15}$ 时，比较器 C_6 和 C_7 的输出等于 1，其余各比较器的状态均为 0. 根据各比较器的参考电压值，可以确定输入模拟电压值与各比较器的输出状态的关系．比较器的输出状态由 D 触发器存储，经优先编码器编码，得到数字量输出．优先编码器优先级别最高是 I_7，最低的是 I_1. 设 U_I 变化范围是 $0 \sim U_{REF}$，输出 3 位数字量为 $D_2D_1D_0$，3 位并行比较型 A/D 转换器的输入、输出关系如表 10-2 所示．

表 10-2　3 位并行比较型 A/D 转换器的输入、输出关系

模拟量输入	比较器输出							数字量输出		
	C_1	C_2	C_3	C_4	C_5	C_6	C_7	D_2	D_1	D_0
$0 \leqslant U_I < U_{REF}/15$	0	0	0	0	0	0	0	0	0	0
$U_{REF}/15 \leqslant U_I < 3U_{REF}/15$	0	0	0	0	0	0	1	0	0	1
$3U_{REF}/15 \leqslant U_I < 5U_{REF}/15$	0	0	0	0	0	1	1	0	1	0
$5U_{REF}/15 \leqslant U_I < 7U_{REF}/15$	0	0	0	0	1	1	1	0	1	1

续表

模拟量输入	比较器输出							数字量输出		
	C_1	C_2	C_3	C_4	C_5	C_6	C_7	D_2	D_1	D_0
$7U_{REF}/15 \leqslant U_I < 9U_{REF}/15$	0	0	0	1	1	1	1	1	0	0
$9U_{REF}/15 \leqslant U_I < 11U_{REF}/15$	0	0	1	1	1	1	1	1	0	1
$11U_{REF}/15 \leqslant U_I < 13U_{REF}/15$	0	1	1	1	1	1	1	1	1	0
$13U_{REF}/15 \leqslant U_I < U_{REF}$	1	1	1	1	1	1	1	1	1	1

在并行 A/D 转换器中,输入电压 U_I 同时加到所有比较器的输入端,从输入到 3 位数字量稳定输出所经历的时间为比较器、D 触发器和编码器延迟时间之和．如不考虑上述器件的延迟,可认为 3 位数字量是与 U_I 输入时刻同时获得的．所以并行 A/D 转换器具有最短的转换时间．

2. 逐次比较型 A/D 转换器　逐次比较型 A/D 转换器是目前应用最广的一种 A/D 转换器．结构框图如图 10-11 所示．它主要由电压比较器、数据寄存器、D/A 转换器、时序与逻辑控制电路和数字量输出锁存器等组成．其基本工作原理是先在数据寄存器中预置一个数字量,然后将该数字量经 D/A 转换器转换成模拟量送至电压比较器反向输入端,与同相输入端的输入信号进行比较,若输出为高电平 1,说明此时输入的模拟量大于输出量,也就是说比较器中预置的数比 U_I 应转换的数值小,这时需加大寄存器中预置的数,再进行比较．若比较器的输出为低电平,则输入的模拟量小于输出量,说明比较器中预置的数比 U_I 应转换的数值大了,需要减小数值,再进行比较,直至输出的信号逼近输入信号,此时留在寄存器中的二进制数码即为数字量输出,并锁存到数字量输出锁存器中,同时发出转换结束信号．

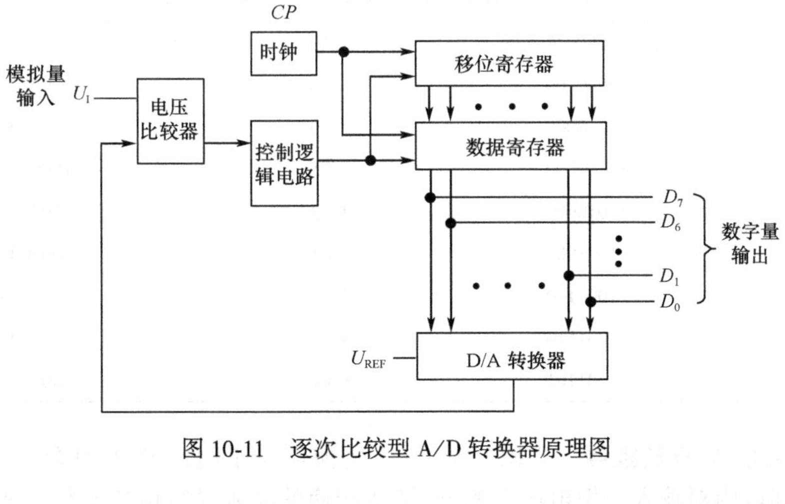

图 10-11　逐次比较型 A/D 转换器原理图

下面以 8 位逐次逼近型 A/D 转换器为例说明逐次比较型 A/D 转换器的工作过程．设基准电压为 $U_{REF}=10.00V$,模拟输入电压 $U_I=8.00V$．工作过程如下：

(1) 由外部控制信号启动 A/D 转换．第一个时钟脉冲到来时,寄存器被置为 10000000,经 D/A 转换器转换成相应的模拟电压 $U=U_{REF}/2=5.00V$,加到电压比较器 A 的反相输入端与输入信号 U_I 进行比较．根据比较结果,因为 $U_I>U$,表明此位的“1”应予保留．

(2) 第二个时钟脉冲到来时,寄存器次高位被置 1,变成 11000000,经 D/A 转换器转换后的模拟电压 $U=U_{REF}/2^8\times(2^7+2^6)=7.50V$,因为 $U_I>U$,表明此位的“1”也应予保留.

(3) 第三个钟脉冲到来时,寄存器状态变成 11100000, $U=U_{REF}/2^8\times(2^7+2^6+2^5)=8.75V$,因为 $U_I<U$,表明此位的“1”应去掉,即将该位置零,并将下一位置“1”. 此时寄存器状态为 11010000.

如此由高位到低位逐位比较,直到最后一位完成为止,A/D 转换结束. 转换过程各电压波形如图 10-12 所示.

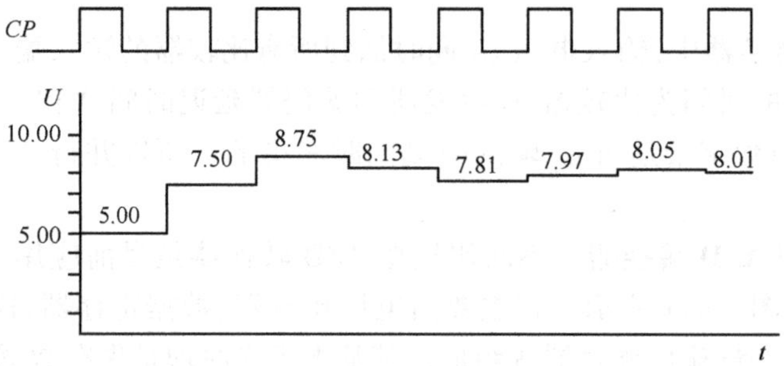

图 10-12 逐次比较转换过程波形图

由以上转换过程可知,n 位 A/D 转换需经过 n 次比较才能完成. 整个转换过程可用表 10-3 说明.

由表 10-3 可以看出,经 8 次比较后,数据寄存器中的二进制数码 11001101 即为转换结果,此数码对应的模拟电压为 8.01V,与输入电压相差 0.01V,小于 1LSB 所对应的量化电压 0.04V. 转换结果送入数字量输出寄存器等待输出.

表 10-3 8 位逐次比较 A/D 转换器转换过程

次数	寄存器预置数字量	U(V)	操作后寄存器中数字量
1	10000000	5.00	10000000
2	11000000	7.50	11000000
3	11100000	8.75	11000000
4	11010000	8.13	11000000
5	11001000	7.81	11001000
6	11001100	7.97	11001100
7	11001110	8.05	11001100
8	11001101	8.01	11001101

3. 双积分型 A/D 转换器 双积分型 A/D 转换器属于间接型 A/D 转换器,其基本原理是在一时间段内对输入模拟电压求积分,把待转换的输入模拟电压平均值先转换为一个与之成正比的中间变量(时间间隔 T),然后再利用时钟脉冲和计数器测出此时间间隔,最终得到与模拟量对应的转换结果,即与模拟量对应的数字量输出. 图 10-13 是双积分型A/D 转换器的原理图.

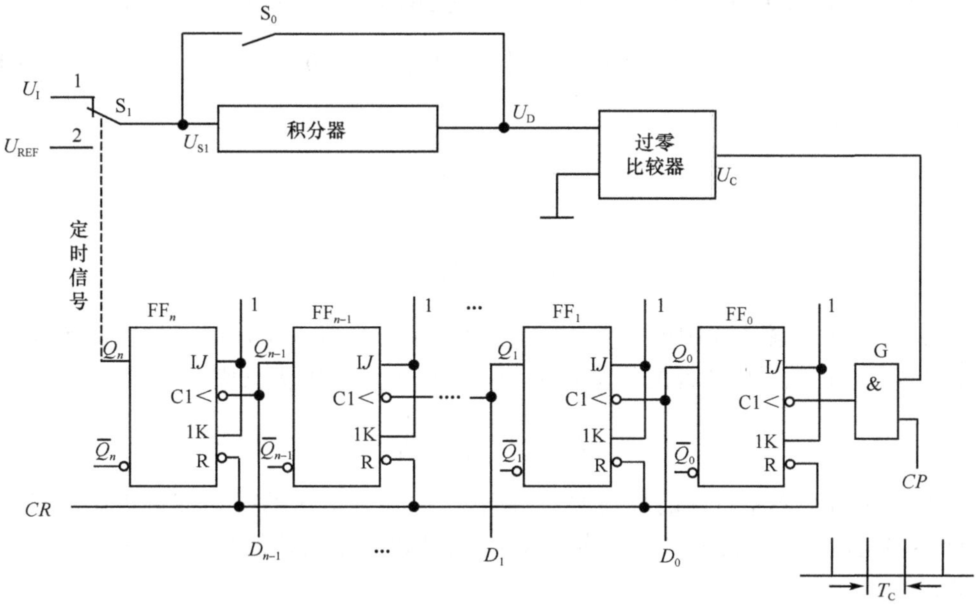

图 10-13　双积分型 A/D 转换器的原理图

双积分型 A/D 转换器由积分器、过零比较器、时钟脉冲控制门 G 和计数器 F 等部分组成．设输入的是正极性的直流电压 $U_I(U_I<U_{REF})$，电路的工作波形如图 10-14 所示．转换开始前，CR 先将计数器清零，并接通 S_0 使电容 C 完全放电．整个转换过程分两阶段进行：

（1）第一次积分阶段：转换开始，断开 S_0，同时 S_1 接通 U_I．设 $t=0$ 时，U_I 加到积分器的输入端，积分器对 U_I 进行固定时间的积分，其波形如图 10-14（C）的①段所示．积分器的输出电压

$$U_O=-\frac{1}{\tau}\int_0^t U_I\mathrm{d}t$$

式中 $\tau=RC$．第一次积分的时间

$$t=T_1=2^nT_c$$

设 U_I 为输入电压在 T_1 时间内的平均值，则可得积分结束时积分器的输出电压为

$$U_P=-\frac{T_1}{\tau}U_I \tag{10-8}$$

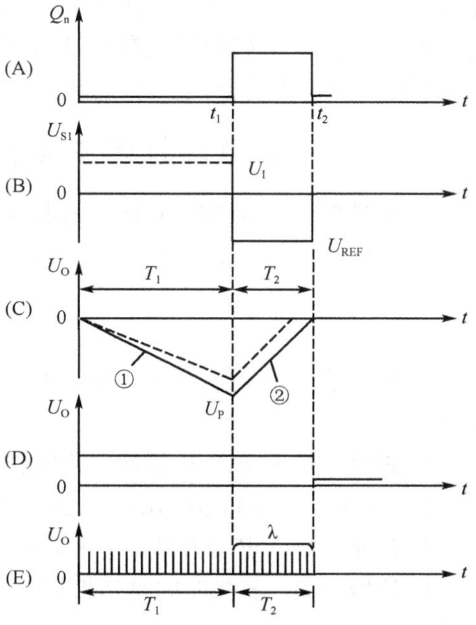

图 10-14　双积分型 A/D 转换器波形图

此时输出小于零，比较器输出高电平，因此时钟控制门 G 打开，计数器在 CP 作用下从 0 开始计数．2^n 个脉冲结束后，计数器输出的进位脉冲使 $Q_n=1$，开关由 1 点转接到 2 点，第一次积分结束．

（2）第二次积分阶段：此阶段积分器以第一阶段结束时的电压为初始值进行反向积分，当 $t=t_2$ 时，积分器输出为 0，比较器输出为 0，时钟脉冲控制门关闭，计数停止．同时通

过逻辑控制电路使开关 S_1 与 U_I 相接，电容 C 放电，电路为下一次转换做好准备．

$$U_O = U_P - \frac{1}{\tau}\int_{t_1}^{t_2}(-U_{REF})\,dt = 0 \tag{10-9}$$

因 $T_2 = t_1 - t_2$，有

$$\frac{U_{REF}T_2}{\tau} = \frac{2^n T_c}{\tau}U_I$$

$$T_2 = \frac{2^n T_c}{U_{REF}}U_I \tag{10-10}$$

可见，积分时间 T_2 与输入模拟电压 U_I 成正比，即电路已将输入电压的平均值转换成了中间时间变量 T_2．在计数器中所计的数设为 λ（$\lambda = Q_{n-1}Q_{n-2}\cdots Q_1Q_0$），则

$$\lambda = \frac{T_2}{T_c} = \frac{2^n}{U_{REF}}U_I \tag{10-11}$$

式(10-11)表明计数器中所计的数与取样时间 T_1 内输入电压的平均值成正比．只要 $U_I < U_{REF}$，转换器就能将输入模拟电压转换为数字量，计数器中的数值就是 A/D 转换器转换后数字量．

双积分型 A/D 转换器若与逐次比较型 A/D 转换器相比较，因有积分器的存在，积分器的输出只对输入信号的平均值有所响应，所以，它突出优点是工作性能比较稳定且抗干扰能力强．该电路对 *RC* 精度的要求不高，而且电路的结构也比较简单．双积分型 A/D 转换器属于低速型，一次转换时间在 1~2ms，而逐次比较型 A/D 转换器可达到 1ms. 不过在工业控制系统中的许多场合，毫秒级的转换时间已经足够．

10.2.2 A/D 转换器主要技术指标

1. 分辨率 分辨率指 A/D 转换器能分辨的模拟输入信号的最小变化量．如 A/D 转换器的位数为 n，满量程电压为 FSR，则分辨率定义为

$$\text{分辨率} = \frac{FSR}{2^n} \tag{10-12}$$

由上式可见，分辨率等于 A/D 转换器的量化单位．有时可用 A/D 转换器的位数代表分辨率．

2. 量程 量程指 A/D 转换器所能转换模拟信号的电压范围．多数 A/D 转换器的量程大都为 0~5V，-5~+5V，0~10V，-10~+10V 等．

3. 精度 精度定义为对应输出数码的模拟输入电压与实际输入电压之差．

4. 转换时间 转换时间是指根据规定的精度将模拟信号转换为稳定的数字信号所需要的时间．

10.2.3 集成 A/D 转换器

目前 A/D 转换器已做成单片集成电路芯片，集成 A/D 转换器芯片 ADC0809 是 AD 公司采用 CMOS 工艺生产的 8 位逐次比较型 A/D 转换器，下面介绍其结构与功能．

1. 集成 A/D 转换器芯片 ADC0809 的结构 ADC0809 为具有 8 个模拟量输入通道，可在程序控制下对 8 路模拟信号进行转换．ADC0809 内部结构如图 10-15(a)所示，包括转换器、多路模拟开关和三态输出锁存器等组成．芯片带有三态输出缓冲器，与大部分微机兼

容,可以和单片机直接相连.

转换器是 ADC0809 的核心部分;多路开关包括一个 8 通道模拟开关和通道地址译码器;三态输出锁存由输出允许信号 OE 控制,当 OE = 0 时,数据输出线呈高阻状态,当 OE = 1 时,数据输出线脱离高阻状态,A/D 转换结果可以输出.

2. 引脚功能　ADC0809 采用 28 脚双列直插式封装,外形如图 10-15(b)所示. 各引脚作用如下:

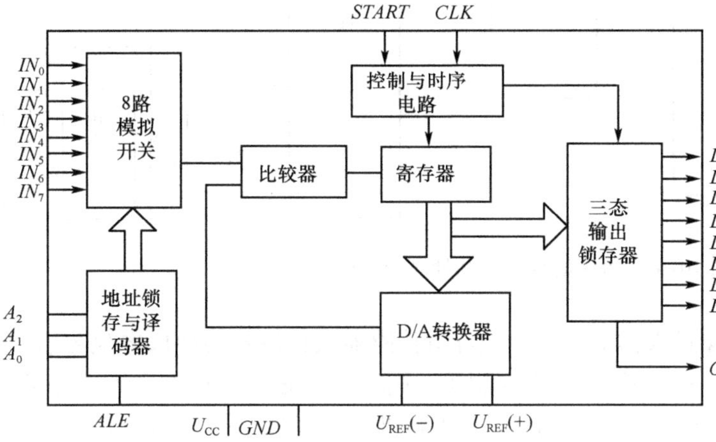

(a) 内部结构

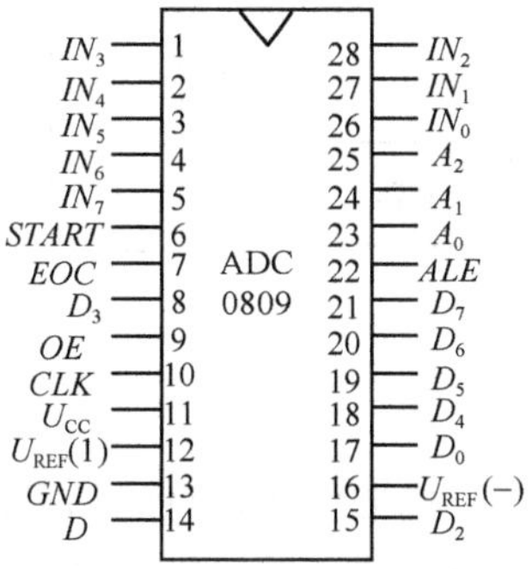

(b) 外形图

图 10-15　ADC0809 结构示意图

· $IN_0 \sim IN_7$:8 路模拟电压输入端.

· *START*:启动转换输入信号. 该信号上升沿到来时内寄存器被复位,在其下降沿开始 A/D 转换.

· *CLK*:时钟输入信号. 时钟频率决定了转换速度.

· A_0、A_1、A_2:模拟量输入地址选择线.

· *ALE*:地址锁存允许输入信号.

· $U_{REF}(+)$、$U_{REF}(-)$:基准电压的正极和负极. 一般情况下,$U_{REF}(+)$接 U_{CC},$U_{REF}(-)$接 GND.

· *EOC*:转换结束输出信号,高电平有效.

· *OE*:输出允许信号. 当为 OE =1 时,三态输出缓冲器的数据送到数据总线.

· $D_7 \sim D_0$:8 位数字量输出.

10.3　D/A 与 A/D 转换器的应用

在现代先进电子系统中 D/A 与 A/D 转换器应用很广,有时单独应用,有时二者联合应用. D/A 转换器不仅可以将数字量转换为模拟量,还可用于数字量对模拟信号的处理,如在数字式可编程增益放大电路和波形产生电路等都有它的应用. A/D 转换器与常用微处理器可以组成数据采集系统,已达到由计算机对采集对象进行实时控制与检测的目的. 在单通道微机化数据采集系统中 ADC0809 就可以实现把采集到的模拟信号转换为数字信号的关键作用. 在现代大型影像设备中,图像信息的获取和处理都是由计算机完成的. 在此过程中就要同时用到 D/A 与 A/D 转换器,图 10-16 示出了图像信息采集和处理的过程.

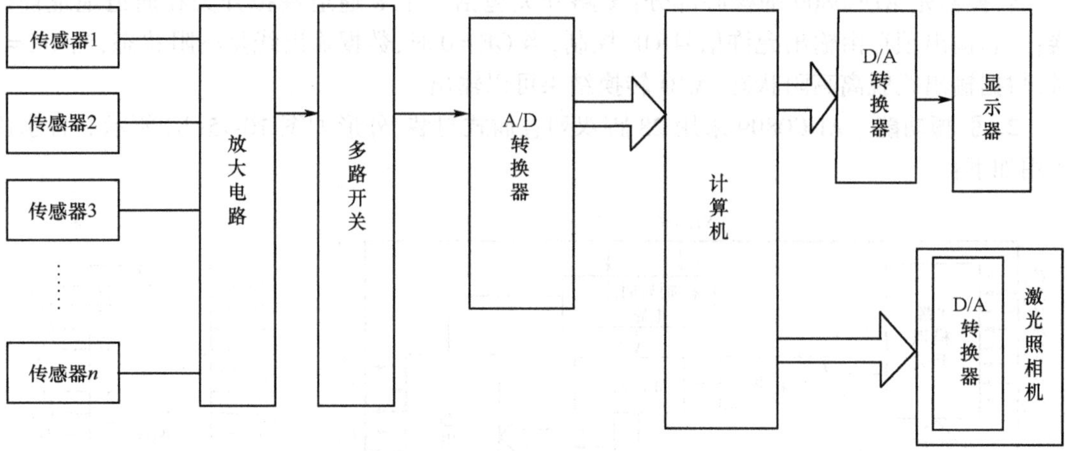

图 10-16 图像信息采集和处理流程图

携带生物信息的信号(如穿过人体的 X 射线等)由传感器或检测器转换成电信号,经放大电路放大后,送入多路开关. 在计算机系统控制下,多路开关轮流切换各个传感器的信号,经 A/D 转换器转换成数字信号后送入计算机. 计算机对采集的信号进行处理,重建图像后,经 D/A 转换器转换成模拟信号送显示器显示. 还可将图像信号送激光照相机,由激光照相机内的 D/A 转换器转换成模拟信号后以照片的形式输出出来.

小 结

能将数字信号转换为模拟信号的器件称为 D/A 转换器即数模转换器. 能将模拟信号转换为数字信号的器件称为 A/D 转换器即模数转换器. 将模拟信号转换为数字信号的过程包括采样、保持、量化和编码.

常用的 D/A 转换器采用倒 T 形电阻网络实现解码功能,该网络仅有 R 和 $2R$ 两种阻值. 流经 $2R$ 电阻的电流与所处位置有关,由运放组成的加法电路求和后得到与二进制数码成比例的模拟电压.

常用的 A/D 转换器为逐次比较型,主要由寄存器、D/A 转换器、电压比较器、基准电源、时序与逻辑控制电路和数字量输出锁存器等组成.

A/D 和 D/A 转换器的主要技术指标包括分辨率(位数)、转换精度和转换速度等. 应根据具体情况选择合适的器件.

习 题

10-1 建立一个 16 位倒 T 形电阻网络 D/A 转换器最少需要多少种不同阻值的电阻?

10-2 一个 8 位的 DAC, $U_{REF}=5V$, 当输入数字量分别为 00000001 和 11111111 时,输出电压分别为多少?

10-3 满量程为 5V 的 8 位 ADC,分辨率为多少 mV? 若输入模拟信号为 2.5V,输出二进制码为多少?

10-4　简述将模拟信号转换为数字信号需要的步骤及其功能.

10-5　简述将数字信号转换为模拟信号需要的步骤.

10-6　简述逐次比较型 A/D 转换器的工作原理.

10-7　A/D 和 D/A 转换器的主要技术指标有哪些?

10-8　D/A 转换器的分辨率取决于什么?

习题答案

习题 10-1　2

习题10-2　19.5mV;4.98V

$$解: U_{01} = -\frac{U_{REF}}{2^n}\sum_{i=0}^{n}(D_i 2^i) = -\frac{5}{2^8}\sum_{i=0}^{8}(D_i 2^i) = 0.0195V = 19.5mV$$

$$U_{02} = -\frac{U_{REF}}{2^n}\sum_{i=0}^{n}(D_i 2^i) = -\frac{5}{2^8}\sum_{i=0}^{8}(D_i 2^i) = 4.98V$$

习题10-3　19.5mV;10 000 000

$$解: 分辨率 = \frac{FSR}{2^n} = \frac{5}{2^8} = 19.5(mV)$$

第一个时钟脉冲到来时,寄存器被置为 10 000 000,经 D/A 转换器转换成相应的模拟电压 $U = U_{REF}/2 = 2.5V$,加到电压比较器 A 的反相输入端与输入信号 U_I 进行比较. 根据比较结果,因为 $U_I = U$,表明此位的"1"应予保留. 因为无余数,无需再比较,所以输出为 10 000 000.

习题 10-8　输入数字量的位数

第十一章　医学信息检测

11.1　生物医学信号的检测

生物医学信号检测是指对生物体中所包含的生命现象、状态、性质、变量和成份等信息的信号进行检测和量化的技术. 生物医学信号的检测技术从不同的角度可以有多种分类方法,按对机体有无创伤可分为:无创检测(或称微创检测)和有创检测;按检测装置与机体位置关系可分为:在体检测和离体检测;按检测结果获取方式可分为:直接检测和间接检测;按检测装置与机体接触位置可分为:非接触检测、体表检测和体内检测;按检测信息物理特性可分为:生物电检测和生物非电量检测;按检测内容可分为:形态检测和功能检测;按检测时机体状态可分为:处于拘束状态下的生物体检测和处于自然状态下的生物体检测;按检测方法可分为:透射法检测和反射法检测;按检测结果表达形式可分为:一维信号检测和多维信号检测;按检测方式可分为:常规检测和遥感法检测;按检测层次可分为:分子级检测、细胞级检测和系统级检测等等. 因篇幅所限,下面简要介绍其中部分检测技术.

11.1.1　无创测量

无创测量(noninvasive measurements)(或微创测量)是指在对机体的直接信号或间接信号进行测量时,检测装置非侵入机体的检测技术. 无创测量也称为非侵入式测量,其特点是测量基本不造成机体创伤,常用于测量机体的体表生理和生化参数. 无创测量对机体无损伤,因而容易被检测对象接受与配合,在临床中被广泛使用,但由于机体内部的信息传递到皮肤表面,需经过其他组织器官,信号幅度会衰减,容易引入各种干扰,波形易产生失真,测量的精度和稳定性无法与机体内直接测量相比.

无创测量的方式种类非常多,在实际应用时是否该使用无创检测技术及具体采用哪种无创检测技术,应根据检测的对象、目的、有效性、便捷性等方面综合考虑进行选择. 例如:血压测量技术有无创血压测量与有创血压测量两大类,无创血压测量操作很简单,且无痛苦,很受大家欢迎,应用很广泛,而有创血压测量操作相对复杂很多,且对机体有创伤,但其测量准确性与可靠性要比无创血压测量更好,在手术室和 ICU 等抢救危重病患者的场合,仍需使用它. 当然如果无创测量能够很好地完成测量目的,则尽量选择无创测量. 又如对野外自由生存的生物体的医学检测,要求即要能实现测量目的,又必须保证生物体的野外自由生存状态,这时只能采取无创遥测技术来进行.

无创测量由于常在体表检测,信号幅度微弱,且常存在各种干扰和噪声,一般在信号获取后,需进行各种处理措施,来滤除干扰与噪声.

无创测量技术在临床中已获得了广泛的应用,下面做简单的介绍.

1. 借助外能的无创测量　利用外能通过机体,然后检测机体对外能的作用情况,从而分析机体的生理状态.

(1) 医学光学检测:利用各种光源照射机体,通过光学系统采集机体对光的反射、散射或吸收,形成图像,再利用各种图像检测分析技术对图像进行处理和分析,就可以帮助我们了解机体的生理状态．

（2）医学超声检测：超声波是指频率高于人体可听范围的20000Hz以上的声波，其特点是波长短，衍射效应小，方向性好．当超声波通过声阻抗不同的两种媒质时，会在其分界面上产生反射，反射的强度由两种媒质的声阻抗决定，当机体组织发生病变时，其声阻抗也发生改变，超声波通过它时反射的声波强度发生改变，这一特性在医学上被用于无创观察了解机体内的组织生理状态．根据工作方式不同目前有多种超声波诊断技术，把探头放在体表位置对机体发出超声束，当超声束通过机体内各组织的界面时会产生反射超声束，不同组织界面的反射回波在探头以不同时间又被接收，通过正压电效应转变为电能，再经检波、放大，给显示系统的垂直偏转板由反射波的强度调制垂直方向电子束的位置，结合水平偏转板从左向右扫描进行时间展开，在荧光屏上就可得到超声图像，垂直轴对应超声波强度，水平轴对应离探头的位置，称为A型超声波诊断技术，如图11-1所示为A型超声波的显示图．

A型超声波技术现在已很少使用，但这种技术是其他超声波诊断技术的基础，其他的超声波诊断技术都是在A型技术基础上发展而来．如果反射回波的强度不是加给垂直偏转系统，而是给阴极做亮度调制，垂直轴偏转由时间调制，垂直轴反映离探头的距离，水平轴方向则是由慢扫描电路产生的锯齿波信号来扫描，水平轴方向对应垂直轴的时间变化，这样就可以在荧光屏上显示各处反射声强随时间变化的超声波图像，称为M型超声波诊断技术，图11-2为M型超声波显示图．

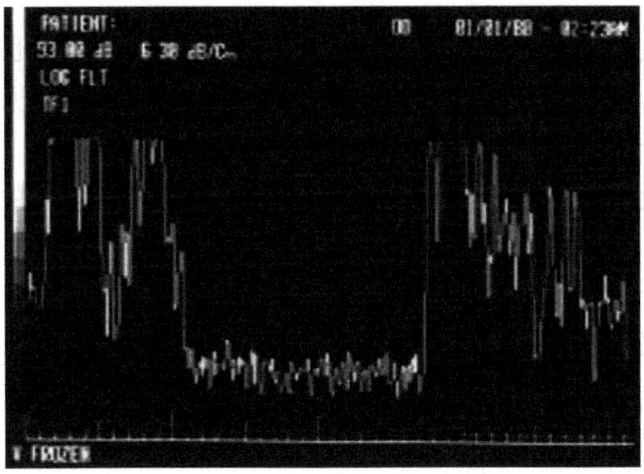

图11-1　A型超声波显示图

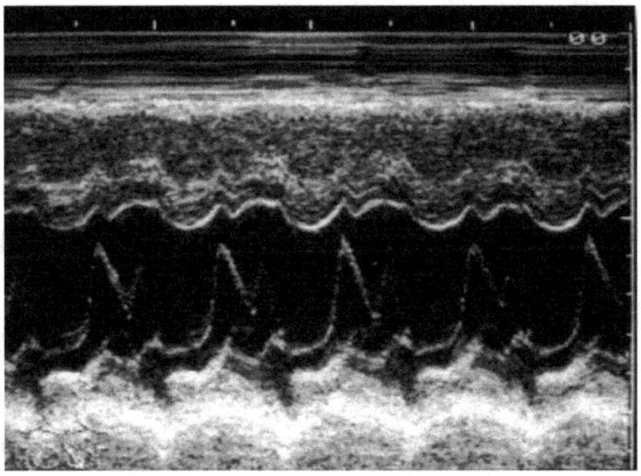

图11-2　M型超声波显示图

M型超声波技术可看出各反射层位置随时间的相互位移关系，例如观察心动，A型和M型超声波诊断技术显示的图像都是机体空间位置一维的，如果探头发射的超声波声束对机体进行二维扫描，与M型超声波诊断技术类似，反射回波声强给阴极做亮度调制，而水平轴与垂直轴分别对应离探头的二维位置，就可以在荧光屏上显示二维断层反射超声波声强的图像，称为B型超声波诊断技术，图11-3为B型超声波的显示图．B型超超声波诊断技术显示的图像是

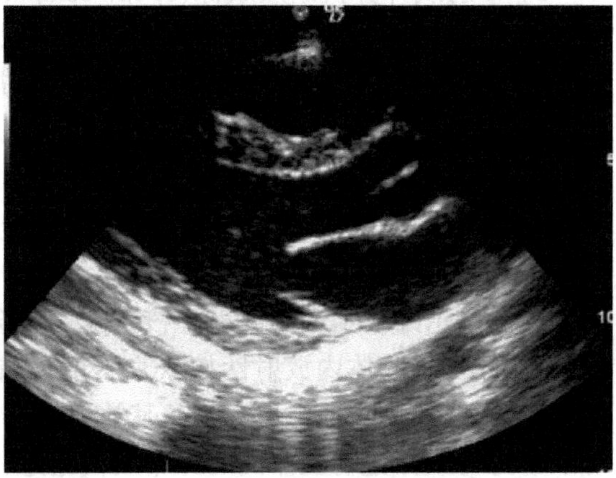

图11-3　B型超声波显示图

机体空间位置二维的，声波扫描形式多种多样，有线性扫描、扇形扫描、相控阵扫描等等.

如果采用多列线阵探头，获取与B型超声截面垂直的平面超声影像，称为C型超声波技术，在C型超声波技术的基础上，使距离选通门的时间随位置而变化，这样得到的是一个由位置函数决定的曲面影像，称为F型超声波技术.

当超声波声束通过机体时，如果遇到运动的物体如血液内的红细胞，这些红细胞会反射和散射超声，根据多普勒(Doppler)原理，运动着的红细胞散射的声频会发生变化，当红细胞朝向探头运动时，反射的声频增加，而远离探头运动时，反射的声频减小，通过傅立叶变换，可实时的以频谱的方式来显示血流的速度和方向，这样得到的就是多普勒超声波图像，因Doppler一词的第一个字母为D，所以把这种超声波诊断技术称为D型超声波诊断技术．如果把多普勒血流信息经处理后用颜色编码，如用红色或黄色色谱表示血流流向探头，用蓝色或蓝绿色色谱表示血流流离探头，并把它叠加在黑白图像上，这样可以得到彩色的多普勒超声图像，称为彩色多普勒超声波诊断技术.

围绕机体对某一断层做超声波扫描，再利用计算机断层图像重建技术，可以得到机体的断层超声影像，称为超声CT技术．相对X射线CT成像技术，超声CT具有无电离辐射、对机体无害、设备价格便宜等优点.

(3) 医学X射线检测：X射线的波长很短，具有很强的贯穿本领，可以通过生物机体，利用X射线可以无创了解机体内部组织的状态，因而在医学诊断中得到广泛应用，主要包括：

1) 常规透视和摄影：不同机体组织对X射线的吸收是不一样的，强度均匀的X射线通过人体后，在荧光屏上或感光胶片上就可以显示出反映机体吸收的影像，可以无创检测机体内组织状态；

2) 数字减影血管造影(DSA)：一般血管吸收X射线与其周围组织吸收量相差不大，在X射线图像中较难分辨，DSA技术在获取常规X射线图像后，再把含有能增强吸收X射线的对比剂注入静脉，再获取一次X射线图像，以加对比剂之前的X射线图像为掩膜，通过图像处理技术把加入对比剂后的图像减去掩膜图像，就得到了只包含对比剂位置的图像，由于对比剂只充满血管中，所以得到的图像只显示血管的分布状态，采用DSA技术获得的图像可以清楚地显示机体各部位的动脉和大血管，还可测定动脉的血流量，在脑血管病检查中已被视为“金标准”；

3) X射线计算机断层成像(X-ray computed tomography, X-CT)：普通X射线影像由于X射线通过了多个机体组织，图像中的机体组织是重叠的，密度分辨率低，X射线断层成像技术通过X射线管围绕机体某一断层做扫描，获取从各个方向透射机体的X射线吸收图像，再通过计算机图像重建技术，可以无创获取机体某一断层面的图像，图像的密度分辨率很高.

(4) 核医学检测：目前核医学检测使用比较多的技术有同位素示踪技术、放射性核素成像技术和核磁共振成像技术.

同位素示踪技术利用放射性核素衰变时会辐射出各种射线，可把放射性核素引入机体中，再在体外接收体内放射性核素衰变时所辐射出的射线，可无创获取机体的生理机能信息．例如：把药物或标记化合物与其放射性同位素混合引入机体中，在体外通过射线检测就可了解药物或标记物在体内的分布及代谢过程．放射性核素成像技术则利用同位素示踪技术结合影像及计算机断层技术获得机体内组织的图像或断层图像，如γ照相机、单光子发射型计算机断层成像、正电子发射型计算机断层成像等等．核磁共振成像技术利用原子核磁矩在外磁场中产生的能级分裂可引起核磁共振，通过外加梯度磁场激发产生核磁共振，再检测激励结束后所发射出的电磁波变化规律，利用计算机断层成像技术可以获得机体内部结构的断层图像．

2. 生物电信号的无创测量　生物机体中含有大量的离子，由于细胞膜对离子的选择性通透作用，使得生物电现象在生物体中普遍存在，生物机体充满体液，整个机体是一个大的容积导体，各种生物电通过机体容积导体在体表可产生生物电势，正常机体的生理活动与发生病理改变的机体的生理活动，其产生的生物电在体表的电势及其随时间的变化是不一样的，在体表检测生物电势及其随时间的变化，是无创检测机体生理机能的重要方法．生物电的检测需通过电极系统把机体内的离子导电转化为电子仪器系统能处理的电子导电，生物电特性不同，测量目的不同，测量对象不同，电极设计不一样．目前心电、脑电、肌电、视网膜电图、眼电图、眼震电图、胃电图等生物电检测技术已在临床得到广泛应用．例如心电的测量，心肌细胞产生的生物电所形成的心电向量在体表的电势很微弱只有毫伏级，易受干扰，多个电极安放在体表指定位置，由导联选择器选择其中两个电极拾取的心电电势信号，经过一个高通滤波器滤除各类高频干扰，送入前置放大器，前置放大器要求高输入阻抗、高共模抑制比、低噪声、低漂移，常采用差动输入的三运放电路，再通过增益可调的主放大电路把电压放大到伏特级推动记录描笔，为滤除电极的极化电压抑制漂移，前置放大器与主放大器之间常采用隔直的阻容耦合高通电路即时间常数电路，时间常数大，低频响应好，但电极的极化电压及漂移产生的低频干扰也会被引入，加上电阻值大小有限，电容值太大漏电流增加也会引起漂移，所以该电路的时间常数一般要求不大于 3.5 秒，如果要保证心电信号中的低频下限 0.05Hz 能通过，时间常数要大于 3.2 秒．所获取的心电信号还可通过模数转换送给计算机，利用各种信号处理技术进行自动分析处理，实现心电图的自动诊断．

3. 生理参数的无创测量　生理参数一般是指生物机体中的各种物理参量，如位移、速度、温度、压力、流量、振动等．检测生理参数在医学诊断中有重要意义，很多生理参数可以通过无创方式检测．生理参数一般都是非电量，可通过传感器把它们转换为电信号，再通过电子仪器放大处理．例如心音的检测，心音是指心脏搏动过程中，心肌收缩、瓣膜关闭、心液冲击的振动而引起的声音，心音的振幅很低，接近人的听觉阈，一般测量的心音频率范围为 20~1000Hz，心音的无创检测可通过放在胸壁的心音传感器将心音引起的胸壁的机械振动转换为电信号，常见的心音传感器有空气传导型、接触传导型、加速度型．空气传动型传感器利用电磁感应原理或电容、电感效应进行工作，当胸壁振动时使传感器腔室中的空气产生振动，引起电磁感应量的变化或电容、电感的变化，外加激励信号的响应随即发生变化，心音变化便转换成了变化的电信号，接触传导型传感器利用敏感元件直接把振动转为电信号，加速度型传感器利用专用的加速度传感器通过振动加速度的变化转换心音信号，加速度传感器重量轻、体积小、频响宽、抗干扰能力强，是一种广泛应用的心音传感器，为了能够在不同频率范围分析研究心音的变化，心音放大器中还设计有带通滤波器控制通频带.

4. 生物磁信号的无创测量　生物电现象在生物体内广泛存在，生物电会产生磁场，机体生命活动中的物质运输、代谢反应、能量转换，会发生电荷或离子的迁移活动也会产生磁场．另外生物体内存在有磁介质物质时，当处在外部磁场如地磁场中，这些磁介质被磁化也会产生磁场，例如肺磁场就是由于人体吸入铁磁性粉尘物质，沉积在人体肺部，这些铁磁性粉尘物质被外磁场磁化后，产生的剩余磁场．生物磁场很微弱，地球磁场的磁感应强度是

10^{-4}T 量级，肺磁的磁感应强度是 10^{-9}T 量级，心磁的磁感应强度是 10^{-10}T 量级，脑磁的磁感应强度更低是 10^{-12}T 量级．由于生物磁场很小，加上地磁场等外部磁场的影响，生物磁的测量是比较困难的，其发展远滞后于生物电的测量．但生物磁一样反映了生物机体的生理机能，携带了大量的有用信息，生物磁的检测在医学诊断上具有重要意义．目前除了肺磁可通过磁通门计检测外，其他生物磁常采用超导量子干涉仪（superconducting quantum interference device, SQUID）进行检测．SQUID 基于超导体的磁通量子化效应和约瑟夫逊（Josephson）效应工作，当两块超导体被很薄的绝缘介质分隔时，两块超导体上加电压，会产生隧道效应，超导态是一种长程有序相，电子会凝聚成电子对，电子对通过绝缘介质，这种现象称为约瑟夫逊效应，这种结构称为隧道结，当把隧道结放在外磁场中，超导结的最大超导电流会随磁场不同而不同，可以检测很微弱的磁场，SQUID 可以检测 10^{-14}T～10^{-15}T 的弱磁．SQUID 分为 DC-SQUID（直流超导量子干涉仪）和 RF-SQUID（射频超导量子干涉仪）两类，DC-SQUID 用超导材料把两个超导结并联起来组成一个闭合环路，RF-SQUID 用超导材料把一个超导结的两端联接起来形成一个闭合环路，DC-SQUID 的灵敏度比 RF-SQUID 更高，但 RF-SQUID 的工艺相对简单，电路与器件的耦合容易，在实用中比 DC-SQUID 更常见，SQUID 器件的组成主要由约瑟夫逊器件构成的超导环、磁通变换器及相应的电路系统构成，磁通变换器由超导线圈构成，通过磁通变换器把待测磁场产生的磁通变换为 SQUID 环的磁通，从而转为电信号，为提高检测灵敏度，常把磁通变换器的检测线圈做成梯度计，其结构是两个串联的相隔很近但绕向相反的线圈，只有两个线圈所处的磁场不一样，才有磁通的变化，机体检测环境附近的磁场可以近似认为均匀的，这样就可以避免环境磁场的影响，实现了无屏蔽的环境下检测生物磁场．

5. 生物辐射的无创测量 任何温度高于绝对零度的物体都要对外产生电磁辐射，生物体也一样，研究表明生物体辐射的这种电磁波在可见光的红光之外，称为红外辐射，波长范围在 3～16μm 之间．机体红外辐射的分布含有大量有用信息，利用红外热像仪获取机体的红外图像已成功应用于临床医学诊断．另根据辐射相关定律，辐射体辐射的峰值波长与辐射体的温度成反比，检测生物机体辐射的峰值波长，可以非接触式的测量机体的温度，图 11-4 为利用红外热像仪进行大规模体温排查．红外辐射可通过专门设计的红外传感器把红外线能量转换成相应的电信号，电信号放大后可处理转换为图像或转为温度显示．

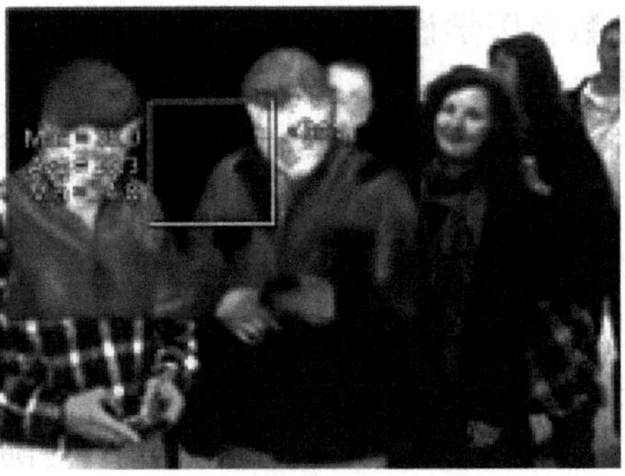

图 11-4 红外热像仪大规模排查体温

最后需要说明无创测量也可能对机体产生负面的影响，如各种射线、射频波、超声波等进入机体后，部分能量可能会被机体组织吸收，转换成热能和化学能，可能损伤机体，或影响机体内的生理代谢过程，所以不能反复滥用无创检测技术．

11.1.2　有创测量

有创测量(invasive measurements)是指检测装置侵入机体的检测技术,有创测量也称为侵入式测量．有创测量按实现方法可分为植入式测量、手术测量、导管测量等等．

1. 植入式测量　植入式测量是指把检测装置植入生物机体内的一种测量方式,当需要长时间连续的检测生物体体内的生理、生化参数的变化时,可把电子装置植入生物机体内,这样即可以保证生物体处于自然的生理状态,同时又可以连续不断的实时监测生物信息．植入式测量要求检测装置无毒,生物相容性好,体积小,不影响生物体的正常生理活动．有些植入式测量需通过外科手术,把检测装置植入体内,植入式测量一般通过遥测技术,把体内检测装置检测到的生物信号通过无线电、超声波等方式传送至体外,在体外对信号进行放大和处理．植入式测量在医学中应用广泛,如吞服式无线电遥测胶囊、植入式颅内压遥测、植入式肌电遥测、植入式体温遥测、植入式超声波遥测等等,图 11-5 为一吞服式无线电遥测胶囊的结构．常见的植入式电子装置的供能方式有:①带电池植入;②体外射频能量供电;③生物电池:利用人体中的体液或血液作为电解质的电池;④利用生物体内部的温差转换为电能;⑤利用生物体的机械运动把机械能转换为电能．

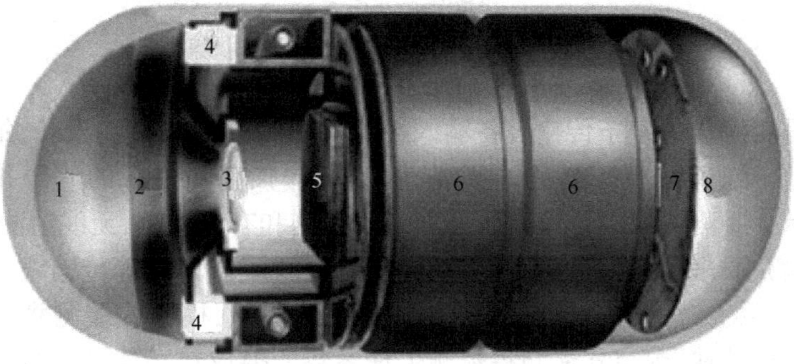

图 11-5　吞服式无线电遥测胶囊

1. 通光圆顶;2. 镜头支架;3. 镜头;4. 照明 LED;5. CMOS 影像传感器;6. 电池;7. 专用集成电路;8. 天线

2. 手术测量　通过手术,暴露被测量的机体组织,把检测装置直接置于被测部位,如直接把温度传感器接触机体内的组织以准确测量其温度,用电磁测量探头夹在血管的外壁测量血管内的血液流量等等．

3. 导管测量　导管测量是指利用导管经生物体的腔道或血管进入机体内部直接接触待测对象进行测量的方法．这种方法不经手术,或经小手术,对机体创伤较小．导管进入机体前需严格进行消毒和检查,以确保无污染及安全．导管测量在临床中有很多应用,例如颈内静脉插管监测中心静脉血压,桡动脉置管血压测量与监护,心导管监测心腔压力等等,如图 11-6 所示．

11.1.3　生物医学中的遥测技术

有时受测量条件所限及测量目的需要,需远距离对生物体进行生理参数的测量,这种数据采集与处理系统相距较远,信号需转换传递的测量技术称为遥测技术．遥测系统通常由三部分组成:(1)输入设备,主要包括传感器和变换器．传感器把被测参数变成电信号,

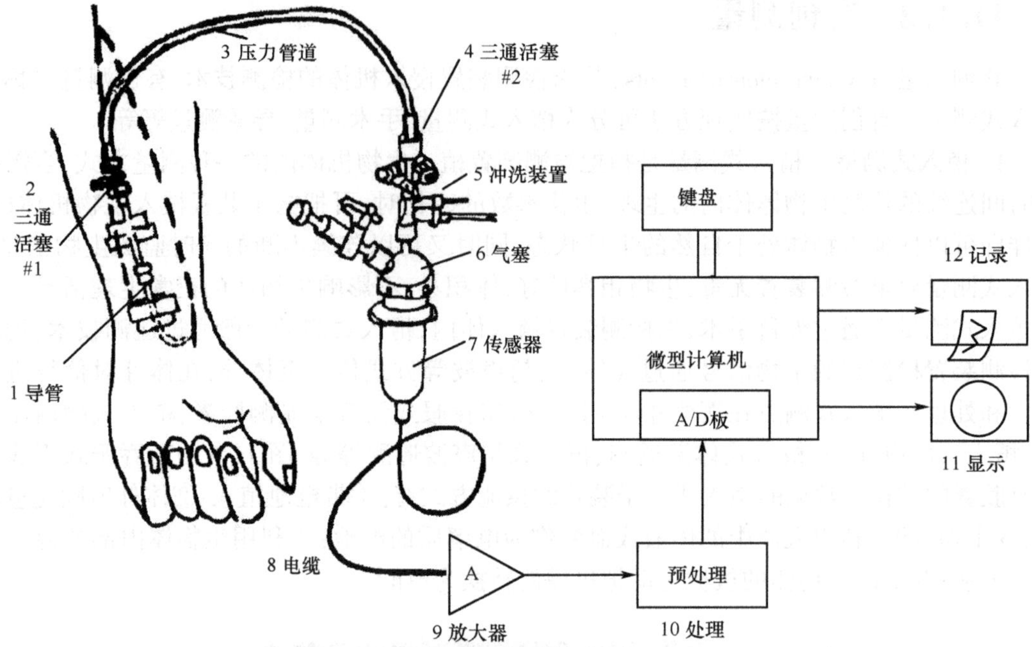

图 11-6 桡动脉置管血压测量与监护系统

变换器把电信号变换成适合于传输设备输入端要求的信号；(2)传输设备，把输入设备产生的信号不失真地传送到终端；(3)终端设备，接收传输设备传过来的信号并对信号进行处理、记录、和显示．遥测技术按传输介质分为无线遥测和有线遥测，无线遥测利用电磁波、光和声等作为传输介质来传送信号，有线遥测则利用电线缆或光纤等传输线来传送信号．遥测技术按信号变换的方法分为：模拟式遥测和数字式遥测，模拟式遥测将被测生理参数变换成模拟信号进行传输，数字式遥测将被测生理参数变换成数字信号进行传输．遥测技术按传送的路数分为单路遥测和多路遥测．为了能实现在一个信道中传送多路生理信号，需采用多路复用技术，常用的方法有频分复用及时分复用．遥测技术在生物医学检测中应用广泛，例如前面所说的对野外自然生存的生物体的生理参数监测，即使动物长途迁徙，也可实时监测．又如医院为及时发现危重病人的病情变化，采取急救措施，可采用遥测方式对病人的体温、血压、脉搏、呼吸、心电图等参量进行监测，病人身上的传感器把检测到生理信息变换成电信号，经便携式编码器编码，调制后通过天线发送给医务值班室或医疗中心的接收机，或经模数转换变为数字信息，再通过无线网络方式传送，接收机把接收到的信号经解调、译码后，送入医务人员的显示器，数字信息则可直接送入医务人员的电脑中，供医护人员实时的监护或诊断．

11.2 生物医学传感器

传感器，也称为换能器，是指能感受规定的被测量并按照一定的规律转换成可用输出信号的器件或装置，它通常由敏感元件和转换元件组成．生物医学传感器(或称为医用传感器)是指应用于生物医学领域的传感器，它所拾取的信息是与生物医学息息相关的各种信息，而它的输出常为电信号的形式，与一般传感器相比，医用传感器的设计与应用必须考虑生物机体因素的影响，考虑生物信号的特殊性、复杂性，考虑生物医学传感器的生物相容性、可靠性、安全性，传感器的形状和结构应与被检测部位的解剖结构相适应，不干扰生物体的正常生理功能，安装操作便利，维护方便，结构上便于消毒等．

11.2.1　医用传感器的作用与分类

现代医学已经从定性医学走向了定量医学，科学技术的应用极大地扩展了医生的感觉器官，在这个过程中，医用传感器起了重要作用．生物电信息可以直接通过医用电极获取，而生物非电信息如各种生理参数、化学成分、生物物质等则需经过传感器进行能量变换，变换成电信号才能送入电子仪器处理．医用传感器的主要作用：①提供诊断用信息，如血压、心音、脉搏、血流量等各种生理参数信息；②监护，如长时间连续监测生理参量以了解病人的病情变化；③人体控制，根据检测到的生理信息自动调控人体设备，如体外循环中的血流血压控制；④临床检验，如血氧、血气、电解质等各类生化参数检验；⑤生命科学研究，如 DNA 自动测序等．

医用传感器的种类很多，有很多种分类方法，如按传感器的工作原理分电阻式、电容式、电感式、压电式、磁电式、热电式、光电式、辐射式等，按传感器的电路原理分主动型传感器和被动型传感器，按医学信息种类分心音传感器、脉搏传感器、呼吸波传感器等，按检测的物理量分力学参数传感器、温度传感器、流量传感器、湿度传感器等，按被测对象性质分为物理传感器、化学传感器和生物传感器等．下面简单介绍部分医用传感器．

11.2.2　生化传感器

1. 化学传感器　化学传感器是指感受化学物质并把其量转变成电信号的器件．化学传感器可以用来监测离子的浓度或测定溶解在生理液体中的各种气体的含量，用于检测离子的化学传感器有时也称为离子传感器．化学传感器包括电化学传感器和气敏传感器，电化学传感器根据转换方式及输出电信号的不同，分为电位型、电流型和电导型三种，电化学传感器的敏感元件是电化学电极，根据电极作用可分为：①参比电极；②指示电极；③工作电极；④辅助电极．图 11-7 为一场效应管离子传感器的结构．

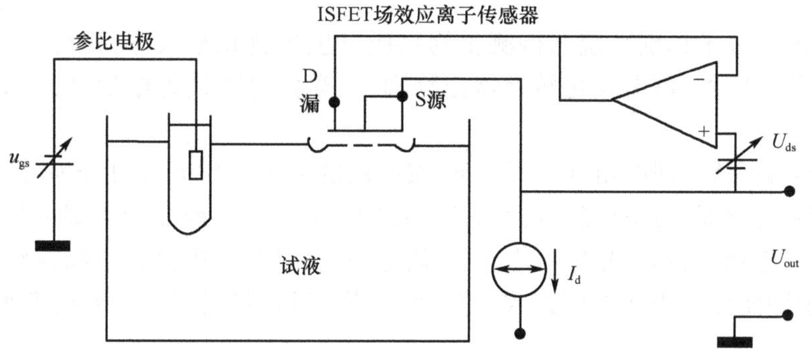

图 11-7　场效应管离子传感器

（1）电位型电化学传感器：当电解液中放入金属电极时，在电极的表面会产生电极电位，在平衡条件下，电极电位与电解液中离子的浓度有关，其关系式可由能斯特方程确定，测定电极电位可以间接测量离子的浓度，电位型化学传感器即根据此原理工作，如 PH 玻璃电极和其他离子选择电极都是这类化学传感器．

(2) 电流型电化学传感器：如果在电极上外加电压，这时有电流通过电极，电极电位发生变化称为极化，极化电位与离子浓度有关，通过对电流的检测可以测定离子的浓度，这一类电化学传感器称为电流型电化学传感器．

(3) 电导型电化学传感器：化学反应一般都会伴随有离子的浓度变化，因此会使溶液的电导发生改变，当不要求特异性时，根据电导测离子的浓度具有很高的灵敏度，这一类电化学传感器称为电导型电化学传感器．

(4) 气敏传感器：气敏传感器是指感受气体种类及其浓度并转换为电信号的器件，其气体敏感元件常采用半导体器件构成，气敏传感器的种类繁多，工作原理也不一样，常见的气敏传感器工作原理利用待测气体被半导体表面被吸附后，使半导体的电导率发生变化，被动转变为电信号．有的气敏传感器是声表面波器件，其工作原理是在压电晶体表面上涂一层能够选择性吸附某种气体的气敏薄膜，当待测气体与气敏薄膜接触时，气敏薄膜的膜层质量和导电率发生变化，引起压电晶体的声表面波频率发生漂移，气体浓度不同，声表面波频率的变化也不同，再通过压电晶体传感频率的变化转化为电信号．气敏传感器可以用于检测各种气体及其浓度，如一氧化碳、氟利昂、呼气中的乙醇、人体口腔口臭的检测等等．

2. 生物传感器 生物传感器是指感受生物物质及其浓度并转换为电信号的器件．生物传感器的结构主要由分子识别系统、理化转换器、信号电路构成，如图 11-8 所示．分子识别系统是传感器的生物敏感元件，主要是一些生物敏感物质，如抗体、抗原、酶、核酸、细胞、组织、微生物等生物活性物质，理化转换器与分子识别系统紧密相连，通常为电化学电极、光电转换元件、热敏电阻、离子敏场效应管、压电晶体等器件，当生物传感器与待测生物物质接触后，分子识别系统与待测生物物质发生生物化学反应，把待测生物物质信息转换为物理、化学信号，再由理化转换器把物理、化学信号转换为电信号，电信号经信号电路输出．

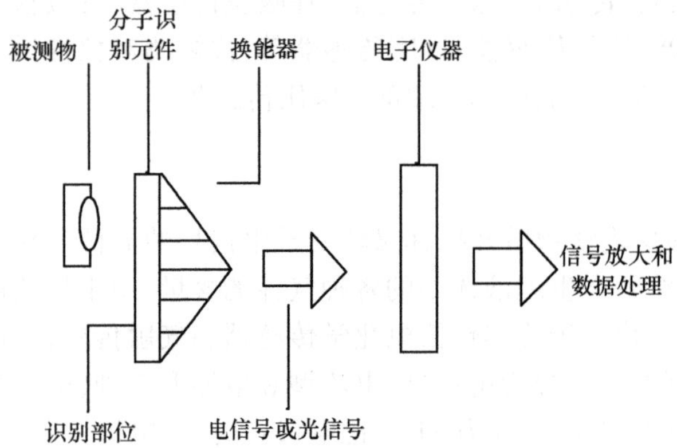

图 11-8 生物传感器的结构

生物传感器可从不同的角度进行分类，按所用的分子识别元件可分为：酶传感器、微生物传感器、细胞传感器、组织传感器、免疫传感器等；按理化转换器的类型可分为：生物电极传感器、半导体生物传感器、光生物传感器、热生物传感器、压电晶体生物传感器等；按被测对象与分子识别元件的相互作用方式可分为：生物亲和型生物传感器、代谢型或催化型生物传感器．

生物传感器由于其灵敏度高、响应速度快，在生物医学领域得到了广泛的应用，如用于检测 DNA、血糖、胆固醇、乳酸、尿酸、尿素、维生素、转氨酶、各种氨基酸等．

11.2.3 物理传感器

物理传感器是指检测声、光、电、热、力、位移、速度、加速度、流量等物理量的传感器．根据传感器工作的物理原理可分为光电式传感器、热电式传感器、压电式传感器、压阻式传感器、电磁式传感器等．下面介绍几种物理传感器．

1. 光电式传感器　利用光电转换，把待测量转变为电学量的一种传感器，光电式传感器具有结构简单、非接触、高可靠性、高精度和反应快等特点．光电式传感器的工作原理基于光电效应，光可以被看作是由一连串具有一定能量的粒子——光子所组成，当光照射物体时，物体受到一连串具有能量的光子的轰击，物体中的电子可以吸收入射光子的能量，而发生相应的效应如发射电子、电导率变化或产生电动势等，这种现象就称为光电效应．常见的光电式传感器有光敏二极管、光敏三极管、光电池、光电倍增管、红外光传感器、激光传感器等．例如监测动脉血氧饱和度的脉搏血氧仪，用660nm的光通过手指，手指中的血液的血红蛋白对光产生吸收，再利用光电传感器如光电池把透射光强转换为电信号，根据朗伯定律可以检测出血液中的血氧饱和度．

2. 热电式换能器　热电式传感器是指把温度变化转换为电学量变化的器件．主要利用某些材料的物理量随温度的变化而变化的特点来工作，如温度变化转为电阻变化、电动势、热膨胀、磁导率变化等等，如果是非电量可通过外加激励转为电信号，如果是电动势可直接放大处理．常见的热电式传感器有热电偶、热敏电阻、温敏二极管、温敏三极管等．例如热电偶，其基本工作原理是基于在两种不同的金属所组成的闭合回路中，当两接触点的温度不同时，回路中就要产生电动势，电动势的大小与两接触点的温度差成正比，这个物理现象称为热电效应．常用的热电偶由两根不同的导线组成，它们的一端焊接在一起，构成测量端，也称为热端，用来与被测对象接触，而不连接的两个自由端构成参考端，也称为冷端，用来与测量仪表引出的导线相连接，当热端与冷端有温差时，测量仪表便能测出被测对象的温度．医学测量中热电偶温度传感器种类较多，常用的有杆状热电偶和片状热电偶．杆状热电偶是将金属丝放入注射针头中，经皮插入到待测部位，可用于测量口腔和直肠温度．片状热电偶是用薄膜代替金属丝，最薄可达3～6μm，将其固定在适当材料的基片上，尺寸很小，直径达μm数量级，响应速度很快，有的可用于测量细胞内的暂态温度．

3. 压电式传感器　有一些电介质当其在某个方向上受到外力的作用而发生形变时，会在其内部产生极化现象，同时在它的两个相对的表面上出现正负相反的电荷，而当撤去外力后，它又会恢复到不带电的状态，这种现象称为正压电效应．相反，如果在电介质的极化方向上施加电场，这些电介质又会发生变形，撤去电场后，电介质的变形随之消失，这种现象称为逆压电效应，压电式传感器的工作原理就是基于正压电效应和逆压电效应，正压电效应把机械能转换为电能，逆压电效应把电能转化为机械能．具有压电效应的材料，称为压电材料．压电式传感器在生物医学中应用广泛，例如前面所说的超声检测技术，超声波的产生利用逆压电效应，超声波的接收利用正压电效应，又如各类声表面波传感器件可用于气体检测，压力传感器除用于各种生物压力测量外，还可用于检测脉搏波．

4. 压阻式传感器　当半导体材料受到应力作用时，半导体内的载流子其迁移率会发生变化，使半导体的电阻率发生改变，这种现象称为半导体的压阻效应．利用压阻效应把被测量的变化转换成与之对应的电阻变化的传感器称为压阻式传感器，变化的电阻通过测量电路就可得到正比于被测量变化的电信号．压阻传感器体积小、重量轻、重复性，在医学上可用于测量指尖、桡骨、手腕上部的脉搏，直径小于1mm的压阻扩散硅膜片可以装入注射针头内插入血管中直接测量血压．

5. 电磁式传感器　当通过一个闭合回路的磁通量发生变化时，会在回路中产生感应电动势,这种现象称为电磁感应现象,根据法拉第电磁感应定律,感应电动势的大小等于通过回路的磁通量的时间变化率,利用电磁感应原理把被测量转换为与之对应的电信号的传感器就是电磁式传感器. 例如电磁式血流量传感器,其工作原理是:用手术剥离待测血管,在垂直于血管轴方向上加一磁场B,在与B垂直的血管两侧壁安装电极,因血液是运动着的碱性导电体,血液的流动会在恒定的磁场中切割磁力线,从而在血管的两壁感应出电动势,该电动势信号的变化反映血流量的变化,引出电动势信号便可测出血管的血流量,这种传感器可测的最小血管直径可达1mm以下,而且测量结果准确,可以连续检测血流量,在临床上得到广泛应用.

11.2.4 生物医用电极

为拾取生物体内的生物电信号,需要选用适当的电极与生物肌体接触,生物电在机体内的离子活动通过电极转变为电极的电信号的变化,电子仪器就可以对这样的电信号进行处理了,这类电极称为生物电极或生物医学电极. 拾取不同的生物电信号,需选用不同特性的生物医学电极. 生物医学电极与生物体接触的界面称为接界. 当生物医学电极的表面与机体电解液接触时,在接界处会发生化学反应,电荷携带者在化学反应中使电荷互换,即离子导电与电子导电互相转换,这样就使电荷通过接界,在这个过程中,必须使离子流的变化与电子流的变化相对应,以免引起失真或附加干扰.

当金属放入电解液中时,由于电极与电解质之间的电化学反应,在金属的表面与电解液之间存在电势差,这种电势差称为半电池电位,也称为电池单电极电位. 半电池电位的绝对值目前无法直接测定,一般是测定该电极相对于另一参比电极例如标准氢电极的电势差,如果知道参比电极的半电池电位(标准氢电极的半电池电位已被定义为零),通过该电势差可以求得该电极的半电池电位. 如果电极上有电流通过,则电流通过时会使电极的半电池位和无电流通过时不同,这种现象称为电极的极化. 有电流通过和无电流通过时电极半电池电位变化的差值,称为超电压. 电流大小不同,超电压大小不一样,超电压的存在对于生物电的拾取是干扰噪声,如果电极的极化电压过高,将淹没生物电信号,因此在使用生物医学电极时,要尽量避免电极发生极化作用,或使电极的极化电压保持稳定. 一般采用高输入阻抗的生物电放大器作为生物电放大器的前置级,由于输入阻抗高,可使电极等效的欧姆性电阻降到不起作用的地位,而且使放大器从信号源取得的电流大大减小,因而通过接界的电流也极其微弱,使超电压变化不大,可以很好的减小电极极化带来的影响.

生物医学电极有很多分类方法,例如按工作性质分为生物电检测电极、刺激电极和检测与刺激共用电极;按尺寸大小分为宏电极和微电极;按电极安放位置分为体表电极、皮下电极和体内植入式电极;按电极形状分为板状电极、针状电极、螺旋电极、环状电极和球状电极等;按电极是否使用导电膏分为使用导电膏的湿电极和不使用导电膏的干电极;按极化的程度分为极化电极和不极化电极. 宏电极用于检测和记录机体器官、组织的整体放电水平,而微电极用于测量细胞内外的电势差,微电极的尖端直径一般小于细胞,且电极较坚硬,可刺入细胞膜并保持机械性能稳定,微电极的直径大约在0.05μm到10μm之间,按制作材料可分为金属微电极和充填电解液的玻璃微电极,如图11-9所示. 金属微电极是在不锈钢、钨、铂等金属上喷涂聚合物、玻璃等绝缘材料而制成,其尖端裸露,金属微电极具有极化特性,使其不宜精确测量细胞的静止电势,而常用于活动电势的检测;玻璃微电极一般是由毛细管热拉后,内部充入电导率溶液,再将电极丝放入而制成,电极尖端直径一般小于

1μm,常用于测量细胞膜的电势如静息电位的测量,也可以用于向检测部位注射微量药物．玻璃微电极与金属微电极相比,存在阻抗高、噪声大等缺点．

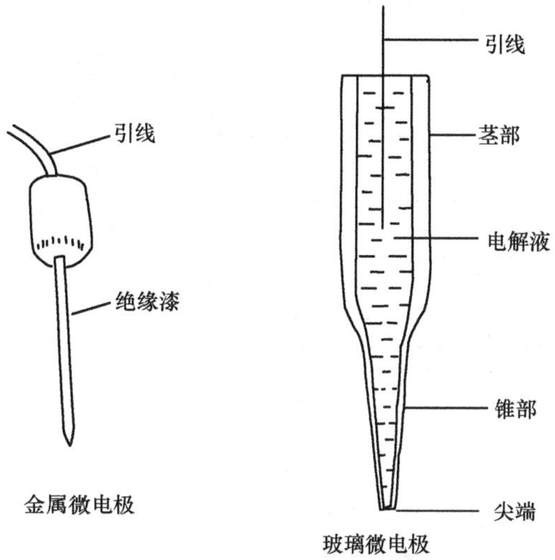

图 11-9 微电极

体表生物电检测中最常用的电极是 Ag/AgCl 电极,它的结构是在金属银的表面覆盖一层难溶解的银的盐类 AgCl,再浸入含有氯离子的溶液中．实际应用的 Ag/Ag Cl 电极极化电压很低,一般在 0.2mV 左右．极化电压的随机变化小于 10mV,对生物电的检测几乎不产生影响,在临床上得到广泛的应用．体内电极用于在生物体内检测生物电势,由于电极需插入体内,因此电极材料的安全性要求很高,例如 Ag/Agcl 电极和人体蛋白质会发生化学反应,一般不能用作体内电极,常用于肌电测量的体内针电极一般用不锈钢材料制成,体内测量的丝电极,采用直径为 25~125μm 的不锈钢丝制成,用于肌电的长期测量．

11.3 生物医学信号检测中的干扰及噪声

生物机体本身的生理活动非常复杂,伴随有各种代谢反应,产生的生物医学信号很微弱且复杂多变,易受各种因素影响,而且一般要求测试系统具有较高的灵敏度,很容易把干扰引入测量系统,工频 50Hz 干扰几乎落在所有生物电信号的频带内,加上我们处在各种电磁波的海洋之中,生物机体本身是电的良导体,目标大,很容易受到周围环境电磁波的影响,生物医学检测过程中除了易受各种干扰的影响外,仪器内部的电子元器件、传输线、屏蔽状况等本身的物理因素的自然不稳定扰动会产生各式各样的随机噪声,这些杂乱的噪声信号与生物医学信号混合在一起,会影响生物医学信号的测量,因此在检测生物医学信号时必须考虑干扰及噪声的影响,下面介绍干扰及噪声的基本概念及其抑制措施．

11.3.1 干扰的基本概念

在生物医学信息检测及医用仪器的使用过程中,各种来自内部或外部的有用信号以外的一切无用信号及电磁扰动称为干扰．生物医学信号一般都很微弱,背景噪声较强,信号往往被淹没,测试系统本身也有噪声．干扰的形成包括三个条件:干扰源、耦合通道、敏感电路,如图 11-10 所示．抑制干扰应从这三个方面考虑,采取相应的措施．

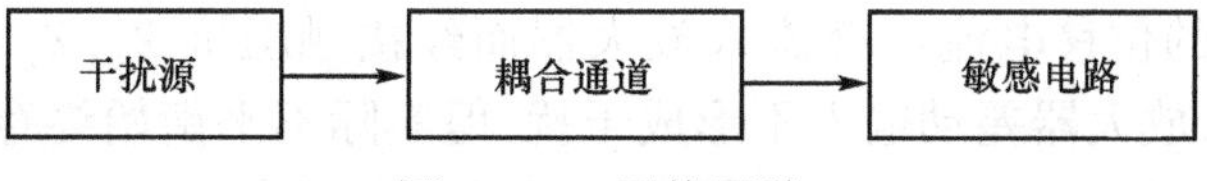

图 11-10 干扰通路

干扰源指能产生一定的电磁能量并影响周围电路正常工作的的物体或设备．例如生活中的 50Hz 工频电,汽车发动机点火,广播电视信号,手机信号,瞬变的电压,太阳辐射等等都是干扰源，图 11-11 左边为一些生物信号的频率范围，右边为干扰源及其频率分布．

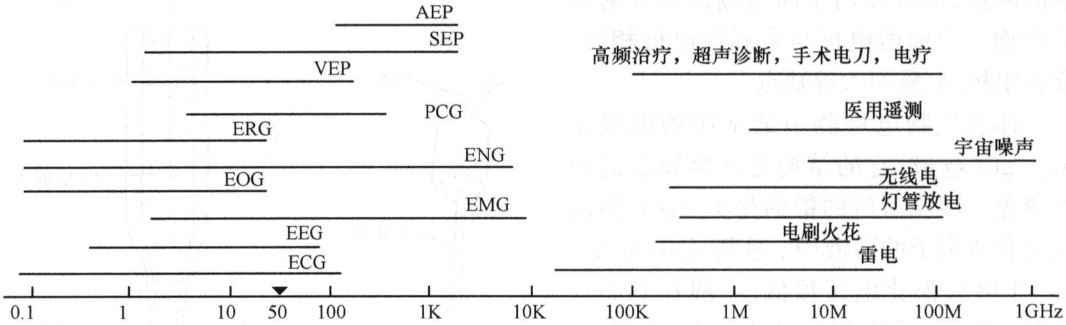

图 11-11　生物信号及干扰源频率分布

干扰耦合通道指干扰源产生的干扰信号传输至敏感电路的途径，干扰耦合途径一般包括两类方式：传导耦合方式和辐射耦合方式，传导耦合方式指干扰信号沿着干扰源和敏感电路之间的电路连接，传递到敏感电路引发干扰．干扰的传输电路可包括导线、电阻、电容、电感、互感、供电电源、公共阻抗、接地平板等．辐射耦合方式指干扰信号以电磁波的形式通过介质传播，再以某种方式串入测试系统的敏感电路引发干扰，如电场的容性耦合、磁场的感性耦合等等．实际的干扰可能是两种方式反复交叉耦合．

敏感电路指对电磁干扰产生响应的电路系统，可广义指对干扰产生响应的电路、电子元器件、设备、系统等．

11.3.2　电场干扰

场的特性由场源的性质、场源与观察点间的介质、场源与观察点间的距离等因素决定，在场源附近，场的特性主要由场源的性质决定，远离场源时场的特性主要由场传播时所通过的介质决定．波长为 λ 的电磁波，距离场源大于 $\lambda/2\pi$ 的地方称为远场或辐射场，距离小于 $\lambda/2\pi$ 的地方称为近场．可用波阻抗 E/H 描述场源的性质，远场时波阻抗近似为一个常数 $R_c=E/H=377\Omega$，等于空气介质特性阻抗，近场时，如果场源为大电流低电压，则 $R_c<377\Omega$，近场主要为磁场性质，如果场源为小电流高电压，则 $R_c>377\Omega$，近场主要为电场性质，电场干扰主要通过电容性耦合引入干扰，磁场干扰主要通过电感性耦合引入干扰．

电子系统中的导线与导线之间，导线与电子元器件之间等存在分布电容，干扰电压通过分布电容使其他电路耦合出干扰电压的现象称为干扰的电容性耦合，如图 11-12(a)所示，(b)为(a)的等效电路，导线 1 上的干扰电压 U_{1S}对导线 2 通过电容性耦合产生干扰电压 U_{2S}．

又如心电测量过程中，50Hz 的工频干扰电可以通过长导联线与干扰源导线之间的分布电容引入测试系统，如 11-13 图所示，(b)为(a)的等效电路．人体电阻远小于放大器输入阻抗，分布电容引起的位移电流不会流入放大器而经接触阻抗 Z_1，Z_2 流入人体，如果理想对称 $C_1=C_2$，$Z_1=Z_2$，放大器差动输入不形成干扰，但实际不平衡始终存在，即使 I_{d1}，I_{d2}相等设为 6nA，电极接触阻抗有 5kΩ 的不平衡，干扰形成的差动输入 $U_{AB}=I_d(Z_1-Z_2)=30\mu V$，约为心电信号的 3%，引入的干扰就比较大了．

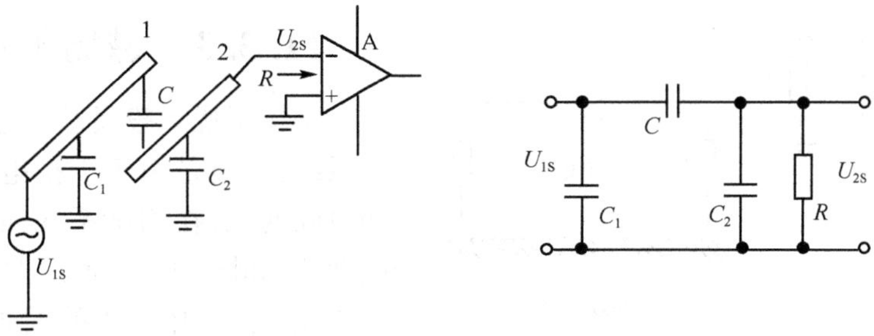

(a) 电容性耦合　　　　(b) 等效电路

图 11-12　平行导线电容性耦合及其等效电路

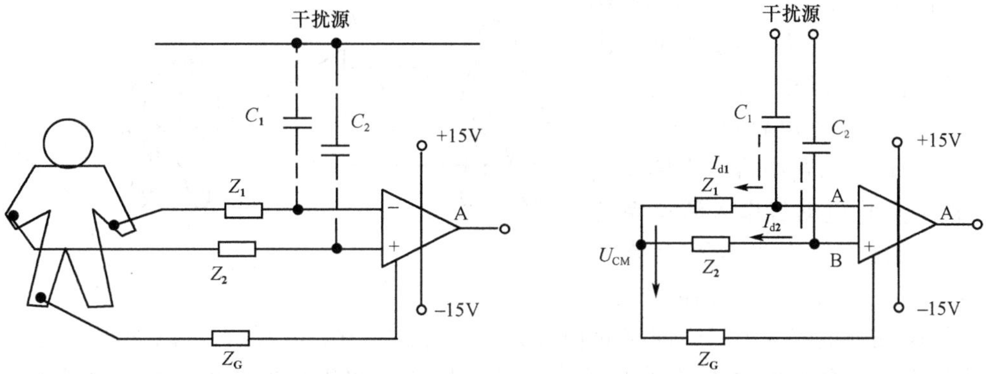

(a) 测试系统　　　　(b) 等效电路

图 11-13　导联线的电容性耦合

心电测量过程中,也可通过 50Hz 电源线与人体的表面形成电容性耦合引入干扰,如图 11-14 所示,标准 I 导联下,位移电流 I_d 经人体手臂电阻形成差模干扰可引入心电放大器中,设两手臂电阻各 400Ω,耦合总位移电流 $I_d = 0.2\mu A$,总干扰电压为 $0.2\mu A \times 400\Omega \times 2 = 160\mu V$,约为心电信号的 16%.

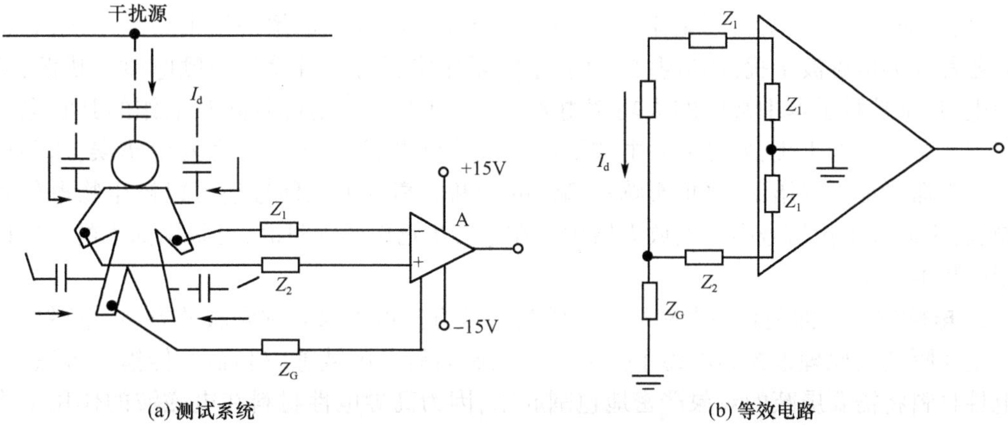

(a) 测试系统　　　　(b) 等效电路

图 11-14　人体表面的电容性耦合

为有效抑制电容性耦合干扰,一般可采取如下措施:屏蔽导线或设置屏蔽室屏蔽包括被测对象的整个测试系统;采用高输入阻抗、高共模抑制比的生物电放大器等.

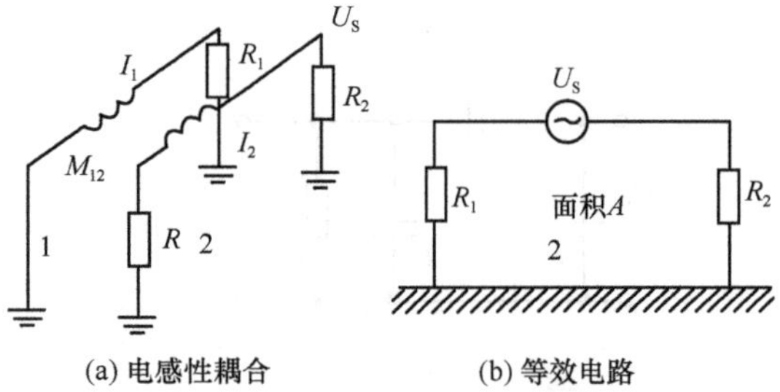

图 11-15　电感性耦合及其等效电路

11.3.3　磁场干扰

磁场干扰一般通过电感性耦合引入测试系统，主要是由于干扰电流产生的磁通随时间变化，在测试系统回路中产生感应电动势，如图 11-15 所示，回路 1 中的干扰电流在回路 2 中产生的磁通如果随时间而变化，就会在回路 2 中感应干扰电压 U_S.

例如在心电测量过程中，人体通过导联线和测试系统形成的回路可产生磁场的电感性耦合干扰，如图 11-16 所示，图 11-16(a) 中的磁场 B 的大小随时间变化时，对图中阴影部分的回路磁通就会随时间而变化，根据电磁感应定律，在测试系统的输入回路中将产生感应电动势，这个干扰电动势串入测试系统就会形成干扰．电感性耦合，通常采用不同于抑制电场干扰的消除方法，一般采用电磁屏蔽或减小感应回路面积等方法，如图 11-16(b) 所示，可以把所有的电极引线在人体表面绞合起来，并使引线紧沿着人体引出，这样可以减少磁场的电感性耦合干扰．

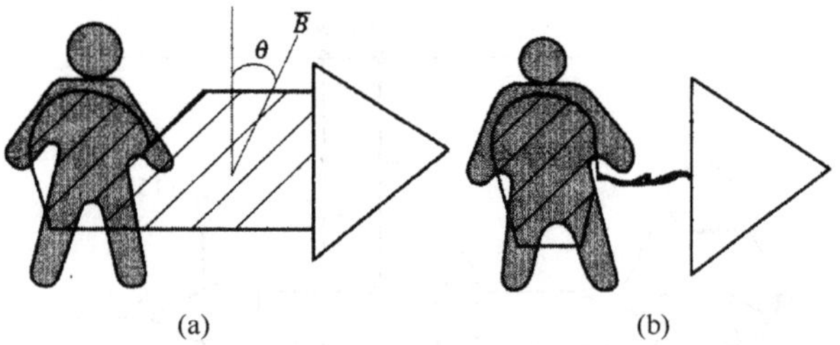

图 11-16　体表心电测量时电感性耦合

11.3.4　高频电磁场干扰

高频电磁场是指频率范围为 100~300MHz 的电磁场，生活中高频电磁场的干扰非常普遍，例如无线广播、电视、通讯、遥测等为使信号传输距离远通常用高频电磁波传播，这些信号对通讯传媒来说是有用的工作信号而对生物医学检测却是干扰，又如汽车发动机启动打火，电气设备的启动，雷电等也会产生高频电磁波干扰生物医学的检测．高频电磁场干扰的干扰途径主要是生物医学测量仪器引出信号用的电极引线像天线一样可以响应高频电磁波信号，因而会把干扰引入测量系统中，另外，仪器的电源线也像一根很长的天线，它也会引入各种高频电磁波干扰，还有些医学治疗仪器在使用时本身就是高频电磁干扰源，例如高频电刀，是外科手术中常用的大功率电器，高频电刀的使用可对同时工作的其它电子监护仪器产生严重的干扰，如可使心电波形的记录严重失真，心率的计算发生错误，监测仪所显示的生命指征出现错误，严重影响对病情的诊断．高频干扰信号还可以被生物电信号所调制，转为低频干扰信号串入到放大器中．在进行生物医学测量时，可采用如下的一些措施抑制高频电磁干扰．

1. 电磁屏蔽　抑制高频电磁波干扰的最有效方法可采取电磁屏蔽的方法，电磁屏蔽是指以金属隔离的原理来控制电磁干扰由一个区域向另一区域感应和辐射传播的方法，用高导电性材料将需要屏蔽的对象严密地包围起来，因为高导电性材料在电磁波的作用下将产生较大的感应电流，根据楞次定律这些感应电流将削弱电磁波的透入，从而实现阻止隔离电磁波的侵入．电磁屏蔽和静电屏蔽并不完全相同，虽然都是用高电导率的金属材料制成，但静电屏蔽是为防止静电感应，屏蔽体必须接地，而电磁屏蔽是借助涡电流减弱电磁场的侵入，使电磁场只能透入屏蔽体的表面薄层，这种屏蔽体可以不接地，但因电磁屏蔽的材料是导体,可产生静电耦合,因此即使只进行电磁屏蔽,屏蔽体通常也接地,这样电磁屏蔽的同时也可以静电屏蔽. 必须注意电磁屏蔽的屏蔽体表面必须是导电连续的,否则会产生电磁泄漏.

2. 旁路　当混有高频干扰的低频信号在送入放大器进行放大前,在信号输入通路上使用一个大小适当的电容与地相连,因为电容对高频干扰阻抗很小,这样高频干扰信号很容易通过这个电容被短接入地,这个过程称为旁路,接地的电容称为旁路电容. 旁路电容器要求高频特性好外,还要求有较高的耐压指标,以便使脉冲式干扰也能被滤除.

3. 电磁干扰滤波器　即 EMI 滤波器(electromagnetic interference),为有效抑制信号中的高频干扰,可在干扰途径上串接专门设计的低通滤波器,让低频的有用信号通过,而抑制高频干扰的通过.

4. 电磁兼容性设计(electromagnetic compatibility, EMC)　电磁兼容性是指仪器设备在其电磁环境中符合要求运行,同时不对其环境中的其他设备产生无法忍受的电磁骚扰的能力. EMC 包括两个方面的要求:一方面是指设备在正常运行过程中对所在环境产生的电磁骚扰(electromagnetic disturbance)不能超过规定的限值;另一方面是指设备对所在环境中存在的电磁干扰具有一定程度的抗干扰能力,即电磁敏感性(electromagnetic susceptibility, EMS),生物医学仪器采用 EMC 设计后可以从干扰源上减少高频干扰的产生,同时也可以较好的抵抗高频干扰的影响.

11.3.5　接地干扰

地是指电路或系统的电位基准面:相对电位零点,接地是指在系统的选定点与某个电位基准面之间建立低阻抗的导电通路. 系统中的接地可分为两类,一类是安全接地,也称为保护接地;另一类是工作接地,也称为信号接地. 安全接地与大地相连,而工作接地可不与大地相连. 合理接地是抑制干扰的重要方法,正确应用接地和屏蔽可以大大减小干扰的影响.

1. 安全接地　一般生物医学测量仪器采用 220V、50Hz 的交流电供电,为了安全起见,应把电子仪器设备的机壳和电源地用导线与大地相连,这称为安全接地. 机壳保持零电位可防止意外情况时产生的绝缘击穿或漏电对人体发生宏电击(电流经皮肤流入人体引起)和微电击(电流从体内流出体外时引起)的伤害. 生物医学测量时常常是多台电子设备同时作用于人体,这时应避免各设备单独接地或串联接地,而应采用一点接地方式,同室的多个测量单元各自建立一个接地点,然后把这些接地点连起来,使整个系统一点接地,如图 11-17 所示.

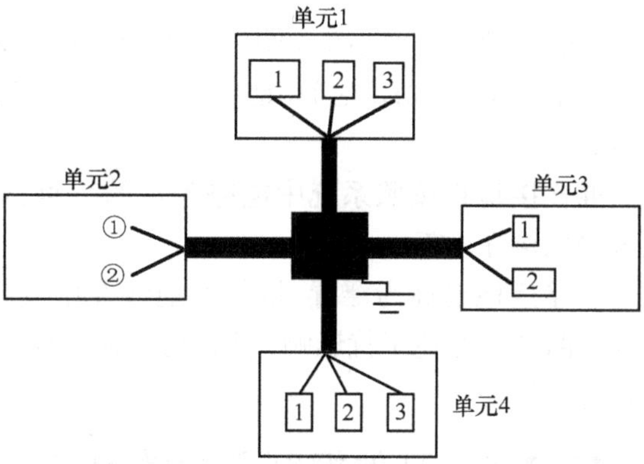

图 11-17　多单元一点接地

2. 工作接地　指对电路中的信号电压设立一个基准电位,常见的工作接地方式有:单点接地、多点接地、混合接地、悬浮接地等.

单点接地是指所有电路的地线接到公共地线的同一点,单点接地又可分为串联单点接地和并联单点接地,如图 11-18(a)、(b)所示．串联单点接地结构简单,易于实现,但 A、B、C 各点电位其实并不为零,相互影响,很容易引起干扰,并联单点接地各电路互相无影响,但各地线间容易形成电容性和电感性耦合．单点接地方式只适用于低频电路,高频时分布电容与分布电感的影响,难以实现真正的单点接地．

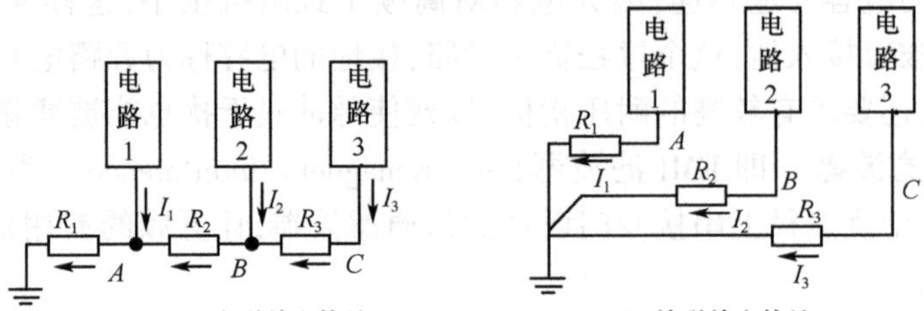

(a) 串联单点接地　　(b) 并联单点接地

图 11-18　单点接地

多点接地是指所有电路的地线就近接地,地线很短,适用于高频及数字电路接地,如图 11-19 所示．多点接地,应尽可能地减少接地线的长度,使高频阻抗减至最小,一般常以镀银版作为接地子母线,以减少表面阻抗,多点接地的缺点是形成了多种地回路,可能造成地回路干扰．

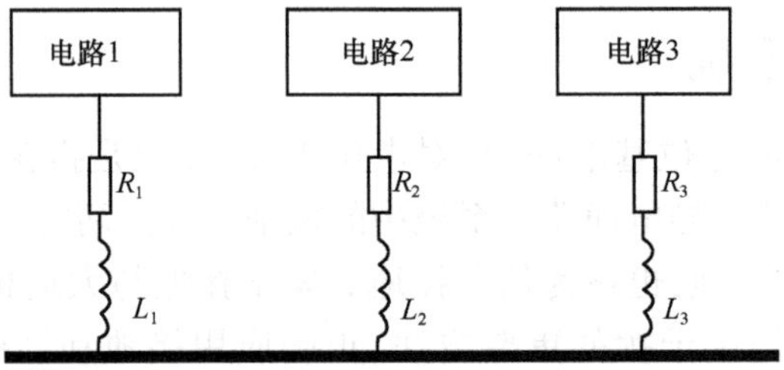

图 11-19　多点接地

一般当信号频率小于 1MHz 时采用单点接地,信号频率大于 10MHz 时采用多点接地,信号频率在 1～10MHz 之间,地线长度小于波长的 20 分之一采用单点接地,否则采用多点接地．

混合接地指按照系统中电路各自的特点,对不同的电路单元采用不同的接地方式,再把这些地接在一起．

悬浮接地也称为浮置,指信号地线在电气上与地隔绝,这样可以使外部干扰电流无法进入电路从而避免干扰影响,但静电电荷无法有效释放而容易形成积累,因此常用于一些低频电子设备．

11.3.6　其他抑制干扰的措施

除了以上所说的一些抑制干扰的措施外,还可在电路测量系统中采取如下一些措施．

1. 隔离　两部分电路互相独立,不形成回路,从而可以切断从一个电路进入另一个电路的干扰通路．例如在生物医学信号测量中,常采用光电耦合、变压器耦合等实现隔离放大.

2. 去耦　电路间的去耦是指阻止从一个电路交换或反馈能量到另一个电路,如图 11-20

所示,电子仪器的稳压电源很容易受电网的干扰影响,如电网瞬变电力产生的干扰,频谱范围可达数十兆赫兹,会对生物医学信号的测量产生很大的干扰,这时可以在电源端对地并联一个电容,把干扰短接入地,称为电源去耦,另外由于电源内阻和电源线本身分布电容、分布电感的存在,难以保证电源等效内阻是低阻抗,因此级间可以通过电源线形成回路,可在级间引起放大器的自激振荡,干扰生物医学信号的测量,为避免引起级间干扰,可在级间加 RC 或 RL 滤波去耦环节,这称为级间去耦.

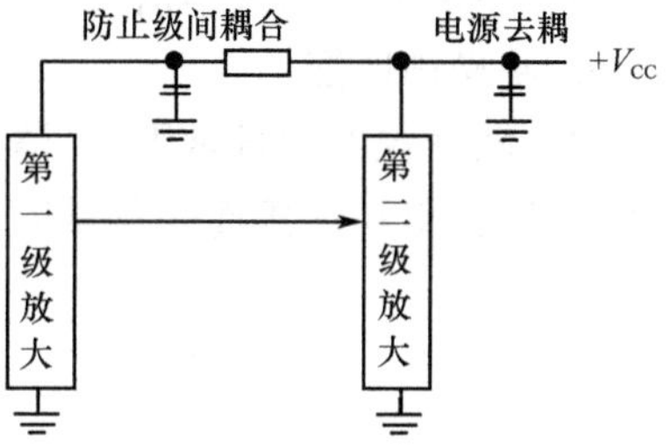

图 11-20　去耦

3. 对称电路　对称电路又称为平衡电路,指双线电路中的两根导线及这两根导线所连接的电路,对地或对其他电路结构对称,且对应阻抗相等. 采用平衡电路以后可以使对称电路所响应的干扰相等,使其可以在负载上自行抵消,从而消除干扰的影响.

4. 滤波　利用滤波器控制测量仪器的通频带,只允许生物医学信号的频带信号通过电路,而带外的信号不能通过电路,是抑制干扰的一种重要方法. 滤波方式分为模拟滤波和数字滤波,模拟滤波又分为有源滤波和无源滤波,主要用于信号滤波和电源滤波,数字滤波是通过计算机技术,用软件的方法实现,主要用于信号滤波.

11.3.7　噪声

测量系统噪声是指测量系统内部由于电子元器件、材料等本身的物理因素影响所产生的自然不稳定扰动,常称为仪器噪声,包括电压噪声和电流噪声,另外传输线及屏蔽状况所产生的耦合噪声也属于仪器噪声,仪器噪声一般与环境的温度以及器件的布局等有关系,具有随机性,噪声的随机过程无法用确定的时间函数来描述,但噪声服从一定的统计规律,可从统计学的角度定量分析噪声. 生物体自身作为信号源有信号源的噪声,这里讨论的噪声主要是指仪器内部固有的噪声,不含生物体信号源的噪声,这种仪器内部固有的噪声不能像干扰那样采用屏蔽、合理接地等方法消除,而必须采用其他方法.

生物医学测量中的仪器噪声类型主要有:1/f 噪声、热噪声和散粒噪声. 1/f 噪声是指噪声的功率谱密度与频率成反比的噪声,当两种材料之间接触不完全,形成起伏的电导率时便会产生 1/f 噪声;热噪声又称白噪声,是由导体中电子的随机热运动引起,它存在于所有电子器件和传输介质中,是温度变化的结果,不受频率变化的影响;散粒噪声是由于半导体中形成电流的载流子的密度不均匀所造成,在大多数半导体器件中,它是主要的噪声来源,对于低频和中频,散粒噪声与频率无关,对于高频,散粒噪声与频率有关.

实际过程中,除仪器自身原因外,老化、维护不当也可能产生噪声,如:①电子元器件老化,纸介、陶瓷、云母电容器失效;可变电阻滑臂下有灰尘或其它异物存在. ②故障,如电路自激振荡干扰,接插件、开关、继电器等老化、腐蚀、聚集灰尘、连接松懈或有静电聚集,电源滤波变差等. ③机械干扰源,如接线或连接电缆有断线,仪器机械连接松懈,电路板与电路板之间连接螺栓或螺丝松动.

仪器噪声的一般防止与处理方法:

(1) 采用低噪声放大器设计,选用低噪声电子元器件,利用电子技术,如滤波、积分和电流倒相等来降低噪声,特别对于多级放大器,应尽量降低第一级放大器的噪声.

(2) 采取低温恒温措施,减小温度变化产生噪声.

(3) 在拾取生物医学信号时,应根据信号源选择合适电阻值的器件作为前置放大器的输入级,使噪声匹配.

(4) 做好仪器的日常维护,清除仪器灰尘,特别是高压电路板上灰尘,用清洁剂喷洗接插件接口处,重新连接连线及紧固连接螺丝等.

小　结

生物体的各种生命活动伴随产生大量生物信息,这些生物信息反映了生物体的生理机能及代谢活动,拾取这些信息对于研究生物体的生命状况和量化分析具有重要意义,对生物体中所包含的生命现象、状态、性质、变量和成份等信息的信号进行检测和量化的过程称为生物医学信号检测,生物医学信号的检测方式多样,从不同的角度可有不同的分类方法,根据是否侵入机体,主要分为有创测量和无创测量两大类. 生物电信号可通过医用电极拾取转入电子仪器进行处理,生物非电信号通过医用传感器变换为电信号后再送入电子仪器进行处理,生物医学传感器种类很多,从被测对象性质分主要有物理传感器、化学传感器和生物传感器三大类. 生物医学信号一般都很微弱,易受各种因素及噪声的干扰,在检测生物医学信号时必须考虑抑制干扰及噪声,常见的抑制措施主要包括屏蔽、合理接地、抗干扰低噪声电路设计等.

习　题

11-1　什么是无创测量? 试举无创测量的实例.

11-2　什么是有创测量? 试举有创测量的实例.

11-3　植入式测量系统常见供能方式有哪些?

11-4　什么是遥测技术? 一般遥测系统由哪几部分组成?

11-5　什么是传感器? 一般传感器的结构由哪几部分组成?

11-6　医用传感器与一般传感器相比,有什么特殊要求?

11-7　试举常用的温度传感器例.

11-8　试举常见的光电式传感器例.

11-9　生物医学电极起什么作用?

11-10　电极电位是怎样产生的,其绝对值是怎样确定的?

11-11　什么是干扰? 干扰形成的条件是什么?

11-12　抑制干扰的常见措施有哪些?

11-13　什么是仪器噪声? 仪器噪声具有什么特性?

11-14　减小仪器噪声的常见措施有哪些?

习题答案

习题 11-1　无创测量是指在对机体的直接信号或间接信号进行测量时,检测装置非侵入机体的检测技术,无创测量也称为非侵入式测量. 如光学检测、超声检测、X 射线检测、红外辐射检测、核医学成像、生物电检测、生物磁检测等等(具体例略).

习题 11-2　有创测量是指检测装置侵入机体的检测技术，有创测量也称为侵入式测量．如吞服式无线电遥测胶囊、植入式遥测、手术测量、导管测量等(具体例略)．

习题 11-3　植入式电子装置常见的供能方式有：①带电池植入；②体外射频能量供电；③生物电池：利用人体中的体液或血液作为电解质的电池；④利用生物体内部的温差转换为电能；⑤利用生物体的机械运动把机械能转换为电能．

习题 11-4　数据采集与处理系统相距较远，信号需转换传递的测量技术称为遥测技术．一般遥测系统由三部分组成：①输入设备；②传输设备；③终端设备．

习题 11-5　传感器指能感受规定的被测量并按照一定的规律转换成可用输出信号的器件或装置．一般传感器结构由敏感元件和转换元件组成．

习题 11-6　医用传感器的设计与应用必须考虑生物机体因素的影响，考虑生物信号的特殊性、复杂性，考虑生物医学传感器的生物相容性、可靠性、安全性，传感器的形状和结构应与被检测部位的解剖结构相适应，不干扰生物体的正常生理功能，安装操作便利，维护方便，结构上便于消毒等．

习题 11-7　在医学上温度传感器的种类很多，常用的有：热电偶温度传感器，热敏电阻温度传感器，PN 结温度传感器，集成温度传感器，红外热辐射式温度传感器等．

习题 11-8　常见的光电式传感器有光敏二极管、光敏三极管、光电池、光电倍增管、红外光传感器、激光传感器等．

习题 11-9　利用生物医学电极把机体内的生物电的离子活动转变为电极的电信号的变化，使电子仪器可以对这样的电信号进行处理，从而实现从生物体拾取生物电信号的目的.

习题 11-10　当将金属置于含有其离子的溶液时，在金属与溶液的界面上发生反应，形成电极电位，单个电极的电极电位目前无法直接测量，而是用两个电极组成电池，测出两个电极的电位差，其中一个已知，就可以求出另一个，通常用已知或已定义电极电位的标准电极来测．

习题 11-11　各种来自内部或外部的有用信号以外的一切无用信号及电磁扰动称为干扰．干扰的形成包括三个条件：干扰源、耦合通道、敏感电路．

习题 11-12　屏蔽、合理接地、滤波器、隔离、旁路、去耦、对称电路等．

习题 11-13　仪器噪声是指测量系统内部由于电子元器件、材料等本身的物理因素影响所产生的自然不稳定扰动，另外传输线及屏蔽状况所产生的耦合噪声也属于仪器噪声．仪器噪声具有随机性，其随机过程无法用确定的时间函数来描述，但服从一定的统计规律．

习题 11-14　选用低噪声电子元器件；低温恒温；利用电子技术：滤波、积分和电流倒相等；降低第一级放大器的噪声；噪声匹配；仪器的日常维护．

第十二章　医学仪器安全使用

医学仪器的安全使用及相关标准的制订,在我国走过了近四十多年的发展历程.1979年我国首次派人参加了在巴黎召开的IEC/TC62年会,获取了大量的有关医学仪器(主要是医用电气设备方面)的国际标准,开始认识到医学仪器的安全是受到国际有关机构重视的条目.1980年经当时的国家标准局批准,成立了全国医用电器标准化技术委员会,开始着手转化IEC国际标准,制订我国自己的医学仪器(主要是医用电气设备方面)通用安全要求.1982年6月,经主管单位的翻译和部分验证,编辑了《医用电气设备的安全通用要求》译文集,并由技术标准出版社正式出版发行,受到了全国医学仪器用电行业的重视和欢迎.1983年,全国医用电气标准化技术委员会根据原国家医药管理局的计划制订了WS2-295《医用电气设备安全要求》(部颁标准);使我国对医学仪器的用电安全要求向国际标准靠拢.1986年,为进一步提高我国医学仪器用电安全质量水平,由上海医疗器械研究所制订GB9706.1-88《医用电气设备第一部分:安全通用要求》的国家标准并于1988年发布与实施.该标准等效采用了IEC601-1(1977)及其第一号修订(1984年12月)中所规定的内容,它的发布与实施为使我国医学仪器的用电安全有章可循登上了一个新台阶.然而IEC/TC62对医学仪器电气设备安全的研究在不断深入进行,而且改进的速度越来越快.就在1988年,出版了IEC601-1(1988)第二版,紧接着又对第二版作了修改.为跟上国际医学仪器的用电安全标准的步伐,原国家医药管理局于1994年下达了国药质字(94)第72号《关于下达1994年制、修订医药标准项目计划的通知》,以项目编号94-1正式下达给上海医疗器械质检中心负责起草、修订.1995年12月21日,新的医学仪器用电安全国家标准GB9706.1-1995发布,1996年12月1日实施.该标准等同采用了IEC601-1(1988)《医用电气设备 第一部分:安全通用要求》(第二版)及其第一号修订(1991-11)中所规定的内容.1999年10月10日原国家质量技术监督局批准颁布并于2000年8月1日实施执行新的"管理、医疗、护理人员安全使用医用电气设备导则"国家标准GB/T17995-1999;它的发布执行,为广大医护人员、患者提供了安全使用医学仪器相关电气设备的有力保障.医学仪器的安全使用包括人身安全与设备安全.

12.1　人身安全

人是世间万物最宝贵的,使用医学仪器的医护人员和患者的人身安全保护工作应该始终放在首位.

12.1.1　用电安全

大多数医学仪器的工作能源多为电气激励,电是现代物质文明的基础,同时又是危害人身的肇事者之一,电气事故造成人身伤害是医学仪器使用不当的主要因素.人体是导电体,电流经过人体会对人身造成伤害,这就是所谓触电.触电事先没有预兆,一旦发生,瞬间就会酿成严重灾难,而且难以自救.

1. 触电对人体危害　电对人体危害主要有电伤和电击两种．电伤是由于发生触电而仅导致的人体外表创伤．通常表现：

（1）灼伤．这是由于电的热效应而灼伤皮肤、皮下组织、肌肉，甚至神经．灼伤会引起皮肤发红、起泡、烧焦、坏死．

（2）电烙伤．这是由于电流的机械和化学效应造成触电部位伤痕及皮肤表面肿块．

（3）皮肤金属化．这是由于带电体金属通过驻点点蒸发进入人体造成局部皮肤呈现相应金属的特殊颜色．

触电对人体造成的电伤一般是非致命的，真正危及生命的是电击．电击是人体内受到不适当的电流电压而产生的电刺激和电伤害．电击分为两大类，一类是强电击，另一类是微电击．当强电流（>200mA）高电压（>38V）先是由体外皮肤流进体内，再流出体内通过人体时，会发生强电击．例如，当一只手触摸到医用仪器的动力电源或防漏电装置又没有接地的医用仪器外壳时，若有大于100mA的电流从手流进，经心脏从另一只手或脚流出，就会引起心脏颤动，危及生命．微电击则是不经过人体外表皮肤或只有一端经过外表而流进心脏组织内部的电流引起的．埋植或插入人体内的医用电子器件几乎都是依靠电进行工作的，插入心脏内部或其附近的电极和装满生理盐水的导管等，均是导电物质，稍有不慎，极易引起对心脏直接电击的危险．微电击诱发心脏室性纤颤是一种最可怕的危险，微电击电流即使在100μA以下，也能够诱发心脏室性纤颤．轻者造成肌肉痉挛神经紊乱，重者导致呼吸停止，丧失知觉，严重危害生命．造成微电击的原因是或体内的医用电子器件本身有漏电流，或与它联用的体外医用电子仪器有漏电流引起的，特别是当多台医用仪器组合使用时，而它们又存在着电的联系时，更要注意发生微电击的危险．

2. 触电原因　人体触电的原因主要有直接或间接接触带电体以及跨步电压．

医学仪器一般使用380/220V中性点接地系统．当处于地电位的人体接触带电体时，会承受相电压而发生直接触电事故；在检修医学仪器的电器设备时因接触其中有高压大容量电容器的情况下发生间接触电；在故障医学仪器附近，例如电线断落在地下，其周围存在电场，当操作人员走近该区域时将因跨步电压而造成触电．

3. 防止触电　防止触电是安全用电的核心．没有一种措施或一种保护器是万无一失的．最保险的钥匙掌握在我们自己手中，即时刻保持用电安全意识和预防触电的警惕性．下列几点是最基本最有效的安全措施．

（1）安全制度：在科研院所、医疗机构等凡用到医学电子仪器的场所，几乎无一例外地制订有各种各样的安全用电制度，这些制度绝大多数都是在科学分析基础上制定的，其中许多条文还是在实际中总结出的甚至还是惨痛的教训换来的经验．在走进相关的医学仪器用电场所时，务必明了、遵守安全用电的规章制度．

（2）安全措施：在已有对相关用电医学仪器采用了用电安全技术（接地和接零保护，防雷电击，漏电保护，过限保护，智能保护等）的前提下，操作人员在日常使用及维护中还应该养成良好的安全用电习惯．

1）任何情况下检修医学仪器的电路都要确保断开电源，仅仅断开设备上开关是不够的，还要拔下插头．

2）不要湿手开关、插拔电源．

3）触及电路的任何金属部分之前都应该进行安全测试，遇到不明情况的电线，先认为它是带电的．

4) 尽量养成单手操作电工作业的习惯.

5) 不在疲倦、带病等不利状态下从事用电作业.

6) 遇到较大体积的电容器先行放电,再进行检修.

12.1.2 电磁辐射危害及防护

电磁辐射由电磁发射引起的,可以说所有的用电器都会产生电磁辐射. 电磁辐射是电磁能量以电磁波的形式通过空间传播的现象,它的传播速度即为人们通常所说的光速. 电磁辐射可按其波长、频率排列成若干频率段,形成电磁波谱. 频率越高该辐射的量子能量越大,其生物学作用也越强. 电磁辐射源可以分为自然电磁辐射源和人为电磁辐射源. 雷电、太阳黑子活动、宇宙射线等都产生电磁辐射,这是自然电磁辐射源;而人为的电磁辐射源主要有各类无线电设备,如移动电话机、无线对讲机、室内无线电话、广播电视发射机、微波和卫星通信装置、雷达、无线电遥控器等,也包括医疗设备,如高频护眼灯、微波治疗设备、红外治疗设备、医疗磁共振设备、射频电热器等.

1. 电磁辐射的危害 电磁辐射已被公认为排在大气污染、水质污染、噪音污染之后的第四大公害. 联合国人类环境大会将电磁辐射列入必须控制的主要污染物之一. 据国外资料显示,电磁辐射已成为当今危害人类健康的致病源之一. 1998 年世界卫生组织列出电磁辐射对人体的五大影响:

(1) 电磁辐射是心血管病、糖尿病、癌突变的主要诱因.

(2) 电磁辐射对人体生殖系统、神经系统、免疫系统造成伤害.

(3) 电磁辐射是孕妇流产,不育不孕、畸胎等病变的诱发因素.

(4) 电磁辐射直接影响儿童的发育、骨髓发育、导致视力下降、视网膜脱落,肝脏造血功能下降.

(5) 电磁辐射可使女性内分泌紊乱,月经失调.

2. 电磁辐射的防护 在使用电磁辐射类医学仪器时,告诫不可将辐射器直接朝着眼睛或睾丸. 建议必要时,要向患者提供防电磁辐射的保护眼镜或用铅板遮挡电磁辐射.

根据国家电磁辐射防护标准,工业、科学和医学中应用的电磁辐射设备,出厂时必须具有满足"无线电干扰限值"的证明书. 运行时应定期检查这些设备的漏能水平,不得在高漏能水平下使用,并避免对居民日常生活的干扰. 对伴有电磁辐射的设备进行操作和管理的人员,应实行电磁辐射防护训练. 训练内容应包括:

(1) 电磁辐射的性质及其危害性.

(2) 常用防护措施、用具以及使用方法.

(3) 个人防护用具及使用方法.

(4) 电磁辐射防护规定.

12.1.3 电离辐射危害及防护

随着核科学技术、计算机技术与生物医学相互渗透与融合,促进了放射性核素在医学领域的广泛应用. 因此,在使用、保存放射性核素和清除放射性废料时,都应该采取相应的防护措施,以达到安全使用的目的.

1. 电离辐射的危害 放射性核素在衰变过程中会发出各种射线(如 α、$\beta^{\pm}$、γ 射线等),它们都具有电离作用;当这些射线照射生物组织时,一方面,会使细胞内各种生物大分子发生电离而引起物理、化学和生化反应,产生有毒物质,致使细胞损伤,畸变,可能引起皮肤红斑、白细胞减少、白内障、贫血、脱毛(发)、不育不孕、溃疡、遗传变异和引起各种癌变等;另一方面,由于癌细胞通常比正常细胞对射线作用更为敏感,即更容易遭到射线的杀伤;根据这一特性,适当控制射线的照射量照射肿瘤,可以抑制癌细胞的生长或杀死癌细胞,从而达到治疗肿瘤的作用,这就是放射治疗的基本机制．由于在放射治疗、检查中会采取内照射电离辐射、外照射电离辐射手段,因而,在应用放射性核素及相关医学仪器时,医护人员若没有采取有效的内照射电离辐射、外照射电离辐射防护措施,长久以往,将会受到相应的电离辐射所造成的伤害．

2. 电离辐射的防护　目前,应用放射性核素的医学仪器不断发展,使接触放射性核素的人员日益增多,以目前的认识,由于电离辐射的能量沉积是一个随机过程,即使在剂量很小的情况下,也有可能在细胞内的关键部位沉积足够的能量,并导致细胞变异甚至细胞死亡．在大多数情况下,一个或少数细胞死亡对整个组织不会产生影响;然而,像发生癌肿瘤这类变化,单一细胞变异却可能产生严重后果;在辐射防护领域意义上,所涉及的电离辐射低剂量没有什么“安全剂量”或“最大容许剂量”的阈值剂量;应当做到尽量避免一切不必要的辐射,并把剂量保持在所需的最低水平．为此,要求使用放射性核素医学仪器的科室、医疗单位要制订严格的规章制度,配备性能完善的设备和相应资格的执业医师,对接触放射性核素的患者和医护人员、技术人员的一切行为要进行规范约束,如有资格开具医疗照射检查申请单或治疗处方的执业医师应该掌握好诊断性治疗照射的适应证,避免不必要的重复检查,避免使用X射线透视的方法进行筛选性普查,对于妇女和儿童的诊断性医疗照射更应该慎重．在使用、保存放射性核素和清除放射性废料时,均做到有章可循,对出现意外能启动应急方案,采取相应措施,以达到安全使用的目的．在使用应用放射性核素医学仪器时,要注意做好以下防护:

(1) 外照射电离辐射防护:将放射源或辐射发生装置(如粒子加速器)至于人体外,由其释出的贯穿辐射从人体外照射患病部位而达到治疗效果的手段称为外照射．相应的医学仪器如X射线检查、放射治疗设备,γ射线立体定向放射治疗系统(γ刀)．患者接受外照射的剂量的大小与离放射源的距离及照射时间有关;因此,在使用这类接触放射性核素的医学仪器设备时,医护人员应尽可能利用遥控等远距离操作手段远离放射源,提高工作熟练程度,缩短作业时间并减少在放射源附近逗留的时间;此外,在放射源与医护工作人员之间应该设置屏蔽装置(如铅砖、铁板、混凝土板),以减弱放射性强度．对于α射线,因其贯穿本领低,射程短,工作时只要戴上手套就能有效进行防护;对于β射线,除利用有效隔离距离和衰减时间防护外,注意使用的屏蔽物质不宜用高原子序数的材料,以避免由于韧致辐射产生大量光子,一般宜用有机玻璃、铝等中等原子序数的物质作屏蔽材料;对于X(γ)射线,因其贯穿能力强,应采用高原子序数的物质,如铅衣、铅和混凝土复合等作为屏蔽材料．

(2) 内照射电离辐射防护:将放射性核素注入人体内部,由核衰变放出的射线进行的照射称为内照射．用作治疗有注射或口服含放射性核素的药物,利用其在特定的组织或器官聚集,由核衰变放出的β射线可近距离杀死癌细胞;用作诊断有在患者体内注射放射性核素标记的药物,在体外对体内放射性核素发射的γ射线进行跟踪探测,可获得反映放射性核素在组织或器官中的浓度分布及其随时间变化的图像．这一类的医学仪器有γ照相机、单光子发射型断层成像设备和正电子发射型断层成像设备．由于α射线在体内具有强电离作用,其造成的损害比β、γ射线都要严重;因此,除了介入疗法或诊断的需要必须向体内引入放射性核素外，任何内照射都应该尽量避免；以防止放射性核素误进入体内造成伤害.

12.2　医学仪器安全使用

医学仪器设备安全是个庞大的题目．限于篇幅，我们这里讨论的仅限于医用电气设备中的电磁辐射类医学仪器、电离辐射类医学仪器的安全使用．医学仪器设备可以对患者、操作人员或周围环境带来许多危险（如有毒气体、过压、爆炸、电击）；误用、设备隐患、不恰当的操作及周围环境都是引起这类危险的原因．根据相关国家标准，对医学仪器设备的安全使用通则要求：

1. 接电前检查

（1）设备须经临床工程部门认可后，方可使用．

（2）查医学仪器设备铭牌或随机文件，阅读相关使用说明书和技术说明书，按照使用说明书安装、校准设备．操作人员还应懂得标在设备上的符号含义．表 12-1 列出国家标准 GB9706. 1-1995 所示医学电气设备上的符号含义．

表 12-1　医学电气设备的符

序号	符号	含义	序号	符号	含义
1		交流电	11	IPX1	防滴水
2		三相交流电	12	IPX4	防溅水
3		带中性线的三相交流电	13	IPX7	防浸水
4		直流电	14		注意！查阅随机文件
5	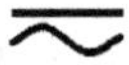	交、直流电	15	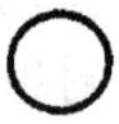	断开（总电源）
6	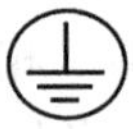	保护接地（大地）	16	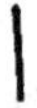	接通（总电源）
7	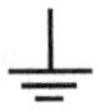	接地（大地）	17		断开（仅用在设备的一个部分）
8	N	永久性安装设备的中性线连接点	18	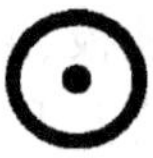	接通（仅用在设备的一个部分）
9	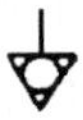	等电位			
10	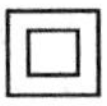	Ⅱ类设备			

（3）查环境电源．电压、容量是否与医学仪器设备吻合．

（4）查医学仪器设备本身．医用电气设备可以根据它们适用的医疗过程进一步分类为：B 型、BF 型和 CF 型．BF 型和 CF 型可以对心脏除颤器的放电效应起防护作用．识别符号见图 12-1. 此外，检查电源线是否完好无损，外壳上是否可能带电．检查所采用的消耗件．对遭受异常机械应力（如跌落、撞击）的设备好部件进行检查．

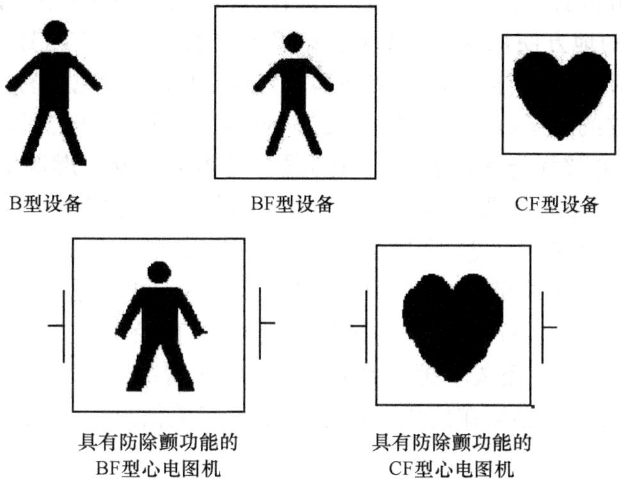

图 12-1　医用电气设备的类型

(5) 查外部使用环境:避免使用外接线和多点转换器,一定要安装足够的输出插座,更换损坏的插座、插头和导线;勿把液体或输液袋放在设备上,如怀疑可能进液,应检查设备;设备消毒(灭菌)时,确保其不受损坏;切勿妨碍通风,避免日光直射以防设备过热;家用交流电源设备(电吹风、剃须刀、收音机、电视机)可能对与医用电气设备相连接的患者造成危险. 把非医用电子设备插入拟用于电气设备的空插座,也可能对其他患者造成危险;使用氧气的地方,要注意发生火灾的危险;堆放设备要注意确保通风好稳定.

2. 基本安全防护

(1) 对电击危险的防护:要求设备必须设计成能尽可能避免在正常使用和单一故障状态时发生电击危险. 要按不同设备的供电指标要求(如额定电压和能量的限制)采取相应的接入用电及按国标要求制订防护措施(如外壳和防护罩的配置,隔离,保护接地、功能接地和电位均衡,连续漏电流和患者辅助电流等).

(2) 对机械危险的防护:设备包括形成其部件的任何调节孔盖及其所有零件,必须有足够的强度和刚度并符合国标有关试验检验要求. 设备跌落倾倒或遭受其他极大机械力所受损伤必须不产生安全方面的危险;尤其是带电部件必须不会变成可触及的. 如果飞溅物能引起安全方面的危险,必须采用防护装置.

(3) 对不需要的或过量的辐射危险的防护:国家标准要求,必须对患者、操作者、其他人员以及设备附近的灵敏装置采用足够的防护装置,制订并严格按照安全操作规程使用辐射源剂量与辐射时间,以使他们免受来自设备的不需要的或过量的辐射. 当出现设备故障时,为防止不必要的或过量辐射的危害,应检查并排除下列故障:

——网电源故障;

——控制计时器故障;

——放射源在预置位置的故障;

——源驱动机构故障;

——通道和施源器的连接故障;

——放射源的连接接头故障;

——连锁装置故障.

(4) 对易燃麻醉混合气点燃危险的防护：当设备在使用易燃麻醉剂和(或)易燃消毒剂和(或)皮肤清洁剂的地方使用时，如果这些麻醉剂或消毒剂与空气或氧化亚氮混合，就可能存在爆炸危险．对于结构、标记以及文件都符合规定要求，以免在易燃麻醉气与空气的混合气体中形成点燃源的设备或设备部件定义为 AP 设备；对于结构、标记以及文件都符合规定要求，以免在易燃麻醉气与氧或氧化亚氮的混合气体中形成点燃源的设备或设备部件定义为 APG 设备．国家标准要求，必须在 APG 型设备的显著位置上，以至少 2cm 宽、上面印有“APG”字样的绿色色带作标志，字样必须经久不掉、清晰易认．绿色色带长度必须至少为 4cm. 特殊情况下，该标志的尺寸必须尽可能大．如果无法作这种标志，必须在使用说明书中给出有关信息；必须在 AP 型设备的显著位置上，以直径至少 2cm、上面印有“AP”字样的绿色圆作标志，字样必须经久不掉、清晰易认．特殊情况下，该标志的尺寸必须尽可能大．如果无法作这种标志，必须在使用说明书中给出有关信息．这两种设备标志符号见图 12-2.

图 12-2　AP、APG 设备标志符号

国家标准对这两种设备的共同要求：①电气连接．ⓐ电源软电线连接点之间的爬电距离和电气间隙是相关手册提供的辅助绝缘之值．ⓑ除低能或温度和低能电路外，连接点必须能防止在正常使用时的意外脱开，或必须设计或只有用工具才能进行连接和(或)脱开．ⓒ除非电路符合低能或温度和低能电路要求，它们不得配备可拆卸的电源软电线．②结构说明．ⓐ防止气体或蒸汽进入设备或其部件用的外壳，必须只能用工具才能打开．ⓑ为防止外物侵入外壳而可能引起的燃弧和火花，外壳的顶盖不得有孔；用于器件的孔如已被控制旋钮覆盖时，则是允许的；外壳侧面上孔的尺寸，必须不让直径为 4mm 以上的圆柱形固体物穿入；底板上孔的尺寸，必须不让直径为 12mm 以上的圆柱形固体物穿入．ⓒ当电线的基本绝缘可接触到内有与氧或氧化亚氮混合物的易燃麻醉气或单纯的易燃气体或氧气的部件时，这些导线间的短路或一根导线与内有气体或混合气的导电容器间的短路，都不得降低该部件的完好性或引起不能容许的温度，或使该部件发生安全方面的危险．③静电预防．ⓐ必须采取适当措施的组合来预防静电；ⓑ麻醉管道、褥子、垫子、脚轮轮胎及其他材料的电阻限值必须符合下列要求：麻醉设备和患者之间的主要麻醉连接管道：最小 50kΩ，最大 1MΩ；衬垫：最小 50kΩ，最大 1MΩ；脚轮轮胎：无下限，最大 1MΩ；其他抗静电构件：无下限，最大 1MΩ. ④电晕．运行在交流 2000V 以上或直流 2400V 以上的设备部件或元件，且未放在符合特定要求的外壳内部，必须设计成不会发生电晕．

(5) 对超温和其他安全方面的危险的防护：对温度限值要求几乎适用于一切类型的电气设备，其目的是防止绝缘迅速老化，防止在触及设备或操作设备时感到不适，或防止患者可能触及设备部件而受到伤害的危险．其他安全方面的危险有：设备的结构对由于溢流、液体泼洒、泄漏、受潮、进液、清洗、消毒和灭菌等情况而造成安全方面的危险．国家标准对此都详细列出要求，因篇幅所限，不作详述．

3. 使用异常的处理　医学仪器设备在使用过程中可能发生以下几种异常情况：

(1) 外壳或手持部位有麻电感觉.

(2) 开机或使用中保险丝(熔断丝)烧断.

(3) 出现异常声音,如噪声变大,有内部放电声,电机转动声音异常等.

(4) 出现异味,最常见为(酚醛)塑料味,绝缘漆熔融挥发出来的气味,甚至烧焦的气味.

(5) 机内噼啪打火花,伴随出现烟雾.

(6) 仪表指示超量程范围,有些指示仪表数值突变,超出正常范围.

医学仪器设备异常情况的处理办法:

(1) 凡遇上述异常情况之一,应该尽快切断电源,拔下电源插头,通知维修人员前来对医学仪器设备进行维修.

(2) 对烧断保险丝的情况,一定要查清原因再换上同等规格的保险丝,绝不允许换上大容量的保险丝,更不允许用其它金属丝代替.

(3) 及时记录异常现象及部位,避免检修时再通电.

(4) 对触摸设备外壳包括防护罩有麻电感觉但又未造成触电的现象切不可掉以轻心.必须及时检修.

12.2.1　电磁辐射类医学仪器的安全使用

电磁辐射类医学仪器包括微波治疗设备,红外治疗设备,诊断和治疗用激光设备,医疗诊断用磁共振设备等.根据国家有关标准要求,除执行安全通用标准外,在制订其安全使用操作规程时至少要做到:

1. 微波治疗设备　操作人员首先要阅读并熟悉设备使用说明书所列内容及安全操作要领;其使用说明书应给出下列内容.

(1) 具体治疗时,放置辐射器的步骤,应使人体其他部分受射量减少到最小.

(2) 告诫放置辐射器时,应关闭输出电源开关.

(3) 告诫不可将辐射器直接朝着眼睛或睾丸.

(4) 建议必要时,要向患者提供微波保护眼镜或用铅板遮挡.

(5) 使用者应特别注意仔细使用辐射器,因为操作不当会改变辐射器的定向特性.

2. 红外治疗设备　红外治疗设备必须是B型或BF型设备.操作人员首先要阅读并熟悉设备使用说明书所列内容及安全操作要领;其使用说明书应给出下列内容.

(1) 设备不得直接对眼部进行照射.

(2) 具体照射时,放置照射枪的具体步骤,避免照射非治疗部位.

(3) 告诫放置照射枪时,应关闭输出控制开关.

(4) 建议必要时,要向操作者提供防护镜.

(5) 必须详细说明禁忌证的内容.

3. 诊断和治疗用激光设备　操作人员首先要阅读并熟悉设备使用说明书所列内容及安全操作要领;其使用说明书应给出下列内容.

(1) 使用说明书必须向使用者说明要做的工作及规定检查人员需要的资质;如果部件需要定期检查,使用说明书必须给出检查时间间隔.

(2) 充分说明合理的安装、使用者的维护和安全的使用,包括给出有关注意避免可能出现的有害激光辐射的明确警告.

(3) 对配备每一适用附件的激光设备,要给出正常使用时标称眼危害距离数据.

(4) 以国际标准单位制表述激光辐射的光束发射角、脉宽及最大激光输出值,说明累积测量不确定度的大小,报告出厂后任一时间测量时附加到出厂时测量值上的预计增值.

(5) 要有加在激光设备上所有必需的激光标记和危险警告标记的清晰的复制品,颜色可任意.

(6) 要有依据有关国标定期校准激光输出的资料和指导手册,资料必须包含对测量设备、校准频次和有关激光输出定期校准的明确要求的规定.

(7) 要清楚指明所有激光窗口的位置.

(8) 要列出控制器件、调节器件的清单及使用者操作和维护的程序,包括警告:"注意:如不按规定方法使用控制器件、调节器件或进行操作,会产生危险的辐照量."

(9) 要说明包括激光输出特征在内的光束传输系统.

(10) 要提示说明激光设备在不使用时应该妥为保管,以防止使用不当;例如:"不使用激光设备时要从钥匙开关上取走钥匙."

(11) 要有如下的建议:检查传输系统完整性的良好方法是让瞄准光束如工作光束斑通过相同的传输系统. 如果瞄准光束的光点不位于传输系统末端,或其强度降低,或看起来不会聚,这可能说明传输系统被损坏或工作不正常.

(12) 对使用者要有如下资料:必须避免使用易燃麻醉剂或氧化性气体如氧化亚氮和氧气. 某些材料如棉毛物,在富含氧气时会被正常使用的激光设备产生的高温点燃. 用于清洗和消毒的溶剂和可燃溶液应该在使用激光设备前使其挥发. 应该注意内部气体点燃的危险.

4. 医疗诊断用磁共振设备 操作人员首先要阅读并熟悉设备使用说明书所列内容及安全操作要领;其使用说明书应给出下列内容.

(1) 必须说明设备的功能和计划用途.

(2) 必须向使用者或操作者提供关于存在于设备和其他装置之间潜在的电磁或其他干扰的资料以及对避免这些干扰的建议.

(3) 必须列有保护环境的内容,如指明有关废物、残渣等的处理以及设备和附件在其使用寿命末期时的任何风险;提供把这些风险降到最小的建议.

(4) 必须阐明控制台的声压值应符合有关法规.

(5) 必须清楚解释设备每种运行模式的要求.

(6) 必须提供随时间变化的磁场和射频磁场方面的资料.

(7) 必须建议使用者与当地消防部门探讨防火事宜,制定紧急措施,而且使用者有责任主动进行消防工作.

(8) 必须表明在紧急事件中何时及如何启动紧急磁场切断装置,应提供需要紧急磁场切断的事例.

12.2.2 电离辐射类医学仪器的安全使用

电离辐射类医学仪器包括诊断和治疗用 X 射线设备、X 射线计算机体层摄影设备,γ 射束治疗设备等. 根据国家有关标准,在制订其安全使用操作规程时至少要做到:

1. 诊断和治疗用 X 射线设备和 X 射线计算机体层摄影设备 操作人员首先要阅读并

熟悉设备使用说明书所列内容及安全操作要领;其使用说明书应给出下列内容.

(1) 必须规定诊断和治疗X射线发生装置或其组件对某X射线管组件加载时的电输出数据.

(2) 必须阐明在规定的X射线电压整个范围内的若干典型值对应的X射线管电流的最大允许值.

(3) 必须给出警告生命及图形符号的解释.

2. γ射束治疗设备　操作人员首先要阅读并熟悉设备使用说明书所列内容及安全操作要领;其使用说明书应给出下列内容.

(1) 所有连锁装置和其他辐射安全装置的功能一览表及其说明.

(2) 检验其运行的说明.

(3) 紧急状态时,使装置进入关束状态的方法说明.

(4) 从关束到出束状态和从出束到关束状态的转换时间以及转换时间中辐射源进行照射的时间.

(5) 主计时器的功能说明,在冗余计时器组合的情况下,必须给出两计时器的功能.

(6) 设备外壳的泄漏辐射吸收剂量超过规定水平的部位应给予说明,并说明其预期水平.

(7) 当快门或载源器驱动机构发生故障时,所应采取的应急措施的说明.

(8) 必须对任何具有安全功能的部件推荐其检验或更换周期.

(9) 必须对冷却要求给出说明.

小　结

本章主要介绍了使用者和操作者使用医学仪器的人身安全防护以及安全使用、维护保管医学仪器两方面介绍了医学仪器安全防护、安全使用的知识.

主要内容包括:

1. 人身安全　使用医学仪器要注意的用电人身安全及接受检查或治疗时可能来自医学仪器带来的其他危及人身安全的因素的应对措施.

2. 设备安全　电磁辐射类,电离辐射类医学仪器等的医学仪器(设备)的安全使用知识.

习　题

12-1　谈谈你对安全用电的认识.

12-2　如何防止触电?

12-3　简述电磁辐射对人体的危害及防护.

12-4　简述电离辐射对人体的危害及防护.

习题答案

习题12-1　人体是导电体,电流经过人体会对人身造成伤害,这就是所谓触电.触电对人体危害主要有电伤和电击两种．电伤是由于发生触电而导致的人体外表创伤．通常表现：①灼伤 这是由于电的热效应而灼伤皮肤、皮下组织、肌肉，甚至神经．灼伤会引起皮肤发红、起泡、烧焦、坏死．②电烙伤 这是由于电流的机械和化学效应造成触电部位伤痕及皮肤表面肿块．③皮肤金属化 这是由于带电体金属通过驻点点蒸发进入人体造成局部皮肤呈现相应金属的特殊颜色．触电真正危及生命的是电击．当强电流（>200mA）高电压（>38V）通过人体，会发生电击．造成肌肉痉挛神经紊乱、导致呼吸停止，心脏室性纤颤，丧失知觉，严重危害生命．

习题 12-2　人体触电的原因主要有直接或间接接触带电体以及跨步电压．防止触电是安全用电的核心．没有一种措施或一种保护器是万无一失的．最保险的钥匙掌握在我们自己手中，就是时刻保持用电安全意识和预防触电的警惕性．最基本最有效的安全措施有：(1)安全制度：在走进相关的医学仪器用电场所时，务必明了、遵守安全用电的规章制度．(2)安全措施：在已有对相关用电医学仪器采用了用电安全技术（接地和接零保护，防雷电击，漏电保护，过限保护，智能保护等）的前提下，操作人员在日常使用及维护中还应该养成良好的安全用电习惯：①任何情况下检修医学仪器的电路都要确保断开电源，仅仅断开设备上开关是不够的，还要拔下插头．②不要湿手开关、插拔电源．③触及电路的任何金属部分之前都应该进行安全测试，遇到不明情况的电线，先认为它是带电的．④尽量养成单手操作电工作业．⑤不在疲倦、带病等不利状态下从事用电作业．⑥遇到较大体积的电容器先行放电，再进行检修．

习题 12-3　电磁辐射对人体的危害：①电磁辐射是心血管病、糖尿病、癌突变的主要诱因；②电磁辐射对人体生殖系统、神经系统、免疫系统造成伤害；③电磁辐射是孕妇流产，不育不孕、畸胎等病变的诱发因素；④电磁辐射直接影响儿童的发育、骨髓发育、导致视力下降、视网膜脱落，肝脏造血功能下降；⑤电磁辐射可使女性内分泌紊乱，月经失调．

电磁辐射的防护，在使用电磁辐射类医学仪器时，告诫不可将辐射器直接朝着眼睛或睾丸．建议必要时，要向患者提供防电磁辐射的保护眼镜或用铅板遮挡电磁辐射．对伴有电磁辐射的设备进行操作和管理的人员，应施行电磁辐射防护训练．训练内容应包括：①电磁辐射的性质及其危害性；②常用防护措施、用具以及使用方法；③个人防护用具及使用方法；电磁辐射防护规定．

习题 12-4　电离辐射的危害：放射性核素在衰变过程中会发出各种射线（如 α、$\beta^{\pm}$、γ 射线等），它们都具有电离作用；当这些射线照射生物组织时，会使细胞内各种生物大分子发生电离而引起物理、化学和生化反应，产生有毒物质，致使细胞损伤，畸变，可能引起皮肤红斑、白细胞减少、白内障、贫血、脱毛（发）、不育不孕、溃疡、遗传变异和引起各种癌变等；由于在放射治疗、检查中会采取内照射电离辐射、外照射电离辐射手段，因而，在应用放射性核素及相关医学仪器时，医护人员若没有采取有效的内照射电离辐射、外照射电离辐射防护措施，长久以往，将会受到相应的电离辐射所造成的伤害．

电离辐射的防护：以目前的认识，所涉及的电离辐射低剂量没有什么“安全剂量”或“最大容许剂量”的阈值剂量；应当做到尽量避免一切不必要的辐射，并把剂量保持在所需的最低水平．在使用应用放射性核素医学仪器时，要注意做好以下防护：①外照射电离辐射防护：患者接受外照射的剂量的大小与离放射源的距离及照射时间有关；因此，在使用这类接触放射性核素的医学仪器设备时，医护人员应尽可能利用遥控等远距离操作手段远离放射源，提高工作熟练程度，缩短作业时间并减少在放射源附近逗留的时间；此外，在放射源与医护工作人员之间应该设置屏蔽装置(如铅砖、铁板、混凝土板),以减弱放射性强度. 对于 α 射线,因其贯穿本领低,射程短,工作时只要戴上手套就能有效进行防护;对于 β 射线,除利用有效隔离距离和衰减时间防护外,注意使用的屏蔽物质不宜用高原子序数的材料,以避免由于韧致辐射产生大量光子,一般宜用有机玻璃、铝等中等原子序数的物质作屏蔽材料;对于 X(γ)射线,因其贯穿能力强,应采用高原子序数的物质,如铅衣、铅和混凝土复合等作为屏蔽材料. ②内照射电离辐射防护:由于 α 射线在体内具有强电离作用,其造成的损害比 β、γ 射线都要严重;因此,除了介入疗法或诊断的需要必须向体内引入放射性核素外,任何内照射都应该尽量避免;以防止放射性核素误进入体内造成伤害.

参考文献

蔡杏山 . 2010. 零起步轻松学数字电路 . 北京:人民邮电出版社

陈超音 . 2004. *RC* 桥式振荡电路最大振荡频率的研究 . 福建师范大学学报,20(1):41~44

陈仲本 . 2012. 医学电子学基础 . 第 3 版 . 北京:人民卫生出版社

陈竹舟,叶常青 . 2011. 核与辐射防护手册 . 北京:科学出版社

邓亲恺 . 2004. 现代医学仪器设计原理 . 北京:科学出版社

第一编辑室编 . 2002. 医用电气设备安全标准汇编 . 北京:中国标准出版社

房国志 . 2007. 模拟电子技术基础 . 北京:国防工业出版社

高燕梅 . 2002. 电容三点式振荡电路的研究与 SPICE 仿真 . 吉林大学学报(自然科学版),20(2):11~15

胡宴如 . 2008. 模拟电子技术基础 . 北京:高等教育出版社

霍亮生 . 2011. 电子技术基础 . 第 2 版 . 北京:清华大学出版社

姜远海,霍纪文,尹立志 . 2004. 医用传感器 . 北京:科学出版社

康华光 . 2006. 电子技术基础(模拟部分). 第 4 版 . 北京:高等教育出版社

康华光 . 2006. 电子技术基础(数字部分). 北京:高等教育出版社

抠戈,蒋立平 . 2011. 模拟电路与数字电路 . 第 2 版 . 北京:电子工业出版社

李刚,张旭 . 2008. 生物医学电子学 . 北京:电子工业出版社

李鸿儒 . 2000. 电子技术工艺基础 . 北京:清华大学出版社

刘鸿莲 . 2006. 医用电子学 . 北京:人民卫生出版社

沙宪政,尹勇 . 2006. 医学影像电子学 . 北京:人民军医出版社

申永山 . 2007. 现代电工电子技术 . 北京:机械工业出版社

田社平 . 2007. 文氏桥式振荡电路特性及数值仿真分析 . 电气电子教学学报,29(3):38~40

童诗白,华成英 . 2001. 模拟电子技术基础 . 第 3 版 . 北京:高等教育出版社

王保华 . 2004. 生物医学测量与仪器 . 上海:复旦大学出版社

王平 . 2003. 现代生物医学传感技术 . 杭州:浙江大学出版社

夏应清 . 2006. 模拟电子技术基础 . 北京:人民卫生出版社

许杰 . 2006. 模拟电子线路 . 北京:国防工业出版社

阎石 . 2004. 数字电子技术基础 . 北京:高等教育出版社

杨玉星 . 2005. 生物医学传感器与检测技术 . 北京:化学工业出版社

叶丽,陈国庆 . 2011. 电子技术基础 . 第 2 版 . 北京:北京理工大学出版社

余晓锷,卢广文 . 2005. CT 设备原理、结构与质量保证 . 北京:科学出版社

张先恩 . 2006. 生物传感器 . 北京:化学工业出版社

张延芳 . 2010. 医用物理学 . 北京:科学出版社

章新友 . 2010. 医药电子技术 . 北京:中国中医药出版社

附　录　A

汉英专业词汇对照

八进制	octal number system
半导体	semiconductor
半加器	half adder
饱和区	saturation region
饱和失真	saturation distortion
本征半导体	intrinsic semiconductor
编码器	encoder
差分放大器	differential amplifier
差模输入	differential-mode input
差模信号	differential-mode signals
场效应管,FET	field effect transistor
超导量子干涉仪 SQUID	superconducting quantum interference device
触发器	flip-flop
电动势	electromotive force
电流	current
电流源	current source
电压比较器	voltage comparator
电压跟随器	voltage follower
电压源	voltage source
电源	source
叠加原理	superposition theorem
多级放大电路	multistage amplifier
二-十进制码 BCD	binary-coded decimal
二极管	diode
二进制	binary number
发射极	emitter
反馈	feedback
反馈系数	reverse transmission factor
反馈信号	feedback signal
反相比例运算放大电路	inverting input scaling circuit
反相放大器	inverting amplifier
反相器	inverter
反相输入	inverting input terminal
反向偏置	reverse bias
放大区	active region
非门	
非线性失真	non-linear distortion
负反馈	negative feedback
功率放大器	power amplifier
共发射极	common-emitter
共基极	common-base
共集电极	common-collector
共价键	covalent bond
共模输入	common-mode input
共模信号	common-mode signals
共模抑制比	common-mode rejection ratio
过零比较器	zero-crossing comparator
耗尽型	depletion type
恒流源	constant current source
恒压源	constant voltage source
击穿电压	breakdown voltage
基极	base
集成电路,IC	integrated circuit,
集电极	collector
集电极开路与非门,OC 门	open Collector Gate
计数器	counter
寄存器	register
夹断电压	pinch off voltage
交流负载线,ACLL	alternating current load line
交流通路	alternating current path
交越失真	cross over distortion
结型场效应管	junction type FET
截止区	cutoff region
截止失真	cutoff distortion
静态	quiescent condition
静态工作点	quiescent point
绝缘栅场效应管	metal-oxide-semiconductor type FET
卡诺图	karnaugh map
空穴	hole
理想电流源	ideal current source
理想电压源	ideal voltage source
理想运算放大器	ideal operational amplifier
零点漂移	zero drift
漏极	drain
逻辑代数	logic algebra
逻辑符号	logic symbol

逻辑函数	logic faction	虚地	virtual ground
逻辑图	logic diagram	虚短	virtual short circuit
码制	code system	虚断	virtual open circuit
模拟电路	analog circuit	移位寄存器	shift register
模拟信号	analog signal	译码器	decoder
品质因数	quality factor	有创测量	invasive measurements
全加器	full adder	源极	source
三极管	transistor	运算放大器	operation amplifier
三状态输出逻辑门电路	three-state output logic gate circuit	杂质半导体	extrinsic semiconductor
		载流子	carrier
失真	distortion	增强型	enhancement
十六进制	hexadecimal	增益	gain
时间常数	time constant	栅极	gate
时序逻辑电路	sequential logic circuit	真值表	truth table
时钟	clock	振荡电路	oscillating circuit
时钟脉冲	clock pulse	正反馈	positive feedback
输出电阻	output resistance	正向偏置	forward bias
输入电阻	input resistance	直接耦合放大器	direct coupling amplifier
数据选择器	channel Date Selector	直流负载线，DCLL	direct current load line
数码寄存器	digital registers	直流通路	direct current path
数模转换器，简称 D/A 转换器或 DAC	digital to analog converter	自由电子	free electron
		组合逻辑电路	combinational logic
数制	numeration system	最小项	minterm
数字电路	digital circuit	A/D 转换器或 ADC	analog to digital converter
数字信号	digital signal	MOS 管	metal-Oxide-Semiconductor
通频带	bandwidth	N 型半导体	negative type semiconductor
同相输入	noninverting input terminal	PN 节	PN junction
稳压二极管	zener diode	P 型半导体	positive type semiconductor
无创测量	noninvasive measurements	TTL	transistor-transistor logic gate
无输出变压器功率放大电路，OTL	output transformerless		
无输出电容功率放大电路，OCL	output capacitorless		

附录B　符　　号

一、使用符号的基本原则

1. 大写字母表示静态或直流量
   如 I , U 表示直流电流和电压
2. 小写字母表示动态或交流量
   如 i , u 表示交流电流和电压
   变化量用 Δ 表示,如 Δi_C , Δi_B
3. 变量名称用斜体,常量(符号)用正体,上、下标同样处理
   例:基极电流 i_b , 电阻 R 上电流 i_R .
4. 电流和电压:
   I_B 、U_{BE}　大写字母、大写下标表示直流量
   I_b 、U_{be}　大写字母、小写下标表示交流有效值
   i_b 、u_{be}　小写字母、小写下标表示交流瞬时值
   i_B 、u_{BE}　小写字母、大写下标表示总瞬时值
5. 相量用上面带实心点的字母表示,如 $I^{\&}$, $U^{\&}$ (用公式编辑器)

二、通用符号

中文名称	符号	单位
温度	T	K,℃
周期	T	s(秒)
频率	f	Hz(赫兹)
角频率	ω	弧度/秒
相位	φ	弧度,度
时间	t	s(秒)
时间常数	τ	s(秒)
效率	η	

三、基本电路符号

	名称	符号	单位(简称)	单位符号
元器件类(电阻、电容、电感、电源)	电阻	R	欧姆(欧),千欧,兆欧	Ω,kΩ,MΩ
	电导	G	西门子(西)	S
	电容	C	法拉(法),微法,皮法	F,μF,pF
	电感	L	亨利(亨),毫亨,微亨	H,mH,μH

续表

	名称	符号	单位(简称)	单位符号
元器件类(电阻、电容、电感、电源)	电池	E	伏特(伏)	V
	电压源	U_S、u_S、R_S	伏特(伏),毫伏,微伏	V,mV,μV
	电流源	I_S、i_S、R_S	安培(安),毫安,微安	A,mA,μA
	电抗的通用符号	X		
	阻抗的通用符号	Z		
电路参数(电流、电压、功率)	电流	I i		
	电压	U u		
	反馈电流、电压	I_f、U_f		
	输入电流、电压	I_i、U_i、i_i、u_i		
	输出电流、电压	I_o、U_o、i_o、u_o		
	参考电流、电压	I_{REF}、U_{REF}		
	直流信号源电压	U_S		
	交流信号源电压	u_S		
	温度的电压当量	U_T		
	双极型三极管集电极直流电源电压	U_{CC}		
	双极型三极管基极直流电源电压	U_{BB}		
	双极型三极管发射极直流电源电压	U_{EE}		
	场效应管漏极直流电源电压	U_{DD}		
	场效应管栅极直流电源电压	U_{GG}		
	场效应管源极直流电源电压	U_{SS}		
	功率通用符号	P		
	输出功率	P_o		
	最大输出功率	P_{om}		
	电源耗散功率	P_V		
放大倍数	放大倍数通用符号	A		
	共模电压放大倍数	A_{uc}		
	差模电压放大倍数	A_{ud}		
	电压放大倍数	A_u		
	电流放大倍数	A_i		
	有反馈时的电压放大倍数	A_{uf}		
	考虑信号源内阻时的电压放大倍数	A_{us}		
	反馈系数的通用符号	F		
频率	通用符号	f		
	通频带	BW		
	上限截止频率	f_H		
	下限截止频率	f_L		

续表

	名称	符号	单位(简称)	单位符号
频率	振荡频率、谐振频率	f_0		
	角频率	ω		
半导体	P 型半导体	P		
	N 型半导体	N		
	势垒电容	C_B		
	扩散电容	C_D		
	结电容	C_j		
晶体二极管	二极管	D		
	稳压二极管	D_Z		
	二极管反向电流	I_R		
	二极管反向饱和电流	I_S		
	稳压管稳定电流	I_Z		
	稳压管稳定电压	U_Z		
	稳压二极管动态电阻	r_z		
	二极管整流平均电流	$I_{D(AV)}$		
	二极管最大整流平均电流	I_F		
	二极管开启电压	U_{on}		
	二极管反向击穿电压	U_{BR}		
晶体三极管(BJT)	三极管	T		
	型号	NPN、PNP		
	基极、集电极、发射极	b、c、e		
	发射极开路时 b-c 间反向电流	I_{CBO}		
	基极开路时 c-e 间穿透电流	I_{CEO}		
	集电极最大允许电流	I_{CM}		
	集电极最大允许耗散功率	P_{CM}		
	基区体电阻	$r_{bb'}$		
	发射结微变等效电阻	r_{be}		
	集电极开路时 e-b 间的反向击穿电压	$U_{(BR)EBO}$		
	发射极开路时 c-b 间的反向击穿电压	$U_{(BR)CBO}$		
	基极开路时 c-e 间的反向击穿电压	$U_{(BR)CEO}$		
	c-e 间的饱和管压降	U_{CES}		
	共基交流电流放大系数	α		
	共射交流电流放大系数	β		
	场效应管型号	结型 JFET	金属-氧化物 FET	MOSFET
	漏极、源极、栅极	d、s、g		
	跨导	g_m		
	漏极电流	I_D、i_D		

续表

	名称	符号	单位(简称)	单位符号
晶体三极管(BJT)	源极电流	I_S、i_S		
	漏极最大允许耗散功率	P_{DM}		
	d-s 间的微变等效电阻	r_{ds}		
	场效应管的夹断电压	U_P		
	场效应管的开启电压	U_T		
集成运算放大器	运放符号	A		
	开环差模电压增益	A_{od}		
	共模电压增益	A_{uc}		
	差模电压增益	A_{ud}		
	同相输入电流、电压	i_+、u_+		
	反相输入电流、电压	i_-　u_-		
	差模输入电压、共模输入电压	u_{id}、u_{ic}		
	输入级偏置电流	I_{IB}		
	最大共模输入电压	U_{Icm}		
	最大差模输入电压	U_{Idm}		
	输入失调电流	I_{IO}		
	输入失调电压	U_{IO}		
	输入失调电流温漂	dI_{IO}/dT		
	输入失调电压温漂	dU_{IO}/dT		
	共模抑制比	K_{CMR}		
	差模输入电阻	r_{id}		
其它符号	静态工作点	Q		
	输入电阻	R_i		
	负反馈放大电路输入电阻	R_{if}		
	负载电阻	R_L		
	输出电阻	R_o		
	负反馈放大电路输出电阻	R_{of}		
	信号源内阻	R_s		
	动态,等效电阻	r		
	集电极负载电阻	R_c		
	基极电阻	R_b		
	隔直电容(耦合电容)、发射极旁路电容、反馈电容、基极-集电极电容、基极-发射极电容	C_b、C_e、C_f、C_{bc}、C_{be}		
数字电路常用符号	第 0、1、2…位译码器地址输入	A_0、A_1、A_2…		
	二—十进制编码	BCD		
	进位数	C		

续表

	名称	符号	单位(简称)	单位符号
数字电路常用符号	触发器时钟脉冲输入	CP		
	控制信号端	CLK		
	外接电容端	C_{EXT}		
	清零	$CR(CLR)$		
	片选信号输入	CS		
	数据、D 触发器	D		
	使能控制端	$E(LE)$		
	使能输入、使能输出	E_I、E_O		
	触发器	FF		
	逻辑门	G		
	进位产生变量	G		
	锁存器	LT		
	扇入数、扇出数	$\mathrm{N_I}$、$\mathrm{N_O}$		
	触发器输出	Q		
	N 沟道 MOSFET、P 沟道 MOSFET	$\mathrm{T_N}$、$\mathrm{T_P}$		
	下降时间	t_f		
	传输延迟时间	t_{pd}		
	上升时间	t_r		
	存储时间	t_s		
	渡越时间	t_t		
	脉冲宽度	t_w		
	阈值电压	U_{TH}		
	开门电平	U_{ON}		
	施密特触发特性的正向阈值电压	U_{T+}		
	施密特触发特性的负向阈值电压	U_{T-}		
	输出高电平时的电压	U_{OH}		
	输出低电平时的电压	U_{OL}		
	滞后电压	U_H		